DICTIONNAIRE

BOTANIQUE

ET

PHARMACEUTIQUE.

PREMIÈRE PARTIE.

P. N. LOUCERON, Imprimeur de S. A. S. Mad. la Duchesse Doui-
rière d'Orléans, rue de l'Hirondelle, N.º 22.

DICTIONNAIRE

BOTANIQUE

ET

PHARMACEUTIQUE,

Contenant les principales propriétés des minéraux, des végétaux et des animaux, avec les préparations de pharmacie, internes et externes, les plus usitées en médecine et en chirurgie, d'après les meilleurs auteurs anciens, et sur-tout d'après les auteurs modernes ;

Par une Société de Médecins, de Pharmaciens et de Naturalistes :

OUVRAGE UTILE A TOUTES LES CLASSES DE LA SOCIÉTÉ ;

ORNÉ DE XVII GRANDES PLANCHES

Représentant 278 figures de plantes gravées avec le plus grand soin.

SECONDE ÉDITION,

Revue, corrigée et augmentée de beaucoup de préparations pharmaceutiques et de recettes nouvelles.

PREMIÈRE PARTIE.

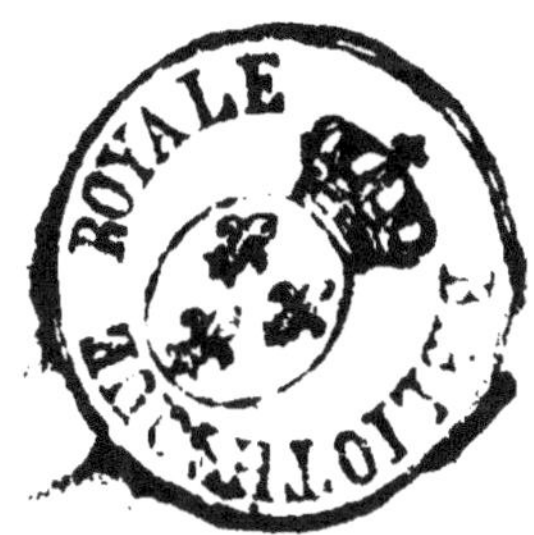
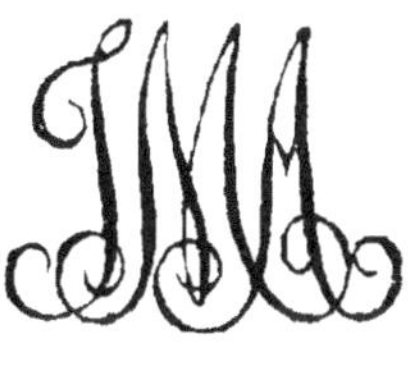

A PARIS,

Chez ANCELLE, LIBRAIRE, RUE DE LA HARPE, N°. 44.

1817.

DISCOURS

PRÉLIMINAIRE

Connoître les plantes et s'en servir utilement, est une science aussi ancienne, qu'elle est nécessaire à ceux qui font profession de conserver la santé des autres : les médecins doivent donc s'appliquer à l'étude des plantes. Elles forment, il est vrai, la partie la plus confuse de la matière médicale ; et c'est pourquoi elle a été si négligée ; car il faut avouer que la diversité des noms attachés à une même plante, la mauvaise foi ou la crédulité de ceux qui ont autorisé par leurs témoignages les vertus des plantes qu'ils n'avoient apprises que par des rapports suspects ou incertains, le peu d'exactitude avec laquelle Pline, Mathiole, Dalechamp et quelques commentateurs de Théophraste et de Dioscoride ont établi les propriétés des simples ; tout cela a rebuté ceux qui ont voulu s'attacher à la botanique.

Si la théorie de cette science a presque été portée à son point de perfection dans le dernier siècle par Morison, Rivin, Grew, Malpighi, Ray, Tournefort, Linnée et quelques autres, l'intérêt public et l'honneur de la médecine ne doivent-ils pas engager présentement à vérifier avec une scrupuleuse exactitude un grand nombre de vertus douteuses, trop légèrement attribuées à quelques plantes, et à mettre en usage celles dont les meilleurs praticiens conviennent universellement ?

L'histoire particulière des plantes usuelles des environs de Paris par Tournefort, et celle des plantes usuelles par Chomel, ont servi de modèle, soit par rapport à la théorie qui regarde l'intelligence des auteurs, et la connoissance des plantes dont ils ont parlé; soit par rapport à l'application de ces mêmes plantes dans les maladies, et le choix de leurs propriétés les plus assurées.

Il faut apprendre à bien connoître, et à distinguer une plante d'avec une autre plante qui lui ressemble, soit par son port extérieur, soit par quelqu'une de ses parties, et dont néanmoins les vertus sont souvent fort opposées, avant de parler des usages de chacune en particulier.

Les plantes bien désignées par les meilleurs noms, il conviendroit d'examiner les sentimens des auteurs, de les concilier ensemble, et de rendre raison de la variété de leurs opinions, en faisant remarquer les fautes de quelques-uns, ce qui les y a fait tomber ; mais cela eût passé les bornes prescrites dans cet ouvrage. On s'est étendu davantage dans ce qui regarde les vertus des plantes, le but principal étant de mettre à même de se servir utilement des secours qu'elles fournissent si abondamment.

Pour y parvenir, on s'est particulièrement attaché à remédier aux inconvéniens dans lesquels sont tombés les anciens botanistes, et après eux la plupart de leurs commentateurs, qui s'étendent souvent sur les propriétés d'une plante à laquelle ils attribuent de grandes et rares qualités, sans marquer précisément la partie de cette plante qu'il faut employer, et négligent la dose et la manière dont on doit s'en servir ; ce qui paroît cependant d'une conséquence infinie, une même plante ayant souvent différentes vertus dans ses différentes parties, et la dose d'un remède contribuant beaucoup à son action.

On a tâché aussi d'éviter l'erreur de ceux qui outrent, avec une complaisance excessive, les avantages d'une plante dont il font un remède universel. N'est-ce pas autant contribuer à l'utilité publique, en marquant les mauvaises qualités des plantes, qu'en étalant pompeusement leurs vertus ? Un même remède ne convient pas toujours dans une même maladie ; la complication d'accidens et la diversité des symptômes obligent souvent un médecin à changer la méthode ordinaire, et à s'accommoder à un cas particulier, dont il fait son objet principal. De-là ce petit nombre de vrais spécifiques ; de-là les terribles inconvéniens dans lesquels tombent ceux qui donnent trop à l'expérience, et qui négligent la méthode ; qui ayant vu réussir deux ou trois fois un remède, le prônent hautement, et l'appliquent sans discrétion à toutes sortes de maladies.

Pour prévenir ce malheur, et mettre en état d'éviter ces écueils dangereux, après avoir marqué dans cet ouvrage les noms et les parties de la plante qu'on emploie ordinairement , la dose et la manière de s'en servir, on ne leur attribue que les vertus les plus universellement approuvées par les auteurs dignes de foi , et celles qu'une longue suite d'expériences a confirmées. Pour le rendre plus complet, on a fait une courte énumération des principales préparations de la pharmacie , dans la composition desquelles la plante est employée , afin de se rappeler la vertu du remède composé , et l'effet du remède simple.

Ceux qui ordonnent les plantes , et ceux qui les préparent , doivent donc les connoître pour prévenir les terribles inconvéniens qui arrivent tous les jours par la méprise des herboristes ignorans qui substituent souvent aux plantes qu'on leur demande, et qu'ils n'ont point ou ne connoissent pas, les autres qu'ils croient connoître , sans s'embarrasser si leurs qualités sont les mêmes, ou si elles sont opposées. La plupart ne connoissent qu'un petit nombre de plantes qu'on leur apporte dans la saison favorable ; ils ne les distinguent que par des noms corrompus , et confondant les espèces , ils font souvent des *qui-pro-quo* pernicieux aux malades.

La tradition , fondée sur des expériences réitérées , est une voie beaucoup plus sûre pour convaincre des propriétés d'une plante , que son analyse chimique et la décomposition de ses principes. On doit, à la vérité, d'excellens remèdes à la chimie ; elle a tiré des animaux et des minéraux des préparations très-utiles : mais elle n'a pas été si loin dans la recherche des facultés des végétaux ; les analyses simples ou composées, précédées de la fermentation ou de la seule digestion, aidées par le mélange des dissolvans ou sans aucune addition, exécutées par une chaleur douce et lente, ou par le feu sans aucun intermède ; toutes ces sortes de décompositions doivent être regardées comme des moyens plus propres à expliquer les effets des plantes qui sont déjà connus par l'expérience, qu'à découvrir ceux qu'on ne connoît point. Près de deux mille analyses de plantes différentes, faites par les chimistes, ont appris seulement qu'on tire de tous les végétaux une certaine quantité de liqueurs acides, plus ou moins d'huile essentielle ou fétide, de sel fixe, volatil ou concret, de flegme insipide et de terre, et souvent presque les mêmes principes en même quantité, des plantes dont les vertus sont très-différentes.

Tout bien examiné, on peut avancer que, entre les médicamens tirés des plantes, les plus simples et les plus naturels doivent être préférés aux plus recherchés et aux plus composés, à moins que l'excellence de ceux-ci n'ait été confirmée par un très-grand nombre d'expériences ; et que les saveurs et les odeurs sont capables de conduire plus loin que l'analyse, dans la découverte des facultés des plantes. Les amères, par exemple, seront plutôt soupçonnées propres à rétablir les fonctions de l'estomac et à faire mourir les vers, que les insipides ; on pourroit employer plus hardiment, dans les vapeurs hystériques et les affections soporeuses, une plante dont l'odeur est pénétrante et aromatique, et la saveur âcre, qu'une autre qui n'auroit nulle odeur et nulle saveur sensible. Mais qui assurera que ces herbes amères et insipides, odorantes ou sans odeur, âcres ou douces, n'ont aucune qualité contraire aux maladies auxquelles on les croit propres, si ce n'est l'expérience ? Cette expérience doit souvent son origine au hasard, à l'exemple des animaux guidés par le seul instinct, à la couleur, à la figure extérieure, et à plusieurs autres circonstances, aussi bien qu'aux saveurs, aux odeurs et aux autres qualités sensibles.

Les propriétés des plantes, quoique bien établies par l'expérience, sont toujours relatives à la disposition de nos humeurs et à la constitution de nos viscères ; l'altération des parties solides, ou la dépravation des liqueurs qui les arrosent, mettent souvent les malades hors d'état d'être guéris par les plus assurés spécifiques ; la diversité des tempéramens, la nature de la maladie, l'âge, la saison, la différente température de l'air, la qualité des alimens dont les malades ont été nourris, leur régime de vie, leurs mœurs et plusieurs autres circonstances, demandent une attention particulière ; et pour être sûr de l'heureuse application d'un remède, quoiqu'il soit très-simple et reconnu pour spécifique, il est nécessaire que la per-

sonne qui l'ordonne soit aussi prudente qu'exer-
cée dans la profession de la médecine.

Dans l'emploi des plantes et de leur dose,
il faut remarquer en général qu'on les emploie
fraîches ou séches, en décoction ou en infusion,
ou en substance, entières ou en poudre. La
plupart des racines fraîches et menues s'ordonnent, aussi bien que les feuilles, par poignées, après les avoir nettoyées de la terre et
des feuilles mortes ou pourries. Les racines les
plus grosses se prescrivent ordinairement au
poids d'une once sur chaque chopine d'eau. On
emploie les fleurs par pincées, et les semences
au nombre quand elles sont grosses, et au poids
lorsqu'elles sont menues. Il est bon d'observer,
lorsqu'on prescrit des apozèmes, tisanes, infusions ou décoctions, que les racines séches, les
bois et les écorces doivent bouillir, étant compactes et durs, et jamais les feuilles qui, comme
les fleurs, ne se doivent jeter dans la liqueur
que lorsqu'on la retire du feu, aussi bien que
la réglisse et les autres drogues gluantes. Ces
préparations ne doivent point être trop chargées
d'ingrédiens; car au lieu d'une liqueur coulante
et légère, capable de se distribuer facilement
dans le sang, on fatigueroit l'estomac des malades par une espèce de mucilage épais qui les
gonfleroit, et qui leur seroit plus préjudiciable
qu'utile.

Le tableau suivant développera les observations faites dans ce discours préliminaire.

TABLEAU ALPHABÉTIQUE

Des Plantes usuelles, ou des principales propriétés des plantes en médecine, extrait des dictées de botanique, faites au Jardin des Plantes de Paris par Bernard de Jussieu.

Plantes alexitères, alexipharmaques et corroboratives.

Sous ces différens noms, on comprend les plantes qui, employées intérieurement, relèvent tout à coup les forces abattues, raniment la circulation du sang, en réveillant l'action des solides et en atténuant les fluides. Ces plantes ont une odeur forte et pénétrante, ce qui prouve qu'elles contiennent beaucoup de parties spiritueuses volatiles ; on les associe aux purgatives, lorsqu'il s'agit de soutenir les forces et de faire évacuer. La plus grande partie des *alexitères* détruisent par leur vertu incisive l'effet des morsures venimeuses et des poisons coagulans ; ce qui les avoit fait nommer anciennement *alexipharmaques*.

Les plantes *alexitères* et *corroboratives* sont : les baies de *genièvre* ; les semences de l'*ammi*, — du *carvi*, — du *chardon-béni*, — de *persil* ; le *chamaedris*, le *scordium* ; les feuilles de *sauge* ; les fleurs de *sureau*, — de *galéga*, — de *souci* ; les racines d'*angélique*, — d'*asclépias*, — de *carline*, — de *dictame blanc*, — de *doronic*, — d'*énula campana* ou *aunée*, — de *gentiane*, — d'*impératoire*, — de *méum*, — de *raisin de renard*, — de *scorsonère* ; et l'écorce d'*orange*.

On ordonne ces plantes dans les syncopes qui proviennent d'un sang épaissi, dans les fièvres malignes, dans les mélancolies, lorsque le pouls est languissant ; elles sont dangereuses dans le cas où, quoique les forces soient abattues, le sang est raréfié, comme dans le *cholera-morbus*, et lorsqu'il se fait quelque évacuation critique, parce qu'on doit craindre d'exalter des liqueurs qui ont déjà trop de mouvement.

Plantes anti-épileptiques.

LES plantes *anti-épileptiques* sont celles qu'on emploie préférablement dans les maladies convulsives et épileptiques.

Les sources de ces dérangemens dans l'économie animale sont infinies et très-différentes ; elles viennent du mauvais état des fluides et des solides. Tout ce qu'on peut attendre des *anti-épileptiques*, c'est de corriger l'état des fluides, de diminuer la viscosité et la grossièreté des parties du sang et de la lymphe, de changer la mauvaise qualité du chyle qui, par son mélange dans le sang, pourroit engorger les vaisseaux du cerveau, et par là occasionner des convulsions ou des rechutes fréquentes d'épilepsie. Les *anti-épileptiques* ne peuvent être employés heureusement que dans le cas d'épilepsie ou de convulsions entretenues par l'état du sang, qui occasionne ordinairement ce qu'on appelle *vapeurs hystériques* et *hypocondriaques*.

Les *anti-épileptiques* ne peuvent être d'aucun usage, lorsque les convulsions sont occasionnées par la conformation vicieuse du crâne, par quelque vaisseau ossifié, ou quelques vaisseaux variqueux, ou par d'autres qui occasionnent quelque compression inégale sur la substance médullaire du cerveau et l'origine des nerfs.

Les espèces *anti-épileptiques* sont : le *caille-lait*, la *croisette*, la *digitale*, la *fraxinelle*, le *gratteron*, le *gui de chéne*, la *mâche*, le *muguet*, l'*orvale*, la *pivoine*, le *tilleul*, la grande et la petite *valériane*.

Plantes anti-scorbutiques.

LES plantes *anti-scorbutiques* sont celles que l'expérience a fait connoître propres pour guérir le scorbut. Le sang que l'on tire aux scorbutiques est dissous, noir, grumelé et grossier ; la partie séreuse est d'un goût salé et âcre : on peut inférer que cette maladie dépend de la grossièreté et de l'épaississement des molécules du sang trop dégagées et noyées dans une sérosité âcre. Communément les scorbutiques ont les gencives molles, gonflées, bleuâtres, l'haleine puante ; quelques-uns ont des taches scorbutiques aux jambes, le visage d'une couleur plombée.

Les plantes que l'expérience a fait reconnoître spécifiques pour le scorbut, tendent à corriger ces vices. Les unes sont diurétiques, chaudes, très-apéritives, d'un goût piquant et âcre ; les autres d'un goût aigrelet et acide ; les autres enfin astringentes et balsamiques. Les premières divisent les molécules grossières du sang ; les secondes, qui sont acides, rapprochent les principes du sang trop dégagés ; enfin les dernières, qui sont astringentes et balsamiques, corrigent les impressions que la lymphe salée et âcre a pu faire. Le mélange et la quantité des *anti-scorbutiques* sont indiqués par la nature des symptômes du scorbut.

Les plantes *anti-scorbutiques* sont : le *beccabunga*, la *berle*, la *capucine*, le *cochléaria*, les *cressons*, la *fumeterre*, la *moutarde*, la *nummulaire*, l'*oseille*, la *passe-rage*, le *pastel*, la *pimprenelle* ; les fruits de *citron*, — de *grenade*, — de *limon* ; la semence d'*ancolie*, etc.

Les chimistes se sont appliqués depuis long-temps à rechercher quelle peut être la nature du principe âcre et volatil des plantes *anti-scorbutiques*. Le sentiment le plus général a été que c'étoit une matière alcaline, volatile, et l'on se fondoit principalement sur ce que la graine de moutarde, qui est du nombre des végétaux *anti-scorbutiques*, fait une sorte d'effervescence avec l'acide végétal. Cartheuser a regardé au contraire ce principe volatil comme de nature acide. Cette substance âcre et volatile des plantes *anti-scorbutiques*, et soumise à la distillation, ne fait aucune effervescence, ni avec les acides, ni avec les alkalis, et ne change point sensiblement la couleur bleue des végétaux.

Plantes anti-vénériennes.

Les plantes *anti-vénériennes* sont celles qui détruisent le virus vérolique. Il y a lieu de penser que dans cette maladie c'est la lymphe seule qui est altérée ; car le sang des personnes attaquées de ces maladies est vermeil et très-beau. Les plantes *apéritives* ordinaires peuvent bien lever les obstructions causées par un sang épais et visqueux ; mais il faut des apéritifs dont les parties soient extrêmement fines, développées, et assez dures pour dégluer la lymphe et pénétrer les voies de la dernière circulation.

Les plantes *anti-vénériennes* ne sont pas aussi efficaces que le mercure ; elles ne réussissent ordinairement que quand le mal n'a pas eu le temps de faire de grands progrès. On peut cependant encore les employer comme des secours utiles, lorsque le virus vérolique s'est engagé dans la masse du sang et que le mal est invétéré.

Les plantes *anti-vénériennes* sont : l'*aigremoine*, l'*agnus castus*, l'*aunée* ou *enula campana*, le *buis*, le *gayac*, le *genièvrier*, le *safran*, la *salse-pareille*, le *sassafras*.

Kalm, de l'académie royale de Suède, et qui a voyagé chez les sauvages de l'Amérique, qui sont très-sujets aux maladies vénériennes, prétend que ces peuples ont des secrets beaucoup plus sûrs et moins dangereux que les frictions et préparations mercurielles dont on a coutume de faire usage pour la guérison de ces maux. Il a découvert le remède végétal que ces peuples cachoient aux Européens ; ils emploient la racine de la *cardinale bleue* (c'est le *rapuntium americanum flore dilutè caeruleo*, de Tournefort, et la *lobelia cardinalis*, de Linnée), dont on prend la décoction en breuvage et en topique. On desséche les ulcères avec la racine pulvérisée de la *benoîte aquatique* (*caryophillata aquatica nutante flore*). Souvent on joint à la tisane la racine de la *renoncule de Virginie*.

Plantes anti-vermineuses.

Les plantes *anti-vermineuses* ou *vermifuges* détruisent la matière vermineuse et chassent les vers. Le corps humain est sujet à des vers qui se logent ordinairement dans l'œsophage, l'estomac et les intestins ; ils dévorent les alimens, gâtent et corrompent le chyle, et deviennent un obstacle à la digestion.

D'autres parties du corps servent aussi quelquefois de demeure et de nourriture aux vers ; les sinus du nez, le conduit interne et externe de l'oreille, les dents cariées, contiennent quelquefois des vers ; on en a trouvé aussi dans le péricarde, dans la substance du foie et des reins.

Les vers qui attaquent l'œsophage, l'estomac et les in-testins, sont de quatre sortes : les *vers ascarides*, les *vers cucurbitains*, ainsi nommés de leur ressemblance avec la semence de courge, les *vers longs* et le *ver solitaire*.

Les remèdes que l'on emploie pour détruire les vers et chasser la matière vermineuse, sont de trois espèces : ou bien ils évacuent la pourriture des premières voies, comme les purgatifs et émétiques ; ou bien ils rétablissent les di-gestions ; tels sont les stomachiques et les amers ; d'autres enfin agissent sur les vers directement et les font périr.

Les purgatifs et les émétiques chassent les vers par les premières voies. Les stomachiques et les amers corrigent le caractère de la matière vermineuse, ils empêchent le développement des œufs ; et les vers déjà éclos ne trouvant plus la même nourriture, s'affoiblissent et périssent peu à peu. Les remèdes qui détruisent les vers et les attaquent directement, sont les huiles qui, bouchant les trachées, organes de la respiration des vers, les font périr ; enfin il y a des remèdes qui détruisent la tissure des vers, comme le *kermès minéral*, le *mercure* et ses préparations ; ces remèdes, tirés des minéraux, sont bien plus puissans que ceux tirés des végétaux.

Les plantes *anti-vermineuses purgatives* sont : la *gra-tiole*, les *fleurs* et les *feuilles* de *pêcher*.

Les plantes *anti-vermineuses amères stomachiques* sont : *l'absinthe*, la petite *centaurée*, la *fraxinelle*, la *fumeterre*, la *sabine*, la *santoline*, la *scabieuse*, le *scordium*, la *tanaisie*, la *verveine* ; les racines de *fou-gère* ; les gousses d'*ail*.

Enfin les *anti-vermineuses huileuses* sont : l'huile d'*amandes douces*, — d'*olive*, et généralement toutes les huiles qui ne sont pas caustiques.

Plantes apéritives.

Les plantes *apéritives* sont celles qui facilitent le cours des liqueurs, et débouchent l'orifice des vaisseaux ob-strués. Lorsque les plantes *apéritives* produisent leur action, le sang circule avec plus de vîtesse, l'action et la réaction des fluides sur les solides sont augmentées ; il est donc prudent de faire précéder l'usage des apéritifs

par

par des saignées et des purgations, pour diminuer le volume des liqueurs, afin d'éviter les suites fâcheuses qu'exciteroit le gonflement.

Il y a beaucoup de plantes rapportées dans d'autres classes, qui sont en même temps *apéritives :* telles sont les purgatives, la plupart des sudorifiques, les diurétiques chaudes et les emménagogues.

Les *apéritives* sont d'un très-grand usage en médecine, parce qu'il y a quantité de maladies entretenues par la lenteur et la viscosité des humeurs ; elles sont très-utiles dans la disposition à l'hydropisie, les menaces d'apoplexie, les palpitations de cœur, etc. On doit bien se garder de les employer dans le cas d'inflammation , dans les tempéramens vifs et secs, à moins d'avoir calmé la fougue des humeurs par l'usage des délayans , des bains, etc. C'est aussi pour prévenir l'inflammation des viscères engorgés, qu'on ordonne les *apéritives* en grand lavage, en tisane, et en décoction , et qu'on coupe l'infusion de ces plantes avec du lait. On fait continuer l'usage des *apéritives* pendant plusieurs jours et des mois entiers , parce que ce n'est que par un long usage de ces remèdes que l'on vient à bout de résoudre les obstructions.

Le règne végétal ne fournit pas des *apéritifs* aussi puissans que ceux qu'on retire du règne minéral , comme le *fer, le mercure.* Les *apéritifs* que les végétaux fournissent, sont : la *chélidoine* ou *éclaire ,* la *filipendule , la saxifrage ,* la *scrophulaire ,* et la semence d'*ancolie.*

Plantes apoflegmatisantes. Voy. *Plantes mastica-*
toires.

Plantes assoupissantes.

Les plantes *assoupissantes ,* appelées autrement *narcotiques* ou *hypnotiques ,* calment les irritations, apaisent les douleurs et procurent le sommeil. L'effet des assoupissantes est une espèce d'ivresse, et il ne diffère pas beaucoup de celui qui suit l'excès des liqueurs spiritueuses ; aussi abondent-elles en parties très-volatiles. Les *narcotiques* procurent le sommeil et apaisent les douleurs , parce qu'elles donnent lieu au sang, qui s'amasse dans les vaisseaux capillaires , de comprimer le cerveau et les nerfs ; or il est d'expérience que lorsque les nerfs sont comprimés par la tension, la partie dans laquelle ils se répandent devient insensible.

Il arrive presque toujours que le sommeil procuré par les *narcotiques* est précédé d'agitations, et accompagné d'une petite fièvre et de rêves fatigans ; en sorte qu'on éprouve plutôt une ivresse qu'un sommeil doux et tranquille. Les *narcotiques*, que l'on appelle aussi *anodins*, *somnifères*, ne doivent être employés qu'avec prudence et ménagement ; prudence pour distinguer le cas, et ménagement pour la dose. Si la compression du cerveau et des nerfs est trop considérable, cet état ne diffère pas de celui de l'apoplexie ; ainsi les *narcotiques* sont pernicieux aux personnes d'un tempérament sanguin. L'abus des *narcotiques* est ordinairement suivi d'hydropisie, de tremblemens, engourdissemens, perte de mémoire, stupidité ; il est à propos de corriger la plupart des *narcotiques* par quelque drogue convenable. Presque toutes les plantes *narcotiques*, prises à une certaine dose, sont de vrais poisons. Les principales substances végétales somnifères sont : les fleurs de *coquelicot* ; la graine de *jusquiame* ; les têtes de *pavot blanc* et leur suc, qu'on appelle *opium* ; l'écorce de *mandragore* ; les feuilles et les fruits de la *morelle*, et le suc de la *pomme épineuse*.

On applique aussi ces espèces de plantes à l'extérieur, pour calmer les douleurs, parce que leurs parties volatiles raréfient le sang qui alors comprime les fibrilles nerveuses ; et le commerce de la partie avec le cerveau étant interrompu, la douleur cesse.

Plantes astringentes.

Les plantes *astringentes* sont celles qui, prises intérieurement, ou appliquées extérieurement, arrêtent le cours immodéré des liqueurs, et font resserrer les fibres ; elles arrêtent le cours immodéré des fluides en les coagulant, car la plupart de ces plantes caillent le lait. Elles resserrent les fibres, vraisemblablement en absorbant l'humidité et desséchant les fibres qui pour lors se roidissent ; ces plantes sont donc utiles pour arrêter les pertes et les hémorragies, pour diminuer les sécrétions

et excrétions trop abondantes, comme sont les dévoiemens, le flux immodéré de salive, d'urine, les pertes
blanches, les sueurs ; elles sont propres dans le relâchement de plusieurs parties, le gonflement des amygdales,
et enfin toutes les fois qu'il est nécessaire de donner plus
de consistance aux liqueurs. Leur usage seroit dangereux
dans le cas d'inflammation formée, d'engorgement et
d'obstructions. Les plantes *astringentes* sont : les fleurs
de *grenade*, — de *roses de Provins* ; les feuilles de
pervenche, — de *plantain*, — de *bourse à pasteur*, —
d'*argentine*, — d'*ortie*, — de *vigne* ; les racines de *bistorte*, — de *tormentille*, — de *quinte-feuille* ; le *mouron* ; le *gratte-cu* ; les fruits de *cyprès*, — de *néflier*,
— de *cornouiller*, — de *sumac* ; les pepins de *raisin* ;
les semences d'*oseille*, — de *patience*, — de *tabouret*,
— du *sophia* ; la *noix de galle* ; l'écorce du *chéne* et les
différentes *mousses* d'arbres.

Plantes béchiques.

Les plantes *béchiques* apaisent la toux, et facilitent
la sécrétion de l'humeur trachéale et bronchiale qui fournit les crachats ; on les appelle aussi *pectorales* et *expectorantes.*

Les parois intérieurs de la trachée-artère et des bronches sont parsemés de glandes qui filtrent sans cesse une
humeur lymphatique destinée à lubrifier toutes ces parties. Pour que l'air entre facilement dans le poumon,
qu'il en parcoure sans peine les plus petits détours, et
qu'il dilate les cellules pulmonaires, il faut que cette
humeur ne soit ni trop épaisse, ni trop visqueuse, ni
trop fluide et acrimoneuse. Lorsque l'entrée de l'air dans
les bronches et dans les vésicules devient difficile, la
circulation du sang dans le tissu du poumon est gênée,
la respiration est extrèmement embarrassée ; ce qui excite
sur ce viscère un sentiment de pesanteur, produit la toux
et l'asthme.

On distingue deux sortes de plantes *béchiques*, dont
les unes divisent et atténuent la lymphe, et facilitent l'expectoration ; on les nomme *béchiques chaudes, fondantes.* Les *béchiques*, au contraire, qui adoucissent l'hu-

meur acrimonieuse sont nommées *béchiques froides* ou *incrassantes*.

Les *béchiques chaudes* sont pour la plupart des plantes de la classe des *apéritives*; mais on a choisi celles dont l'action est la plus douce, et qui n'excitent pas beaucoup de rarescence dans le sang. Ces plantes agissent en général sur le sang, sur la lymphe, et en particulier sur le poumon; elles incisent l'humeur lente et grossière, et soulagent dans la toux, dans les catarres, dans l'asthme; elles ne sont pas toutes de la même force : il y en a qui fondent et atténuent puissamment, d'autres sont moins vives, et leur action tient le milieu.

On emploie les *béchiques fondantes majeures* dans l'asthme humide et dans les fluxions catarreuses; les *moyennes* sont mises en usage pour prévenir les suppurations sourdes du poumon. Les *béchiques fondantes foibles* ne sont, à proprement parler, que délayantes; car elles causent fort peu d'agitation dans la masse du sang : ainsi on peut les donner dans les inflammations du poumon.

Les espèces de *béchiques pectorales chaudes* sont : l'*iris* ou *flambe ordinaire*, l'*iris de Florence*, l'*origan*, le *marrube blanc*, l'*hysope*, le *pouliot*, le *serpolet*, le *botrys vulgaire*, la *camphrée*, le *meum*, l'*aunée*.

Les *moyennes* sont : le *chou rouge*, le *navet*, le *rossolis*, le *lierre terrestre*, l'*aster pratensis*, le *tussilage*, le *velar*, l'*ortie-grièche*, le *pied de chat*; les *véroniques* ne sont que des délayantes.

Les *béchiques froides et incrassantes* sont des plantes qui donnent plus de consistance aux fluides, et émoussent les parties âcres et irritantes. L'usage des *béchiques froides et incrassantes* est très-utile dans la phthisie commençante, dans les crachemens de sang, dans l'asthme catarreux et convulsif, dans les toux violentes et opiniâtres. Les principales sont : la *pulmonaire*, la *buglose*, la *bourrache*, la *guimauve*, la *grande consoude*, la *réglisse*; les fleurs de *mauve*, — de *nénuphar*, — de *violette*, — de *coquelicot*, — de *lis blanc*; les graines de *lin*, — de *pavot blanc*; les *pistaches*, les *amandes douces*, les *dattes*, les *figues*, les *sebestes*, les *jujubes*, les *raisins secs*, l'*orge*, l'*avoine*.

Plantes carminatives.

On appelle plantes *carminatives* celles qui dissipent les vents contenus dans l'estomac et les intestins. Lorsqu'il se fait de mauvaises digestions, l'air qui se sépare des alimens que nous prenons, au lieu de se répandre uniformément dans toute l'étendue de la matière chyleuse, se ramasse en bulles ; ces bulles se raréfient par la chaleur du lieu, et l'on sait qu'une très-petite quantité raréfiée occupe un très-grand espace, ce qui distend les parois des intestins, et occasionne des douleurs.

Il faut remédier à ces inconvéniens, rétablir les digestions, dissiper, diviser et atténuer les matières visqueuses et tenaces, afin que l'air puisse s'en dégager : et tel est l'effet que produisent les *carminatives*.

L'action des *stomachiques* ne diffère pas de celle des *carminatives*. Comme ces plantes échauffent beaucoup, on doit prendre garde de les donner dans les dispositions inflammatoires, lorsque le tempérament des malades est vif et sec, et sur-tout dans le spasme ou la contraction des intestins. Les *carminatives* qu'on doit employer alors doivent être du genre des *spasmodiques*, *hystériques* et *narcotiques*.

Les plantes *carminatives* sont : l'*absinthe* des jardins, la *menthe frisée*, le *thym*, le *serpolet*, la *camomille romaine* ; les baies de *laurier* ; les quatre semences chaudes, savoir : l'*anis*, le *carvi*, le *fenouil*, le *cumin* ; les semences d'*anet* et de *coriandre* ; les racines de *meum*, —de *carline*,—d'*acorus verus*, *seu calamus aromaticus*.

Plantes céphaliques.

Les plantes *céphaliques* sont communément employées pour remédier aux affections de la tête. L'idée de *céphalique* semble désigner un remède approprié et spécifique pour les maladies de la tête, comme s'il y avoit une sympathie établie entre les médicamens et les différentes parties du corps humain affectées ; cependant l'action des plantes *céphaliques* est générale sur les fluides et sur les solides. Ce qu'on dit des *céphaliques* doit s'entendre aussi des *anti-épileptiques*, des *cordiales*, des *hépatiques* et des *spléniques*.

Les *céphaliques* approchent beaucoup de la nature des *cordiales alexipharmaques* et des *emménagogues*; elles tiennent le milieu. Leur action se soutient plus long-temps que celle des *alexipharmaques*, parce que leurs parties volatiles ne se dégagent que peu à peu. Ces plantes, par leurs parties volatiles, sont propres a pénétrer les vaisseaux du cerveau et à y accélérer la circulation.

Comme les plantes *céphaliques* échauffent et raréfient le sang, on ne doit point les mettre en usage, que l'on n'ait fait précéder les remèdes généraux, ni les donner dans les maladies de tête occasionnées par la rarescence ou la pléthore du sang; elles conviennent dans les affections hystériques.

Les *céphaliques* sont : la *bétoine*, la *mélisse*, la *prime-vère*, la *lavande*, la *marjolaine*, le *thym*, l'*hysope*, le *serpolet*, le *romarin*, le *pouliot*, le *stoechas*, la *sauge*, la *giroflée jaune*, et généralement toutes les plantes qui ont un goût et une odeur aromatiques.

Plantes cordiales.

On peut appliquer aux plantes *cordiales* ce qu'on a dit des plantes *céphaliques*; elles réveillent l'oscillation des solides, et raniment la circulation en donnant de la flui-dité au sang.

Les *cordiales* et les *alexipharmaques* ne diffèrent pas beaucoup, si ce n'est que l'action des *cordiales* est plus prompte, parce que les parties volatiles s'en dégagent plus aisément.

L'effet des *cordiales* doit être très-prompt; il faut qu'elles raniment les forces sur-le-champ. Les plantes *cordiales* sont : la *mélisse*, le *romarin*, l'*agripaume*, le *muguet*; les quatre fleurs *cordiales* sont celles de *violette*, — de *rose*, — de *buglose*, — de *giroflée jaune*.

Plantes corroboratives. Voyez *Plantes alexitères.*

Plantes détersives. Voyez *Plantes vulnéraires.*

Plantes diaphorétiques. Voyez *Plantes sudorifiques.*

Plantes diurétiques.

LES plantes *diurétiques* provoquent la sécrétion de l'urine ; c'est par la voie des reins que le sang se dépouille de la sérosité superflue : cette sérosité entraîne avec elle les parties salines, tartareuses, qu'elle tient en dissolution. On distingue les *diurétiques* en *diurétiques chaudes* et en *diurétiques froides* ; les premières augmentent le mouvement des fluides et des solides, et les autres, au contraire, en diminuent le mouvement.

Les *diurétiques chaudes* atténuent la masse du sang en dégageant la sérosité, divisent les matières visqueuses, tartareuses ; elles occasionnent par-là une évacuation abondante d'urine. Ces plantes font quelquefois l'effet des *sudorifiques*, et les *sudorifiques* deviennent quelquefois *diurétiques*, suivant le plus ou le moins de liberté des tuyaux sécrétoires des reins et de la peau. Les *diurétiques chaudes* sont propres dans les obstructions et les embarras des viscères, dans l'hydropisie ; mais elles n'ont pas toutes une égale efficacité.

Comme les *diurétiques* occasionnent beaucoup de raréfaction dans les humeurs, elles ne conviennent point dans la rarescence du sang et dans la pléthore.

Les *diurétiques chaudes* sont en très-grand nombre. On met dans cette classe l'*absinthe*, la *fumeterre*, le *houblon*, la *scorsonère*, la *gaude*, le *chardon roland* ; les baies de *genièvre* ; les quatre semences chaudes majeures, savoir : l'*anis*, le *carvi*, le *fenouil*, le *cumin* ; les quatre semences chaudes mineures, savoir : l'*ammi*, la *berle aromatique*, le *persil* et la *carotte*.

Parmi les plantes *apéritives* on distingue les cinq racines apéritives majeures et les cinq racines apéritives mineures.

Les *diurétiques froides* provoquent une sécrétion abondante d'urine, par une mécanique toute contraire à celle des *diurétiques chaudes* ; elles conviennent dans les grandes sécheresses, dans les soifs brûlantes, les fièvres ardentes, lorsqu'il y a inflammation dans les viscères.

Les espèces de *diurétiques froides* sont : l'*oseille*, la *laitue*, le *pourpier*, la *pimprenelle*, la *guimauve*; le *fraisier*, le *nénuphar*; on y place aussi les cinq *capil-laires*, les quatre semences froides majeures et les quatre semences froides mineures ; les *limons*, et les *grenades*, et tous les fruits aigrelets, peuvent être mis au nombre des médicamens *diurétiques froids*.

Plantes emménagogues.

LES plantes qui procurent le flux menstruel, ou font couler les règles, sont nommées *emménagogues*. L'impulsion du sang sur les vaisseaux de la matrice est la cause qui détermine l'écoulement des règles. Lorsque le sang devient trop épais et trop visqueux, il se fait une obstruction dans les vaisseaux de la matrice, ce qui occasionne la suppression de ces écoulemens périodiques si nécessaires pour la santé des femmes, et par lesquels la nature se dégage de cet état de pléthore, occasionné chez elles par des sécrétions et par une transpiration moins abondante que dans l'homme ; effet dépendant de la constitution de leur corps, qui est plus molle et plus lâche.

Les *emménagogues* provoquent les règles, en corrigeant l'épaississement et la viscosité du sang, en levant les obstructions et embarras de la matrice, et en réveillant l'oscillation des fibres. Ces plantes agissent de la même manière que les *apéritives*; elles sont encore *hystériques*, et soulagent beaucoup dans les accès de vapeurs, soit qu'elles dépendent de l'état de la matrice ou de toute autre cause.

On doit éviter de faire usage des *emménagogues* lorsqu'il y a inflammation ou disposition inflammatoire, et que le sang est extrêmement échauffé et raréfié.

Les plantes *emménagogues* sont : l'*armoise*, la *tanaisie*, la *matricaire*, le *dictame blanc*, celui de *Crète*, la *mélisse*, la *cataire*, le *pouliot*, le *romarin*, la *rue*, l'*absinthe*, l'*aristoloche*, le *safran*, le *souci*; les cinq racines apéritives; la *sabine* est très-vive et même un peu corrosive. On ne l'emploie que très-rarement et avec précaution.

Plantes émétiques. Voyez *Plantes vomitives.*

Plantes émollientes.

Ces plantes, appliquées extérieurement, relâchent le tissu fibreux des parties, et apaisent la rarescence des humeurs, en fournissant une humidité chargée d'un mucilage doux. L'usage des *émollientes* est assez fréquent pour relâcher les parties trop tendues, douloureuses et prêtes à s'enflammer dans les violentes convulsions, dans les rhumatismes, avec des douleurs extrêmement vives et occasionnées par un sang très-raréfié et acrimonieux. On ne doit point les employer dans des dépôts qui ont pour cause le défaut de tension des parties solides et l'épaississement des humeurs.

Les principales plantes *émollientes* sont : la *branc-ursine*, la *guimauve*, la *mauve*, la *violette* : la *mercuriale*, la *poirée*, l'*arroche*, le *lis blanc*, la *linaire*, le *lin*, le *melilot*, la *camomille* et le *millepertuis*, sont des plantes *émollientes*, et enmême temps *toniques*.

Plantes errhines, sternutatoires ou *ptarmiques.*

Ces plantes excitent une titillation et même une irritation vive sur la membrane pituitaire, qui provoque l'éternuement et une sécrétion plus abondante de l'humeur qui lubrifie l'intérieur et les différentes cavités du nez.

Les plantes *sternutatoires* sont toutes âcres et irritantes par l'impression qu'elles font sur les nerfs olfactifs ; elles excitent l'éternuement, dégagent le poumon et les cavités du nez des matières qui y croupissent, parce que l'air sort avec violence du poumon et parcourt avec rapidité les anfractuosités du nez.

L'éternuement est un mouvement convulsif qui ébranle puissamment le genre nerveux ; et tout le corps se ressent des secousses dont ce mouvement est accompagné. Les *sternutatoires* peuvent donc être employés utilement dans les affections soporeuses, dans l'apoplexie, dans les accouchemens laborieux et difficiles, lorsque les forces du malade sont très-affoiblies ; enfin, l'évacuation abondante qui, par le moyen des *sternutatoires*, dégage la membrane pituitaire, prévient les dépôts, l'engorgement des glandes et les excroissances polypeuses, et procure une

révulsion utile pour les parties voisines menacées ou attaquées de fluxions.

Les *errhines* les plus usitées sont : la *bétoine*, le *tabac*,
le *laurier-rose*, le *muguet*, l'*ellébore*, l'*euphorbe*, l'*iris*,
la *saponaire*, la *ptarmique*, le *marronier d'Inde*, la
coquelourde.

Plantes fébrifuges.

PAR le moyen des plantes *fébrifuges*, on parvient à
corriger le vice des liqueurs qui entretiennent les fièvres
d'accès ou intermittentes. On sait que la fièvre est la fréquence du pouls, précédée ordinairement de frissons,
accompagnée de chaleur, avec un dérangement sensible
des fonctions animales.

Les plantes *fébrifuges* sont pour la plupart d'un goût
très-amer et astringent ; elles réchauffent l'estomac, réveillent l'appétit et hâtent la circulation des liqueurs ; elles
divisent les molécules grossières qui obstruoient les vaisseaux, diminuent la viscosité des fluides, et hâtent par
conséquent les oscillations des solides. Il est donc de la
prudence de diminuer auparavant le volume des liqueurs,
parce que l'impétuosité des liqueurs dans le mouvemeut
turbulent de la fièvre pourroit occasionner des dépôts
très-fâcheux.

Les plantes *fébrifuges* sont : la grande et la petite
absinthe, la petite *centaurée*, la *germandrée* ou *petit
chêne*, le *scordium*, le *chardon-béni*, la *verveine*, la
fumeterre, l'*aunée*, la *gentiane*, la *benoîte*, l'*argentine*,
la *tormentille*, la *quinte-feuille* ; les semences du *thalitron* ; l'écorce du *tamaris*, — du *frêne*, — du *cerisier sauvage* ; la *noix de galle*, et sur-tout l'écorce du *quinquina*
qui est le meilleur et le plus puissant de tous les *fébrifuges*.

Plantes hépatiques et spléniques.

CES espèces de plantes sont mises en usage pour désobstruer le foie et la rate, et pour y rétablir la liberté de la
circulation ; ces plantes agissent en général sur toute la
masse du sang : ce sont des *apéritives*. Mais parmi ces

plantes, les unes sont plus ou moins actives ; on fait usage de celles qui agissent le plus puissamment pour désobstruer le foie , et des apéritives plus foibles pour désobstruer la rate , dans laquelle le sang est toujours moins épais que dans le foie.

Les *hépatiques* sont les apéritives les plus marquées , telles que la petite *absinthe*, l'*aigremoine* , le *fraisier* , la *fumeterre* , la *pimprenelle* , la *scolopendre* , la petite *centaurée* , la *chicorée sauvage* ; la racine d'*oseille* ; les *capillaires* ; les cinq racines apéritives.

Les *spléniques* sont des apéritives plus foibles , telles que l'*ortie blanche* , le *genét* , le *fréne* , le *pécher* ; les sarmens de *vigne* , etc.

Plantes hystériques. Voyez *Plantes emménagogues.*

Plantes incarnatives. Voyez *Plantes vulnéraires.*

Plantes masticatoires.

Les *masticatoires* provoquent une sécrétion abondante de salive ; on les nomme *apoflegmatisantes* , parce qu'elles évacuent le flegme.

Le mercure est le seul remède qui, pris intérieurement, excite la salivation, au lieu que ces plantes , pour agir , ne demandent qu'à être mâchées ou simplement retenues dans la bouche. Leur saveur est fort piquante, et excite ordinairement dans la bouche une grande chaleur ; ainsi ces plantes divisent, fondent la salive épaissie , et produisent des contractions vives qui réveillent le ressort des solides.

Les *masticatoires* sont donc propres pour calmer les maux de dents qui dépendent du séjour de la lymphe et de la salive dans la bouche , pour nettoyer la bouche des scorbutiques, et pour raffermir les gencives relâchées ; elles conviennent aussi dans les menaces de paralysie sur la langue et de l'extinction de voix, lorsque la salive viciée et épaissie ramollit le tissu des fibres , et le met hors d'état de se contracter suffisamment pour mouvoir le sang et le larynx.

Les *masticatoires* conviennent aussi dans les affections catarreuses et pituiteuses , dans les vertiges, foiblesses de mémoire, affections soporeuses, fluxions sur les yeux , sur les joues et sur les oreilles. La raison en est, que comme elles font évacuer beaucoup de sérosité des glandes de la bouche, et qu'il y a une correspondance intime entre toutes les parties de la tête, celles-ci se dégagent aussi ; c'est dans ce sens que l'on peut prendre ce que disent les anciens, qu'elles purgent les humeurs du cerveau.

Les espèces de *masticatoires* sont les racines de *camomille*, — de *ptarmique* (plante à éternuer), — de *pyrèthre* et de *gingembre* ; les feuilles et les branches de *pyrèthre* de Canarie ; les feuilles de *tabac*, — de *moutarde* ; les feuilles et les racines du *raifort sauvage*.

Plantes maturatives. Voyez *Plantes vulnéraires.*

Plantes narcotiques. Voyez *Plantes assoupissantes.*

Plantes ophtalmiques, otalgiques et *odontalgiques.*

Les maladies qui attaquent les yeux, les oreilles et les dents, ne sont pas essentiellement différentes de celles qui arrivent aux autres parties du corps, et demandent les mêmes secours ; mais à cause de la délicatesse de ses organes, sur-tout de l'œil et des oreilles, on a fait choix de certains remèdes dont l'effet est plus modéré.

Ainsi les plantes *ophtalmiques*, ou propres aux maladies des yeux, sont l'*euphraise*, la *chélidoine*, le *fenouil*, la *verveine*, la *parelle*, le *bluet*, le *lis blanc*, les *roses rouges* ou de *Provins*, l'*iris de Florence*, le *sceau de Salomon*, la *racine vierge*, l'*herbe aux puces*, le *mouron rouge* ; la graine de *coin*.

Les *otalgiques*, ou les plantes propres pour les maux d'oreilles, sont : l'*absinthe*, la *bétoine*, le *marrube blanc*, la *matricaire*, le *mélilot*, la *morelle*, le *millepertuis*, la *queue de pourceau* ; la semence d'*anis* : l'huile essentielle de *carvi*.

Les plantes *odontalgiques*, ou usitées pour les maux de dents, sont : les *assoupissantes*, les légères *astringentes*, les *anti-scorbutiques* et les *détersives*.

Plantes purgatives.

Les plantes *purgatives* font évacuer par en bas les matières qui croupissent dans l'estomac et dans les intestins ; elles agissent en divisant et rendant plus coulantes les matières contenues dans les premières voies, et en irritant les membranes intérieures de l'estomac et des intestins.

Les parties des plantes *purgatives* passent dans le sang en une certaine quantité, l'agitent, le divisent et raréfient. La preuve assurée que les *purgatives* pénètrent dans la masse du sang, c'est que le lait des nourrices qui ont pris médecine purge les enfans qu'elles allaitent.

L'usage des *purgatifs* est très-étendu dans la médecine, puisque la plupart des maladies sont causées ou entretenues par les crudités des premières voies qui, par leur mélange dans le sang, y produisent de très-grands changemens. Les *purgatifs* évacuent non seulement les matières nuisibles des premières voies, mais elles rétablissent et augmentent la sécrétion du suc stomacal, intestinal et pancréatique; elles réveillent par conséquent les digestions, dégagent les premières voies, débarrassent les viscères du bas-ventre, procurent des révulsions utiles, soulagent la tête, rendent aux humeurs leur fluidité, et enfin diminuent considérablement le volume des liqueurs; ce qui démontre l'étendue de leur utilité, et les avantages qu'on en retire dans presque toutes les maladies, ainsi que la nécessité d'y recourir fréquemment.

Si les *purgatifs*, donnés à propos, procurent de grands avantages, leur effet devient très-pernicieux et quelquefois même mortel, lorsqu'on les emploie à contre-temps. Lorsqu'il n'y a rien dans l'estomac qui demande à être évacué, ils agissent immédiatement sur les fibres nerveuses, passent avec promptitude dans le sang qu'ils dissolvent et qu'ils privent de ce qu'il y a de plus fluide, de plus séreux, de plus balsamique; ce qui occasionne ces accidens terribles qui suivent les superpurgations.

Les médecins divisent les *purgatifs* en trois espèces, à raison de l'énergie avec laquelle ils agissent, savoir : en *purgatifs minoratifs*, en *médiocres* ou *moyens*, en *violens* et *drastiques*.

Les plantes *purgatives minoratives* sont celles dont l'action est la plus douce; elles détrempent, ramollissent et n'irritent que légèrement les fibres de l'estomac. Il convient de les employer losrqu'il faut purger sans échauffer, et qu'il est nécessaire d'entretenir la liberté du ventre, comme dans les constipations, dans les chaleurs et sécheresses d'entrailles. On ne doit purger les personnes mélancoliques, atrabilaires et hypocondriaques, qu'avec ces sortes de *purgatifs*, parce qu'il est dangereux d'échauffer le sang de ces personnes, qui est déjà tout en feu. Dans les inflammations du poumon et des viscères du bas-ventre, lorsqu'il est nécessaire de purger, on doit choisir les *minoratifs*, comme aussi dans le *cholera-morbus* et dans les cours de ventre dyssentériques.

Les plantes *purgatives minoratives* sont : la *poirée*, le *chou*, le *polygale*, la *cuscute*, le *baguenaudier*, le petit *lin* des prés ; les racines de *polypode*, —de *patience*, — de *thalictrum* commun des prés , —de *racine vierge* ; les fleurs de *pécher* et de *roses pâles* ; les semences de *carthame* et de *violette*.

Les plantes *purgatives médiocres* sont employées dans les fièvres malignes, putrides et dans les intermittentes causées par la saburre des premières voies , et entretenues par le transport qui s'en fait dans la masse du sang, dans les rhumatismes, hydropisies, dans les menaces de léthargie. Ces *purgatifs* ne conviendroient point dans les inflammations internes.

Les *purgatives moyennes* sont : les feuilles du *pécher*, — du *prunier*, — de *scammonée* de Montpellier ; les racines de la *morelle à grappes*, —d'*hermodacte* et celles de la *belle de nuit*.

Les plantes *purgatives majeures et violentes* se distinguent de toutes les autres par la violence avec laquelle elles agissent ; leur effet est plus lent, mais elles sont plus sujettes à causer des superpurgations, à purger jusqu'au sang , à enflammer les membranes des intestins. On ne doit avoir recours à ces sortes de *purgatifs* que dans les circonstances ou les autres purgatifs seroient de nul effet, et lorsqu'on n'a point à craindre d'ébranler trop vivement le genre nerveux ; elles sont utiles lorsqu'on veut vider puissamment les sérosités , comme dans les affections du cerveau , dans les paralysies et les hydropisies.

Les espèces de *purgatives majeures* sont : les *tithymales* , l'*épurge*, la *gratiole*, le *chou marin*, le *liseron*, le *concombre sauvage*, le *cabaret*, la *coloquinte*, l'*el-*

lébore noir, les *iris*, la *couleuvrée*, l'*aloës*; l'écorce de *bourdaine*, — de *rose musquée*, — de *sureau* et celle d'*yeble*.

Plantes rafraîchissantes.

Les plantes *rafraîchissantes* tempèrent la chaleur du corps, diminuent le mouvement trop hâté des liqueurs, et donnent de la souplesse aux fibres.

On distingue trois sortes de plantes *rafraîchissantes :* les *délayantes*, les *incrassantes* et les *coagulantes*. Les premières fournissent abondamment un suc aqueux et fort doux, propre à suppléer au défaut de sérosité, et elles relâchent par ce suc aqueux les fibres trop tendues, et leur souplesse. Ces plantes sont indiquées pour les tempéramens secs, vifs et bilieux ; dans les chaleurs d'entrailles, les sécheresses de gorge, de poitrine, les fièvres ardentes, les cas d'inflammation. Les *rafraîchissantes délayantes* sont la *laitue*, le *pourpier ;* les fleurs de *violette.*

Les plantes *rafraîchissantes et coagulantes* se distinguent par un suc aigrelet et acide ; elles conviennent dans le *cholera-morbus*, les dévoiemens, et dans le cas de dissolution de la masse du sang. Ces plantes sont : l'*orpin*, la *joubarbe*, l'*oseille*, l'*alléluia*, le *limon*, le *citron*, les *grenades*, les *groseilles*, les *fraises*, les *cerises ;* les fruits de l'*airelle.*

Les plantes *rafraîchissantes et incrassantes* contiennent beaucoup de parties mucilagineuses propres à envelopper les parties âcres et salines ; elles sont utiles dans le flux immodéré d'urine, le crachement de sang, la toux excitée par une pituite âcre, l'épuisement, le marasme, la fièvre lente, l'appauvrissement du sang. L'usage continué des *incrassantes* affoibliroit trop l'estomac, c'est pourquoi on y joint les stomachiques. Les *rafraîchissantes incrassantes* sont : le *nénuphar*, le *seneçon*, le *laiteron*, la *dent de lion*, la *morgeline* ou le *mouron* aux petits oiseaux ; la semence de l'*herbe aux puces ;* les racines de *mauve*, — de *guimauve* et de grande *consoude ;* l'*orge*, l'*avoine*, le *seigle ;* les quatre semences froides majeures et les quatre mineures.

Plantes salivaires. Voyez *Plantes masticatoires.*
Plantes spléniques. Voyez *Plantes hépatiques.*
Plantes sternutatoires. Voyez *Plantes errhines.*

Plantes stomachiques.

Les plantes *stomachiques* excitent la douce chaleur nécessaire pour la digestion, et réveillent l'oscillation des fibres de l'estomac ; elles sont pour la plupart d'un goût amer, âcre, aromatique, piquant ; elles font exprimer des glandes de l'estomac une plus grande quantité de suc stomacal qui doit être employé à la digestion. Comme les mauvaises digestions sont aussi quelquefois occasionnées par la raréfaction des humeurs, par la rigidité des fibres, ou par une légère inflammation des membranes de ce viscère, les *stomachiques*, dans ce cas-là, seroient dangereuses ; ainsi il faut bien distinguer les différentes causes du dérangement de l'estomac, pour n'avoir recours aux *stomachiques* que dans les cas où ils conviennent.

Les *stomachiques* sont l'*absinthe*, le *baume des jardins*, la *camomille romaine*, la petite *centaurée*, la *germandrée*, la *véronique*, la *chicorée sauvage*, la *sariette*, l'*angélique* ; les racines d'*aunée*, — de *gentiane*, — d'*acorus* ; les graines de *genièvre* et de *coriandre*.

Plantes sudorifiques.

Les plantes *sudorifiques* sont celles qui provoquent la sueur ; les *diaphorétiques* celles qui excitent l'insensible transpiration.

Il s'échappe continuellement des pores de la peau une humeur sous la forme d'une vapeur imperceptible ; c'est l'insensible transpiration. La matière de la transpiration et de la sueur est la sérosité du sang chargé des parties les plus ténues et les plus broyées de la lymphe ; cette sérosité est nécessaire pour entretenir la fluidité, et il est essentiel qu'elle ne s'échappe ni trop, ni trop peu.

L'évacuation qui se fait par ce moyen est la plus considérable du corps humain, et elle excède toutes les autres évacuations sensibles ; les expériences de Sanctorius, de Dodart, de Keil, le prouvent d'une manière incontestable. Lorsque cette transpiration se trouve diminuée

nuée ou arrêtée, il en résulte plusieurs maladies. Les plantes que l'on nomme *sudorifiques* et les *diaphorétiques* sont propres à rétablir cette transpiration, ou à exciter la sueur.

On doit être très-circonspect dans l'administration des *sudorifiques*, parce qu'ils peuvent quelquefois produire deux effets contraires, savoir : la trop grande dissolution ou le trop grand épaisissement du sang, suivant la disposition du malade ; ainsi les *sudorifiques* et les *diaphorétiques*, qui sont d'un si grand secours, font un fort mauvais effet lorsqu'on les donne mal-à-propos ; sur-tout au commencement des maladies aiguës, elles ne font qu'augmenter la raréfaction du sang, et allumer la fièvre ; on doit éviter de les donner lorsqu'il y a pléthore. La sueur est la voie que prend ordinairement la nature, comme la plus simple, la plus prompte et la plus avantageuse pour se débarrasser : on voit les maladies se terminer le plus souvent par les sueurs. Quoique la nature travaille de son côté à surmonter les obstacles qui la gênent dans ses opérations, comme elle ne peut pas quelquefois y parvenir elle seule, on l'aide par le moyen des *sudorifiques*. Si les canaux sécrétoires des reins sont plus libres que ceux de la peau, la sérosité, séparée par l'action des *sudorifiques*, se portera où elle trouvera moins de résistance, et la sécrétion de l'urine sera plus abondante.

Les *sudorifiques* et *diaphorétiques* sont : le *chardon-béni*, la *scabieuse*, la *germandrée*, la *bourrache*, la *buglose*, le *scordium*, la *bardane*, le *gratieron*, la *saponaire*.

Plantes vénéneuses.

On ne connoît pas toutes les plantes ennemies que recèle le règne végétal, pour se défendre des méprises fatales qui se multiplient journellement. Combien de personnes ont perdu la vie pour avoir mangé de mauvais *champignons*, de la *ciguë!* ou ignore-t-on les terribles effets des *tithymales*? L'usage dans lequel on est encore de se purger avec l'*épurge*, la *lauréole*, la *clématite*, le *cabaret*, a causé la mort à un grand nombre

I c

d'individus qui ne savoient pas proportionner la dose de
ces médicamens avec la force de leur tempérament..

La *ciguë*, le *colchique*, le fruit du *mancelinier*,
l'*œnanthe*, le *doronique* à racine de scorpion, la *belladona*, le *redoul*, le *laurier cerise et rose*, la *jusquiame*,
la *mandragore*, la *pomme épineuse*, l'*aconit*, le *napel*,
les *tithymales*, le *manioc* pur, le vieux *champignon*,
l'*herbe de St.-Christophe*, les *renoncules*, le *toxicoden-
dron*, sont les plantes qu'il intéresse de connoître, afin
de les éviter ou du moins de les combattre. Ces sortes
de poisons ne diffèrent souvent des remèdes que par la
dose ou par la manière de les appliquer. L'*opium*, la
feuille de *laurier-rose*, les *amandes amères*, en fournissent des exemples ; il faut donc la plus grande précaution dans l'usage qu'on en peut faire.

Plantes vésicatoires.

Ces espèces de plantes font élever sur la peau de petites
vessies transparentes, pleines de sérosités ; effets qu'elles
produisent par leur âcreté corrosive qui déchire les petits
vaisseaux lymphatiques. On applique ces plantes sur des
parties saines et entières, pour ébranler le genre nerveux dans les affections soporeuses, et pour donner issue
et détourner une humeur qui se jette sur quelque partie
importante.

Les *vésicatoires* sont : l'*ail*, l'*arum* ou *pied de veau*,
la *thymélée*, la *moutarde*, le *figuier*.

Plantes vomitives ou *émétiques.*

Les plantes *vomitives* font évacuer par la bouche les
matières contenues dans l'estomac ; elles produisent cet
effet en irritant les houpes nerveuses de la membrane de
l'estomac, mais elles deviennent quelquefois *purgatives*, et les *purgatives* deviennent *vomitives*, suivant
que leurs parties se dégagent plus ou moins vite, et font
plus d'impression sur l'estomac et sur les intestins.

L'usage des *vomitifs* est très-fréquent en médecine,
parce qu'il n'y a pas de voie plus prompte et plus sûre
que le vomissement, pour chasser au plutôt les matières

qui séjournent dans l'estomac, qui gâtent et interrompent la digestion, et qui pourroient, si on leur donnoit le temps de pénétrer, altérer la masse du sang, et donner naissance à des maladies très-dangereuses.

Par le moyen des *vomitifs*, on guérit les diarrhées et les dyssenteries causées et entretenues par des indigestions. Comme ils ébranlent tout le genre nerveux, à raison de la sympathie qui règne entre tous les nerfs, on sent qu'ils sont très-utiles dans les maladies du cerveau, dans les attaques d'apoplexie, de paralysie et d'engourdissement.

Comme les *vomitifs* agitent beaucoup la masse du sang, il est de la prudence de faire précéder la saignée à leur usage, pour peu qu'on craigne quelque dépôt sur quelque viscère. On doit éviter d'employer les *vomitifs* lorsque les forces du malade sont abattues, ainsi que dans la phthisie, dans le crachement de sang, dans les inflammations considérables des viscères, et lorsque le malade est sujet à des hernies.

Les plantes *vomitives* sont : la *gratiole*, les *pignons d'Inde*, le *ricin*, le *médicinier d'Espagne*, le *tithymale*, la *thymélée*, la *digitale*, l'*ellébore blanc*; le suc des feuilles *de violettes*; les feuilles de *cabaret*; les baies de *nielle*, celles de *houx*; la graine d'*épurge*, — d'*arroche*, — de *genet*, — d'*ipécacuanha*.

Plantes vulnéraires.

Les plantes *vulnéraires* sont celles que l'expérience a fait connoître utiles pour la guérison des plaies, et pour conduire les abcès, les solutions de continuité à cicatrice. Les bons effets qu'elles ont produit, appliquées extérieurement sur les contusions, plaies, abcès et ulcères, ont déterminé à les faire prendre intérieurement, lorsqu'on a lieu de craindre une suppuration interne, ou pour la prévenir; mais on a fait choix pour l'usage intérieur de celles qui ne sont ni caustiques, ni âcres, ni capables de raréfier trop la masse du sang. On parlera des *vulnéraires* pris intérieurement, et ensuite des *vulnéraires* appliqués extérieurement.

Les différens états des plaies et ulcères demandent des

secours variés et proportionnés ; ces secours sont désignés sous le nom général de *vulnéraires*. Cependant en examinant les plantes *vulnéraires* chacune en particulier, on reconnoîtra qu'elles diffèrent par leurs vertus et leur efficacité ; que les unes sont balsamiques, anodines, incrassantes ; d'autres astringentes ; d'autres résolutives.

Les incrassantes vulnéraires sont : la *pâquerette*, la *piloselle*, la *pulmonaire* ; la racine de la grande *consoude*.

Les adoucissantes légèrement résolutives sont : la *bugle*, la *brunelle*, la *verge dorée*, la *véronique*.

Les astringentes sont : la *sanicle*, la *millefeuille*, la *pervenche*, le *plantain*, la *reine des prés*, l'*aigremoine*, l'*herbe à Robert*, l'*orpin*.

Les balsamiques détersives sont : le *lierre terrestre*, le *millepertuis*, la *toute-saine*.

Enfin les plantes vulnéraires résolutives, aromatiques et sudorifiques sont : le *dictame* de Crète, l'*orvale* ou *sclarée*, la *scabieuse* ; les racines d'*aristoloche*, — de *fougère* et de *gentiane*.

On donne ces *vulnéraires* séparément ou plusieurs ensemble, suivant les différentes indications et les vues qu'on se propose. On appelle *falltrancks* les mélanges des plantes *vulnéraires*.

Les différentes vertus des plantes qui les composent se modifient et se tempèrent les unes les autres. Les cas où l'on doit employer les *falltrancks* sont les chutes, les coups, les étonnemens, lorsque le corps a été froissé, meurtri ; dans la phthisie commençante, les longs dévoiemens, et en général toutes les fois que l'on a en vue de corriger l'âcreté du sang et de la lymphe.

On donne les *falltrancks* à la dose d'une pincée pour quatre onces d'eau chaude dans laquelle on les fait infuser en forme de thé, on ajoute une égale quantité de lait, pour rendre la décoction plus adoucissante et moins échauffante.

Plantes vulnéraires employées à l'extérieur.

ON s'est imaginé que les plantes *vulnéraires*, mêlées toutes ensemble et infusées ou distillées, fourniroient un remède qui rempliroit toutes les indications qu'on pourroit avoir dans le pansement des plaies ; mais on n'a eu, à proprement parler, qu'un remède résolutif, qui est très-bon à la vérité, puisque ces *eaux vulnéraires* ou *d'arquebusade* sont très-propres à résister à la coagulation des liqueurs, à soutenir l'oscillation des fibres, à prévenir la gangrène et à en arrêter le progrès ; ce qui est nécessaire dans bien des circonstances : mais elles ne satisfont pas dans tous les cas aux différentes indications ; c'est pourquoi on va parler des effets des plantes *vulnéraires* qu'on doit employer suivant les différens cas.

Plantes vulnéraires maturatives.

LES deux voies par lesquelles la nature cherche à se débarrasser dans les plaies et dans les dépôts sont la résolution et la suppuration. Les plantes *maturatives* procurent une grande suppuration ; elles aident la nature dans les efforts qu'elle fait pour se délivrer du poids importun du sang et des humeurs qui croupissent dans quelques parties, et qui n'obéissent plus à la loi générale de la circulation.

La suppuration étant la voie la plus avantageuse à la nature après la résolution, l'usage des *maturatives* est assez fréquent pour rappeler la suppuration des plaies, des tumeurs et des contusions qui doivent suppurer nécessairement. Les *maturatives* sont les plantes *émollientes*, l'*oseille*, le *lis blanc*, les *oignons*, les *figues grasses*, etc.

Plantes vulnéraires détersives.

CES plantes procurent l'évacuation du pus, nettoient les plaies et les ulcères du pus qui y séjourne, et en corrigent la mauvaise qualité.

Il y a deux espèces de plantes *détersives :* les *atténuantes* et les *anodines*.

Les *détersives anodines* calment les oscillations trop vives des vaisseaux, donnent plus de consistance au pus, et en corrigent l'âcreté. Toutes ces plantes sont de la classe des *anodines* qui sont *émollientes* et *assoupissantes*.

Les *détersives atténuantes* ou *résolutives* réveillent les oscillations des vaisseaux, divisent et atténuent les humeurs, et corrigent la lenteur et la viscosité du pus. Ces espèces de plantes sont la plupart des *vulnéraires résolutives*; le *millepertuis*, l'*absinthe*, le *lierre terrestre*, le *chardon hémorroïdal*, l'*aunée*, la *fougère*; les feuilles d'*aloès*.

Plantes vulnéraires incarnatives.

CE sont celles qui favorisent la régénération des nouvelles chairs; elles facilitent le prolongement des vaisseaux, elles font évacuer le pus, donnent de la souplesse aux vaisseaux. Ces plantes sont les *détersives vulnéraires* et légèrement *astringentes.*

Les *vulnéraires astringentes* sont propres à cicatriser les plaies.

Voyez au mot DÉNOMINATIONS *usitées en médecine, expliquées*, page 195; et le mot ESPÈCES, page 265.

VOCABULAIRE

Des termes de médecine, de pharmacie, des noms de mala-
dies, et des propriétés des plantes contenus dans ce Diction-
naire, dont plusieurs ne sont pas généralement connus.

A.

Abcès, tumeur pleine d'humeur.
Abdomen, bas-ventre.
Ablactation, action de sevrer un enfant.
Abstergent, émollient.
Abstersif, propre à nettoyer.
Accès, retour périodique.
Acerbe, sûr.
Acétite, sel de vinaigre.
Aciduler, rendre acide.
Aduste, brûlé.
AEgilops, tumeur à l'angle de l'œil.
AEgyptiac, onguent détersif.
Agglutination, réunion de chairs.
Agrie, dartre corrosive.
Agripnie, insomnie.
Alexipharmaque, remède contre le venin.
Alexitère, *idem.*
Alopécie, maladie qui fait tomber le poil.
Aludel, chapiteau sans fond.
Amygdales, glandes qui sont aux deux côtés de la gorge.
Analeptique, qui fortifie.
Anasarque, espèce d'hydropisie.
Anevrisme, tumeur sanguine.
Angyne, esquinancie, maladie de la gorge.
Anodin, adoucissant.
Anthrax, bubon enflammé très-douloureux.
Anti-apoplectique, contre l'apoplexie.
Anti-arthritique, contre la goutte.
Anti-asthmatique, contre l'asthme.
Antidote, contre-poison.
Anti-dyssentérique, contre la dyssenterie.
Anti-épileptique, contre l'épilepsie.
Anti-fébrile, contre la fièvre.
Anti-hydropique, contre l'hydropisie.
Anti-hypocondriaque, contre les hypocondres.
Anti-hystérique, contre les vapeurs.

Anti-néphrétique, contre la colique néphrétique.
Anti-phthisique, contre la phthisie.
Anti-pleurétique, contre la pleurésie.
Anti-putride, contre la putridité.
Anti-scorbutique, contre le scorbut.
Anti-septique, contre la gangrène.
Anti-spasmodique, contre le spasme.
Anti-syphilitique, contre le mal vénérien.
Anti-vermineux, contre les vers.
Apéritif, qui ouvre et facilite les sécrétions.
Aphtes, petits ulcères dans la bouche.
Aponévrose, expansion d'un muscle.
Apoplexie, privation de mouvement et de sentiment.
Apostème, enflure avec putréfaction.
Apozême, décoction d'herbes médicinales.
Arrière-faix, masse spongieuse dans la matrice.
Arsénic, minéral.
Artère, vaisseau qui porte le sang du cœur aux veines.
Arthrite, douleur externe.
Arthritique, qui attaque les jointures.
Articles, jointures des os.
Ascite, hydropisie du bas-ventre.
Asphixie, privation de tous les signes de la vie.
Asthme, respiration pénible.
Astringent, qui resserre.
Atonie, relâchement des fibres.
Atrabile, bile noire, mélancolie.
Atrophie, consomption, extrême maigreur.
Atténuant, qui rend la fluidité.
Attractif, qui attire. [selle.
Axillaire, qui appartient à l'ais-

B.

Baie, petit fruit noir, charnu, qui renferme des pepins ou des noyaux.

Balsamique, propriété, vertu, qualité semblable à celle du baume.

Béchique, pour la poitrine.

Bérytion, collyre pour les yeux.

Bile, humeur du corps animal.

Bronches, vaisseaux qui respirent l'air, artère.

Bronocèle, tumeur du cou, goître.

Broncotomie, ouverture faite à la trachée-artère.

Bruissement d'oreilles, bruit sourd et confus.

C.

Cachectique, d'une mauvaise santé.

Cachexie, effet de la dépravation des humeurs.

Cacochymie, abondance de mauvaises humeurs.

Cacoétiques, ulcéres malins.

Cancer, tumeur maligne qui ronge.

Carbonate, sel formé par l'union de l'acide carbonique avec des bases.

Carboncle, flegmon enflammé.

Carcinomateux, de la nature du cancer.

Carcinome, cancer.

Cardialgie, picotement dans l'estomac.

Carie, pourriture des os, des dents.

Carminatif, contre les vents.

Carnosité, excroissance charnue.

Carotides, artéres du cerveau.

Catagmatique, qui soude les os brisés.

Catalepse, espèce d'apoplexie.

Cataplexie, engourdissement subit.

Catarre, fluxion d'humeurs.

Cathérétique, qui ronge les chairs.

Caustique, corrosif, brûlant.

Cautère, ulcère artificiel, bouton de feu.

Cautérétique, qui brûle les chairs.

Céliaque, flux de ventre.

Céphalalgie, douleur de tête.

Céphalée, douleurs de tête invétérées.   [tête.

Céphalique, qui appartient à la

Cerveau, substance molle dans le crâne.

Cervical, qui appartient au cou.

Chalasie, relâchement des fibres de la cornée.

Chalastique, remède relâchant.

Chancre, ulcère malin, pustuleux.

Charbon, furoncle, carie.

Chassie, humeur des yeux.

Chlorose, jaunisse, pâles couleurs.

Cholagogue, qui fait couler la bile.

Choléra morbus, épanchement de la bile.

Chyle, suc blanc qui se forme de la partie la plus subtile des alimens digérés.

Chymose, inflammation des paupières.

Cohobation, distillation réitérée.

Colcothar, résidu de l'huile de vitriol (*oxide de fer rouge par l'acide sulfurique*).

Colliquation, résolution, décomposition.

Condenser, rendre plus compacte.

Confection, composition.

Consolider, affermir.

Consomptif, qui consume les humeurs.

Consomption, espèce de phthisie.

Cordial, propre à fortifier le cœur.

Corrosif, qui ronge.

Coryza, écoulement d'une humeur âcre de la tête.

Cosmétique, qui sert à embellir la peau.

Craspédon, maladie de la luette qui pend.

D.

Dartre, maladie de la peau.

Défensif, bandage sur les yeux, ce qui garantit une plaie, tonique.

Dégluer, débarrasser de la glu.

Dépuratif, propre à dépurer le sang.

Désopiler, ôter les obstructions.

Dessiccatif, qui dessèche.

Déterger, nettoyer.

Détersif, qui nettoie, purifie.

Dévigo, sorte d'emplâtre.

Diabétes, fréquence d'urine.

Diabotanum, emplâtre pour les loupes, etc.

Diacadmias, emplâtre de cadmie, etc.

Diacalutéos , emplâtre pour le cancer.

Diacarcinon , antidote contre la rage.

Diacartame , électuaire purgatif.

Diachylon , emplâtre composé de mucilages.

Diacode , sirop de pavots blancs.

Diaglaucium , collyre pour les yeux.

Diagnostiques , signes, symptômes de maladies.

Diagrède , scammonée préparée.

Dialthée , onguent composé.

Diamorum , sirop de mûres.

Dianucum , rob du suc de noix vertes.

Diapalme , emplâtre dessiccatif.

Diapasme , parfum pour le corps.

Diapédèse , éruption de sang.

Diaphénie, sorte d'électuaire pour les sérosités.

Diaphorèse , évacuations par les pores.

Diaphorétique , qui purge par les sueurs.

Diaphragme , muscle nerveux sur le ventre.

Dianoptique , remède qui fait transpirer.

Diaprun , électuaire de prunes.

Diarrhée , flux de ventre.

Diarrhodon, composition de roses rouges.

Diarthrose , articulation relâchée d'un os.

Diascordium, opiat de scordium.

Diasébeste, électuaire de sébeste.

Diasène , électuaire de séné.

Diastase , espèce de luxation.

Diastole , dilatation du cœur.

Diatesseron , sorte de thériaque.

Diatragacante, électuaire de gomme adragant.

Diététique ; relatif à la diète , sudorifique et dessiccatif.

Digestif, qui a la vertu de faire digérer.

Discussif, qui dissipe les humeurs.

Dislocation, déboîtement d'un os.

Dissolvant, qui a la vertu de dissoudre. [ner.

Diurétique, apéritif, qui fait uri-

Drastique , remède violent.

Dropax , emplâtre de poix et d'huile.

Dure-mère, membrane qui enveloppe le cerveau.

Dyspepsie , digestion laborieuse.

Dyspnée , difficulté de respirer.

Dyssenterie , flux de sang.

Dysurie, difficulté d'uriner.

E.

Ebullition, élevure sur la peau.

Ecachement, froissure d'un corps dur , contusion.

Ecarlatine, fièvre qui rend la peau rouge.

Ecbolique, qui précipite l'accouchement.

Eccathartique , désobstruant.

Ecchymose, contusion légère.

Eccoprotique , purgatif doux.

Echauboulure, élevure sur la peau.

Echinophtalmie , inflammation des paupières.

Echphractique, apéritif.

Ecsarcome, excroissance charnue.

Echtymose, agitation, dilatation du sang.

Ectropion, éraillement de la paupière inférieure.

Ectylotique, qui consume les durillons.

Egilops , ulcère au grand angle de l'œil.

Electuaire, opiat fait d'ingrédiens choisis.

Elevure, sorte de pustule, bube , bouton.

Elixir , extrait des liqueurs.

Embarrure , fracture du crâne.

Embrocation , fomentation.

Emétique , antimoine (*tartrite de potasse antimoniale*).

Emménagogue, qui provoque les règles.

Emphractique, visqueux, qui bouche les pores.

Emphysème, maladie qui fait enfler , tumeur pleine d'air.

Empirique , médecin qui n'a que l'expérience : charlatan.

Emplâtre , onguent étendu sur du linge.

Empyème, sang épanché dans une cavité. [goût.

Empyreume, huile brûlée, son

Emulsion, potion rafraîchissante.

Eucéphale, vers engendrés dans la tête.

Enchymose, effusion subite du sang.

Enkisté, enfermé dans une membrane.

Entérocèle, descente des intestins dans l'aine.

Epicarpe, cataplasme autour du poignet.

Epicaume, ulcère sur le noir de l'œil.

Epicérastique, médicament qui adoucit.

Epidémie, maladie contagieuse.

Epiderme, première peau.

Epididyme, éminence autour des testicules.

Epigastre, partie supérieure du bas-ventre.

Epiglotte, luette.

Epilepsie, mal caduc, haut-mal.

Epiphore, flux continuel de larmes.

Epiphyse, éminence cartilagineuse.

Epiplérose, réplétion excessive des artères.

Epiplocèle, hernie causée par la chute de l'épiploon.

Epiplomphale, hernie de l'ombilic.

Epiploon, membrane qui couvre les intestins.

Epipastique, qui attire les humeurs.

Epitème, topique spiritueux.

Epreinte, douleur de ventre.

Epulotique, qui cicatrise les plaies.

Eréthisme, tension violente des fibres.

Erosion, action de l'acide qui ronge.

Errhine, remède introduit par les narines.

Eruption, sortie prompte et subite.

Erysipèle, maladie de la peau.

Escarotiques, remèdes caustiques.

Escarre, croûte sur la peau, sur les plaies, etc.

Esquille, éclat d'un os.

Esquinancie, inflammation violente du gosier.

Estomac, partie du corps qui reçoit et digère les alimens.

Ethiops, mercure et soufre mêlés.

Etique, maigre, décharné.

Etisie, voyez phthisie.

Etourdissement, ébranlement du cerveau, vertige, trouble d'esprit.

Euphorie, évacuation facile.

Evanouissement, défaillance, foiblesse.

Exanthême, éruption à la peau.

Excoriation, écorchure.

Excrétion, sortie naturelle des humeurs.

Excrétoires, vaisseaux, glandes pour l'excrétion.

Excroissance, superfluité de chairs, de matières.

Exfoliation, division de l'os par feuilles.

Exomphale, hernie de nombril.

Exophtalmie, sortie de l'œil de son orbite.

Exostose, tumeur osseuse sur l'os.

Exulcération, commencement d'ulcère.

F.

Fausse pleurésie, demi-pleurésie.

Fébricitant, qui a la fièvre.

Fébrifuge, qui chasse la fièvre.

Fébrile, qui a rapport à la fièvre.

Fémur, os de la cuisse.

Fibres, filamens déliés.

Fiévreux, qui cause la fièvre.

Filtrer, clarifier en passant au travers.

Flegmagogue, qui purge la pituite.

Flegme, humeur du sang, pituite.

Flegmon, tumeur pleine de sang.

Fluxion, écoulement d'humeurs, enflure.

Fomentation, remède appliqué extérieurement.

Fongus, excroissance molle et spongieuse.

Formule, ordonnance de médecine.

Friction, frottement d'une partie du corps.

Furoncle, flegmon enflammé, clou.

Fusion, liquéfaction.

G.

Galbanum, gomme résolutive.

Gale, maladie de la peau.

Galipot, encens blanc, résine du pin.

Ganglion, tumeur sur les nerfs.

Gangrène, mortification totale d'une partie du corps.

Garus, élixir pour l'estomac.

Gaster, le bas-ventre, l'estomac.

Gastrique, stomacal, de l'estomac.

Glaire, humeur visqueuse.

Glande, partie molle, spongieuse.

Goître, tumeur grosse et spongieuse à la gorge.

Gomme, substance qui découle des arbres.

Gomme-gutte, substance résineuse, violent purgatif.

Gonagre, goutte aux genoux.

Goutte, crampe, convulsion du nerf de la jambe.

Goutte-gypseuse, goutte aux articles.

Goutte-sciatique, goutte à l'emboîture de la cuisse.

Goutte-sereine, obstruction subite du nerf optique.

Gratelle, petite gale.   [jambe.

Grévière, blessure sur l'os de la

H.

Hemagogue, antidote pour provoquer les règles et le flux hémorroïdal.

Hématocèle, hernie de sang extravasé.

Hématose, conversion du chyle en sang.

Hémiplégie ou hémiplexie, paralysie de la moitié du corps.

Hémocerhne, éruption du sang par la gorge.

Hémoptyque, qui crache le sang.

Hémoptysie, crachement de sang par rupture.

Hémorragie, perte de sang par le nez, par une plaie.

Hémorroïdal, qui a rapport aux hémorroïdes.

Hémorroïdes, dilatation de la veine hémoroïdale de l'anus.

Hémorroïsme, femme qui a un flux de sang.

Hémostasie, stagnation universelle du sang par la pléthore.

Hémostatique, qui arrête les hémorragies.

Hépatique, qui concerne le foie, plante pour ses maladies.

Hernie, descente de boyaux.

Herpes, dartres.

Hière-pierre, électuaire qui purge l'estomac.

Hoquet, mouvement convulsif du diaphragme.

Humectant, qui humecte, rafraîchit.

Humeur, fluide dans les corps.

Humoral, qui vient de l'humeur.

Hydragogue, qui purge les eaux et les sérosités.

Hydrentérocèle, descente des intestins dans le scrotum.

Hydrocèle, tumeur aqueuse autour des testicules.

Hydrocéphale, hydropisie de la tête.

Hydromel, breuvage d'eau et de miel.

Hydromphale, tumeur aqueuse au nombril.

Hydrophisocèle, hydropisie mêlée d'air.

Hydrophobie, horreur pour les liquides.

Hydrophtalmie, hydropisie de l'œil.

Hydropirette, fièvre maligne avec colliquation.

Hydropisie, enflure causée par l'épanchement des eaux.

Hydrosarque, tumeur aqueuse et charnue.

Hyérotique, sudorifique.

Hygrocircocèle, fausse hernie du scrotum.

Hyperscariose, excroissance de chair.

Hypnotique, qui provoque le sommeil.

Hypocondres, parties latérales de la partie supérieure du bas-ventre.

Hypocondriaque, atrabilaire, triste.

Hypogastre, partie inférieure du bas-ventre.

Hypoglosses, nerfs de la langue pour le goût.

Hypoglosside, inflammation sous la langue.

Hypoglottite, glande sous la langue.

Hypophore, ulcère ouvert, profond et fistuleux.

Hypophtalmie, douleur sous la cornée de l'œil.

Hypopion, amas de pus sous la cornée.

Hystéralgie, douleur dans la matrice.

Hystérique, qui a rapport à la matrice.

I.

Ichor, sérosité âcre, sanie des ulcères.

Ictère, débordement de bile qui cause la jaunisse.

Iles, os du bassin.

Iléum, le plus long des intestins grêles.

Incarnatif, qui réunit, fait revivre les chairs.

Incisif, propre à atténuer, à diviser.

Incrassant, qui épaissit le sang, les humeurs.

Indigestion, coction imparfaite des alimens.

Inédie, diète, abstinence.

Inflammation, âcreté, ardeur.

Injecter, introduire une liqueur avec une seringue.

Insolation, exposition au soleil.

Intermittente (fièvre) qui cesse et qui reprend.

Intestinale, qui appartient aux intestins.

Intestinaux (vers) dans les intestins.

Intestins, boyaux.

Ischurie, suppression totale d'urine.

J.

Jaunisse, maladie causée par la bile répandue.

Jugulaire, qui appartient à la gorge.

Julep, potion médicinale.

K.

Kermès, préparation d'antimoine.

Kinancie, esquinancie, inflammatoire.

L.

Lacrymale (fistule), qui vient au coin de l'œil.

Lagophtalmie, maladie des paupières.

Larynx, partie supérieure de la trachée-artère.

Laudanum, extrait d'opium.

Laxatif, qui lâche le ventre.

Lépidosarcome, sorte de tumeur.

Lèpre, gale sur tout le corps.

Lienterie, sorte de dévoiement.

Léthargie, assoupissement.

Liniment, médicament pour adoucir et humecter.

Lipothimie, défaillance des esprits.

Lippitude, écoulement abondant de chassie.

Litharge, chaux de plomb.

Lithiasie, formation de la pierre.

Lithontriptique, qui dissout la pierre.

Lochies, vidanges, évacuations après l'accouchement.

Lok, électuaire pour la poitrine.

Lombes, partie inférieure du dos.

Lotion, remède qui lave.

Loupe, tumeur ronde enkistée.

Luette, morceau de chair à l'entrée de la gorge.

Lut, enduit pour boucher les vases.

Luxation, déboîtement, déplacement des os.

Lymphe, humeur aqueuse.

M.

Machicatoire, drogue que l'on mâche sans l'avaler.

Magdaléon, rouleau rempli d'emplâtres.

Malacie, désir excessif de certains alimens.

Malactique, émollient.

Maladie chronique, maladie de longue durée.

Malagme, cataplasme émollient.

Malaxer, pétrir pour amollir.

Mal caduc, épilepsie.

Mal Saint-Main, gale.

Mamelle, partie charnue, glanduleuse qui renferme le lait.

Mamelon, le bout de la mamelle.

Maniaque, furieux.

Manie, altération d'esprit avec fureur.

Manne, suc congelé, drogue purgative.

Marasme, maigreur extrême, consomption.

Masticatoire, ingrédient pour purger la pituite.

Matière, excrémens, pus.

Maturatif, qui hâte la formation du pus.

Méconium, suc du pavot, excrémens d'un nouveau-né.

Mélancolie, bile noire.

Membranes, partie mince et nerveuse.

Menstrues, évacuations périodiques.

Méphytique, qui a une qualité malfaisante, meurtrière.

Mercure, vif argent.

Mésaraïque, veine du mésentère.

Mésentère, production du péritoine qui règne en forme de fraise le long de la partie cave des arcs formés par différentes circonvolutions des intestins; c'est ce qui est connu dans le veau sous le nom de *fraise*.

Migraine, douleur dans la moitié de la tête.

Mithridat, antidote.

Mixtion, mélange de drogues dans un liquide.

Molécule, petite partie d'un corps.

Mondificatif, qui sert à nettoyer.

Mucilage, matière visqueuse, épaisse.

Mucosité, humeur épaisse.

Muqueux, qui a de la mucosité.

Muscle, partie charnue, fibreuse, organe du mouvement.

Muscosité, mousse dans le ventricule.

N.

Narcotique, qui assoupit.

Natrum, sel alkali naturel.

Natta, tumeur molasse au dos, aux épaules.

Nausée, envie de vomir.

Néphrétique, colique par le gravier des reins : qui guérit cette colique.

Nerfs, sorte de cordons blanchâtres, organes des sensations, du mouvement.

Nidoreux, qui a un goût, une odeur de pourri, de brûlé, d'œuf couvé.

Nitre, sorte de salpêtre.

Nitrite, sel formé par la combinaison de l'acide nitreux avec d'autres substances.

Nodus, tumeur dure et indolente sur les os.

Noli me tangere, ulcère malin.

Nutritum, onguent dessiccatif et rafraîchissant.

O.

Obstruction, engorgement, embarras dans les vaisseaux.

Odontalgie, douleur de dents.

Odontalgique, propre à calmer les douleurs de dents.

Œdème, tumeur molle sans douleur.

Œsophage, canal de la bouche à l'estomac.

Olfactif (*nerf*) de l'odorat.

Oliban, encens mâle.

Omphalocèle, hernie qui se fait au nombril.

Ongle, pellicule, amas de pus, maladie des yeux.

Onguent, médicament composé de consistance molle.

Ophtalmie, maladie des yeux, inflammation de la conjonctive.

Opiat, électuaire, pâte pour les dents.

Opilation, obstruction.

Opium, suc de pavot narcotique et soporatif.

Orthopnée, oppression qui empêche la respiration.

Orviétan, contre-poison.

Oscillation, mouvement de toutes les fibres du corps humain, au moyen duquel elles broient, atténuent les liquides et accélèrent leur circulation.

Otalgie, mal d'oreille.

Oxycrat, mélange d'eau et de vinaigre.

Oxymel, liqueur faite de miel et de vinaigre.

Oxyregmie, aigreurs de l'acide de l'estomac.

Oxyrrhodin, liniment d'huile et de vinaigre rosat.

Ozène, ulcère putride du nez.

P.

Palindromie, reflux des humeurs viciées vers les parties nobles.

Palpitation, battement, mouvement déréglé et inégal du cœur.

Panacée, remède universel.

Panaris, tumeur flegmoneuse au bout des doigts.

Panchymagogue, capable de purger toutes les humeurs.

Pancréas, corps charnu au milieu du mésentère. [créas.

Pancréatique, qui sort du pan-

Papillaire, membrane de la langue.

Papille, houpes nerveuses de la langue qui servent au goût.

Papillots, taches sur la peau dans la fièvre pourpre.

Papules, pustules.

Paralysie, privation du sentiment ou du mouvement.

Paraphimosis, gonflement du prépuce.

Paraplégie, paralysie de tous les membres.

Paraplésie, espèce de paralysie.

Parenchyme, substance propre de chaque viscère.

Parotide, glande, tumeur.

Paroxisme, accès, redoublement, temps le plus fâcheux de la maladie.

Pectoral, qui est bon pour la poitrine.

Pédiculaire, maladie dans laquelle il s'engendre des poux.

Pelade, maladie qui fait tomber les poils et les cheveux.

Pépastique, propre à mûrir les humeurs, à faciliter la digestion.

Péricarde, capsule membraneuse qui enveloppe le cœur.

Périnée, espace entre l'anus et les parties naturelles.

Périoste, membrane qui enveloppe les os.

Péripneumonie, inflammation des poumons avec fièvre et oppression.

Péritoine, membrane qui revêt intérieurement le bas-ventre.

Pessaire, remède solide pour les femmes.

Peste, maladie épidémique et contagieuse.

Pétéchiale (fièvre) accompagnée de pétéchies.

Pétéchies, espèce de pourpre, fièvre contagieuse.

Phagédénique, rongeant.

Pharmaceutique, qui appartient à la pharmacie.

Phimosis, maladie du prépuce trop serré.

Phlogose, inflammation interne ou externe.

Phthisie, marasme, consomption.

Picotement, impression douloureuse sur la peau.

Pilules, composition médicinale en petites boules.

Pituite, flegme, humeur aqueuse, lymphatique et visqueuse.

Placenta, masse mollasse, partie de l'enveloppe du fœtus.

Pléthore, réplétion d'humeur et de sang.

Plèvre, membrane qui garnit les côtes.

Pleurésie, inflammation de la plèvre.

Pleuropneumonie, pleurésie dans laquelle la plèvre et les poumons sont enflammés.

Pneumatocèle, fausse hernie du scrotum.

Pneumatomphale, fausse hernie du nombril.

Pneumatose, enflure de l'estomac.

Pneumonique, propre aux maladies du poumon.

Poitrine, partie qui contient les poumons et le cœur.

Poix, mélange de résine brûlée et de suie.

Poumon, principal organe de la respiration.

Prophylactique, remède pour conserver la santé.

Prostates, corps glanduleux à la racine de la verge.

Prurit, démangeaison vive, chatouillement agréable.

Psora, gale, pustule.

Ptyalalogue, qui provoque la salivation.

Pubis, os innominé.

Pulmonie, maladie du poumon.

Pus, sang ou matière corrompue.

Pustule, tumeur pleine de pus.

Putride, causé par la corruption, accompagné de pourriture.

Pycnotique, qui rafraîchit et condense les humeurs.

Pyrotique, caustique qui cautérise.

R.

Rachitis, courbure de l'épine et des os longs.

Rage, délire furieux accompagné d'horreur pour les liquides.

Rate, partie du corps molle, spongieuse, au flanc gauche.

Raucité, âpreté, voix rauque.

Réfrigératif, qui rafraîchit, refroidit.

Reins, les lombes, le bas de l'épine du dos.

Répercussif, qui fait rentrer.

Répercuter, faire rentrer les humeurs.

Réplétion, plénitude, grande abondance d'humeurs.

Résolutif, qui peut résoudre.

Restaurant, consommé très-succulent.

Révulsion, retour des humeurs dont le cours est changé.

Rhagades, fentes, ulcères à la bouche.

Rhumatisme, douleur dans les muscles, les membranes, le périoste.

Rob, suc dépuré et épais de fruits cuits.

Rot, ventosité, vapeur qui s'élève de l'estomac.

Rougeole, maladie qui cause des rougeurs.

S.

Sacrum, os, la dernière vertèbre.

Sagapenum, gomme.

Sanie, pus séreux des ulcères.

Sarcocèle, tumeur charnue attachée aux testicules.

Sarcome, tumeur, excroissance charnue.

Sarcomphale, excroissance charnue au nombril.

Sarcotique, qui fait renaître les chairs.

Scarification, incision faite sur la peau.

Scarlatine, fièvre accompagnée de rougeurs.

Sciatique, goutte aux hanches.

Scorbut, maladie contagieuse.

Scrofules, écrouelles.

Scrotum, bourses, membranes des testicules.

Sécrétion, filtration et séparation des humeurs.

Sédatif, qui calme les douleurs.

Septique, qui fait pourrir les chairs.

Séreux, aqueux, chargé de sérosité.

Sérosité, portion aqueuse du sang.

Sérum, humeur aqueuse, partie du chyle et du sang.

Sinus, cavité.

Somnifère, qui endort.

Soporatif, qui a la vertu d'endormir.

Soporeux, qui cause un assoupissement, un sommeil dangereux.

Soufre sublimé, fleur de soufre.

Sparadrap, toile trempée dans un emplâtre fondu.

Spasme, crispation, convulsion de nerfs.

Spasmodique, contre le spasme.

Spermatocèle, fausse hernie.

Sphacèle, mortification entière d'une partie du corps.

Splénique, qui concerne la rate.

Splénitis, inflammation de la rate.

Squirre, tumeur dure sans douleur.

Stéatocèle, tumeur du scrotum.

Sternum, os du devant de la poitrine.

Sternutatoire, qui provoque l'éternuement.

Stomacal, stomachique, bon pour l'estomac.

Strangurie, envie fréquente et involontaire d'uriner.

Stupéfiant, qui engourdit.

Styptique, qui resserre et arrête le sang.

Sublimé, mercure volatilisé.

Sudorifique, qui provoque la sueur.

Suette, maladie épidémique.

Sueur, humeur qui sort des pores.

Suffocation, étouffement, difficulté de respirer.

Suffusion, épanchement du sang, de la bile entre cuir et chair.

Sulfate, sel formé par la combinaison de l'acide sulfurique avec différentes bases.

Sulfure, combinaison dont la base est le soufre.

Suppositoire, sorte de médicament externe.

Suppuratif, qui fait suppurer.

Suppuration, formation, écoulement de pus.

Symptôme, signe, accident dont on tire quelque présage.

Syncope, défaillance, pâmoison.

T.

Tartre, dépôt terreux et salin produit par la fermentation du vin.

Tartrite, sel formé par la combinaison de l'acide tartreux avec différentes bases.

Teigne, sorte de gale à la tête.

Tendon, extrémité du muscle.

Ténesme, épreintes douloureuses au fondement sans évacuation.

Ténia, ver solitaire.

Testicules, corps glanduleux où se prépare la semence.

Tétanos, convulsion qui roidit le corps.

Tétin, bout de la mamelle.

Thorachique, bon pour la poitrine.

Tonique, remède qui rend l'action aux fibres.

Topique, qui n'agit que sur une partie.

Toux, maladie qui fait faire des efforts à la poitrine avec bruit pour en pousser dehors une humeur âcre et piquante.

Trachée-artère, canal de l'air que nous respirons.

Tranchées, douleurs vives et aiguës dans les entrailles.

Trochisques, médicamens en poudre.

Tubérosité, bosse, tumeur, éminence, inégalité.

Tuméfaction, tumeur, enflure non ordinaire.

Tumeur, enflure causée par accident ou par maladie.

Tympanite, hydropisie sèche.

U.

Ulcère, plaie causée par la corrosion des humeurs âcres et malignes.

Urètre, canal par où sort l'urine.

Utérine (*fureur*), manie, maladie, passion amoureuse très-violente.

V.

Vagin, conduit à la matrice.

Vapeurs, affections causées par les maladies de l'estomac.

Varice, veine excessivement dilatée par quelque effort.

Varicocèle, tumeur du scrotum formée par des varices.

Variolique, matière qui forme la petite vérole.

Venin, suc dangereux d'animaux ou de végétaux.

Ventre, capacité du corps où sont enfermés les boyaux.

Vermeil, d'un rouge plus foncé que l'incarnat.

Vermifuge, qui chasse et fait mourir les vers.

Vert-de-gris (*oxide de cuivre vert*), rouille qui vient sur certains métaux.

Vertige, étourdissement, tournoiement de tête, folie.

Virus, venin des maux vénériens.

Viscère, une partie des entrailles et des parties nobles.

Visqueux, gluant, tenace.

Vitriol (*sulfate*), sel astringent formé par l'union d'un métal avec l'acide vitriolique (*acide sulfurique*).

Vomique, abcès du poumon qui fait cracher le sang.

Vomitif, remède qui provoque le vomissement.

Vulnéraire, propre pour la guérison des plaies et des ulcères.

X.

Xérophtalmie, ophtalmie sèche, rougeur sans enflure, démangeaison.

DICTIONNAIRE

BOTANIQUE

ET

PHARMACEUTIQUE.

***

ABCE

AAVORA. *Voyez* AOURA.

ABANGA. Nom que les habitans de l'île de Saint-Thomas donnent au fruit de leur palmier. Ce fruit est de la grosseur d'un citron auquel il ressemble beaucoup. Bauhin dit que les Insulaires en donnent trois ou quatre pepins par jour à ceux qui ont besoin de pectoraux. *Voyez* Palmier.

ABCÈS. Pour faire mûrir et suppurer un abcès ou charbon.

1º On met dans un pot de terre un quarteron de savon blanc coupé menu, avec une demi-livre d'huile d'olive. Etant fondus ensemble, on y ajoute une once de cire jaune et on remue souvent avec une spatule de bois : on y met ensuite une once de miel commun, et on fait bouillir deux ou trois bouillons ; on le retire ensuite du feu, et sans le laisser refroidir, on y jette deux onces de térébenthine de Venise, autant d'huile de scorpion, une once de fleur de chaux vive, et deux gros de cendre tamisée : le tout bien incorporé, on y ajoute deux onces d'huile de millepertuis ; on mêle bien le tout et on le garde dans un vase de terre vernissé. On applique sur l'abcès ou le charbon un emplâtre un peu chaud qu'on renouvelle soir et matin.

2º De la scabieuse pilée avec du levain et du savon, appliquée en cataplasme chaud ; ou bien des feuilles de sureau ; ou un oignon de lis.

3º En général, la graisse d'oie, et sur-tout celle d'oie sauvage, est très-propre à faciliter la suppuration ; elle est préférable à la graisse de porc.

4º Du froment cru, long-temps mâché, est encore très-bon appliqué sur l'abcès.

5º Un cataplasme fait de feuilles et de racines de mauve et de guimauve, oignon de lis, mie de pain blanc, le tout

I.1

cuit ensemble, puis passé, y ajoutant un jaune d'œuf et très-peu de safran. Si l'apostume est très-froid, on pourra ajouter dans la cuisson du cataplasme des racines d'aunée, d'hièble et de couleuvrée, des fleurs de camomille et de mélilot, de l'oignon et du levain de froment.

6º Un cataplasme de feuilles de bétoine avec de la graisse de porc, fait suppurer les furoncles et autres apostumes.

Abcès dans le corps. On fait infuser pendant dix-huit heures, dans deux pintes du meilleur vin blanc, quatre onces des herbes vulnéraires. On en donne au malade un verre le matin, et un autre une heure après; une heure après on lui donne un bouillon gras ou maigre, ou de l'eau de gruau, et on continue pendant douze ou quinze jours, si le malade n'a pas plutôt achevé de vider l'abcès dès les premiers jours; on aperçoit par les selles que l'abcès a commencé à se fondre.

Abcès de l'anus. 1º Il se guérit avec le baume de soufre (*sulfure d'huile volatile*), et doit être pansé par un chirurgien expert.

2º On en a vu guérir sans pansement, après avoir pris pendant quinze jours une cuillerée à café, d'une composition faite de miel vierge incorporé à la quantité d'une demi-livre avec une once de fleur de soufre (*soufre sublimé*). *Voy.* Cataplasme.

Abeille, mouche connue sous le nom de *mouche à miel*. Les abeilles séchées et mises en poudre, enduites avec miel, ou mêlées dans de l'huile de lézard pour frotter la tête, sont éprouvées contre l'alopécie ou chute des cheveux. Deux ou trois abeilles au plus, prises en poudre dans du vin blanc, poussent incontinent par les urines; c'est pourquoi on les donne avec succès dans l'ischurie ou suppression de l'urine.

Abricotier (*Armeniaca fructu majori, nucleo amaro*, Tourn. 923. *Prunus armeniaca*, Linn.). Il y en a plusieurs espèces et variétés. Cet arbre est très-beau : on tire de ses fleurs, par la distillation, une liqueur renommée, appelée la *créole*. Son fruit est très-sain et fort nourrissant; il se mange cru ou infusé dans du vin avec du sucre ou cuit en marmelade. Ce fruit est cordial, pectoral, humectant, quelquefois venteux; il excite les crachats et rétablit les forces. L'amande contient une huile qu'on tire par expression; elle est bonne contre les bruissemens d'oreille et la surdité; elle contribue à calmer les douleurs des hémorroïdes.

On pile les amandes qui sont amères, puis on les bat dans de l'eau ou du bouillon, que l'on passe ensuite pour le faire prendre aux femmes en couche lorsqu'elles ont des tranchées.

Les Espagnols font de ce fruit une marmelade en y mêlant du gingembre, des épiceries et des odeurs dont ils remplissent des oranges qu'ils font confire et sécher ; ils regardent l'usage de ces oranges, après le repas, comme très-propre à faciliter la digestion.

ABSINTHE, ALUYNE (*Absinthium ponticum seu romanum*, Tourn. 457. *Arthemisia pontica*, Linn. 1188). Il y a encore l'absinthe maritime (*Arthemisia maritima*, Linn. 1186), l'absinthe des Alpes (*Absinthium alpineum*, Tourn. 458), et l'*Absinthium judaïcum*). Voy. *Poudre à vers.*

L'absinthe est une plante vivace qui vient naturellement dans un terrain inculte et aride ; elle s'élève aisément dans les jardins, elle se multiplie de semences et de drageons : toutes les espèces en sont amères et odorantes ; elles sont stomacales, apéritives, hystériques, fébrifuges et vulnéraires détersives. Celles qu'on emploie le plus ordinairement sont les deux premières ; la troisième est commune sur le bord de la mer Méditerranée : dans les départemens méridionaux, on s'en sert assez ordinairement. La quatrième espèce est étrangère ; on en parlera en son lieu.

Il y a peu de plantes d'un usage plus commun, et dont les propriétés soient plus connues : on en fait plusieurs préparations très-utiles, et on l'emploie telle que la nature la présente. De quelque manière qu'on la prépare, elle conserve une amertume considérable, comme étant remplie de sel volatil, huileux et aromatique. Cette plante, très-propre à réveiller l'appétit, à rétablir le levain de l'estomac, et à fortifier cette partie, s'emploie avec succès pour détruire les matières vermineuses, et corriger les aigreurs : elle emporte aussi les obstructions des viscères, débouche la rate et le foie, guérit la jaunisse, pousse les mois et les urines, et convient à la plupart des maladies chroniques. Mathiole, Veslingius et Éraste assurent qu'ils ont vu guérir des hydropiques par le seul secours de l'absinthe. Cette plante, ou son extrait, guérit souvent les fièvres intermittentes ; mais s'il ne suffit pas, il faut le mêler avec le quinquina : on donne cet extrait à un gros, ou le suc des feuilles à deux onces au commencement de l'accès, et on couvre bien les malades : extérieurement elle favorise quelquefois la résolution des tumeurs peu sensibles, et des tumeurs inflammatoires lentes à se résoudre par foiblesse. On met aussi une petite poignée de ses feuilles dans un bouillon, sur-tout celles de la petite absinthe, qui est moins amère ; ou bien on la donne en infusion dans l'eau commune, avec un peu de sucre, comme le thé; mais, à cause de son amertume, on emploie plus ordinairement les préparations suivantes, qui sont le vin d'absinthe, le sirop, la conserve, le sel, l'extrait, l'huile et l'eau distillée.

Le vin d'absinthe se fait en faisant fermenter les feuilles et les sommités dans le vin sortant de la cuve, qu'on garde ensuite pour le besoin; ou bien on en met une poignée dans une chopine de vin, qu'on laisse infuser pendant vingt-quatre heures; on en fait boire trois ou quatre onces le matin à jeun pendant plusieurs jours de suite : les filles qui ont les pâles-couleurs et les autres symptômes qui les accompagnent, comme le dégoût, les envies de vomir, les gonflement d'estomac, etc., se trouvent soulagées par ce remède.

La conserve, l'extrait et le sirop d'absinthe s'ordonnent depuis demi-once jusqu'à une once, ou seuls, ou pour lier des poudres et former des bols, pilules ou opiats apéritifs, mésentériques, hystériques, etc.; l'eau distillée s'ordonne à quatre ou six onces. Quelques-uns estiment fort la teinture et la quintessence d'absinthe : on emploie l'eau-de-vie ou l'esprit-de-vin (*alcohol*) pour ces préparations, ce qui leur donne plus d'activité; aussi la dose en est-elle beaucoup moindre, car on n'en donne que quinze gouttes dans un verre de liqueur appropriée.

Le sel fixe ou lixiviel d'absinthe se donne depuis quinze grains jusqu'à un demi-gros dans les infusions purgatives, ou dans les bouillons apéritifs. L'huile d'olive dans laquelle on a fait infuser cette plante, est bonne pour tuer les vers : on en frotte le ventre et le nombril des enfans, sur lequel on met du coton qui en est imbibé. L'absinthe en poudre s'emploie dans les cataplasmes résolutifs : elle est vulnéraire, détersive, propre à résister à la pourriture; elle entre dans le vin aromatique si familier dans la chirurgie.

Willis recommande fort pour l'anasarque le remède suivant. Faire calciner, jusqu'à blancheur, des cendres d'absinthe; les passer par un tamis, et en mettre en digestion quatre onces dans deux livres de vin blanc, dans un vaisseau bien bouché, pendant trois heures; passer la liqueur : la dose en est de six onces, ou même huit, deux fois par jour.

Ruland et Hulse prétendent que, dans l'esquinancie, le cataplasme fait avec les feuilles vertes pilées et mêlées avec suffisante quantité de sain-doux, appliqué chaudement sur la partie souffrante, est un excellent remède.

Thomas Bartholin assure que la décoction d'absinthe faite

dans l'eau de la mer, est un bon remède pour arrêter les progrès de la gangrène, si on en fomente souvent la partie malade : on pourroit, dans les endroits éloignés de la mer, faire fondre du sel marin (*sel de cuisine*), ou du sel ammoniac dans l'eau commune, pour faire la décoction.

Chesneau dit que si on fait bouillir la racine de concombre sauvage avec des feuilles d'absinthe, le tout bien coupé, et mêlé dans deux parties d'eau et trois parties d'huile, on en tire un excellent remède pour guérir la migraine, si l'on fomente la partie malade avec de l'huile, et que l'on y applique le marc par-dessus. Ce remède est tiré de Paul Eginète. Le sel fixe d'absinthe est un bon remède pour arrêter le vomissement, si on en donne un scrupule imprégné du suc de citron.

L'absinthe est employée dans le *dialacca magna* de Mésué ; dans le *diacurcuma* du même auteur ; dans la confection hamech, dans l'hière composé de Nicolas d'Alexandrie ; dans les pilules aggrégatives de Mésué, dans celles que Nicolas de Salerne appeloit pilules *sine quibus esse nolo* ; dans les pilules optiques de Mésué ; dans le cérat stomachique ; dans l'emplâtre de mélilot ; dans le baume tranquille ; et dans la poudre de Paulmier contre la rage.

L'absinthe est aussi employée dans le sirop cachectique de Charas, et dans le sirop lientérique du même auteur : plusieurs font entrer cette plante dans l'eau vulnéraire, et on la met, en quelques endroits, dans la bière.

ACACALIS. Arbrisseau qui croît en Egypte, dont la graine est semblable à celle du tamarin. Son infusion est, à Constantinople, un remède populaire pour éclaircir la vue.

ACACIA (*Pseudo acacia vulgaris*, Tourn. 649. *Mimosa nolitica*, Linn. 1043). On exprime les fruits de cet arbre avant qu'ils soient dans une parfaite maturité, et on en tire un suc qu'on fait épaissir en consistance d'extrait solide, qu'on appelle du nom de cet arbre. Ce suc nous est apporté du Levant, d'Espagne, et sur-tout de l'Arabie, où ces arbres croissent en quantité près du mont Sinaï, comme le rapporte Prosper Alpin, qui assure que c'est le véritable acacia que les anciens employoient dans la thériaque : c'est presque la seule composition où cette drogue soit présentement en usage, quoique cet auteur moderne dise des merveilles de ses vertus.

L'acacia, pour être bon, doit avoir une consistance solide et facile à rompre, une couleur tannée noirâtre, et une saveur acerbe et austère. Ce suc est excellent dans toutes les hémorragies, crachemens de sang, pertes des femmes, cours de ventre, et généralement toutes sortes d'évacuations excessives ; la dose est depuis demi-drachme jusqu'à une, en poudre ou en bol. Les Égyptiens emploient la décoction des feuilles et des fleurs comme celles des fruits ; ils les donnent en lavement dans ces maladies ; ils en font des fomentations pour les descentes de la matrice et du fondement ; ils s'en servent en gargarisme pour les ulcères de la gorge, les fluxions des dents et des gencives. Ce remède raffermit ces parties dans leurs avéoles ; il appaise aussi l'inflamation des yeux, appliqué dessus. Prosper Alpin en fait grand cas pour préserver les jointures des fluxions qui les menacent, particulièrement de la goutte. C'est un puissant répercussif qui demande, comme les autres remèdes de cette nature, de grandes précautions avant d'être mis en usage, étant d'une conséquence infinie, dans cette maladie, de ne pas se servir de remèdes trop astringens et trop froids, car une trop subite répercussion peut occasionner les suites fâcheuses d'une goutte remontée.

On substitue à l'acacia d'Egypte, qui est rare, le suc épaissi de nos prunelles, qu'on appelle *acacia nostras.* C'est de cet arbre que coule la gomme arabique.

Acajou. Arbre d'Amérique qui produit une noix qui renferme une amande blanche, dont la vertu est astringente. Passée au feu, comme on fait des marrons, elle est agréable à manger. Mondée de sa pellicule, elle cesse d'être astringente. L'huile qu'on tire de la substance de l'écorce de cette noix est noire, âcre et caustique. On l'emploie pour nettoyer les dartres, les ulcères malins, consumer les chairs baveuses, guérir les cors des pieds et ôter les taches de rousseur ; en général il ne faut l'employer qu'avec beaucoup de circonspection.

Acanthe, ou Branc-Ursine, à cause de la ressemblance de ses feuilles avec la patte d'un ours (*Acanthus mollis ,* Lin. 891). Cette plante, chaude et séche, est une des cinq herbes émollientes.

L'acanthe se trouve dans les bois des montagnes ; on emploie ordinairement ses feuilles en décoction comme celles de mauve, pour les lavemens et les fomentations émollientes. Dioscoride recommande cette plante pour pousser les urines, pour modérer le cours de ventre, et dans l'accouchement difficile : on l'applique aussi utilement sur les parties brûlées, et sur les membres disloqués. Dodonée ajoute que sa racine approche des vertus de celle de la grande consoude, et qu'on peut s'en servir également dans le crachement de sang , dans la pulmonie , et dans les blessures internes causées par quelque chute ou par des coups violens.

ACARICABA. Linnæus range cette plante du Brésil dans le genre de l'hidrocotile. Sa racine aromatique peut être mise au rang des meilleurs apéritifs , et le suc des feuilles parmi les vomitifs et les antidotes.

ACCIOCA. Les habitans de la montagne de Laxe donnent ce nom à une herbe qui croît au Pérou , et qu'on substitue , dans le besoin , au thé du Paraguay , dont on lui croit les propriétés.

ACHANACA , plante de l'Inde , dont la feuille ressemble à celle du chou , mais elle n'est pas si épaisse , et les côtes en sont plus tendres. Son fruit , qui est gros comme un œuf, et de couleur jaune , naît au milieu des feuilles. Les Indiens l'estiment beaucoup contre la vérole.

ACHE. (*Apium , grave olens , * Linn. 379). L'ache est ou de jardin , nommé autrement *céleri,* ou aquatique , et surnommé *berle ;* ce dernier est plus en usage en médecine.

Lorsque cette plante est adoucie par la culture , et blanchie par le fumier dans lequel on l'enterre , on l'appelle *céleri;* on la mange en salade et dans la soupe.

La racine et les feuilles d'ache sont en usage dans les bouillons apéritifs , une poignée par chaque chopine d'eau : on les emploie aussi dans les tisanes, les apozèmes, et dans les sirops que l'on prépare pour désopiler les viscères. On ordonne le suc d'ache dans les fièvres intermittentes , avec succès ; on en fait prendre six onces au commencement du frisson , et on couvre le malade , qui sue ordinairement : ce suc est un bon gargarisme dans le scorbut , pour nettoyer les ulcères malins, particulièrement du gosier et de la bouche , il raffermit les gencives ; on en bassine aussi les cancers et les ulcères. On fait avec les sommités d'ache et le sucre , une conserve estimée pour les maux de poitrine , pour les vents , pour pousser les mois et les urines ; on en donne demi-once. J. Bauhin défend aux épileptiques l'usage du céleri , comme leur étant très-nuisible. Les feuilles d'ache mangées en salade ont réussi pour guérir une extinction de voix assez ancienne. La semence d'ache est une des semences chaudes mineures.

On fait avec le suc d'ache , la farine de seigle et les jaunes d'œufs, un cataplasme excellent pour le charbon : quelques-uns y ajoutent l'huile rosat.

On fait un onguent excellent avec les feuilles d'ache ,

connu sous le nom d'*apio*, pour faire passer le lait aux femmes qui ne peuvent pas nourrir leurs enfans. On prend parties égales des feuilles de cette plante et de celles de menthe ou baume, qu'on fait bouillir dans du sain-doux; on le passe ensuite par un tamis, et on saupoudre ce qui est passé avec la poudre de semence d'ache; on applique ce remède chaud sur les mamelles. Cette composition est préférable à celle d'Ettmuller qui emploie le vinaigre distillé. Avec la tige, des feuilles et des fleurs cueillies à la fin du printemps, on en fait une eau; et l'onguent *apio* mondificatif est excellent dans les tumeurs suppurées des mamelles.

Un demi-verre, contenant environ deux à trois onces de suc d'ache, est très-utile dans l'enflure qui menace de l'hydropisie: il faut le prendre le matin à jeun.

La racine d'ache entre dans le sirop de chicorée, le sirop apéritif cachectique de Charas, le sirop anti-asthmatique du même, le sirop bysantin, le sirop des cinq racines, et dans celui de chamæpytis, d'eupatoire, d'endive. La semence d'ache entre dans la poudre lithontriptique de Du Renou, et dans la bénédicte laxative.

ACHE D'EAU, *ou* BERLE (*Sion sive apium palustre*). Cette plante très-connue au bord des fontaines et des étangs, s'emploie comme le cresson: elle est très-utile dans le scorbut, la rétention d'urine, la suppression des ordinaires, les obstructions du bas-ventre, et les autres maladies chroniques, dans lesquelles il faut rétablir le ressort des parties solides, et la fluidité des liqueurs: elle est bonne dans la dyssenterie: on peut la substituer à l'ache ordinaire dans les bouillons apéritifs. Son suc est préférable à sa décoction. *Voyez* Livesche.

ACMELLE (*Spilanthus acmella*, Linn.). Cette plante, du genre des *bidens*, est très-commune dans l'île de Ceylan où elle croît d'environ deux pieds. On en cueille les feuilles avant que les fleurs paroissent; on les fait sécher au soleil, et on les prend en poudre dans du thé. Souvent on fait infuser la racine, les tiges et les branches dans de l'esprit-de-vin (*alcohol*) que l'on distille ensuite. On se sert des fleurs, de l'extrait, de la racine et des sels de l'acmelle dans les pleurésies, les coliques et les fièvres.

ACONIT (*Aconitum anthora*, Linn. 751. *Aconitum lycoctonum*, Tourn.). Sa racine qui est vivace, est le contre-poison du *thora*, espèce de renoncule, ainsi que des autres aconits dont la corolle est jaune, velue, et à trois pistils. Cette espèce a cinq pistils; elle agit en divisant les humeurs. Les

habitans des Alpes en font usage contre la morsure des chiens
enragés et la colique. Les aconits dangereux peuvent être
employés en fomentations dans des onguens contre la gale
et pour faire mourir les poux.

Acorus véritable (*Acorus odoratus; Acorus calamus*,
Linn. 462). C'est une racine longue comme la main, grosse
comme le doigt, parsemée de petits nœuds et de filamens,
légère, d'une substance raréfiée, rougeâtre au dehors, blanche en dedans, odorante, âcre au goût ; on l'appelle vulgairement, mais improprement, *calamus aromaticus*, avec
l'addition d'*officinarum*, pour le distinguer du véritable *calamus aromaticus*, racine d'une espèce de roseau étranger
qu'on apporte des Indes orientales, très-rare en Europe ;
celui qui se trouve chez les droguistes est ordinairement falsifié ou corrompu, et a perdu son sel volatil ; c'est pourquoi on a recours à l'*acorus odoratus* dont nous parlons
dans cet article. Ses feuilles sont longues et étroites, appro-
chantes de celles de l'iris. Cette plante croît dans les marais
de l'Asie, dans la Lithuanie et dans la Tartarie ; elle vient
aussi en Angleterre, en Hollande et en France. Les botanistes curieux la cultivent.

On se sert de la racine en médecine ; on la doit choisir la
plus récente, la mieux nourrie, mondée de ses filamens,
difficile à rompre, la plus odorante, prenant garde qu'elle
ne soit vermoulue, ce qui arrive souvent. Elle est céphalique, chaude, anti-septique, apéritive, stomachique, cordiale
et hystérique ; elle résiste à la malignité des humeurs ; elle
convient aux maux d'estomac causés par les crudités, au
dégoût, à la digestion viciée, au vomissement et aux autres
affections semblables, dans lesquelles maladies Chomel dit en
avoir vu de bons effets. On l'emploie principalement dans les
obstructions de la rate et du foie, pour faire uriner, dans la
colique venteuse et la passion hystérique.

Herman n'estime pas seulement l'acorus pour pousser les
mois, il l'ordonne contre le scorbut et l'hydropisie, et dans
les fomentations qu'on emploie dans la paralysie, pour fortifier les nerfs.

La dose en substance et en poudre est ordinairement d'un
gros, et en infusion d'une demi-once dans de bon vin rosé,
ou autre liqueur cordiale. Comme ces racines perdent leur
acrimonie et leur sel à mesure qu'elles se dessèchent, on les
confit, et on en donne la grosseur d'une aveline, le matin
à jeun, pour fortifier l'estomac et réveiller l'appétit.

L'acorus entre dans la décoction céphalique, la poudre

céphalique odorante, l'orviétan, le mithridat, la thériaque, l'électuaire des baies de laurier, dans les trochisques de câpres, dans le *diacorum* de Mésué, électuaire céphalique auquel cette plante a donné le nom, et qui est souverain contre les maux d'estomac et la goutte.

ADÈNE (*Adenia foliis palmatis, foliis spicatis*). Arbrisseau grimpant, dont la tige est verdâtre, de la grosseur du bras, qui croît dans l'Arabie, et qui est très-vénéneux. Forskal dit qu'une potion faite avec la poudre de ses jeunes rameaux, infusée dans une liqueur quelconque, est un poison qui fait enfler le corps et peut servir à de pernicieux usages. Il regarde le câprier épineux comme l'antidote de ce poison.

ADIANTE. *Voyez* Capillaire commun.

ADONIS *ou* goutte de sang (*Adonis aestivalis*, Linn.). Cette plante annuelle croît par-tout ; on lui attribue la qualité apéritive et sudorifique ; on la croit encore utile contre la goutte et la sciatique.

ADOUCISSANS (remèdes). Ce sont ceux qui tempèrent l'acrimonie des humeurs, humectent les parties malades, calment les douleurs, résolvent et dissipent les humeurs âcres ; on joint ces remèdes aux apéritifs, lorsque les indications l'exigent.

Les amandes fournissent diverses préparations adoucissantes. Le suif de bœuf adoucit l'âcreté des intestins. Le lait est par lui-même très-adoucissant. L'avoine, dépouillée de son écorce, et mise en gruau, donne une boisson pectorale, adoucissante et légèrement apéritive. La chair d'agneau est un aliment qui adoucit les humeurs âcres et pituiteuses. Les émulsions de maïs adoucissent la poitrine et tempèrent l'ardeur de la fièvre. Les feuilles de bette, appliquées sur la peau, adoucissent les sérosités âcres qui occasionneroient une tumeur ; elles en amollissent la dureté, elles calment aussi l'érosion d'un remède caustique, etc. Le bol d'Arménie, le colcothar ou poudre impériale, le bouillon blanc, les graisses de brochet et de canard, le suif et la cervelle de bouc, et en général toutes les graisses : la mie de pain de froment, et le son de ce même grain, sont des adoucissans, de même que la gomme adragant. Il en est de même des huiles quand elles sont parfaitement douces ; mais ces topiques gras causent souvent de l'irritation : l'observation et la pratique instruisent sur la manière et le cas où il faut les employer.

AGARIC (*Agaricus*). Espèce de champignon blanchâtre qui naît sur le tronc d'un arbre appelé *mélèse*. C'est le seul

qui soit propre à être pris intérieurement, quoique la même
excroissance se trouve sur les sapins, sur la pesse sauvage
et autres arbres. Il y a deux sortes d'agarics, le mâle et
la femelle : le premier est rond, égal par-tout, plus rude
et plus amer que la femelle, qui a au dedans des veines
ou rayures droites, comme des dents de peigne ; et quand
on la mâche, elle est douce au commencement, et un peu
après amère. Le bon agaric doit être blanc, léger, peu solide, bien friable, doux d'abord, puis amer et styptique, ce
qui convient à l'agaric femelle, pourvu qu'il ne soit pas li-
gneux, ni long, ni dur, ni pesant. L'agaric se conserve plusieurs années sans perdre sa force, et le dehors vaut mieux
que le dedans.

On l'emploie en infusion dans l'eau, depuis deux drachmes
jusqu'à demi-once, et en substance, depuis un gros jusqu'à
deux. Ce champignon s'attache quelquefois par sa viscosité
aux tuniques de l'estomac et des intestins, cause des irritations et nausées fâcheuses, et fatigue le malade en remuant
les humeurs plus qu'il ne les purge ; aussi ne donne-t-on
point ce remède seul. Mais comme c'est un purgatif très-
âcre, on le corrige avec le gingembre, la canelle, ou quelqu'autre drogue aromatique, ou bien avec quelque sel fixe.
On ordonne plus ordinairement les trochisques qu'on prépare
avec l'agaric et le gingembre ; leur dose est depuis demi-gros
jusqu'à un dans les maladies rebelles et dans les obstructions des viscères. L'agaric convient assez aux personnes sujettes aux catarrhes et aux fluxions dans la tête. Il est propre
à dissoudre les humeurs épaisses et arrêtées dans les glandes
et dans les articles ; aussi l'emploie-t-on avec succès dans les
maladies du foie, de la rate, du mésentère, dans la jaunisse,
les vents, l'asthme humide, la goutte sciatique, le rhumatisme, la rétention d'urine causée par des glaires, et dans
la suppression des règles ; quelques-uns le conseillent dans
l'épilepsie.

L'agaric est dangereux aux femmes, et à ceux qui sont
sujets aux hémorragies. On tire de l'agaric un extrait qu'on
donne à un scrupule, et une résine qui se prend jusqu'à
quinze grains. Il entre dans plusieurs compositions purgatives, entre autres dans la confection *hamech*, l'*hiérapicra*,
l'*hiéradiacolocynthidos*, l'extrait panchymagogue de Grollius et d'Arthman, dans les pilules cachectiques de Charas, etc.

AGERATUM, plante basse, originaire des Alpes, dont la
feuille dentelée, courte et étroite, est un peu amère, et la

racine fibreuse et jaunâtre ; il y en a plusieurs variétés. Cette plante est apéritive, cordiale, céphalique et alexitère. *Voyez* Herbe à éternuer.

AGNACAT, arbre qui se trouve dans une contrée de l'Amérique, voisine de l'isthme de Darien. Cet arbre, qui conserve ses feuilles, ressemble au poirier, et porte un fruit toujours vert, même dans sa maturité, et semblable à la poire. La pulpe de ce fruit, également verte, douce, grasse, a le goût du beurre, et passe pour exciter puissamment à l'amour.

AGNEAU, animal qui naît du bélier et de la brebis. Le suc de la chair d'agneau est visqueux, humectant et rafraîchissant ; il nourrit beaucoup, et adoucit les humeurs âcres et picotantes ; il devient indigeste s'il est trop jeune et p⸱s assez cuit. Cet aliment est nuisible aux personnes dont le tempérament est froid et flegmatique.

Hippocrate indique d'appliquer une peau d'agneau encore chaude sur le ventre des filles dont les règles sont supprimées. On emploie les poumons pour les maladies de poitrine ; brûlés et réduits en poudre, ils guérissent les meurtrissures faites par des souliers trop étroits. On se sert de son fiel dans l'épilepsie ; la dose est depuis deux gouttes jusqu'à huit. La caillette qu'on trouve dans l'estomac est propre pour résister au venin ; c'est la présure dont on se sert pour faire cailler le lait.

AGNUS CASTUS (*Vitex agnus castus*, Linn.). Arbrisseau ainsi appelé, parce qu'on prétend qu'il réprime les ardeurs de Vénus ; il croît en terre marécageuse.

La semence de cette plante est en usage depuis demi-drachme jusqu'à une drachme, en poudre ou bien en émulsion. Dans quatre onces d'eau de nénufar, on délaie demi-once de cette semence qu'on a concassée, et on l'y laisse infuser quelque temps avant de la passer. Ce remède est utile pour calmer les accès de la passion hystérique ; la feuille et les fleurs sont résolutives et propres en fomentation sur les duretés de la rate.

L'eau où les feuilles et les fleurs ont macéré est apéritive, également propre à pousser les règles et à déboucher les viscères. La décoction de cette plante est capable de dessécher les ulcères intérieurs, sur-tout ceux de la verge. Wédélius en recommande la semence contre la gonorrhée.

AGRIPAUME (*Leonurus cardiaca*, Linn. 81⸱). C'est une plante qui vient dans les haies, le long des chemins et dans les décombres, aux lieux incultes, etc.

Toute la plante a une odeur forte et une saveur un peu

amère ; elle est cordiale, tonique, incisive, apéritive ; les feuilles échauffent, favorisent l'expectoration, constipent, accélèrent la digestion, lorsqu'elle est dérangée par foiblesse d'estomac ou par l'abondance des humeurs pituiteuses. Elle est indiquée dans un grand nombre de maladies de foiblesses, dans le rachitis, dans l'asthme humide, le météorisme avec foiblesse, la rétention du flux menstruel, dans les pâles couleurs et les maladies causées par les vers chez les enfans, lorsqu'il n'y a ni fièvre, ni soif, ni inflammation. Elles sont nuisibles dans les maladies convulsives. On se sert de ses feuilles écrasées, pilées et appliquées sur les ulcères fétides et sanieux, mais sans un grand succès.

AGUL *ou* ALHAGI (*Hedysarum dictum alhagi Maurorum*, Linn. 745). Arbrisseau épineux, fort branchu, croissant en buisson, dont les racines sont longues et rouges ; il se trouve en Perse, aux environs d'Alep et de Mésopotamie. Ses feuilles et ses branches se chargent dans les grandes chaleurs de l'été d'une liqueur grasse et onctueuse qui a la consistance du miel. La fraîcheur de la nuit la condense, et la réduit en forme de graines que l'on nomme manne d'*alhagi*, et que les naturels du pays appellent *trangebin*. On réunit ces graines de la grosseur des grains de coriandre, et on en fait des pains assez gros, d'une couleur jaune foncé. Trois onces de cette manne dans une infusion de séné purgent bien, mais cette manne est inférieure à celle de la Calabre.

AHOUAI des Indes orientales (*Manghas lactescens, foliis nerii, crassis, venenosis, jasmini flore, fructu persicae simili venenato*). Cet arbre est de la grosseur d'un poirier ordinaire ; ses feuilles et ses fruits sont semblables à ceux des poiriers ; le fruit est un poison qui excite le vomissement, et à Amboine, on se sert de son écorce pour se purger.

AIGREMOINE (*Agrimonia officinarum*, Tourn. 301. *Agrimonia eupatoria*, Linn. 643). Plante commune dans les bois ; son nom fait assez connoître sa vertu spécifique pour les maladies du foie : aussi n'ordonne-t-on guère de tisane ou de bouillon dans ces maladies qu'elle n'y soit employée ; elle est excellente dans les inflammations du foie et de la rate, dans l'hydropisie par obstruction du foie, dans la suppression du flux menstruel par les corps froids, dans l'hémoptysie par un effort, les fleurs blanches, la gonorrhée virulente dont le virus est corrigé, l'écoulement involontaire ou trop abondant de l'urine, l'ulcère de la vessie, la colique néphrétique causée par des graviers, et lorsqu'il s'agit d'absorber un acide coagulant, et d'inciser une lymphe épaissie qui est souvent la

cause des maladies longues et chroniques ; elle est quelquefois astringente, apéritive en même temps, parce que, resserrer les fibres des parties solides en augmentant leur ressort,
et déboucher la texture des viscères en rétablissant la fluidité
des humeurs, sont des effets différens qui sont souvent pro-
duits par les mêmes causes ; aussi cette plante est-elle utile
dans le crachement de sang et dans la dyssenterie.

On a employé sa décoction, dans laquelle on avoit ajouté
l'écorce de tilleul, dans une violente colique qui menaçoit le
ventre d'inflammation ; on en faisoit boire quelques verres,
et on appliquoit le marc sur le ventre, le plus chaudement
qu'on le pouvoit souffrir.

L'aigremoine est aussi vulnéraire, détersive et résolutive
lorsqu'elle est appliquée extérieurement en cataplasme ; elle
résout la tumeur des bourses et des autres parties où il y a
inflammation. C'est un spécifique dans le pissement de sang,
pris intérieurement en décoction, aussi bien que dans le cours
de ventre ; en gargarisme, contre les ulcères de la bouche ;
sous forme de cataplasme, dans les chutes du vagin. Tragus
assure qu'elle est excellente pour les luxations et les foulures ;
pour cela on la fait bouillir avec du son de froment dans
la lie de vin, et on l'applique sur la partie malade.

L'usage de l'aigremoine est de mettre une poignée des feuilles sur chaque pinte de liqueur pour les tisanes, décoctions,
apozèmes apéritifs et rafraîchissans, ou dans un bouillon dégraissé. On peut aussi la prendre à la manière du thé, cinq
ou six feuilles séches sur un demi-septier ou huit onces d'eau
bouillante, avec un peu de sucre. On a dissipé des duretés assez
sensibles dans le foie, à deux personnes, par cette boisson seule,
prise deux mois de suite à jeun, secondée d'un emplâtre de
ciguë, appliqué extérieurement. La décoction d'aigremoine
avec l'orge et du sirop de mûres est le gargarisme le plus ordinaire pour les maux de gorge.

L'aigremoine entre dans la décoction apéritive, le sirop
hydragogue, le sirop apéritif cachectique ; dans le sirop martial apéritif cathartique de Charas, dans les pilules polycrates
ou aggrégatives de Mésué, dans le baume polycreste de Bauderon, dans l'onguent mondicatif d'ache, dans le *martiatum*,
et dans l'eau vulnéraire.

AIL (*Allium sativum*, Linn. 425. Tourn.). On le cultive
dans les jardins potagers. Sa racine passe pour un contre-
poison des plus efficaces. Quelques-uns se croient à l'épreuve
du mauvais air lorsqu'ils en ont sur eux ; d'autres ont soin
d'en prendre un petit morceau dans la bouche, en approchant

d'un malade. On mêle dans certains pays l'ail avec les alimens, comme un assaisonnement qui en relève le goût. Les propriétés de l'ail les plus éprouvées sont de résister à la malignité des humeurs, de pousser le gravier et les urines , et de guérir la colique venteuse ; pour cela on le prend intérieurement , bouilli dans le lait, en lavement, ou appliqué extérieurement sur le nombril ; on l'ordonne aussi avec succès de cette dernière manière pour tuer les vers des enfans. L'ail est très-capable de réchauffer l'estomac et de réveiller l'appétit. Les habitans de la campagne le regardent comme un cordial universel , et l'estiment autant que la thériaque et l'orviétan ; c'est pour cela qu'on l'appelle la *thériaque des pauvres*. Platérus n'avoit pas de meilleur remède dans la peste, que de faire suer les malades avec deux onces d'hydromel dans lequel ou avoit fait bouillir de l'ail. Galien , Schenkius, Zacutus et Borel confirment par leur expérience la vertu de l'ail dans la colique et pour appaiser les tranchées ; quelques-uns font avaler de grands verres d'eau tiède dans laquelle on a jeté une gousse d'ail hachée grossièrement. Forestus rapporte des observations qui prouvent que l'usage de l'ail fait passer les eaux des hydropiques. Lauremberg assure que rien ne soulage plus les scorbutiques que l'ail , et il confirme son utilité pour la gravelle, le lait où on l'a fait bouillir étant capable d'appaiser la douleur de la pierre. Quelques auteurs le recommandent pour l'athsme, et pour faciliter l'expectoration. On emploie ordinairement l'ail en substance, à petite dose, en infusion dans le vin blanc, une gousse dans un demi-setier : lorsqu'on le fait bouillir dans le lait, on en met deux ou trois au plus dans une chopine.

D'après Sydenham on a souvent appliqué avec succès , pendant tout le temps de la suppuration de la petite vérole , de l'ail cuit sous la cendre, et mis à la plante des pieds. On renouvelle tous les jours ce remède. Il soutient le gonflement du visage , fortifie sans échauffer, et facilite la suppuration. il faut l'appliquer le quatrième jour de l'éruption , jusqu'au dixième seulement.

Le suc d'ail mêlé avec l'huile de noix , est excellent pour la brûlure. L'ail et la joubarbe pilés ensemble en consistance de moëlle ou pulpe , appliqués sur les parties affligées de la goutte, ont souvent réussi pour en calmer la douleur.

Les racines d'ail pilées dans un mortier , et réduites en onguent avec de l'huile d'olive versée peu à peu dessus, sont un puissant résolutif pour les humeurs froides , et pour faire tomber les cors des pieds : la puanteur de cet onguent l'a fait nommer *moutarde du diable*. On s'en sert quelquefois pour adoucir le cancer. Les habitans des pays méridionaux l'emploient pour faire mourir les vers ; ils en frottent le nombril des enfans. Le suc de l'ail, mêlé avec du miel et du beurre non salé, guérit la teigne et la gale la plus opiniâtre : ce suc mêlé avec du salpêtre et du vinaigre, fait mourir les poux. L'ail a donné le nom à l'électuaire de *allio*, estimé pour les maladies contagieuses.

La racine de l'ail d'ours est un fameux anti-septique qui corrige l'air contagieux. Son infusion est efficace pour briser les mucosités des matières glaireuses ; elle provoque les urines par sa qualité diurétique et tue les vers, même en l'appliquant extérieurement sur le nombril ; elle ronge aussi doucement les ulcères baveux. Ses semences peuvent remplacer les racines.

Airelle ou myrtille (*Vaccinium myrtillum*, Linn. 498). Cette plante, nommée aussi *raisin des bois* ou *morets*, est à tige ligneuse haute de deux pieds, rameuse ; elle croît dans les bois, les lieux couverts, montagneux et incultes.

Ses baies sont rafraîchissantes, dessiccatives, fort astringentes. Les fruits ou baies de cette plante sont en usage en médecine ; on en tire le suc qu'on fait épaissir en sirop épais comme du raisiné, en y ajoutant un peu de sucre : cette composition s'appelle *rob*, comme les autres de même nature ; elle est excellente pour les cours de ventre, et pour modérer l'ardeur d'une bile enflammée. On en fait un sirop usité dans le vomissement et le crachement de sang, dans la dyssenterie et dans la toux. On fait aussi sécher ses fruits, et on les donne en poudre depuis un gros jusqu'à deux, ou en décoction jusqu'à demi-once dans la dyssenterie. L'huile de myrtille, par l'infusion ou la décoction de ses baies, empêche les cheveux de tomber, si on en oint la tête. Outre cela, on a coutume de la mêler avec de l'huile de mastic pour oindre la région du ventre dans le vomissement, la diarrhée et le *cholera morbus*.

Simon Pauli croit qu'on pourroit substituer le suc épaissi des morets à celui du vrai myrte des anciens, même à l'acacia, à cause de sa vertu astringente. Il y en a qui appliquent sur le sein des accouchées une fomentation faite avec la graine de cet arbrisseau et le sel commun, pour empêcher que le lait n'y vienne. Il y a des cabaretiers qui rougissent les vins blancs avec ces fruits, et qui en augmentent la quantité par le suc de ces baies. Cette falsification, qui n'est pas bonne, est moins dangereuse que bien d'autres qui se pratiquent.

On

On se sert du même suc pour teindre les toiles, le linge et le papier en bleu, ou plutôt en violet.

Dans la Louisiane, ce fruit est fort estimé ; en l'écrasant dans l'eau, et le soumettant à la fermentation, on en fait une liqueur fort agréable.

AISSELLES (*mauvaise odeur des*). Il est souvent dangereux de supprimer cet écoulement ; mais on peut prévenir cet inconvénient en changeant fréquemment de linge, en lavant souvent cette partie avec de l'eau fraîche. *Remèdes :* une once de moëlle de la racine d'artichaut bouillie dans une livre et demie de vin, presqu'à la diminution d'un tiers ; on en boit un coup en sortant du bain et après le repas. Le café usé habituellement à la manière ordinaire, diminue l'odeur désagréable de la sueur. On peut encore boire souvent de la décoction de racine d'asperge.

ALATERNE (*Rhamnus alaternus*, Linn.). Cet arbuste a différentes espèces et variétés qui s'élèvent facilement de graines. Les feuilles sont rafraîchissantes et bonnes dans les gargarismes contre les inflammations de la bouche et de la gorge. Dans les provinces méridionales, on emploie la racine en décoction contre les maladies vénériennes.

ALCANA. Nom de la racine de buglose dont on se sert pour teindre en rouge : ses feuilles infusées dans de l'eau donnent une couleur jaune, et dans un acide, comme le vinaigre, une couleur rouge. Des fruits de cette plante on exprime une huile d'une odeur très-agréable dont on fait usage en médecine. Si on prépare la racine de cette plante avec de la chaux vive, on obtient une belle couleur de rose brillante dont les Orientaux se servent pour leurs dents et leur visage.

ALCÉE *ou* BIMAUVE (*Malva alcea*, Linn.). Plante qui ne diffère d'avec la mauve, qu'en ce que ses feuilles sont découpées plus profondément : elle croît dans les champs ; il y en a de plusieurs espèces. Cette plante peut servir au défaut de la mauve et de la guimauve. Les fleurs sont utiles dans la toux et l'asthme convulsif, dans la soif de la fièvre, les ardeurs de poitrine, d'estomac, des intestins, des voies urinaires, dans les maladies inflammatoires, et les maladies douloureuses de l'abdomen : elles maintiennent le ventre libre. La plante est émolliente, adoucissante et laxative. Elle peut, comme la mauve, passer pour une des quatre premières herbes émollientes.

Les feuilles et les fleurs en lavement sont indiquées dans la rétention des matières fécales, dans le ténesme, la dyssenterie. Les feuilles, sous la forme de cataplasme, relâchent

1.

la portion des ligamens sur lesquels on les applique , calment la douleur , la chaleur , la dureté des tumeurs flegmoneuses. Les fleurs récentes se prescrivent depuis demi-drachme jusqu'à une once , en infusion dans six onces d'eau , et séches , depuis huit grains jusqu'à deux drachmes en infusion dans cinq onces d'eau. La racine a les mêmes vertus.

ALGAROTH (*poudre*). C'est une poudre blanche faite avec le beurre d'antimoine (*muriate d'antimoine sublimé*) liquéfié et jeté dans l'eau tiède , lavé plusieurs fois , séché et mis dans une fiole pour servir au besoin. Cette poudre doit être bien blanche et faite avec l'huile glaciale ou beurre d'antimoine (*muriate d'antimoine sublimé*) , c'est-à-dire , celui qui est fait avec le régule. Il faut employer cette poudre avec beaucoup de prudence. Elle purge par haut et par bas : on la donne dans les fièvres quartes et intermittentes , et dans tous les cas où il s'agit de purger fortement. La dose est depuis deux grains jusqu'à huit dans du bouillon et autre liqueur.

ALGUE (*Alga*). Genre de plante qui croît en grande quantité le long des bords de la Méditerranée et ailleurs. Cette plante est apéritive , vulnéraire et dessiccative.

ALIAIRE (*Hesperis allium redolens*, Tourn. *Erysimum alliaria* , Linn.). Cette plante vivace , dont la tige s'élève à deux pieds environ , croît dans les bois , les prés et le long des haies ; elle a un goût et une odeur d'ail d'où elle tire son nom. Elle est diurétique , incisive , carminative , expectorante. Les feuilles diminuent quelquefois l'oppression , rendent l'expectoration plus libre dans l'asthme pituiteux , dans la toux catarrhale , et contre les ulcères carcinomateux. Quelques - uns regardent cette plante comme excellente dans le scorbut , contre la gangrène humide , etc. On ne se sert que de l'herbe ; on en fait des décoctions et des cataplasmes. La graine d'aliaire est recommandée contre les vapeurs histériques , en appliquant sur le bas-ventre un emplâtre ou cataplasme de cette graine pilée et le vinaigre. Les feuilles fraîches se donnent depuis deux drachmes jusqu'à une once dans cinq onces d'eau ; les feuilles séches depuis demi-drachme jusqu'à demi-once , dans cinq onces d'eau également. On applique ses feuilles vertes broyées sur les dartres.

ALISIER ou ALLIER (*Crategus folio subrotundo , serrato , subtusincano*, Tourn. *Crategus aria* , Linn.). Cet arbre , qui s'élève droit , acquiert la grandeur et la hauteur des poiriers ; son fruit est âpre et astringent , on peut s'en servir dans les crachemens de sang.

ALKEKENGE. *Voyez* Coqueret.

ALLELUIA, PAIN A COUCOU (*Trifolium acetosum vulgare*). C'est une petite plante odorante qui croît dans les forêts et dans les lieux ombragés.

On emploie toute la plante, par poignée, dans les tisanes et dans les infusions propres à modérer la trop violente agitation du sang : on la préfère à l'oseille pour les bouillons des malades, dans les fièvres malignes et ardentes dans lesquelles le cerveau est menacé d'inflammation et attaqué par les délires : elle est propre lorsque la langue est noire et sèche, et que les saignemens de nez fréquens marquent la dissolution du sang par un âcre volatil trop exalté ; alors les acides végétaux tels que cette plante, le citron, l'orange, les sucs de grenade, d'épine-vinette, etc. sont d'une grande utilité, aussi bien que les alkalis fixes et absorbans, comme les coraux, etc.

L'alleluia, ou son eau distillée, est employée avec succès dans ces circonstances ; elle appaise la soif excessive des malades, tempère les ardeurs de la fièvre : elle rafraîchit et purifie les humeurs ; elle fortifie le cœur et résiste au venin. La décoction de l'alleluia avec de l'anis, faite dans du vin, est un remède excellent contre la jaunisse ; faite en eau sans anis, et gargarisée, elle est bonne contre la pourriture des gencives, les ulcères de la bouche et les inflammations de la gorge. On l'ordonne en julep depuis quatre jusqu'à six onces, avec une once de sirop de limon, ou bien on met une poignée de feuilles fraîches infuser dans un bouillon de veau. Toute la plante, macérée dans de l'eau tiède, lui communique une saveur agréable, si l'on y ajoute un peu de sucre. On en fait un sirop, une eau et une conserve très-utiles dans les mêmes maladies. Cette plante est aussi apéritive et hépatique ; on s'en sert avec succès dans les maladies du foie et des reins, lorsque ces viscères sont menacés d'inflammation, et qu'il commence à se former quelque obstruction dans leurs glandes.

Rien n'est plus efficace pour corriger l'acide vicieux renfermé dans le sang, qui cause la plupart des maladies, que de boire, trois heures avant le repas, un verre d'eau où on a fait bouillir de l'alleluia. Appliqué sur la tête en forme de cataplasme, il appaise les maux de tête de cause chaude. Son jus fait disparoître les verrues.

Wilis estime cette plante dans l'espèce de scorbut où les sels sont trop âcres et le soufre du sang trop exalté. Simon Pauli en conseille l'usage pour les ulcères de la bouche, qu'on appelle aphthes. Le suc de la plante, les feuilles mâchées, ou l'eau distillée, sont également bons.

L'alleluia pilé s'applique sur les loupes; on réitère le cataplasme deux fois par jour, jusqu'à ce qu'elles soient percées, ou même fondues. Ce remède a été certifié expérimenté. L'alleluia entre dans l'onguent *martiatum*.

ALOE ou ALOÈS (*Aloès*, Linn. 459). L'aloès est un suc épaissi, dont on trouve trois sortes, que la plupart des auteurs croient être tirées de la même plante par expression ou par incision, lesquelles ne diffèrent que par le degré de pureté.

La première espèce d'aloès est appelée *aloès succotrin* (*aloe succotorina*); soit, comme l'avance Pomet dans son *Histoire des drogues*, parce que c'est un suc concret; soit, comme il est plus vraisemblable, parce qu'il vient de l'île de Soccotora sur la mer Rouge. Cette espèce d'aloès est la plus pure et la plus en usage; elle est d'un jaune tirant sur le rouge foncé, luisante, friable en hiver, qui s'amollit aisément en été, et dont l'odeur approche de celle de la myrrhe. Il doit être employé de préférence pour purger, à cause de l'excès des parties extractives qu'il contient.

La seconde espèce est l'*aloès hépatique* (*aloe hepatica*), ainsi nommée parce qu'elle est de la couleur du foie, d'un rouge plus obscur que la précédente, et d'une substance moins pure. On emploie ces deux espèces de la même manière, et on s'en sert indifféremment pour en tirer l'extrait.

La troisième s'appelle *aloès caballin*, parce qu'il n'est en usage que pour les chevaux; il est si noir et si rempli d'ordures, qu'on doit le rejeter comme le marc des autres : aussi n'a-t-il pas grande vertu.

La quatrième espèce est l'aloès en *calebasse* ou des *Barbades*. Nouveau, il ressemble à l'aloès caballin; en vieillissant, il devient hépatique; gardé jusqu'à ce qu'il soit cassant, il passe pour aloès succotrin, lucide et transparent.

Quelques auteurs modernes doutent, avec raison, si ces quatre espèces d'aloès viennent de la même plante, étant différentes par l'odeur et la qualité : c'est pour cela qu'on cite les différens noms des espèces d'aloès, dont ils soupçonnent que ces sucs épaissis sont tirés. Quoi qu'il en soit, on les apporte de Perse, des Indes et des îles d'Amérique. On n'emploie que les deux premières sortes qu'on prépare, avant de s'en servir, par une lotion réitérée avec les sucs de roses ou de violettes : on tire ensuite l'extrait de cette masse après l'avoir fait dissoudre dans de l'esprit-de-vin (*alcohol*), filtrer et évaporer. Cet extrait, ainsi préparé, s'ordonne à la dose

de douze ou quinze grains au plus , en opiats ou en pilules ,
à cause de son insupportable amertume.

Pomet rapporte aussi la manière de tirer le suc des feuilles ,
et les différentes qualités de ces sucs , sur le récit de Herman
et de F. Columna.

On le croit composé de deux substances : l'une résineuse ,
balsamique et vulnéraire , qu'on tire par l'esprit de vin (*alcohol*); l'autre gommeuse et visqueuse , qui est purgative ,
que l'on tire avec l'eau et les sucs aqueux.

L'aloès convient aux mélancoliques , aux personnes sujettes
aux vers , aux aigreurs d'estomac , et à celles qui sont affligées
de maladies chroniques et opiniâtres , causées par des obstructions dans les viscères ; il est contraire aux femmes enceintes , car il excite un trop grand mouvement dans le sang.
Comme il est fort atténuant , il ne convient point dans les
crachemens de sang , et en général dans toutes les maladies
qui l'affectent , mais seulement dans les maladies de la lymphe
et de la bile engorgée par épaississement.

L'usage modéré de l'aloès est utile à ceux qui vivent dans
la bonne chère ; leur estomac , fatigué par le travail continuel
de la digestion , a quelquefois besoin d'être ranimé par ce
remède amer ; son usage seroit dangereux aux gens sobres.
La teinture d'aloès est tonique , emménagogue : on s'en sert
à l'extérieur pour arrêter les progrès de la carie. L'eau distillée de cette plante est employée efficacement par les Egyptiens contre la jaunisse , la toux et l'asthme.

L'aloès ne donne pas plus les hémorroïdes que les autres
purgatifs , et certainement moins que le séné et le diagrède ;
il est vrai qu'il ne convient pas dans les maladies des intestins , des reins et de la vessie. S'il réussit dans la suppression
des règles , c'est uniquement parce qu'il rectifie les digestions , rétablit l'action de l'estomac, embarrassée par l'épaississement du suc gastrique. L'amertume de l'aloès prouve
assez son utilité dans les cas d'empâtement des canaux biliai-
res , qu'une pituite épaisse et glaireuse engorge : aussi l'a-
loès est la base des pilules de Sthal et des pilules stomachiques et purgatives. Les pilules angéliques ou de Francfort
en sont presque entièrement composées , aussi bien que celles
qu'on appelle des grains-de-vie , et qu'on avale avant le repas.
L'aloès entre aussi dans l'*hieradiacolocynthidos* , dans l'extrait catholique de Francfort et de Sennert, dans les pilules
cachectiques de Charas , dans celles diambra de la Pharmacopée de Londres , dans les pestilentielles ou fétides , et dans
les pilules tartarées de Schroder. L'aloès donne le nom au

dialoé ou *hiera-picra* de Galien ; et il entre dans l'élixir de propriété de Paracelse, dans le baume du Commandeur, et dans plusieurs autres compositions vulnéraires et détersives, étant très-propre à résister à la pourriture.

ALOIDES (*Aloe palustres*). Plante vulnéraire qui a la feuille de l'aloès, seulement un peu plus courte, plus étroite, bordée d'épines et chargée de gousses semblables à des pattes d'écrevisses.

ALOSE. Poisson de mer qui passe dans les rivières. Dans la tête de ce poisson on trouve un os pierreux, qui est alkalin et propre, dit-on, pour dissoudre la pierre, faire sortir la gravelle et absorber les acides.

ALOUETTE (*Alauda*). Petit oiseau assez connu ; il y en a de deux espèces, une qui a une huppe sur la tête, et l'autre qui n'en a point. Le cœur de l'alouette huppée, lié sur la cuisse, empêche la colique : ce cœur avalé tout chaud, et l'alouette rôtie ou calcinée avec ses plumes, produisent le même effet. La dose est d'une cuillerée ou deux durant quelques jours de suite. Le sang bu chaud avec du vinaigre fort, ou du vin chaud, est un secours très - efficace pour les graveleux. Hoëfferus s'est garanti lui-même de la néphrétique à force de manger des alouettes, qui excitent puissamment les urines. L'usage en est très-bon à ceux qui ont de la disposition à la gravelle.

ALTHEA, ou rose de Chine ou de Cayenne (*Lavatera triloba*, Linn.). Cet arbrisseau à racine ligneuse, pivotante et fibreuse, a, en médecine, les mêmes propriétés que les plantes malvacées, il est mucilagineux et émollient.

ALUN (*sulfate d'alumine*). Sel acide minéral, qu'on tire d'une espèce de pierre de différentes grosseurs et couleurs, qui se trouve dans des carrières, en Italie, en France, en Angleterre. On calcine cette pierre ; on en tire ensuite l'alun par des lotions, filtrations et congélations, comme on tire le salpêtre : il y en a de plusieurs espèces. Celui qu'on appelle *alun de Rome,* est rougeâtre et transparent en dehors ; et l'alun de roche ou de glace est clair, blanc et transparent comme du cristal ; on l'apporte d'Angleterre ; il est moins fort que celui de Rome.

L'alun est d'un goût acide styptique, on l'emploie intérieurement et extérieurement pour arrêter toutes les hémorragies, ainsi qu'on dira ci-après en parlant des pilules astringentes de Helvétius. On en mêle dans les gargarismes pour les inflammations de la gorge. On s'en sert pour nettoyer et raffermir les dents ; on en fait dessécher ou calciner sur le

feu pour le priver de son flegme ; on l'appelle alun brûlé ;
il est escarotique : on s'en sert pour consumer les chairs
baveuses et les excroissances.

Pour les entorses récentes, l'alun est un remède assuré.
Aussitôt qu'on s'est donné une entorse, si on n'a pas de
l'alun de roche ou de glace sous la main, il faut aussitôt
plonger la jambe dans l'eau la plus froide, et même la renouveler de temps en temps jusqu'à ce qu'on se soit procuré de l'alun. On casse alors plusieurs œufs frais, au moins
trois ou quatre, on sépare le jaune d'avec le blanc, on met
le blanc sur une assiette d'étain, on frotte ces blancs contre
l'assiette avec un morceau d'alun, gros comme une noix,
en tournant circulairement ; l'étain fait office de rape et
détache des particules très-fines et très-déliées de l'alun ;
ces particules s'unissent avec le blanc d'œuf et forment une
pâte blanchâtre que l'on applique dans cet état sur la partie
où s'est formée l'entorse. On l'enveloppe bien, on renouvelle l'appareil deux fois par jour ; il est rare qu'après vingt-
quatre ou vingt-six heures de repos l'entorse ne soit entièrement dissipée.

Aluyne. *Voyez* Absinthe.

Alysson (*Alysson incanum, serpilli folio, fructu nudo,*
Tourn.). Cette plante annuelle et assez commune porte une
petite fleur jaune ; il y en a de plusieurs espèces, quelques-
unes abondent en sel volatil âcre, ce qui pourroit faire
soupçonner qu'elles seroient utiles dans les affections scorbutiques.

Amande (*Amigdalus communis,* Linn. 677). Fruit d'un
arbre appelé en français amandier, qu'on cultive dans les
jardins.

Le fruit de cet arbre est fort en usage dans la médecine
et dans les alimens : on le confit étant encore vert, avec son
écorce ; on couvre l'amande de sucre, et on en fait des
dragées : on la mange dans les meilleures tables, et on
l'emploie ordinairement dans les émulsions rafraîchissantes,
au nombre de douze ou quinze sur chaque pinte d'eau, avec
les autres semences froides. L'amande est pectorale et adoucissante ; l'huile qu'on en tire par expression, sans le secours
du feu, mêlée avec partie égale de sirop de capillaire ou autre,
et sucée à petite dose et à plusieurs reprises, avec un petit
bâton de réglise émoussé en forme de brosse, est un remède
très-propre pour adoucir l'âcreté de la toux opiniâtre, sur-
tout pour les enfans.

L'huile d'amandes douces est très-anodine : on en donne,

avec succès , pour appaiser les tranchées dans la colique et dans la dyssenterie ; on en mêle dans les juleps adoucissans , à la dose d'une once , avec autant de sirop de nénuphar ou de pavot blanc ; on en donne aussi dans les lavemens émolliens , à la dose de deux ou trois onces.

Une des meilleures purgations dans la pleurésie-péripneumonie et dans le rhume , est de donner dans un bouillon deux onces de manne et trois onces d'huile d'amandes douces , quand il est temps de purger.

Pour les tranchées des femmes après l'accouchement , on donne avec succès une potion faite avec deux onces d'huile d'amandes douces , une once de sirop de capillaire , et autant de sucre-candi en poudre. Pour les enfans nouveaux-nés , les Italiens , suivant Baglivi , font une panacée de ce fruit.

Les amandes amères sont détersives et apéritives ; elles emportent les obstructions du foie , de la rate et du mésentère , selon Simon Pauli. Elles occasionnent aux oiseaux et à la plupart des autres animaux , des convulsions mortelles , excepté à l'homme ; effet qu'il faut attribuer à la grande sensibilité des fibrilles nerveuses de l'estomac de ces animaux.

Leur huile est propre à déterger l'humeur épaissie dans la cavité des oreilles , qui cause souvent la surdité et les sifflemens ; mais il n'y en faut pas trop mettre , de peur de causer un relâchement à la membrane du tambour. Elle enlève les taches du visage qui viennent du soleil.

Boisson amandée , nourrissante et rafraîchissante propre à adoucir les âcretés du sang , et à provoquer le sommeil et très-utile dans la pleurésie et l'éthisie. On fait bouillir légèrement dans de l'eau une demi-poignée d'orge mondé. On jette cette première eau , et on lave encore l'orge dans d'autre eau chaude , jusqu'à ce qu'il soit bien cuit : on le fait bouillir ensuite dans une suffissante quantité d'eau jusqu'à ce qu'il commence à crever , on en retire alors la décoction de dessus le feu et on la laisse refroidir. On pile deux onces d'amandes douces dans un mortier de marbre , avec un pilon de bois , et quand elles commencent à se mettre en pâte , on y verse peu à peu une livre de la décoction d'orge pour faire un lait qu'on coule avec expression , et dans lequel on fait fondre une once et demie de bon sucre. Si on veut rendre ce lait plus délicieux , on y mêle une once d'eau de fleurs d'oranger ou quelques-autres aromates.

J. Bauhin , après *Marcellus Virgilius* , assure que les amandes amères sont un poison mortel pour les chats , et , après *Lutzius*, qu'elles tuent aussi les poules : on en dit autant des renards.

La gomme d'amandier est astringente, et par sa viscosité elle adoucit les tranchées de la dyssenterie, prise en dissolution dans une décoction astringente.

AMARANTHE (*Amaranthus maximus*, Tourn. *Amaranthus caudatus*, Linn. 1406). On élève aisément l'amaranthe de graine dans les jardins, où on en cultive plusieurs espèces, à cause de la beauté de leurs couleurs. La décoction de ses fleurs est utile dans le crachement de sang et dans les autres hémorragies ; sa semence se donne avec succès à un gros, comme celle de plantain, dans toute sorte de cours de ventre.

Comme cette plante est très-astringente, il y auroit du danger d'en faire prendre aux femmes et aux filles dans le temps de leurs règles, dont elle pourroit causer la suppression.

AMBAÏBA de Marcgrave, ou bois à canon, ou bois trompette. Il y a le franc et le bâtard. Cet arbre, de moyenne grandeur, se trouve à la Guiane, à la Jamaïque, mais notamment au Brésil. Le haut du creux du tronc donne une espèce de moëlle que les nègres mettent sur leurs blessures ; la pellicule du dedans du bois étant ratissée, guérit les chancres, s'ils ne sont pas vénériens ; en renouvelant l'usage de cette poudre soir et matin, ils disparoissent en huit jours. L'ambaïba distillé par une incision faite à son tronc donne une liqueur huileuse astringente.

AMBAÏTINGA. Arbre du Brésil considéré comme une seconde espèce de l'ambaïba. On tire des petites vessies qui sont au haut de cet arbre une liqueur huileuse, que les Indiens estiment être un baume précieux pour les plaies, les humeurs froides et les maux d'estomac.

AMBARE. Grand et gros arbre des Indes, dont le fruit, de la grosseur d'une noix, jaune, étant mûr, d'une odeur agréable, se confit dans le sel et le vinaigre et sert, selon Lémeri, à exciter l'appétit et à faire couler la bile.

AMBRE JAUNE OU SUCCIN (*Succinum seu Karabe*). Mélange de gomme et de résine qui sortent des peupliers, des pins et des sapins, et qui ayant été confusément portées par les vents de la mer Baltique, s'y incorporent avec du sel et s'y perfectionnent, et ensuite sont jetés par les vagues sur le rivage. On doit choisir l'ambre jaune ou succin en beaux morceaux, durs, clairs, transparens, attirant à soi des brins de paille, et plusieurs autres petits corps légers quand on a un peu frotté ce succin sur la main , et qu'on l'a approché de ces petits corps.

Le succin est chaud , dessiccatif , corroboratif , astringent et céphalique. Il fortifie le cœur , l'estomac et le cerveau. Il convient aux catarrhes, à l'apoplexie, à l'épilepsie, à la léthargie , au vertige , aux flux du ventre et flux de sang , il résiste au venin. La dose est depuis dix grains jusqu'à demi-drachme. Les colliers d'ambre jaune empêchent les défluxions sur la gorge : on en fait aussi brûler sur le feu pour en recevoir la fumée , qui modère la violence du rhume du cerveau et des catarres , et qui, reçue par la bouche , est bonne aussi contre l'esquinancie.

On en fait des trochisques , du sel , et de l'huile tirée chimiquement , qui , par dedans et par dehors , fait des merveilles dans les maladies du cerveau ci-dessus marquées.

AMBROISIE *ou* Thé du Mexique (*Chenopodium ambrosioïdes* , Tourn. Linn.). Cette plante annuelle , originaire du Mexique , se séme d'elle-même dans les jardins où on en a une fois semé : entièrement aromatique et d'une odeur très-agréable , elle est regardée comme stomachique , apéritive , anti-asthmatique.

L'herbe s'emploie en décoction , et les sommités fleuries en infusion théiforme. Quelques auteurs lui attribuent la vertu de pousser les écoulemens périodiques et les vidanges , soit qu'on l'applique extérieurement sur la région de la matrice en forme de cataplasme , après l'avoir fait bouillir dans du vin , soit qu'on le prenne en infusion. Mathiole dit avoir guéri des personnes qui crachoient du pus , par l'usage de la plante réduite en poudre, et incorporée avec du miel. On s'en sert extérieurement en cataplasme , pour nettoyer les anciens ulcères des jambes.

AMIDON (*Amylum*). Pulpe de froment amollie , tirée par le moyen de l'eau commune, et séchée. Il doit être très-blanc, net, en morceaux assez gros , friables. Il est pectoral ; il épaissit et adoucit les sérosités âcres qui tombent du cerveau ; il arrête le crachement de sang : il est propre pour les maladies des yeux.

AMMI (*Ammi vulgare ,* Tourn. 304. *Ammi majus ,* Linn. 349). Cette plante se trouve dans les prés : sa semence est une des quatre semences chaudes mineures ; on l'emploie dans les infusions et dans les décoctions carminatives , de la même manière et à la même dose que les autres. Outre la vertu carminative de cette semence, elle est propre dans les maladies de l'estomac , et quelques auteurs la recommandent

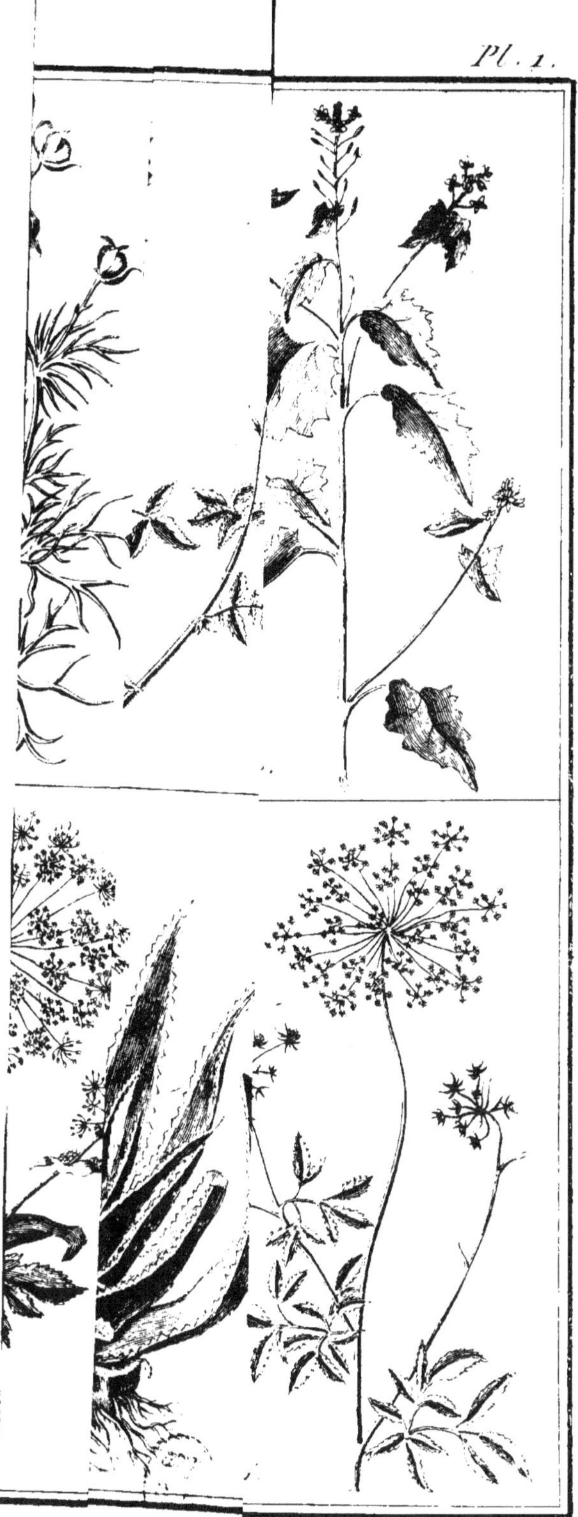

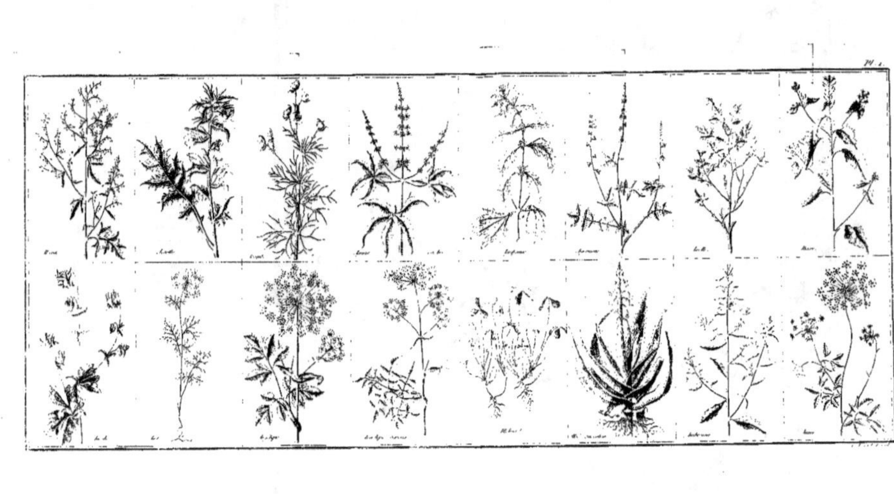

contre la stérilité des femmes ; il faut alors en prendre quatre ou cinq jours de suite un gros en poudre dans du lait ou du vin, de deux jours l'un, trois heures avant dîné. Simon Pauli dit que cette graine est bonne pour les fleurs blanches ; mais alors il faut donner auparavant à la malade un lavement fait comme il suit : aristoloche longue et ronde, de chacune deux drachmes ; racines de gentiane et de zédoaire, de chacune un gros ; lierre terrestre, petite centaurée et romarin, de chaque une poignée ; mélisse et armoise, de chacune demi-poignée ; faire du tout une décoction dans suffisante quantité d'eau pour un lavement.

Simon Pauli ordonne la poudre plus composée, et suivant cette recette : feuilles de véronique sèches et semence d'ammi, de chacune demi-once ; petit cardamone et canelle, de chacune deux gros ; sucre-candi, environ trois gros ; mettre le tout en poudre fine, et en donner un gros pour chaque prise.

La semence d'ammi est employée dans la thériaque, dans le sirop de bétoine composé, dans la poudre *diacalaminthes*, dans celle *diacimini* de Nicolas d'Alexandrie, dans la *dialacca magna* de Mésué, dans l'*aurea Alexandria* du même auteur, dans l'électuaire des baies de laurier de Rhasis, et dans l'emplâtre de mélilot.

AMMONIAC (*Arseniate ammoniacal*). *Voyez* Gomme ammoniaque. Sel ammoniac.

AMOME (*Amomum*). L'amome en grappe est un fruit qui vient des grandes Indes. Les auteurs sont fort partagés sur la plante qui porte le véritable amome que les anciens demandent dans la composition de la thériaque. On peut consulter Ray, ou Jean Bauhin ; il suffit de dire que ce fruit n'est pas rare en Europe : c'est une espèce de grappe longue de deux pouces environ, fort serrée, composée de grains attachés le long d'un nerf qu'elles entourent jusqu'à son extrémité ; chaque fruit est une espèce de gousse triangulaire, dont les angles sont arrondis, et terminés vers le sommet par un bouton ; ce fruit est divisé en trois cellules remplies de semences serrées les unes contre les autres, d'un rouge brun et foncé, d'une odeur et d'une saveur qui approchent de celle du camphre. Ces semences sont fort âcres et aromatiques ; elles sont assez semblables à celles de la maniguette, ce qui fait qu'on les confond et qu'on les substitue l'une à l'autre ; elles ont à peu près la même vertu.

L'amome passe pour contre-poison, et pour un cordial capable de ranimer un sang trop ralenti, de réparer les esprits dissipés, et de faciliter la digestion. La dose est une drachme en poudre, infusée dans six onces de vin blanc. Il entre dans la thériaque d'Andromaque, dans celle qui est réformée, et dans la bénédicte laxative.

On donne le nom d'amome à plusieurs autres sortes de fruits ; 1° à la graine de girofle ; 2° au poivre de la Jamaïque ; 3° à une plante ombellifère dont la semence est carminative ; 4° enfin, au fruit d'une espèce de morelle appelée *amomum Plinii officin.*

AMOURETTE FRANCHE (*Solanum non aculeatum*). Cette plante croît de la hauteur de quatre à cinq pieds environ dans les endroits incultes et arides. Sa racine prise en décoction passe pour appaiser l'ardeur de la fièvre, et mêlée avec le cardamone pour guérir les coliques venteuses ; son jus et celui des feuilles pour être stomachique. On fait aussi bouillir ses feuilles et ses fruits avec un peu de chaux et de sucre, ce qui produit un puissant vulnéraire maturatif pour la guérison des plaies.

ANACARDE. Fruit qui vient des grandes Indes. C'est une espèce de noyau applati, noirâtre, brillant, long d'un pouce environ, terminé en pointe mousse. Sous une double enveloppe fort dure, il renferme une amande blanchâtre, douce à peu près comme l'amande de la châtaigne. Entre les deux enveloppes est une substance fongueuse remplie d'un suc mielleux, âcre et brûlant.

Ces fruits verts passent pour un dangereux poison, et préparés, pour un bon purgatif. On en préparoit autrefois un miel et une confection. On attribue à la liqueur onctueuse qui est dans la coque les mêmes propriétés que celles de la noix d'acajou. L'anacarde est mis au rang des plantes alexitères et cordiales, mais il est prudent de n'user de ce fruit que sous la conduite d'un médecin habile.

ANAGYRIS, *ou* Bois puant (*Anagyris fœtida,* Linn. Tourn. 647). Cet arbrisseau dont les fleurs sont d'un beau jaune, et l'écorce de couleur cendrée, puante, si on la frotte un peu fortement, croît facilement dans les climats chauds ; il réussit mal dans les autres, à moins d'être bien exposé et bien abrité. On lui attribue une vertu emménagogue et anti-hystérique ; les feuilles passent pour résolutives, et les semences pour vomitives.

ANANAS (*Ananas aculeatus, fructu ovato, carne albidâ,* Tourn. 653. *Bromelia ananas,* Linn.). L'ananas est un fruit délicieux. Né dans les Indes orientales, transplanté dans les occidentales, et ensuite en Europe, où il n'est venu qu'avec les secours des serres chaudes, et d'une culture dispendieuse

et recherchée ; il faut trois années au moins pour voir sa tige
fleurir, et près de six mois pour la voir au point de perfection.
Ce fruit est d'abord vert, et ensuite en mûrissant il jaunit
d'une belle couleur orangée. il n'est pas seulement agréable au
goût, il est aussi fort salutaire ; il facilite la digestion sans la
précipiter, il ranime l'estomac sans l'échauffer. On en fait un
sirop très-bon pour la coqueluche des enfans.

James dit qu'on tire par expression le suc de l'ananas, et
qu'on en fait un vin excellent, qui vaut presque la malvoisie,
et qui enivre. Il est propre pour fortifier le cœur, pour réveiller les esprits ; il arrête les nausées, il excite les urines. Les
femmes enceintes doivent s'en abstenir, car il les feroit avor-
ter, au rapport du même auteur.

On fait encore avec ce fruit une espèce de limonade très-
rafraîchissante dont il faut faire peu d'usage, car elle refroidit
l'estomac et trouble la digestion.

Lémery ajoute qu'on confit les ananas, et que cette confiture est propre pour réveiller la chaleur naturelle, et pour
fortifier les personnes qui sont d'un tempérament foible.

Michel - Bernard Valentinus, dans son *Histoire réformée
des Plantes exotiques,* rapporte, d'après Cleyer, que l'ananas
passe pour être un diurétique et un lithontriptique très-
puissant.

ANCHOIS (*Apua, clupea encrasicholus,* Linn.). Petit poisson de mer très-connu et très-délicat, dont les anciens faisoient,
après l'avoir fendu et liquéfié dans sa saumure, une sauce
qu'ils appeloient *très-précieuse,* et qui servoit d'assaisonnement
aux autres poissons. Elle excitoit l'appétit, facilitoit la digestion, ainsi que l'anchois pris modérément.

ANCOLIE, *ou* Gants de Notre-Dame (*Aquilegia silvestris,*
Tourn. *Aquilegia vulgaris,* Linn. 752). Cette plante qui s'é-
lève à la hauteur de deux pieds environ, croît au bord des
bois, sur les côteaux un peu froids.

La racine, les fleurs et la graine sont en usage ; ces parties
sont apéritives, diurétiques, sudorifiques, détersives et anti-
scorbutiques. Tournefort s'est étendu sur les différentes qualités de l'ancolie dans son *Histoire des Plantes des environs
de Paris,* en rapportant ce que les meilleurs auteurs en ont dit :
voici ce que l'expérience a le mieux autorisé. La poudre de sa
racine à un gros, bue dans un verre de vin, appaise la colique
néphrétique.Cette racine infusée dans du vin avec le bécabunga,
le cochléaria et le cresson est un excellent anti-scorbutique. Sa
graine à la même dose, mise en poudre, et mêlée avec un
peu de safran, et délayée dans un verre de vin, est très-utile

dans la jaunisse. On fait avec cette semence concassée et bouillie légèrement dans l'eau d'orge, un gargarisme propre à nettoyer les ulcères des gencives dans le scorbut, et ceux de la gorge dans l'esquinancie : pour bien nettoyer la bouche et affermir les gencives, la teinture des fleurs d'ancolie, tirée avec l'esprit-de-vin (*alcohol*), est excellente ; pour la rendre plus efficace, on peut la mêler avec deux fois autant de teinture faite avec deux onces de gomme laque et deux gros de mastic en larmes, dissoutes dans une chopine d'esprit-de-vin (*alcohol*), et bouillies légèrement pendant un demi-quart d'heure sur un feu clair.

ANDIRA *ou* Angelin à grappes (*Angelin racemosa foliis juglandis*). Arbre du Brésil et des Antilles, dont le fruit de la forme et de la grosseur d'un œuf renferme un noyau qui contient une amande jaunâtre d'un mauvais goût tirant sur l'amer et sur l'acide. On pulvérise le noyau de ce fruit, on le donne à la dose d'au-dessous d'un scrupule contre les vers; une plus forte quantité empoisonneroit.

ANDROSACE (*Androsace vulgaris*, Tourn. 123). Plante basse qui croît dans les parties méridionales de la France. C'est un puissant apéritif.

ANE (*Asinus*). Animal à quatre pieds. L'ongle ou la corne du pied de l'âne est le substitut de la corne du pied d'élan contre le mal caduc ; la prise est de demi-drachme tous les jours durant un mois; le crâne en poudre fait le même effet. La cendre de la même corne enduite avec de l'huile résout les écrouelles, guérit les engelures ou mules ; consolide les fentes de la peau, dissipe les apostumes, et lève l'ongle des yeux, étant mise dedans avec du lait de femme. La même corne en parfum, réveille par son odeur les femmes épileptiques et hystériques, et appaise les douleurs des hémorroïdes, reçue par le bas sur la chaise percée. Le sang pousse par les sueurs ; on le tire derrière les oreilles au printemps, on le reçoit sur un linge qu'on met infuser dans quelque boisson. Michaël et Hartman en ont guéri plusieurs maniaques; on faisoit l'infusion dans de l'eau, ou dans une décoction de mouron à fleur rouge, ou de millepertuis. Le lait d'ânesse nourrit et déterge puissamment; il convient par cette raison à la phthisie, aux maladies d'estomac, à l'abcès des reins, au calcul de la vessie, à la goutte : il agit en lâchant le ventre, et en détergeant les canaux urinaires. La prise est de quatre onces à dix. L'usage externe du lait d'ânesse est d'affermir les gencives et de calmer les douleurs de la goutte en forme de cataplasme avec la fiente.

ANÉMONE (*Anemona hortensis*, Linn. 761). Cette plante

très-connue est détersive ; ses racines mâchées attirent la salive et tiennent les dents saines.

ANETH (*Anethum grave olens*, Linn. 377). Cette plante qui se sème dans les jardins, est assez semblable par ses feuilles au fenouil, et leurs propriétés sont à peu près les mêmes. Les feuilles d'aneth sont résolutives ; appliquées extérieurement, elles avancent la suppuration des tumeurs. Leur eau distillée et sa semence augmentent le lait, appaisent le vomissement et le hoquet. Heurnius propose comme un remède immanquable pour cette dernière maladie quatre gouttes d'huile exprimée de graine d'aneth, mêlée avec demi-once d'huile d'amandes douces. La semence de l'aneth est stomacale et anodine ; on emploie ses sommités pour la colique en lavement ; son huile essentielle corrige les aigreurs de l'estomac, et rétablit l'appétit. On fait aussi l'huile d'aneth par infusion : elle entre dans l'huile carminative de Mynsicht, dans l'huile de mucilage, et dans celle de Renard. La semence d'aneth s'emploie de la même manière que les autres semences chaudes ; elle est du nombre des quatre mineures.

ANGÉLIQUE (*Imperatoris sativa*, Tourn. 317. *Angelica archangelica*, Linn. 360). La première espèce, que quelques-uns appellent archangélique ou racine du Saint-Esprit, à cause de ses grandes vertus, étoit apportée autrefois de Bohême, où elle croît abondamment : elle vient aussi en France, et s'élève aisément dans les jardins, où elle se sème d'elle-même tous les deux ans. Elle est stomacale, cordiale, céphalique, apéritive, sudorifique, vulnéraire ; elle résiste au venin. On emploie sa racine, les côtes de ses feuilles, ou pour mieux dire, leurs pédicules et ses semences. La racine et les feuilles ont une odeur musquée très-aromatique. On les confit au sucre lorsqu'elles sont fraîches ; on les ordonne dans les fièvres malignes, dans la petite vérole, dans les indigestions et pour les vents.

La décoction d'une once de la racine sèche, bouillie dans trois chopines d'eau, et bue par verres, est sudorifique, diurétique, carminative, stomachique et cordiale ; elle a réussi plusieurs fois dans les fièvres pourprées. On donne aussi cette racine en substance et en poudre à un gros dans un demi-verre de vin, ou quelque autre liqueur appropriée.

L'angélique sauvage est résolutive ; une poignée de ses feuilles, broyées et appliquées sur les loupes, en les renouvelant deux fois par jour, les dissipe peu à peu. L'eau distillée d'angélique est bonne pour les piqûres des animaux venimeux, surtout si on y applique les feuilles, pilées avec autant de celles de rue et du miel. Quelques-uns emploient la semence d'angélique comme les semences chaudes, et la mettent infuser avec les autres dans l'eau-de-vie, pour en faire un ratafia propre dans la colique venteuse, les crudités, et dans les indigestions.

La racine d'angélique de Bohême est employée dans plusieurs confections alexitères, comme dans l'orviétan, dans l'électuaire du même nom de Hoffmann, dans l'antidote de Mathiole, dans la thériaque, dans l'opiat cordial de la pharmacopée de Lyon, dans la confection thériacale de Mynsicht, dans l'élixir de *tribus*, dans l'élixir pestilentiel de Crollius, dans l'élixir de vie de Mathiole et de Quercétan, dans la fleur des cordiaux ou le grand cordial de Batœus, dans l'eau épidémique et dans le lait alexitère distillé du même auteur; dans l'eau cordiale de Gilbert, dans l'eau anti-épileptique de Mynsicht, dans l'eau céleste, dans l'eau prophylactique ou le vinaigre distillé de Sylvius Deleboé, dans l'eau carminative du même, etc. On substitue la racine de la seconde espèce, qui n'a pas tant d'odeur ni de vertu.

Quelques-uns recommandent l'angélique sauvage comme un bon remède dans l'épilepsie, à la dose d'un gros de la racine en poudre, dans un verre de vin blanc le matin à jeun.

ANGOLAN (*Alangium decapelatum*). Bel arbre qui croît au Malabar, presque toujours chargé de fleurs et de fruits. Sa racine, réduite en poudre, est bonne contre la morsure des serpens et contre les vers.

ANGUILLE (*Anguilla*). Poisson d'eau douce, fait comme un serpent. Sa graisse est vulnéraire; elle rétablit l'ouie, distillée dans l'oreille, et soulage les hémorroïdes, en onction. La tête coupée et appliquée toute sanglante sur les verrues, les guérit. Le sang encore tiède, bu avec du vin, appaise la colique. Le foie avec le fiel, séché à la cheminée ou au four, pulvérisé, se donne avec un heureux succès, de la grosseur d'une aveline, avec du vin, dans l'accouchement difficile : s'il ne fait pas son effet, on peut réitérer et augmenter cette dose. La peau sert de ligature aux membres luxés ; on la porte sur la chair nue en façon de jarretière pour se préserver des crampes. Salée, desséchée, elle sert en forme de parfum contre la chute du fondement et de la matrice, pourvu que les ligamens ne soient point rompus, ce qu'on a éprouvé plusieurs fois. Il n'importe, suivant le docteur Michaël, que cette peau soit fraîche ou salée et sèche. Sennert et Ferdinand confirment l'usage de ce parfum, aussi bien qu'Arnault de Villeneuve.

ANIL

Anil *ou* Indigo (*Indigofera tinctoria,* Linn.). Cette plante originaire de l'Indostan, d'où elle a été transportée au Mexique, aux Antilles, et ensuite dans la Caroline méridionale, donne des feuilles qui, réduites en poudre, sont réputées céphaliques : en décoction, ou simplement écrasées, elles passent pour vulnéraires et utiles pour déterger les plaies et les ulcères.

Anis (*Apium anisum dictum, semine suave alente, majori et minori,* Tourn. 305. *Pimpinella anisum,* Linn.). Plante fort commune dans les jardins : on ne se sert que de sa semence, qui est chaude, dessiccative, carminative, digestive ; plus elle est fraîche, plus elle est douce, cordiale, stomacale, pectorale.

L'anis est la première des quatre semences chaudes majeures, qui sont les semences d'*anis,* de *carvi,* de *cumin* et de *fenouil.* Les quatre semences chaudes mineures sont celles d'*ache* ou de persil, d'*ammi,* de *panais sauvage* et d'*amome.* On se servoit autrefois de l'anis pour correctif du séné, et on n'ordonnoit guères d'infusion purgative sans cette semence ; mais on a reconnu par expérience que les sels fixes sont encore plus capables d'atténuer la résine des purgatifs que l'anis, le semen-contra, la coriandre, etc. Cependant cet ancien usage subsiste encore dans plusieurs endroits où on fait infuser une drachme de semence d'anis avec deux drachmes de séné ; et dans les lavemens on en fait bouillir avec les autres herbes jusqu'à deux et trois gros pour dissiper les vents et pour appaiser la colique, dans le cours de ventre.

L'anis est un stomachique assez utile, car il aide à la digestion, et empêche les crudités ; plusieurs en prennent après le repas, sur-tout celui qui est en dragée et couvert de sucre. Il est bon pour les enfans sujets au cochemar et aux suffocations, suivant Ettmuller. On tire l'huile d'anis de deux manières, ou par expression, ou par distillation, l'une et l'autre sont excellentes pour la colique venteuse, et pour faire cracher les asthmatiques ; on en met jusqu'à dix gouttes dans un verre de quelque liqueur convenable.

L'anis est employé dans plusieurs teintures, ratafias, et autres sortes de liqueurs qu'on boit après le repas. Il entre aussi dans quelques alimens comme un assaisonnement qui en relève le goût. On l'emploie dans le sirop d'armoise, le sirop anti-asthmatique de Charas, la poudre diarrhodon, et dans la poudre réjouissante.

Anodin, connu sous le nom du roi d'Angleterre. On coupe par petites tranches une once et demie d'opium bien choisi , et on y ajoute une demi-once d'écorce de sureau , et autant d'écorce de sassafras. On met le tout dans une bouteille de verre , et on y verse une livre d'esprit-de-vin (*alcohol*). On la bouche avec un papier gris en plusieurs doubles qu'on perce en plusieurs endroits avec une épingle. On place la bouteille près du feu à une distance convenable , ou au soleil quand il est dans sa force. On laisse infuser le tout pendant quatre ou cinq jours , en remuant la bouteille de temps en temps , puis on filtre la liqueur. Elle appaise les douleurs les plus aiguës , dans les fièvres ardentes , insomnies , douleurs de poitrine , maux de tête , migraine , toux , colique , rhumatismes , gouttes violentes , blessures douloureuses ; enfin , tout ce qui empêche le repos.

La dose est de quinze à seize gouttes pour l'ordinaire , dans du vin d'Espagne ou autres , eau de scorsonère , de coquelicot , de mélisse , etc. Si le remède ne fait pas d'abord effet , on le reprend au bout de vingt-quatre heures , augmentant de deux ou trois gouttes , trois heures après le repas. Le soir est le temps le plus favorable , à moins qu'on ne soit pressé , alors on le donne à toute heure , gardant l'intervalle de trois heures après le repas. Si le mal ne diminue pas, on peut augmenter jusqu'à quarante gouttes , mais seulement de deux gouttes chaque jour.

ANTHORA *ou* Aconit salutaire (*Aconitum salutiferum seu anthora* , Tourn.). Cette plante ainsi nommée pour la distinguer des autres aconits qui sont de vrais poisons , croît sur les Alpes et sur les Pyrénées.

La racine de cette plante passe pour être le contre-poison de l'aconit ; un remède propre pour guérir les morsures des bêtes venimeuses , et les blessures empoisonnées ; on la fait prendre en poudre dans le vin blanc , à un gros. Elle entre dans quelques compositions alexitères. Dans le pays du Dauphiné , on se sert de sa racine pour tuer les vers et appaiser les tranchées des intestins.

ANTIDOTE de Paracelse. Aloès hépatique , encens en larme, myrrhe choisie , de chacune six drachmes ; benjoin , ambre jaune (*succin*) , de chacun trois onces ; storax , deux onces ; safran , une drachme ; sel d'absinthe , demi-once ; fleurs de soufre (*soufre sublimé*) , vingt-quatre onces ; huile de térébenthine , une livre ; esprit de genièvre , sept livres. On fait digérer des baies de genièvre récentes et concassées dans un matras de verre , bien bouché , avec une livre d'eau-de-vie. On distille ensuite (pour en tirer l'esprit dans lequel on mettra exactement toutes les drogues ci-dessus) dans un alambic de

verre qu'on met en digestion sur les cendres chaudes pendant
cinq jours, entretenant toujours le feu dans une égale et
douce médiocrité. On distille ensuite et on a l'*élixir de Paracelse*. Si on verse les liqueurs non distillées, doucement
par inclination, en sorte qu'on n'y mêle point de feu, on a
l'*antidote de Paracelse*. Les doses de l'un et de l'autre sont
de vingt-cinq à trente gouttes.

Ce remède est hystérique, cordial et stomachique; et selon
l'épreuve qui en a été faite très-souvent, il est excellent et
assuré contre-poison contre l'arsenic.

ANTIMOINE, sulfate d'antimoine (*Antimonium seu sti-
bium.*) Minéral approchant du métallique, pesant, luisant,
cristallin ou disposé en longues aiguilles, de couleur fort
noire, qui se trouve proche des mines de métaux, en plusieurs lieux de l'Europe, comme en Hongrie, en Transylva-
nie et en plusieurs endroits de la France. Il faut le choisir
net, en belles et longues aiguilles, brillantes, faciles à casser; on se sert du cru ou du préparé.

Il purge avec grande violence toutes sortes d'humeurs, et
fait des merveilles dans les fièvres intermittentes, maladies
désespérées, migraines, gouttes, épilepsies, vertiges, lèpres,
paralysies, apoplexies, et dans toutes les maladies causées
par l'abondance des mauvaises humeurs ou cacochymie; cependant il ne faut s'en servir qu'avec de très-grandes précautions; il ne faut employer au dedans que le préparé, le mettant infuser dans du vin, à la dose de demi-once seulement;
il peut avoir lieu au dehors dans des collyres, où il est recommandé contre les ulcères des yeux, et dans les suffusions.

Les principales préparations de l'antimoine sont, 1º le
verre d'antimoine (*l'oxide d'antimoine sulfuré vitreux*),
qui, à la dose de deux à quatre grains, purge par haut et
par bas.

2º Le *crocus metallorum* (l'oxide d'antimoine, sulfuré
demi-vitreux), la meilleure et la plus assurée préparation
de l'antimoine, que l'on met infuser à la dose de quatre
à douze grains dans du vin, pour purger fortement par haut
et par bas; on en met aussi dans les clystères, depuis demi-
drachme, l'ayant fait bouillir dans de l'eau ou du vin; et après
l'avoir coulé, il le faut mêler avec la décoction du clystère.
De ce *crocus metallorum* se fait l'eau-bénite de Rutland, tant
vantée par son auteur.

3º L'antimoine diaphorétique (*l'oxide d'antimoine blanc
par le nitre*), qui, étant pris à la dose de dix à vingt-cinq
grains, purifie le sang, résiste à la corruption, profite à tous

ceux qui ont des obstructions invétérées, hydropisie, mélancolie hypocondriaque, fièvres malignes, petites véroles et rougeoles, aposthumes internes, gales et ulcères, tant internes qu externes ; et les fleurs d'antimoine, qu'on donne à la dose de deux grains à quatre, mais qui purgent avec trop de violence.

4° L huile d'antimoine qui purge doucement par dessus, à la dose de trois grains à six.

5° La teinture qui, étant prise avec du vin, à la dose de trois grains à neuf, purge par les sueurs et par les urines les mauvaises humeurs, et a les mêmes vertus que l'antimoine diaphorétique.

6° Le régule d'antimoine simple et le composé, qui purgent assez doucement par dessus et par dessous, à la dose de deux grains à trois.

Aoura, *Avora*, *Avoura*. Fruit d'une espèce de palmier qui se trouve dans l'Afrique et aux Antilles. Lémeri fait mention d'un aoura qui est de la grosseur d'un œuf de poule, dont la chair est jaune, le noyau dur, osseux, de la grosseur de celui d'une pêche, renfermant une amande blanche fort astringente, et propre à arrêter le cours de ventre. *Voyez* Palmier.

Apozème (*Apozema*). Forte décoction de plusieurs espèces de racines, d'herbes, de fleurs, de fruits, de semences appropriées en vertus aux maladies pour lesquelles on la donne. On la rend purgative, quand on veut, en y faisant infuser des drogues purgatives.

Apozème *cordial* et *apéritif*. Faire bouillir, dans trois chopines d'eau réduites à moitié, des racines de chiendent, d'ache, de persil, de fenouil et d'asperges, de chaque une once ; des feuilles de laitue, de pourpier, de chicorée sauvage et d'aigremoine, de chacune une poignée ; des fleurs de buglose, de violettes, de chicorée et de bourrache, de chacune une pincée ; avec deux gros de semences froides, et après avoir clarifié les décoctions avec un blanc d'œuf, on en fait quatre ou cinq prises ; on ajoute, si l'on veut, à chaque prise, un peu de sirop de violettes ou de limon, pour rendre l'apozème plus agréable.

Apozème *laxatif*. Racines de chicorée sauvage, de patience sauvage, de polypode de chêne, ratissées et coupées par tranches, de chacune demi-once : les faire bouillir dans trois chopines d'eau réduites à deux ; vers la fin de l'ébullition, ajouter une poignée de feuilles de chicorée sauvage ; retirer le vase du feu, et y faire infuser à chaud, pendant quatre heures, une once de séné mondé, deux grains de semence d'anis ; dissoudre demi-once de sel de Glauber (*sulfate de soude*) ; passer la liqueur par un linge avec une légère expression, et ajouter à la décoction deux onces de fleurs de pêchers ; partager le tout en six verres à prendre tièdes en deux jours, trois dans chaque matinée, de deux en deux heures, et un bouillon léger entre chaque prise. S'il purge abondamment on ne prendra que deux verres chaque matin, et alors il y en aura pour trois jours. — *Nota*. En réduisant à la moitié toutes les doses ci-dessus, on peut en faire une tisane laxative ou purgative, à prendre en trois verres dans une seule matinée.

APOZÈME *apéritif contre l'hydropisie*. Racines de patience sauvage, de chardon-rolland, d'arrête-bœuf, de chacune une demi-once ; racine d'énule campane, deux gros ; les ratisser, couper par morceaux, et les faire bouillir dans trois chopines d'eau qu'on réduira à deux : vers la fin de l'ébullition on ajoutera des feuilles de chicorée sauvage, de cerfeuil, de chacune une poignée. On passe ensuite la liqueur par un linge avec une légère expression, et on y dissout deux gros de sel de *duobus* (*sulfate de potasse*), un gros de poudre de jalap, une once et demie de sirop de nerprun. On en prend trois fois le jour un verre tiède, deux le matin et un l'après dîné, et un bouillon après chaque verre. — *Nota*. Si les deux premiers évacuent suffisamment, on suspend les derniers.

APOZÈME *fébrifuge et laxatif*. Feuilles de chicorée sauvage, de bourrache, de buglose, lavées et coupées, de chacune une poignée ; écorce de quinquina grossièrement pulvérisée, une once : faire bouillir dans trois chopines d'eau, qu'on réduit à deux. Vers la fin de l'ébullition, on ajoute trois gros de follicules de séné, deux gros de sel de Glauber (*sulfate de soude*). On passe ensuite la liqueur avec expression, et on ajoute une once et demie de sirop de fleurs de pêcher, ou de chicorée, composé. Toutes les quatre heures on en prend un verre tiède dans l'intermission des accès, et toutes les trois heures, si l'intermission est moindre.

APOZÈME *anodin* et *apéritif*. Une poignée et demie de feuilles de chicorée sauvage et autant de buglose, une poignée de cresson de fontaine ; couper le tout et le jeter dans deux livres et demie d'eau bouillante ; le passer après l'avoir laissé infuser un quart-d'heure. Dissoudre dans la colature trois gros de sel de Glauber (*sulfate de soude*), et une once et demie de sirop violat. Il faut, de deux en deux heures, en prendre un verre.

Apozème *pour rafraîchir ceux qui ont la fièvre*. Des racines de chicorée sauvage et de pissenlit , nettoyées et concassées , de chaque deux onces ; feuilles de chicorée sauvage , laitue , pourpier , oseille , de chaque deux bonnes poignées ; eau commune , quatre livres ; faire réduire le tout par ébullition à la moitié de l'eau , ajoutant sur la fin demi-once de réglisse ratissée et coupée par aiguillettes ; et dans cinq onces de cette décoction coulée , y dissoudre une once de sirop de limons.

Apozème *contre la néphrétique et les obstructions des viscères* , où il est question de fondre et de dissoudre le sang épaissi. Racines d'arrête-bœuf et d'asperge , de chacune demi-once ; feuilles de chicorée , de pimprenelle et d'aigremoine , de chacune demi-poignée ; semences de cerfeuil et d'herbe-aux-perles , de chacune une pincée : faire cuire le tout dans huit onces d'eau de fontaine ; délayer dans cette décoction une demi - once de sirop des cinq racines apéritives , pour un apozème à prendre le matin pendant huit jours.

Apozème *contre les hémorragies , le vomissement et le flux de ventre*. Racines de bistorte , de tormentille et de grande consoude , de chacune demi-once ; feuilles de bourse-à-pasteur et de millefeuille , de chacune une demi-poignée ; roses rouges , une pincée : faire cuire le tout dans une suffisante quantité d'eau jusqu'à réduction de six onces ; ajouter à la décoction deux onces de suc d'orties bien purifié , six gros de sirop de coings ; faire un apozème à prendre le matin pendant trois jours de suite.

Apozème *contre la jaunisse et les pâles-couleurs*. Racines de garance et de grande chélidoine , de chacune une once ; feuilles de grande chélidoine , de petite centaurée et d'absinthe , de chacune demi-poignée : dissoudre dans la décoction une once de sirop des cinq racines apéritives , pour un apozème à prendre tous les matins pendant huit jours.

Apozème *contre l'acrimonie du sang , la phthisie , l'asthme et les ulcères du poumon*. Racines de guimauve , une once ; feuilles de pas-d'âne et de violettes , de chacune une pincée ; semences de pavot blanc , broyées et suspendues dans un nouet , une demi-once : faire bouillir le tout dans huit onces d'eau , délayer dans la décoction une once de sirop de capillaire , pour un apozème à prendre tous les matins pendant huit jours.

Apozème *rafraîchissant*. Feuilles de bourrache , de bette , de buglose , de poirée , de chicorée blanche , lavée et coupée , de chacune demi-poignée ; les faire bouillir dans trois chopines d'eau commune, qu'on réduira à une pinte : passer ensuite à travers un linge ou un tamis avec une légère expression ; ajouter à la décoction une once de sirop de violettes ou de nénuphar. Cet apozème se prend tiède, à la dose d'un verre, de deux heures en deux heures, dans les maladies aiguës.

A*pozème contre la pleurésie et la péripneumonie.* Feuilles de bourrache, de buglose, de chicorée sauvage, de chacune une poignée ; les couper un peu, et les laver ; faire bouillir dans trois chopines d'eau qu'on réduira à une pinte : passer ensuite au travers d'un linge, avec légère expression ; ajouter à la décoction une once et demie de sirop de guimauve, pour un apozème à prendre tiède, de deux en deux heures, à la dose d'un grand verre.

A*pozème pectoral adoucissant, pour la sécheresse de poitrine et la toux opiniâtre.* Orge mondé, demi-once ; feuilles de bourrache, de capillaire, de tussilage, de pulmonaire maculée, de chacune une poignée : faire bouillir le tout dans deux pintes d'eau commune, qu'on réduira à trois chopines ; ajouter de la racine de guimauve lavée, deux gros ; fleurs de tussilage, de mauve, de chacune une pincée ; retirer le vaisseau du feu et laisser le tout infuser pendant un quart-d'heure ; passer la liqueur sans expression, et ajouter à la décoction une once et demie de sirop de violettes ou de capillaire ; faire un apozème à prendre tiède, de deux en deux heures, à la dose d'un verre.

A*pozème connu sous le nom vulgaire de bouillon rouge.* Racines et feuilles de chicorée sauvage, de pissenlit, de fraisier, de bourrache et de buglose, de chacune une poignée ; racines d'oseille et de chiendent, de chacune deux onces ; feuilles d'aigremoine, une poignée : faire bouillir le tout dans trois livres d'eau, pour faire un apozème.

A*pozème diurétique.* Décoction de feuilles et de tiges de bardane, deux livres ; y délayer sirop des cinq racines apéritives, deux onces : faire un apozème à prendre de temps en temps.

A*pozème vulnéraire dans les hémorrhagies et les ulcères internes.* Racines de garance, de tormentille et de bistorte, de chacune une once ; feuilles de lierre terrestre, de véronique, de millefeuille et de verge d'or, de chacune une poignée ; sommités fleuries de millepertuis et de paquerette, de chacune une demi-poignée : faire bouillir le tout dans une quantité d'eau commune réduite à quatre livres ; délayer dans la décoction deux onces de sirop de roses fait avec le miel ; faire un apozème dont la dose est d'une once, de trois en trois heures.

Apozème *anti-scorbutique*. Racines de raifort sauvage, de petite scrophulaire, d'aulnée et d'oseille, de chacune demi-once ; feuilles de fumeterre, de beccabunga, de cresson de fontaine, de chacune une poignée ; sommités de pin et de sapin, fleurs de petite centaurée et de genet, de chacune une pincée ; graines de roquette, d'ancholie, de genièvre pilées, de chacune un gros : faire bouillir dans six livres d'eau réduite à cinq ; ajouter sur la fin petite joubarbe, deux pincées ; herbe aux cuillers, une poignée : passer et conserver cet apozème ; la dose est de six onces, alliées avec une demi-once de sirop de limon, à prendre quatre fois le jour.

Autre. Racines de raifort sauvage, ou, à leur défaut, de celle d'aulnée, ratissées et coupées par tranches, une once ; racines de pyrèthre concassées, demi-gros : faire bouillir ces racines dans trois livres d'eau qu'on réduira à deux tiers. Prendre ensuite feuilles de cochléaria, de trèfle d'eau, de cresson de fontaine, de chacune une poignée : les piler ensemble dans un mortier de marbre ou de bois, et les jeter ensuite dans la décoction ci-dessus, en la retirant du feu et la couvrant bien jusqu'à ce qu'elle soit tout à fait refroidie. On coule le tout avec une légère expression, et on ajoute une once de sirop d'absinthe. La dose est de quatre verres par jour, un peu dégourdis.

Apozème *apéritif*. Orge entier, bien lavé, une poignée ; racines de chiendent, de petit houx et de chicorée, de chacune une once : faire bouillir le tout dans quatre livres d'eau réduites à trois ; ajouter sur la fin feuilles de pissenlit, de scolopendre, de chacune une poignée ; réglisse ratissée et concassée, trois gros : faire un apozème apéritif à prendre par verres, de trois heures en trois heures.

Apozème *rafraîchissant, humectant, épaississant et adoucissant*. Racines de chicorée, d'oseille et de nénuphar, de chacune une once ; feuilles de laitue, de pourpier, d'oseille, de buglose et de chicorée blanche, de chacune une poignée ; fleurs de violettes et de bourrache, de chacune une pincée : faire bouillir dans deux livres d'eau réduites à une livre et demie ; ajouter sur la fin une once des quatre grandes semences froides ; délayer ensuite dans la décoction sirop de nénuphar et de guimauve, une once ; faire un apozème pour quatre doses à prendre de quatre en quatre heures.

Apozème *contre le crachement et le vomissement de sang, et autres hémorrhagies*. Racines de quintefeuille, de bistorte, de tormentille, de chacune une once ; des feuilles de renouée, de plantain, de millefeuille et d'ortie-grièche, de chacune une poignée; des fleurs de roses rouges, deux pincées : faire bouillir le tout dans six livres d'eau à la consomption de quatre; passer ensuite par un linge avec une légère expression, et édulcorer chaque livre de décoction avec une once de sirop de roses rouges ou de grande consoude, pour un apozème dont on donnera par jour trois ou quatre verres tièdes.

APOZÈME *contre la phthisie*. Racines de guimauve, une once; feuilles d'adiante, de pied-de-chat, de chacune une poignée, fleurs de pas-d'âne et de violettes, de chacune une pincée ; semences de pavot blanc, concassées et mises dans un nouet, une once, que l'on fera cuire dans huit onces d'eau de fontaine. On ajoutera à la décoction une once de sirop de capillaire, pour un apozème à prendre le matin pendant quinze ou seize jours.

APOZÈME *contre la gravelle*. Racines d'asperges et d'arrête-bœuf, de chacune demi-once ; feuilles d'aigremoine, de pimprenelle et de chicorée, de chacune demi-poignée; semences de gremil et de cerfeuil, de chacune une pincée ; faire cuire le tout dans huit onces d'eau. On délaye dans la décoction une once de sirop des cinq racines apéritives, pour un apozème à prendre le matin pendant neuf à dix jours.

APOZÈME *pour rafraîchir le sang*. Faire bouillir pendant deux minutes un demi-setier de lait clair, y jeter le blanc d'un œuf avec la coquille, battre ensemble avec quelques brins de balai, jusqu'à faire mousser entièrement ; passer cela à travers un linge blanc et le laisser ainsi toute la nuit ; le lendemain, ajouter une once de sirop de pomme ; agiter le tout, pour prendre en deux verres le matin, et continuer le lendemain.

ARAIGNÉE (*Araneus, seu aranea*). Insecte assez connu, et dont il y a beaucoup d'espèces. Sa toile est astringente, vulnéraire, consolidante; elle arrête le sang, étant appliquée sur les plaies, et prévient l'inflammation : on s'en sert pour les coupures ; il en faut mettre dans la plaie aussitôt qu'elle est faite, afin qu'elle n'enfle point. Les toiles d'araignées sont un excellent remède pour souder les plaies récentes.

ARBOUSIER, (*Arbutus folio serrato*, Tourn. 598. *Arbutus unedo*, Linn.). Cet arbre, qui s'accommode de toutes sortes de terrains, profite mieux dans les lieux humides. Les feuilles et son écorce sont astringentes.

ARCANÇON *ou* Brai sec (*Palimpissa, seu pix sicca*). Espèce de poix noire qui reste au fond des alambics ou des cornues, après qu'on a tiré, par la distillation des huiles, de la térébenthine. Il doit être choisi net, sec, cassant, luisant, noir. Il est détersif, résolutif, suppuratif, digestif ; on l'emploie dans les onguens, dans les emplâtres, dans les cérats.

ARGENT dissout par l'acide nitreux (*acide nitrique*), donne des cristaux qui, fondus et ensuite jetés dans un moule, forment la pierre infernale (*nitrate d'argent fondu*), dont on fait usage pour corroder les chairs.

ARGENTINE (*Pentaphilloïdes argenteum alatum, seu potentilla*, Tourn. 298. *Potentilla anserina, argentina vulgaris*, Linn. 710). Cette plante, à racines vivaces, croît au bord des rivières et aux lieux humides, le long des chemins ; elle est astringente, rafraîchissante, dessiccative, consolidante, détersive et diurétique.

Le dessus de ses feuilles, qui semble argenté, l'a fait nommer *argentine*. Ses feuilles et ses semences sont les parties d'usage : le suc de toute la plante se donne avec succès depuis quatre onces jusqu'à six, dans les fièvres intermittentes ; ou bien on fait bouillir une poignée des feuilles dans un bouillon de veau, qu'on réitère deux fois par jour. Le sel d'argentine passe pour un bon remède contre la fièvre : Ray en fait mention. Cette plante est ordinairement employée intérieurement dans les tisanes et dans les bouillons pour les cours de ventre, le flux de sang et les hémorragies. Lorsqu'on ajoute deux ou trois écrevisses de rivière à chaque bouillon, c'est un excellent remède pour les fleurs-blanches.

On recommande l'argentine pour la jaunisse, pour le scorbut et pour l'hydropisie.

La graine concassée, et prise à la pesanteur d'un demigros dans quatre onces de son eau distillée, modère et arrête quelquefois les pertes de sang ; elle est bonne aussi pour les injections qu'on fait dans le vagin, et pour les ulcères fistuleux.

L'argentine adoucit l'imflammation des reins et de la vessie ; elle tempère l'ardeur de l'urine, et fournit une eau distillée qu'on estime beaucoup pour décrasser le visage, pour le hâle et pour les rougeurs. Cette eau est bonne pour la chassie et pour les ulcères des yeux.

ARGILE *ou* Terre glaise (*Argilla*). Terre grasse, visqueuse, dont les potiers se servent pour faire leurs pots ; appliquée sur une plaie, elle est propre à arrêter le sang.

ARISTOLOCHE clématite (*Aristolochia clematitis recta*, Tourn. *Aristolochia clematitis*, Linn.). Des quatre espèces de cette plante, la ronde, la longue et la petite, sont seules employées en médecine : elles sont détersives, céphaliques,

vulnéraires, chaudes et dessiccatives, atténuantes et apéritives; elles résistent au venin et à la gangréne.

On emploie ordinairement leurs racines. Ces racines s'ordonnent en poudre depuis une demi-drachme jusqu'à deux,
ou en infusion jusqu'à demi-once. Elles sont très-propres à
faire venir les règles, et à purger la matrice après l'accouchement, comme le dit Hippocrate dans son *Traité des maladies
des femmes*. Elles emportent les obstructions des viscères,
poussent les urines, facilitent le crachement dans l'asthme,
et s'emploient avec succès dans les décoctions vulnéraires
et détersives. Elles produisirent de très-bons effets en lavement, dans les hémorroïdes internes, lesquelles, ayant
suppuré, étoient prêtes à produire des fistules. Elles sont
emménagogues, diurétiques et anti-asthmatiques. La décoction d'une demi-once d'aristoloche ronde, avec les sommités
d'absinthe, environ une poignée pour chaque remède, prise
tous les matins pendant huit jours, a guéri des personnes qui
rendoient le pus par le fondement. Hoffmann, après Gallien,
préfère l'usage de l'aristoloche longue, pour déterger les
ulcères, pour sécher la gale, et c'est un remède familier aux
Allemands. Simon Pauli se servoit avec succès de la décoction de sa poudre, faite dans de l'eau de véronique, dont
il bassinoit les ulcères des jambes.

Lobel assure dans ses *Mémoires*, que la longue, jointe
avec la pistolochia, est préférable à la ronde, pour chasser
l'enfant mort de la matrice : ce qu'il a éprouvé, l'ayant même
appliquée en forme de pessaire dans la vulve.

La troisième espèce n'a pas moins de vertu que les autres :
sa racine est amère, apéritive, sudorifique, détersive et vulnéraire ; elle convient dans la goutte et dans les rhumatismes
goutteux. Sa poudre ou son extrait est utile dans les vapeurs
hystériques, pour les pâles-couleurs, pour l'asthme et pour
les fièvres intermittentes.

Fabri de Castelnaudary a donné une bonne méthode pour
préparer l'essence et l'extrait de l'aristoloche, tempérée avec
la grande consoude.

L'aristoloche entre dans les lotions et les teintures vulnéraires ; la ronde est employée dans la poudre *diaprassii* de
Nicolas Alexandrin, dans la *dialacca magna* de Mésué, dans
les trochisques de câpres, dans l'huile de scorpion composée
de Mésué et dans celle de Mathiole, dans l'onguent de nicotiane de Joubert, dans l'onguent des apôtres d'Avicenne et
dans l'emplâtre vulnéraire de Paracelse. L'aristoloche longue
entre dans l'*aurea alexandrina*, dans l'*hiera-logodii*, dans

les trochisques de *l'acea* de Mésué, dans l'emplâtre divin, etc. On les employe toutes deux dans la poudre de l'électuaire de Justin, dans l'emplâtre pour les descentes de *Nicolas Praepositus*, et dans l'emplâtre styptique de Crollius. Quelques-uns prétendent que la racine de l'aristoloche clématite est la *tenuis* des anciens, qui entre dans la thériaque d'Andromaque et dans celle appelée *diatesseron* de Mésué. Ses feuilles s'emploient dans l'eau vulnéraire, autrement appelée *eau d'arquebusade*. Toutes les trois espèces d'aristoloche entrent dans l'emplâtre *diabotanum* de Blondel.

Armoise, *ou* Herbe de la St.-Jean (*Artemisia vulgaris*, Linn. 1188). Cette plante vivace, qui trace beaucoup par ses racines, est détersive, vulnéraire, apéritive, hystérique et fortifiante.

Ses feuilles et ses fleurs sont d'un usage très-familier dans les infusions et dans les décoctions hystériques : on en fait bouillir légèrement une poignée dans un bouillon de veau ou dans une chopine d'eau. On les emploie aussi dans les demi-bains et les lave-pieds, on les mêle alors avec autant de mercuriale. On emplit des sachets d'armoise pour les appliquer en manière de cataplasme sur le nombril des femmes qui se plaignent de suffocations de matrice. Cette plante a donné le nom au sirop d'armoise de Fernel et de Rhasis, qu'on ordonne si communément à une once dans les potions hystériques, apéritives et céphaliques. Elle entre dans la poudre de l'électuaire de Justin, dans le catholicon simple de Fernel, dans l'onguent *martiatum*. L'armoise est aussi employée dans l'eau vulnéraire. On prépare un extrait d'armoise et une conserve pour les mêmes usages.

Arnica, *voyez* Doronic.

Arrête-Boeuf, *ou* Bugrande (*Anonis spinosa flore purpureo*, Tourn. *Ononis spinosa*, Linn.). Plante qui croît dans les terres sèches, légères et même sablonneuses ; ses racines sont en usage en médecine ; elles sont chaudes et dessiccatives, abstersives, atténuantes, incisives, apéritives.

L'écorce sur-tout en est très-efficace pour pousser le sable et les urines ; l'eau distillée de toute la plante en fleur, a la même vertu. Elle est utile aussi dans l'hydropisie, la jaunisse, la suppression des mois, et dans les hémorroïdes enflammées. Quelques-uns font infuser deux gros de racine d'arrête-bœuf dans un verre de bon vin blanc, et le font boire dans la colique néphrétique, après avoir préparé le malade par le bain. On prétend qu'un gros de cette racine, pris dans un bouillon est très-propre pour les carnosités. Plusieurs praticiens , après Mathiole , estiment ce remède excellent pour le sarcocèle.

La décoction des feuilles et des racines est détersive , et propre en gargarisme , pour le scorbut , les maux de gorge et l'enflure des gencives.

ARROCHE , Belle-dame , Bonne-dame *ou* Follette (*Atriplex alba , sive pallide virens* , Tourn. 505. *Atriplex hortensis* , Linn. 1493). On élève cette plante dans les potagers ; on substitue dans la médecine les feuilles de ces deux espèces aux feuilles de poirée , pour les décoctions émollientes , rafraîchissantes et laxatives.

La semence d'arroche purge par haut et par bas assez violemment ; ainsi son usage est à éviter. Elle entre dans la poudre de Guttète, que Bauderon recommande pour l'épilepsie des enfans.

ARROCHE puante , *ou* Herbe-de-bouc (*Atriplex fœtida* , *Chenopodium fœtidum* , Tourn. 506. *Chenopodium vulvaria* , Linn. 520). Cette plante , dont les branches s'étendent sur la terre , a de petites feuilles grassettes , blanchâtres , d'une odeur insupportable par sa puanteur.

On emploie avec succès cette plante en décoction et en lavement , pour les passions hystériques : on en fait même une conserve avec le sucre. Quelques-uns l'ordonnent séchée au four , et bouillie dans l'eau à la manière du thé.

ARSENIC (*Arsenicum*). Minéral pesant , cassant , sulphureux , caustique , dont il y a trois espèces générales : une jaune , une rouge (*oxide d'arsenic sulphuré rouge*) et une blanche (*oxide d'arsenic*). La première espèce est appelée orpiment ou orpin (*auri pigmentum*). La seconde est appelée arsenic rouge ou orpin rouge (*sandaraca Græcorum , seu realgal*) , dont il y a deux espèces , un naturel et l'autre artificiel. Et la troisième espèce d'arsenic est appelée arsenic blanc ou simplement arsenic par excellence , comme étant le plus fort de tous. Il y en a de naturel qui est rare , et d'artificiel qui est fait avec parties égales d'orpiment et de sel commun , mêlés et sublimés ensemble.

Toutes les espèces d'arsenic sont des poisons corrosifs ; mais le plus actif et le plus dangereux est l'arsenic blanc : il ne commence à faire ordinairement son effet , que demi-heure après qu'il a été pris , parce que le sel qui fait sa corrosion est lié et embarrassé naturellement dans du soufre , et il lui faut quelque temps pour se développer , alors il cause de grandes douleurs , des déchiremens , des inflammations dans les viscères , des vomissemens violens , des convulsions , des inquiétudes, un abattement général, et enfin la mort, si l'on n'est secouru. *Les remèdes* qui conviennent en cette occasion sont : la graisse fondue ou l'huile bues par écuellées le plutôt qu'on peut, afin d'envelopper et d'affoiblir les pointes du sel caustique, et pour l'évacuer par haut et par bas : le lait ensuite, étant pris en bonne quantité, achève d'adoucir l'âcreté du poison. On se sert de l'arsenic blanc extérieurement, pour manger et consumer les chairs ; il agit sans grande douleur : on en applique sur les cors des pieds et sur les porreaux, après en avoir coupé la superficie, mais il ne faut le faire que d'après l'avis d'un médecin. On ne doit jamais faire prendre de l'arsenic intérieurement, quelque préparation qu'on lui ait donnée, et à quelque petite dose que ce soit, car il communique toujours une mauvaise impression dans le corps.

Artichaut (*Cinara hortensis*, Tourn. 442. *Cinaræ scholymus*, Linn.). Espèce de cardon ou plante qu'on cultive dans les jardins potagers, dont il y a deux espèces principales : les feuilles de l'une sont garnies d'épines et elle est connue sous le nom de cardon ; celles de l'autre n'en ont point. L'artichaut est cordial, apéritif, sudorifique, nourrissant, restaurant, propre à purifier le sang.

Les artichauts, aussi bien que les cardons, sont apéritifs, ils emportent les obstructions et poussent par les urines : ainsi ceux qui sont sujets à la gravelle et à rendre des urines bourbeuses et en petite quantité, peuvent s'accommoder de ces alimens.

Arum. *Voyez* Pied-de-veau.

Asarum. *Voyez* Cabaret.

Asclépias. *Voyez* Dompte-venin.

Asperge (*Asparagus sativa*, Tourn. 300. *Asparagus officinalis*, Linn. 448). Plante fort connue dans les jardins potagers ; sa racine, une des cinq apéritives, est diurétique, dessiccative, résolutive, déterge principalement la rate et les reins : on la donne dans des décoctions appropriées. La puanteur de l'urine qu'on rend, peu après avoir mangé des asperges, démontre leur caractère, qui est de dissoudre et de séparer le sel urineux volatil, et d'introduire la putréfaction, qui est une disposition au calcul plutôt qu'un remède.

La racine de l'asperge s'emploie comme celle d'ache dans les bouillons, dans les tisanes apéritives, et dans le sirop des cinq racines. Les jeunes tiges ou pousses, appelées proprement *asperges*, ne sont pas moins diurétiques que les racines. Van-Helmont prétend qu'un de ses amis devint affigé de la pierre pour avoir trop mangé d'asperges. La semence de l'asperge ou ses baies ne sont pas d'un grand usage. La racine de l'asperge sauvage est un apéritif plus modéré que celle de la cultivée.

Les racines de la première espèce sont employées dans la bénédicte laxative, dans les pilules arthritiques de Nicolas de Salerne, dans le sirop d'armoise de Rhasis, dans celui des cinq racines de Mésué, dans la décoction apéritive hépatique, dans le sirop de guimauve de Fernel, et dans le sirop de chicorée composé. Les semences entrent dans la poudre lithontriptique de Du Renou.

ASPHODEL (*Asphodelus*). L'asphodel jaune et l'asphodel blanc se reproduisent et tracent beaucoup par les racines. La racine du premier est employée comme détersive, incisive, diurétique, emménagogue, résolutive, alexitère. En temps de disette on a fait de bon pain, avec la pulpe des tubercules de l'asphodel blanc, après les avoir fait bouillir dans de l'eau. On peut faire de l'amidon avec la racine de cette plante.

ASPIC d'outre-mer *ou* Nard indique (*Spicanardi*). Epi long et gros comme le doigt, qui vient sur les montagnes de l'Inde, presque à fleur de terre, ce qui lui a fait donner le nom de racine.

Il est astringent, détersif, apéritif, fortifiant, diurétique, bon pour digérer les humeurs froides, et arrêter le flux de ventre ; pris avec de l'eau, il ôte le dégoût, les douleurs d'estomac et les ventosités ; guérit les jaunisses et les incommodités des reins occasionnées par des glaires ; on le met au nombre des contre-poisons ; il empêche le poil des paupières de tomber et le fait revenir plus épais ; on le donne avec de la rhubarbe pour qu'il passe mieux, et quand on veut guérir les opilations.

ASSA-FOETIDA. Gomme en gros morceaux jaunâtres, d'une odeur forte et très-désagréable ; les Allemands l'appellent *Stercus diaboli*. Il faut choisir cette gomme en masse nette, sèche, de couleur jaunâtre, remplie de larmes blanches, d'une odeur fort puante et dégoûtante, tirant sur celle de l'ail.

L'assa-fœtida est un suc gommeux, qui se tire par expression de deux sortes de plantes qui croissent dans la Lybie, dans la Syrie, dans la Médie, dans les Indes : la première est semblable à un saule : on en coupe les feuilles et les jeunes branches qu'on met à la presse pour en tirer le suc qui s'épaissit et s'endurcit au soleil. L'autre plante est plus commune ; elle a les feuilles comme le tithymale, et les racines en gros navets dont on exprime le suc ; ces racines sont d'une puanteur insupportable ; les Indiens en aiment l'odeur et emploient cette drogue dans leurs sauces , comme nous faisons de l'ail , dont elle participe par sa mauvaise odeur.

On emploie cette gomme comme les autres , en bol , en pilules , en opiat , depuis un scrupule jusqu'à un demi-gros : son usage est dans les violens accès de la passion hystérique , et dans la suffocation utérine ; quelques-uns s'en servent dans les fièvres malignes et dans la petite vérole : elle est fort resolutive , et c'est le remède ordinaire des maréchaux , pour les tumeurs et les abcès des chevaux ; elle est aussi très-bonne pour les bestiaux : on s'en est servi utilement dans les endroits où la contagion a fait tant de ravages , en la faisant infuser dans le vinaigre avec l'ail , le sel et le poivre , pour laver la langue des bœufs et des vaches , auxquels il survenoit une espèce d'abcès à la racine de la langue , qu'on avoit soin de ratisser auparavant avec une cuiller , et on la lavoit ensuite avec cette infusion. On a aussi observé de mettre un morceau d'*assa - fœtida* dans un trou , fait à l'auge ou au ratelier des étables , près de l'endroit où l'on attache le bétail , ou bien de frotter les auges avec la lotion précédente. Ce remède est vraiment incisif et échauffant ; on le prescrit quelquefois avec succès dans les suppressions de flux menstruel , des lochies , des pertes blanches , lorsque les feuilles de rue ou de sabine n'ont été d'aucune utilité. on a fait entrer cette drogue dans la poudre thériacale et l'orviétan , qu'on a fait préparer pour ces maladies.

On tire la teinture d'*assa - fœtida* avec l'esprit-de-vin (*alcohol*) tartarisé , dont la dose est d'une cuillerée. Cette gomme entre dans la poudre hystérique de Charas , dans les trochisques de myrrhe , le baume utérin , et dans l'emplâtre pour la matrice.

ASTER *ou* OEil de Christ (*Aster atticus , cœruleus vulgaris ,* Tourn. 481. *Aster amellus ,* Linn. 1226). Cette plante vivace , à racines rameuses et fibreuses , d'une forme agréable , est cultivée dans les jardins. Ses feuilles ont un goût légèrement amer et aromatique ; elles sont regardées comme apéritives , résolutives et détersives. Elles sont bonnes dans les inflammations de la gorge.

ASTRAGALE (*Astragalus Monspessulanus ,* Tourn. Linn. 416). Cette plante , qui croît sur les chemins dans les départemens du midi , a une racine longue de plus d'un pied et grosse comme le doigt ; elle est dure , ligneuse , d'un goût douceâtre ;

douceâtre ; on s'en sert intérieurement , ainsi que de la semence , pour arrêter les cours de ventre et pour provoquer les urines. On l'emploie extérieurement pour déterger et dessécher les plaies.

AUBERGINE, *ou* Mayenne , *ou* Meringeanne *ou* Melongène (*Melongena fructu oblongo* , Tourn. *Solanum melongena* , Linn.).

Les qualités de cette plante sont assez semblables à celles de la mandragore et de la pomme d'amour : quelques-uns même lui donnent aussi ce dernier nom ; ainsi on peut employer ses feuilles et son fruit dans les cataplasmes anodins et résolutifs , dans les hémorroïdes , le cancer , les brûlures et les inflammations. Son usage intérieur n'est pas pernicieux ; en Italie on confit son fruit au vinaigre comme la pomme d'amour , et on en mange en salade de même que le concombre ; le vinaigre en est le correctif. Bellon rapporte qu'en Egypte on le fait cuire sous la cendre ou dans l'eau , et qu'on en mange journellement. Cet aliment excite des vents , des indigestions et quelquefois des fièvres.

AUBIFOIN. *Voyez* Bluet.

AUNE , Aulne , Vergne (*Alnus latifolia, glutinosa , viridis* , Tourn. 587. *Betula alnus* , Linn.). Cet arbre , de grosseur médiocre, croît aux lieux aqueux et marécageux. On se sert de son écorce pour teindre en noir les cuirs et les draps. Ses feuilles écrasées , et appliquées sur les tumeurs , sont résolutives ; elles arrêtent et tempèrent les humeurs enflammées. On s'en sert en décoction pour laver les pieds des voyageurs , afin de les délasser , et l'on en frotte les bois de lits pour faire mourir les puces. Son écorce et son fruit sont astringens , rafraîchissans, propres pour les inflammations de la gorge , étant employés en gargarismes.

AUNÉE , *ou* Enule campane (*Aster omnium maximus* , *Helenium dictus* , Tourn. 483. *Inula helenium* , Linn. 1236). Cette plante vivace aime les lieux humides.

On n'emploie ordinairement que la racine de cette plante , ou fraîche , ou séche , ou en poudre. Lorsqu'elle est fraîche , on la donne en décoction dans les tisanes ou apozèmes béchiques : elle fait cracher les asthmatiques, et soulage les pulmoniques. On l'ordonne depuis demi-once jusqu'à un once dans les bouillons : on en fait une conserve , dont la dose est une once. Elle est très-utile dans les maladies de l'estomac , sur-tout pour les indigestions, crudités , les vents et les rapports aigres.

Cette racine n'est pas seulement béchique , elle est aussi

I,   4

stomachique, hystérique et apéritive : elle divise les matières épaisses, et emporte les obstructions ; c'est pour cela qu'elle pousse les règles et les vidanges supprimées. On fait macérer pendant deux ou trois jours la racine d'aunée dans le vin blanc, et on en donne un verre le matin à jeun, pendant quelques jours, aux filles qui ont les pâles couleurs. Le suc de la racine infusée dans le vin, ou sa décoction dans cette liqueur, détruit les vers des intestins. On prépare un vin en faisant infuser la racine d'aunée dans le moût : ce vin est stomacal, et pousse les urines. Cette racine sèche et aromatique sent l'iris ; on la donne à deux gros au plus.

On fait avec l'aunée un onguent très-utile contre la gale et contre les maladies de la peau : on y mêle quelquefois le précipité blanc à la dose d'un gros sur une once d'onguent. L'aunée est extérieurement résolutive. Parkinson en recommande la décoction pour les douleurs de la sciatique, et même pour les mouvemens convulsifs ; on l'ordonne pour la colique de Poitou, pour l'hydropisie, la cachexie et les autres maladies chroniques.

L'aunée, distillée dans l'eau commune, donne un sel volatil semblable à celui de la corne de cerf : l'extrait ou la conserve guérit la colique et la jaunisse, comme le vin qu'on en prépare. Cette plante entre dans le sirop d'armoise, dans le sirop hydragogue de Charas, le sirop anti-asthmatique du même, le lok sain et dans le lok pectoral ; elle entre aussi dans l'opiat de Salomon de Joubert, dans le catholicon simple de Fernel, dans l'onguent *martiatum*, dans l'emplâtre de Vigo de Du Renou, et dans le *diabotanum* de Blondel.

AVOCATIER (*Palsifera persea*). Ce bel arbre fruitier de Saint - Domingue et de la Guiane produit un fruit de la grosseur d'une poire de bon-chrétien, que les Indiens appellent *paltas*, et qui est bon contre les dyssenteries.

AVOINE (*Avena alba vulgaris*, Tourn. 504. *Avena sativa*, Linn. 118). Cette semence est détersive, astringente, résolutive, adoucissante, pectorale.

On se sert de l'avoine en médecine intérieurement et extérieurement ; on la dépouille de sa bale et de son écorce dans un moulin fait exprès, et on en prépare ce qu'on appelle *gruau*, dont on fait une boisson pectorale, adoucissante, légèrement apéritive, propre aux personnes échauffées et maigries par de longues maladies ; elle appaise la toux et guérit l'enrouement : on la prépare comme l'orge mondé. On fait aussi avec le gruau et le lait une sorte de bouillie qui fournit un aliment très-utile, et plus léger que le riz et que l'orge mondé.

On fricasse l'avoine avec le vinaigre, qu'on applique chaudement entre deux linges dans la pleurésie et dans la douleur de côté. Une légère décoction d'avoine fait un excellente tisane, non seulement dans les picottemens de poitrine, mais aussi dans la pleurésie et dans la colique quelle qu'elle soit. Le sirop composé d'une forte décoction d'avoine et de sucre est excellent contre la colique. Pour le rhumatisme, un sachet d'avoine bouillie dans du gros vin, appliqué chaudement sur la partie souffrante, la soulage considérablement. La farine d'avoine s'emploie aussi dans les cataplasmes résolutifs et émolliens.

AURONE (*Artemisia abrotanum*, Linn. 1185). Il y a le mâle et la femelle, appelée par quelques-uns *petit cyprès*. L'aurone mâle est incisive et atténuante, apéritive, détersive, vulnéraire, résolutive : elle résiste au venin, elle tue les vers, elle excite l'urine et les mois, elle chasse les vents; écrasée et appliquée sur la tête, elle fait croître les cheveux.

AURONE femelle, Santoline à feuille de cyprès (*Santolina foliis teretibus*, Tourn. 460. *Santolina chamaecyparissus*, Linn. 1179). Cette plante, en forme de petit arbrisseau, a plusieurs espèces différentes qu'on cultive dans les jardins; elle a les mêmes qualités que l'aurone mâle, et son usage principal est dans les obstructions du foie, des reins et des uretères. Elle remédie à la jaunisse, chasse les vers, est bonne contre la morsure des serpens et la piqûre des scorpions, pour résister à la corruption, pour fortifier les nerfs; elle est admirable contre les vomissemens de sang. Sa poudre trempée en vin blanc, appliquée sur les loupes, les guérit, en quelques endroits du corps qu'elles soient, pourvu qu'elles ne soient point trop invétérées. On emploie ses feuilles et ses semences en décoction ou en poudre.

La décoction de l'aurone, ou son huile par infusion, mêlée avec du miel, fait venir les cheveux, en en frottant la tête. Les cendres calcinées et mêlées avec l'huile d'olive, au rapport d'Ettmuller, font le même effet. Cet auteur regarde cette plante comme un excellent carminatif.

Simon Pauli assure que la poudre des sommités d'aurone, avec un peu de nitre, fait passer les urines arrêtées par le calcul dans les reins; il regarde ce remède comme assuré dans cette maladie. Tragus prétend que la décoction de ces mêmes sommités, faite dans l'eau ou le vin, est très-utile aux asthmatiques, en facilitant l'expectoration des humeurs visqueuses qui farcissent les bronches du poumon dans ces malades ; mais il faut y ajouter un peu de miel et de sucre.

Azédarach (Tourn. 616. *Melia* azédarach, *foliis bipinnatis*, Linn.). Cet arbrisseau, qui demande une bonne exposition, produit des feuilles dont la décoction est apéritive ; le bout pulpeux de son fruit passe pour un poison, il est mortel aux chiens, on s'en sert pour faire mourir les poux.

Azyme, connu sous le nom de *pain à chanter*. Pain sans levain, applati, mince et très-blanc qui sert à envelopper les bols et pilules pour les malades ; il passe pour être propre à émou ser les acides et adoucir les âcretés de la poitrine. On s'en sert dans les hémorragies et flux de ventre, on en fait une bouillie avec du lait.

B

Badamier du Malabar (*Amygdallus indica*). Ce bel arbre d'une forme pyramidale croît aux Indes. Le suc de ses feuilles, mêlé avec de l'eau de riz, sert aux Indiens pour modérer la colique, l'ardeur de la bile et les maux de tête occasionnés par de mauvaises digestions.

Baguenaudier a vessies, *ou* faux séné (*Colutea vesicaria*, Tourn. *Colutea arborescens*, Linn. 1045). Cet arbrisseau qui croît par-tout produit des feuilles qui ont un goût âcre et nauséeux ; elles sont purgatives ainsi que les semences ; elles purgent légèrement sans donner de coliques, ni fatiguer l'estomac.

Bahel-Sculli (*Barleria longifolia*, Linn.). Arbrisseau épineux, qui croît naturellement dans les lieux aquatiques aux Indes et au Malabar. On attribue à la décoction de sa racine et de ses feuilles confites dans le vinaigre la vertu de provoquer les urines, sur-tout si la décoction a été faite dans l'huile de *ficus infernalis*. On ajoute que les feuilles, réduites en poudre et prises dans de l'huile tirée par expression du *ficus infernalis*, résolvent les tumeurs des parties naturelles.

Bain *dans la paralysie*. Prendre racines de lis et de guimauve, de chacune trois livres ; feuilles de mauve, de pariétaire, de primevère, de seneçon et de violettes, de chacune un faisceau ; semences de lin, nouées dans un sachet, une livre ; fleurs de camomille et de mélilot, de chacune trois poignées : faire cuire le tout dans une suffisante quantité d'eau de rivière, pour un bain que le malade prendra pendant quinze jours, une heure chaque jour.

Bain *émollient contre l'esquinancie.* Vinaigre de sureau, de roses, de souci, de chacun une once ; eau distillée de sureau, six onces : faire chauffer le tout et en déterminer la vapeur dans le gosier au moyen d'un entonnoir.

Barbe de Bouc. *Voyez* Cersifis.

Barbeau. *Voyez* Bluet.

Barbe de Chèvre, *ou* Reine des prés (*Barba capræ floribus oblongis,* Tourn. *Spirea aruncus,* Linn.). Cette plante qui croît dans les lieux aquatiques, est rafraîchissante, dessicative, sudorifique, astringente, vulnéraire ; elle résiste au venin ; elle sert à toutes sortes de flux, à la diarrhée, à la dyssenterie, au crachement de sang, à la peste. L'usage externe est d'appliquer la racine pilée sur les plaies pour en arrêter le sang et les consolider. On en fait une eau par distillation, et un extrait propre contre la peste.

Bardane grande, *ou* Herbe aux teigneux (*Arctium Dioscoridis,* Tourn. *Lappa tomentosa, arctium lappa,* Linn. 1143). Cette plante qui croît sur les bords des fossés, et aux lieux humides, est pulmonique, diurétique, diaphorétique, abstersive, astringente.

La racine, les feuilles, la semence de cette plante, sont employées dans la médecine ; la racine est sudorifique, cordiale, béchique, apéritive, détersive et vulnéraire. On la préfère, avec raison, à celle de scorsonère, pour la tisane qu'on ordonne dans les fièvres malignes et dans la petite vérole. Schroder en fait cas dans le crachement de sang, pour la goutte, pour les tumeurs de la rate, et pour les vieilles plaies. Forestus rapporte qu'un malade fut guéri de la goutte par la décoction de cette racine, qui lui fit jeter quantité d'urine blanche comme du lait. Pena et Lobel assurent qu'étant confite au sucre, elle fait passer les urines et vider le sable. Césalpin l'estime pour le crachement de sang et la phthisie, en donnant au malade un gros avec quelques pignons.

Les feuilles de bardane sont très-résolutives et vulnéraires ; elles ont réussi plusieurs fois pour des tumeurs considérables, survenues aux genoux, qu'elles ont dissipées : pour cela ou les fait bouillir dans l'urine avec du son, et on en fait un cataplasme qu'on renouvelle matin et soir. Les feuilles de cette plante, appliquées sur le cancer, lors même qu'il est ouvert, en adoucissent la douleur, et mondifient les ulcères. Ses feuilles cuites sous la cendre s'appliquent utilement sur les parties goutteuses : elles sont bonnes aussi pour les luxations et pour la brûlure.

Hollérius se servoit avec succès de la racine et des fleurs de bardane dans la pleurésie ; il les faisoit prendre en tisane : on donne dans ce cas, pour faire suer le malade, huit ou dix germes d'œufs dans un verre d'eau distillée de bardane, après avoir saigné deux ou trois fois préalablement. Laurembergius dit que les tiges tendres, cuites, sont très-diurétiques : on les mange en salade dans quelques endroits, comme on fait des asperges. Plusieurs observations marquent que la décoction de bardane guérit la fièvre quarte. Simon Pauli la loue pour la goutte et pour la vérole : Baglivi en confirme l'usage dans les maladies vénériennes.

Sa semence est un excellent diurétique, soit infusée dans un demi-setier de vin blanc à un gros, soit concassée et prise en émulsion dans l'eau distillée de la même plante, ou quelque autre. Apulée donne cette semence en poudre pendant quarante jours pour la sciatique. La bardane entre dans l'onguent *populeum* de Nicolas de Salerne, et dans le *diabonatum* de Blondel.

BASILIC (*Ocymum vulgatius*, Tourn. *Basilicum*, Linn. 835). Plante aromatique qu'on cultive dans les jardins. Il y en a plusieurs espèces ; on en tire une huile essentielle admirable, qui entre dans le baume apoplectique ; toutes les espèces de basilic, ayant une odeur très-agréable, et la vertu de réveiller les esprits et de rétablir le mouvement des humeurs qui composent le sang, peuvent être également employées. On les fait sécher à l'ombre, on les réduit en une poudre qu'on mêle avec la plupart des herbes aromatiques, préparées de la même manière : cette poudre est appelée céphalique, par rapport à la vertu qu'elle a de décharger le cerveau, en faisant couler par le nez beaucoup de sérosités, sur-tout lorsqu'on en a pris le matin quelques pincées à jeun. Il y a des personnes qui s'accommodent mieux de cette poudre que du tabac, qui fait une trop forte impression, et irrite trop vivement le nez de ceux qui n'y sont pas accoutumés.

On prend les feuilles et les fleurs du basilic en infusion comme le thé, pour les douleurs de tête, et pour les fluxions de cette partie. Le basilic frais cueilli entête un peu ; il est plus doux et plus agréable quand il est sec. Ses feuilles, ses fleurs et sa semence sont également céphaliques ; elles sont aussi pectorales et cordiales. Demi-once de suc de basilic et demi-scrupule de safran soulagent les asthmatiques.

La semence de basilic entre dans la poudre de Guttète, dans le *tryphera* de Nicolas d'Alexandrie, dans la poudre *diarrhodon abbatis*, dans la poudre *xyloaloès* de Mésué,

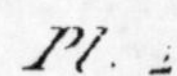
Pl.

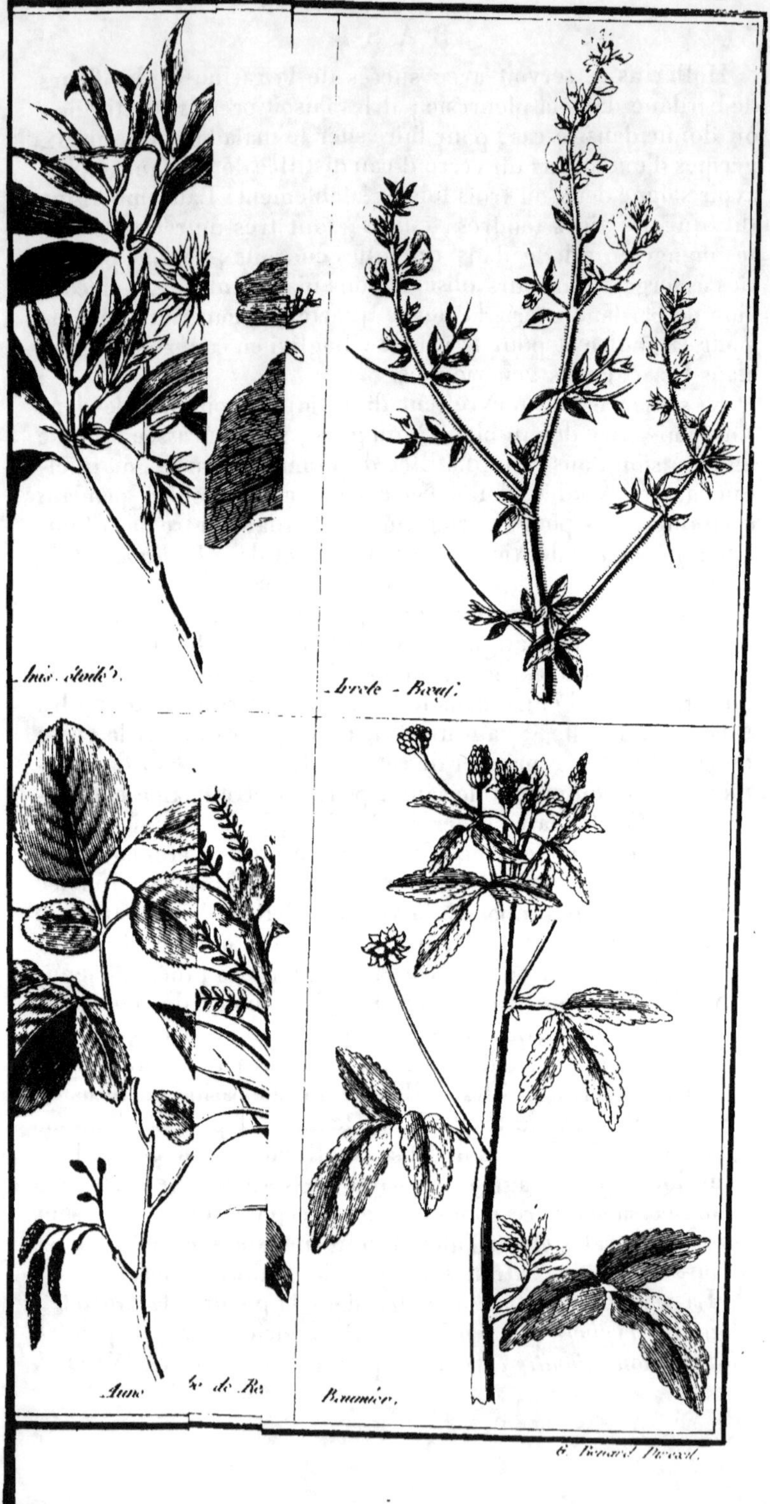

Anis étoilé.

Arrète-Boeuf.

Aune ... de Rz.

Baumier.

E. Bernard Picart.

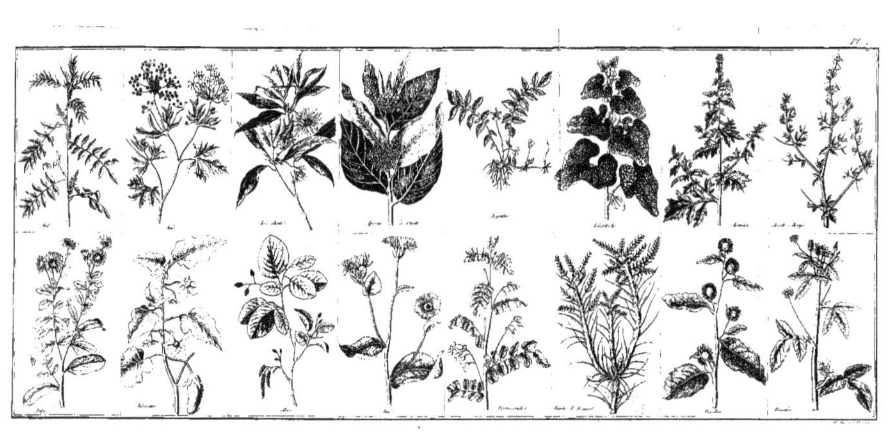

dans celle *diamoschi* du même, dans celle de l'électuaire *de gemmis*, dans la poudre réjouissante de Nicolas de Salerne, et dans la poudre lithontriptique du même.

BAUME (*Balsamum*). L'effet le plus ordinaire du baume en général est de réunir les plaies, d'arrêter les pertes de sang et les fleurs blanches, et de cicatriser les ulcères, ce qui suppose la propriété de rétablir le ressort des fibres. Il y a plusieurs sortes de baumes, les uns naturels, les autres artificiels et composés : les naturels se réduisent aux quatre espèces suivantes.

BAUME D'ÉGYPTE. C'est une précieuse résine liquide, transparente, d'un blanc jaunâtre, d'une saveur âcre et aromatique, et d'une odeur de citron. On ne peut en avoir véritablement de pur que par la voie de ceux à qui le Grand-Seigneur en fait présent, ou par le moyen des janissaires qui le gardent.

Les petites branches, qu'on taille des arbrisseaux d'où coule ce baume, s'appellent bois de baume, *xylobalsamum*, et le fruit, *carpobalsamum*, *opobalsamum* : ce baume guérit les blessures internes et externes, nettoie et cicatrise les ulcères, arrête les fleurs-blanches, le crachement de sang et les hémorragies ; il fortifie l'estomac, le cœur et le cerveau en ranimant le mouvement du sang et des esprits : la dose est de dix ou douze gouttes avec un peu de sucre en poudre, pour le prendre plus facilement en bol enveloppé de pain à chanter ; on en donne aux pulmoniques et dans le crachement de sang jusqu'à dix gouttes dans un demi-setier de lait chaud. Ce baume s'épaissit en vieillissant, et devient d'un jaune doré.

BAUME DU PÉROU : il vient des Indes occidentales ; il coule d'un arbre semblable au myrte : cet arbre croît dans le Brésil et dans le Pérou ; on en trouve aussi dans le Mexique et dans la Nouvelle-Espagne, suivant Hernandès qui l'estime autant que le vrai baume de Syrie. Nous voyons en France trois espèces de baume du Pérou ; le plus commun est d'un rouge foncé et noirâtre, d'une odeur forte et agréable ; on l'appelle *baume de lotion*, parce qu'il se fait par la coction de l'écorce des branches et des feuilles de ces petits arbres dans l'eau commune, sur laquelle, après une ébullition d'une certaine durée, nage une graisse noirâtre ou liqueur huileuse qui se sépare aisément ; c'est le baume noir du Pérou. La deuxième espèce est appelée le *baume sec*, *dur*, ou *en coque*, lequel distille des branches coupées de ces arbrisseaux ; on le recueille dans des cocos suspendus, qu'on expose ensuite au soleil, où il se durcit par l'évaporation de l'humidité aqueuse qu'il contenoit. Le baume dur est moins rougeâtre que le précédent, et d'une odeur assez semblable. La troisième espèce est plus rare, et s'appelle *baume blanc;* c'est celui qui coule par l'incision qu'on fait à l'écorce du tronc et des plus grosses branches ; il est liquide, odorant, et approche de la couleur et des vertus du véritable baume blanc de Judée. L'espèce dont on se sert le plus ordinairement est le baume noir, comme le plus commun ; il a les mêmes propriétés que le vrai baume, soit pour les blessures extérieures récentes, soit pour prendre intérieurement ; on le donne à la même dose et de la même manière. Les asthmatiques, et ceux qui ont la poitrine ou l'estomac affoiblis par de longues maladies, sentent une nouvelle vigueur par l'usage de ce baume, en en prenant le matin quelques gouttes dans une liqueur convenable.

On dissout le baume dur dans l'esprit-de-vin (*alcohol*) ou dans quelque liqueur spiritueuse, et on l'emploie dans les élixirs stomachiques et alexitères, et dans plusieurs baumes artificiels, entre autres, dans celui du commandeur de Perne.

Baume de Tolu ou de Carthagène (le) vient de la Nouvelle-Espagne, de la province dont il porte le nom, entre Carthage et le Nom-de-Dieu : il coule de certains arbres toujours verts, dont les feuilles ressemblent à celles du caroubier. Ce baume est d'une consistance moyenne entre le liquide et le solide, d'une couleur dorée et rougeâtre, d'une saveur douce et agréable, et d'une odeur qui approche de celle du citron : il ne cause point de nausées en l'avalant, comme font les autres baumes. Ses vertus sont semblables à celle du baume blanc du Pérou, avec lequel quelques auteurs le confondent. On en fait un sirop très-utile dans la phthisie et le crachement de pus.

Baume de Copahu : c'est une résine coulante comme l'huile de térébenthine, d'un blanc jaunâtre, laquelle s'épaissit en vieillissant, et devient plus blanche ; c'est pour cela qu'on en trouve de deux sortes, l'une plus claire que l'autre. Son odeur est assez forte, et sa saveur âcre et amère. Cette résine coule d'un arbre dont le bois est rouge, et si dur, qu'on en fait des ouvrages de charpente très-solides, au rapport de Pison. On fait une incision profonde à son écorce, dans le mois de mai et juin, lorsque la lune est dans son plein, et il en découle une si grande quantité de liqueur, que dans l'espace de trois heures on en recueille douze livres ; on bouche cette blessure avec de la cire ou de la terre ; on la découvre quinze jours après, pour en tirer de nouvelle liqueur et avec usure. Ce baume est présentement d'un usage très-familier en France.

Entre les vertus des autres baumes qu'il possède éminemment, il a celle d'arrêter le cours de ventre, la dyssenterie, et les pertes rouges ou blanches des femmes. On le prend dans un œuf frais, ou en bol à la dose de quinze gouttes avec un peu de sucre, ou au double en lavement. On en frotte la région de l'estomac et du nombril pour les indigestions et la colique. Sur la fin de la gonorrhée il est très-utile, aussi bien que dans la rétention d'urine, la gravelle, et les autres maladies de la vessie. Pison le conseille en injection, après l'avoir dissous dans l'huile rosat, l'eau de plantain et le sucre. On a vu des personnes le vanter pour la surdité, en mettant dans l'oreille un coton imbibé de ce baume. Plusieurs en mêlent cinq ou six gouttes dans une tasse de chocolat, pour le rendre plus capable de fortifier l'estomac et les autres viscères.

On a donné le nom de baume à plusieurs compositions destinées principalement aux plaies, inventées pour suppléer ces vrais baumes, telles que sont les suivantes.

BAUME D'ARCAEUS. On met fondre ou liquéfier dans une bassine ou terrine, sur un feu médiocre, quatre onces de suif de bouc, trois onces de gomme élémi, autant de térébenthine, et deux onces de vieille graisse de pourceau. On passe la matière fondue par un linge, pour en séparer les ordures qui se trouvent avec la gomme élémi. Si on veut rendre cette composition plus mollette, on ajoute à la colature une once d'huile de millepertuis, on laisse refroidir le tout, et on le garde pour le besoin.

BAUME DU COMMANDEUR DE PERNE, dont les effets sont surprenans pour les blessures, les coups de feu, le flux de sang, pour les femmes en mal d'enfant, etc.

Prendre du baume sec, une once ; storax en larmes, deux onces ; benjoin en larmes, trois onces ; aloès soccotrin, demi-once ; myrre fine, demi-once ; oliban en larmes, demi-once ; racine d'angélique de Bohême, demi-once ; fleurs de mille-pertuis, demi-once ; ambre gris, musc oriental, de chacun six grains.

Il faut concasser les drogues qu'on voit devoir l'être, les mettre dans un flacon de verre double, avec deux livres d'esprit-de-vin (*alcohol*) ; boucher le flacon avec un bouchon de liége, de la cire d'Espagne, de la cire neuve, et du parchemin ; exposer le flacon, durant la canicule, une heure après le soleil levé, et l'ôter une heure avant le coucher du soleil, pendant tout le temps de ladite canicule.

Nota. Il ne faut jamais exposer le flacon dans un temps humide, mais le tenir dans l'endroit le plus sec, et l'ôter aussi quand on voit que le temps veut se brouiller. Après la canicule, remettre le baume dans un autre vase de verre ou dans plusieurs petits vases, et prendre garde de ne pas remuer le marc.

Autre manière de préparer le baume du Commandeur. Mettre les fleurs de millepertuis dans une bouteille de verre double, verser dessus trente-six onces d'esprit-de-vin (*alcohol*) rectifié, bien boucher la bouteille, et la mettre en digestion pendant vingt-quatre heures dans un lieu un peu chaud, la remuant de temps en temps. L'esprit-de-vin ayant pris une couleur bien rouge, couler et exprimer le marc fortement avec un linge, remettre l'esprit-de-vin dans la bouteille, ensuite mettre toutes les autres drogues ci-dessus pulvérisées et tamisées ; la bien boucher, et laisser infuser vingt jours au grand soleil, ou dix jours sur les cendres chaudes, ou six jours dans le fumier, la remuant de temps en temps pour faciliter la dissolution des drogues, sans cependant ouvrir la bouteille ; et l'esprit balsamique sera fait. Il n'est point nécessaire de le couler après cette dernière infusion. Il s'éclaircit aussitôt, et fait un sédiment au fond de la bouteille qui ne se rebrouille qu'avec peine ; et quand il est brouillé, on n'a qu'à le laisser reposer un moment, l'esprit est aussi-tôt éclairci. On peut cependant, après l'avoir laissé reposer, verser la liqueur par inclination, la passer par un linge, et la garder dans une bouteille bien bouchée, ou, ce qui est encore mieux, dans plusieurs petites bouteilles bien bouchées.

Manière de s'en servir. Si la plaie de feu ou de fer est profonde, tremper une plume dans le baume, et en humecter la plaie ; puis faire des plumasseaux de charpie qu'on met dessus et la serrer avec un bon bandage. L'application de ce baume cause d'abord une vive douleur, mais elle est bientôt passée.

Si la plaie est accompagnée de fracture à l'os, on n'a qu'à bassiner en dedans et par dehors, et la panser comme ci-dessus ; les os cariés et pourris sortiront d'eux-mêmes. Expérience vue au camp devant Vérone, sur un cavalier qui reçut un coup de fusil au haut de la cuisse ; l'amputation ne pouvant pas se faire, on hasarda ce baume : les esquilles sortirent d'elles-mêmes, et le blessé fut guéri en quinze jours.

Si le coup a pénétré les chairs, il faut les ouvrir, y mettre du baume, et faire comme il est marqué ci-dessus. Si le coup de feu emporte les chairs, on le panse avec ledit baume, en dedans et par dehors. Il purifiera les chairs, les fera croître, et les consolidera. Si la plaie est simple, mettre ce baume et rapprocher les chairs.

Il ne faut pas chauffer ce baume en le mettant sur la plaie, il s'évaporeroit sur-le-champ ; il suffit de le couvrir d'un linge bien sec quand la plaie est simple, et d'y ajouter des bandages lorsqu'elle est profonde. Quand il est versé, on doit avoir grand soin de boucher aussitôt la bouteille. Il réussit rarement lorsqu'on a déjà mis quelqu'autre appareil. Si on veut l'employer, après avoir pansé une plaie avec les remèdes ordinaires, il faut la laver d'abord avec du vin chaud : on peut espérer de guérir, mais lentement. Il est très-bon pour l'enclouure des chevaux ; il la guérit sur le champ, si l'on en verse une ou deux gouttes dans le trou d'où l'on aura tiré le clou. On en prend intérieurement pour la fièvre au commencement de l'accès. Ce baume fait venir les mois.

Une femme qui a de la peine à accoucher, et qui souffre des douleurs, peut en prendre quatre ou cinq gouttes au plus dans un bouillon, pour faciliter l'enfantement, et calmer les douleurs. En donner aussi cinq ou six gouttes dans un bouillon ou dans du vin paillet, à celui qui a le flux de sang avec des tranchées insupportables ; il recevra du soulagement. Ce baume arrête généralement toutes sortes de pertes de sang et le flux de ventre. Pour la colique, en mettre quatre ou cinq gouttes dans deux doigts de vin clairet ; le vin se troublera : bien remuer, et l'avaler ; on sera guéri sur-le-champ.

Appliqué sur une partie affligée de la goutte, il la guérit, ou soulage considérablement. Il est utile pour les cancers, chancres, toutes sortes d'ulcères, de fistules, humeurs froides invétérées, les morsures des chiens enragés et des bêtes venimeuses, et même pour les inflammations et autres maladies des yeux ; en un mot pour presque tous les maux. Pour ceux de l'œil, on y en met avec une plume. On en prend cinq ou six gouttes dans quatre ou cinq cuillerées de bouillon, pour le pourpre et autres maladies pestilentielles. On soulage beaucoup le mal de dents, en appliquant sur la dent qui cause la douleur du coton trempé dans ce baume.

Pour empêcher d'être marqué de la petite vérole, on en frottera les grains à mesure qu'ils sortiront ; cela les fera sécher avant qu'ils viennent à suppuration : et c'est la suppuration qui marque. Il faut en frotter les hémorroïdes en se mettant au lit. Ce baume est très-efficace pour toutes sortes de fluxions et meurtrissures, si l'on s'en sert à faire des frictions. Si l'on en prend cinq ou six gouttes, ou même davantage, dans un demi-verre de vin blanc, ou dans quelques cuillerées de bouil-

lon , si on a la fièvre , le matin à jeun pendant trois ou quatre
jours , il nettoie l'estomac, le guérit de ses foiblesses et indigestions. Si l'on avoit une indigestion subite et violente, on
pourroit user de ce baume, même après le repas. En général ,
il rétablit la vigueur par-tout où il y avoit de la foiblesse.

BAUME DE LIÉBAUT. Fleurs et sommités de millepertuis,
de bétoine, de petite centaurée et brunelle, dite *herbe aux
charpentiers* , de chaque une poignée ; on pile ces fleurs , on
les met avec une livre d'huile d'olive dans une bouteille de
verre double bien bouchée , on l'expose au soleil d'été pendant
plusieurs jours , ensuite on exprime le tout , et on conserve
la colature dans une bouteille bien bouchée pour le besoin. Ce
baume est excellent pour les plaies, il les mondifie parfaitement, il les incarne et les consolide ; pour les fractures d'os
et les contusions.

BAUME DE SATURNE. On dissout deux onces de sucre de
Saturne en poudre avec quatre onces de bonne huile de térébenthine dans un matras au feu de sable ; étant dissous, et la
liqueur étant rouge , on ajoute, si on veut, demi-once de
camphre en poudre , et on conserve ce baume dans une bouteille de verre double bien bouchée, pour guérir toutes plaies,
ulcères vieux , loups des jambes, les chancres , la gangrène ,
les dartres vives et farineuses.

BAUME DE SOUFRE (*Sulfure d'huile volatile*). On met dans
un petit matras une once et demie de fleur de soufre (*soufre
sublimé*), on verse dessus huit onces d'huile de térébenthine ,
on place le matras sur le sable , on y donne un feu de digestion pendant une heure , on l'augmente ensuite un peu ; le
continuant encore environ une heure , l'huile prendra une couleur rouge ; on laisse refroidir le vaisseau , puis on sépare
le baume clair d'avec le soufre qui n'aura pu se dissoudre.
Ce baume est excellent pour les ulcères du poumon et de la
poitrine , pour l'asthme. La dose est depuis une goutte jusqu'à
six , dans quelque liqueur appropriée. On s'en sert aussi pour
résoudre les hémorroïdes, appliqué extérieurement. On peut
réduire ce baume en consistance d'onguent , faisant consumer
sur le feu une partie de l'humidité. On s'en sert pour nettoyer
les plaies et les ulcères.

On peut encore faire un baume de soufre (*Sulfure d'huile
volatile*) avec de l'huile de lin , au lieu de celle de térébenthine , qui servira pour les plaies et pour les hémorroïdes.

BAUME DE SOUFRE (*sulfure d'huile volatile*) de Ruland ,
réformé. Une once et demie de fleur de soufre , et six onces

d'huile de noix, ensemble en digestion dans un matras à feu de sable, jusqu'à ce que l'huile paroisse rouge ; on retire l'huile par inclination, on la garde pour l'usage. Le vin que l'on y met ordinairement est nuisible, parce que l'huile de noix ne peut pas bien dissoudre la substance grasse du soufre qu'il ne soit évaporé, Ce baume est propre pour discuter, digérer et résoudre les humeurs crues. On en met dans les plaies pour les nettoyer ; il n'est employé que pour l'extérieur.

BAUME D'ESPAGNE. Du froment, racines de valériane et de chardon-béni, de chaque une once ; douze onces de vin blanc, six onces d'huile de millepertuis, huit onces de térébenthine de Venise, et deux onces d'encens en poudre subtile ; on concasse les racines, et on les met avec le froment dans un pot de terre vernissé avec le vin blanc ; on couvre le pot, et on le place sur les cendres chaudes, on laisse le tout en digestion pendant vingt-quatre heures ; ensuite on y mêle l'huile de millepertuis, et on fait bouillir le mélange à petit feu jusqu'à la comsomption du vin, on coule la liqueur avec expression, et on y mêle, en remuant avec la spatule, la térébentine, et ensuite l'encens, pour faire un baume qu'on conserve dans une bouteille de verre bien bouchée. Ce baume est fort bon pour consolider et pour guérir toutes sortes de plaies : on en applique dessus, ou bien l'on en seringue, si elle est profonde, après l'avoir lavée avec du vin chaud ; on joint, autant que l'on peut, les bords de la plaie, on l'oint du même baume chaud tout autour, et l'on met par dessus une compresse trempée dans le baume, une autre trempée dans du gros vin, bien exprimée, et une troisième sèche, pour tenir le tout en état. Il est encore bon pour résoudre les tumeurs froides, pour fortifier les nerfs et les muscles, pour nettoyer les plaies, pour résister à la gangrène et pour consolider.

BAUME DE SUREAU. On met du jus de feuilles de sureau avec une égale quantité d'huile d'olives dans un pot de terre bouché de son couvercle, qu'on lutte avec de la terre à potier ; on le met au feu, le faisant bouillir peu à peu pendant trois heures. Il ne faut pas que le pot soit plein ; au bout de ce temps on le retire, et l'ayant découvert, on coule doucement par inclination ce qui reste de liquide, pour le séparer des féces. Ce baume est admirable pour toutes sortes de gouttes, paralysies, ulcères et membres pourris, pour appaiser les douleurs de dents en une demi-heure, pour rappeler la chaleur naturelle à quelque partie disposée à la gangrène et au sphacèle.

BAUME DE TABAC SIMPLE. Du jus exprimé des feuilles vertes de tabac mâle, pilées dans un mortier de marbre, mis avec une pareille quantité d'huile d'olive, dans une bouteille de

verre double qui ne soit point pleine ; on expose long-temps
cette bouteille bien bouchée de cire gommée et couverte par-
dessus de fort parchemin, ou bien on met cette bouteille dans
un chaudron plein d'eau bouillante jusqu'à ce que le jus soit
évaporé ; ou bien dans le fumier de cheval, l'y laissant quarante jours, changeant quelquefois le fumier ; et au bout de
ce temps on trouve un baume dans la bouteille, nageant
au-dessus du flegme ; on le retire doucement sans troubler
le fond, et on le conserve dans une bouteille de verre double
bien bouchée. Ce baume est bon aux plaies, ulcères, écrouelles, gangrène, dartres, *Noli me tangere*, gale ouverte, contusion même invétérée, piqûre de vive ou autres bêtes venimeuses, brûlures, et autres maux auxquels le tabac est bon.

BAUME DU SAMARITAIN. On met huit onces d'huile d'olive
avec autant de bon vin rouge dans un pot de terre vernissé,
on le couvre et on le met sur un feu médiocre, pour faire
bouillir la liqueur jusqu'à ce que le vin soit consommé. Si
on y fait bouillir deux onces de sucre, il en sera meilleur,
plus vulnéraire et plus glutinant. Il nettoie et consolide les
plaies de la bouche, de la langue, de l'œsophage, de la tra-
chée artère, et généralement de toute la poitrine et des autres
parties ; il est bon aux ulcères, aux dyssenteries opiniàtres,
aux relaxations des fibres de l'estomac, aux ulcères de la
même partie, à ceux des intestins et de tout le bas ventre,
et pour fortifier les nerfs.

BAUME VULNÉRAIRE d'Ettmuller. Prendre deux onces de
fleurs de millepertuis en boutons ; boutons de fleurs de
bouillon blanc, une once ; bon esprit de vin rectifié, six onces. Laisser le tout en infusion dans une bouteille bien bouchée, jusqu'à ce que l'esprit-de-vin (*alcohol*) ait pris la teinture ; exprimer le tout alors, et ajouter à la liqueur de la
térébenthine, laissant digérer le tout dans une petite cucurbite, pendant trois jours et trois nuits, après quoi on aura
un excellent baume vulnéraire.

BAUMIER, *ou* Lotier odorant (*Melilotus major odorata
violacea*, Tourn. *Trifolium melilotus cœrulea*, Linn. 1077).
On a encore donné à cette plante le nom de *baume du
Pérou*, parce que l'huile d'olive dans laquelle on a fait infuser ses fleurs et ses feuilles, devient un baume excellent pour
les plaies, et pour nettoyer et cicatriser les vieux ulcères ;
il est propre aussi pour réunir les plaies récentes, pour appaiser l'inflammation des tumeurs. Cette plante a les mêmes
propriétés que le mélilot ordinaire ; elle est même plus adoucissante ; son odeur est assez agréable. Son infusion dans

l'eau bouillante soulage considérablement les pulmoniques, et modère la violence de la toux.

L'infusion de ses graines dans l'eau-de-vie passe p ur guérir les asthmatiques, et son huile est excellente pour les piqûres des tendons.

BECCABUNGA, *ou* Véronique aquatique, *ou* Beccabunga à feuilles rondes (*Veronica beccabunga*, Linn. 16). Cette plante aquatique, dont il y a deux espèces principales qui ne diffèrent que dans la grandeur de leurs feuilles, se trouve ordinairement mêlée avec le cresson d'eau ; on se sert indifféremment des deux espèces, mais plus communément de la première, parce qu'elle est moins rare : leur usage est semblable à celui du cresson d'eau, aussi bien que la dose et la manière de le préparer. Le suc de beccabunga, depuis deux onces jusqu'à quatre, dans un verre de petit-lait, soulage les scorbutiques ; lorsqu'ils ont des taches sur le corps ou quelques membres engourdis, on les expose au bain de vapeurs, préparé avec cette plante. Forestus recommande fort le sirop fait avec le suc de beccabunga, et celui de l'herbe aux cuillers. On fait, pour guérir les dartres et purifier le sang, prendre pendant deux ou trois mois, régulièrement tous les matins, un gros ou demi-gros de conserve de feuilles de beccabunga : sa décoction est apéritive et hystérique, poussant également les urines et les règles. Cette plante est aussi vulnéraire et détersive.

BEC DE GRUE, *ou* Herbe de Robert, *ou* Geraine cicutaine *ou* à feuilles de ciguë, *ou* Geranium musqué (*Geranium cicutae folio minus*, Tourn. *Geranium robertianum*, Linn. 955). Toutes les espèces de bec de grue sont vulnéraires, astringentes ; on les emploie avec succès dans les décoctions pour les cours de ventre et pour la dyssenterie.

La première espèce (*Geranium columbinum*, Linn. 956), est très-commune dans les prés et dans les jardins ; la seconde vient ordinairement sur les masures et au pied des murailles ; la troisième enfin se trouve dans les bois.

On ordonne dans les pertes de sang et les hémorragies le suc de la dernière espèce, feuilles et racines pilées, comme un spécifique ; c'est de là qu'on lui a donné le nom de *geranium sanguineum* (Linn. 958). Les gens de la campagne s'en servent pour arrêter le sang dans leurs blessures.

L'herbe de Robert a les mêmes vertus, elle est aussi résolutive que vulnéraire, et on s'en sert dans les fluxions et les enflures, en l'appliquant en forme de cataplasme sur la partie souffrante, soit écrasée, soit amortie sur une pelle chaude, soit bouillie légèrement dans un peu de vin. On l'emploie utilement pour les maux de gorge, appliquée extérieurement, après l'avoir pilée avec de bon vinaigre. Fabricius Hildanus assure que la simple décoction de cette plante soulage les douleurs du cancer : Hoffmann confirme cette propriété. Une pareille décoction mise en fomentation sur la vessie, ou l'herbe bouillie en cataplasme, pousse les urines et soulage les hydropiques : le même remède soulage la bouffissure des jambes. Le vin où les feuilles ont macéré pendant la nuit, après les avoir écrasées, arrête les hémorragies.

La première espèce est aussi utile dans les fistules externes : on applique l'herbe pilée ou son suc sur la partie malade, et on fait prendre intérieurement la décoction de cette plante dans l'eau : Clusius dit l'avoir expérimenté.

Ettmuler prétend que l'herbe de Robert, pilée et appliquée en cataplasme, est très-propre pour dissiper l'enflure des pieds et la bouffisure des autres parties du corps, et regarde cette plante comme un remède assuré pour cette espèce d'hydropisie.

L'herbe de Robert est employée dans le baume polycreste de Bauderon, et peut être employée dans le *martiatum*.

BEDELSAR, *ou* Beidel - ossar. Espèce d'apocin ou plutôt d'asclepias, dont on fait beaucoup d'usage en Afrique, contre la fièvre et sur-tout contre la morsure des bêtes venimeuses. Les nègres réduisent en poudre l'écorce de sa racine et la mêlent avec la poudre de charbon de la même racine : ce mélange est un excellent caustique qui ronge les boutons galeux et vénériens.

BELLE-DAME, *ou* Belladone (*Belladona majoribus foliis et floribus*, Tourn. 77. *Atropa belladona*, Linn. 268. *Belladona aut solanum lethale, seu maniacum*). Cette plante croît naturellement autour des forêts, dans les fossés, le long des murailles et haies ombragées. Il est bien nécessaire de la connoître, car son fruit a été fatal à plusieurs personnes : celles qui en ont mangé ont été d'abord attaquées d'un court délire, elles faisoient des éclats de rire et différentes gesticulations même audacieuses ; ensuite elles ont tombé dans une véritable folie et dans une stupidité semblable à celle d'une personne ivre-furieuse, qui ne dort pas, ensuite elles sont mortes. Deux jeunes filles qui avoient mangé deux ou trois baies de belladona, ayant été frappées des manies et des symptômes précédens, furent guéries par l'usage de l'émétique en lavage ; leur contre-poison immanquable est le vinaigre.

L'usage intérieur des fruits de cette plante est donc très-
pernicieux ;

pernicieux ; mais extérieurement ses feuilles sont fort adoucissantes et résolutives : on les emploie comme celles de la morelle ordinaire, en cataplasme sur les hémorroïdes et sur le cancer ; on peut les faire bouillir avec le sain-doux, ou employer leur suc avec autant d'esprit-de vin. Pour les tumeurs des mamelles, on fait échauffer les feuilles sous la cendre chaude, et on les applique dessus.

BELLE-DAME des Italiens (*Lilio-narcissus indicus, saturato colore purpurescens*, Tourn. 385). C'est une amaryllis à fleurs rose, qu'on cultive dans les jardins, en Italie, où, avec le suc ou l'eau distillée de cette plante, les dames font un fard dont elles se frottent le visage, pour blanchir la peau.

BELLE DE NUIT, *ou* Merveille du Pérou (*Jalapa flore purpureo*, Tourn. *Mirabilis longiflora*, Linn. 352). On a confondu pendant long-temps cette plante avec celle qui fournit le jalap dont on parlera à ce mot. La belle de nuit est originaire d'Amérique, elle est cultivée dans les jardins. Comme pendant long-temps le vrai jalap a été inconnu, on se servoit de la racine de cette plante, et l'expérience a prouvé qu'elle est un purgatif hydragogue, peut-être moins doux que celui du vrai jalap, mais qui peut être employé avantageusement, et à petites doses : douze à quinze grains mêlés avec d'autres purgatifs suffisent.

BENJOIN (*Benzuinum, seu assa dulcis officinarum*). C'est une gomme résine fort odorante, qui sort par incision d'un grand arbre qui croît aux Indes, à Siam, à Sumatra. Il y a deux sortes de benjoin : un en larmes, qui est le meilleur ; l'autre en masse ou en gros morceaux. Le premier doit être net, clair, transparent, de couleur rougeâtre, parsemé de taches blanches ressemblantes à des amandes rompues ; ce qui l'a fait appeler *benzuinum amygdaloides*; d'une odeur fort aromatique, mais douce et agréable. Le second, que les droguistes appellent *benjoin en sorte*, doit être net, luisant, facile à rompre, résineux, de couleur grise, jaunâtre ou rougeâtre, mélangé de larmes blanches, comme le premier, qui est rare.

Le benjoin est chaud, dessiccatif, incisif, pénétrant, atténuant, propre pour les ulcères du poumon, pour l'asthme, pour résister au venin, pour fortifier le cerveau, pour effacer les taches du visage, pour résister à la gangrène, pour parfumer l'air. L'usage externe est de purger le cerveau en forme de sternutatoire ; de guérir la douleur des dents en masticatoire ; d'effacer les verrues et les rougeurs du visage, et d'entrer dans les parfums, pour leur donner une bonne odeur. Les fleurs de soufre et de benjoin, prises conjointement en petite quantité dans un œuf à la coque, pendant plusieurs jours, le soir en se couchant, guérissent les toux et les asthmes opiniâtres et invétérés.

La teinture de benjoin se donne depuis demi-gros jusqu'à un, et son magistère à un scrupule au plus. Il entre dans la poudre céphalique odorante de Charas, dans les trochisques *aliptæ moschatæ;* on s'en sert aussi pour faire la poudre à embaumer les corps; il entre encore dans l'emplâtre stomachique et céphalique, et dans la pommade ordinaire des boutiques.

BENOITE, *ou* Herbe de saint Benoît, *ou* Gariot, *ou* Recise (*Cariophillata vulgaris,* Tourn. *Geum urbanum,* Linn. 716). C'est une plante qui croît dans les haies, le long des chemins, à l'ombre et dans les lieux humides; sa racine, cueillie au printemps, sent le clou de girofle; avec la décoction d'une poignée, dans un demi-setier de vin, au commencement du frisson des fièvres intermitentes, la sueur survient plutôt et plus abondante, et la fièvre guérit plus promptement. Ce remède est propre pour fortifier l'estomac et pour déboucher le foie, au rapport de Tragus. Cette racine est céphalique et cordiale; elle arrête les fluxions et les catarrhes. Paracelse recommande son usage dans cette dernière maladie; il la mêle avec la racine d'*acorus verus :* ce qui a donné lieu à Hartmann de proposer le vin catarrhal avec les mêmes racines; mais Lindanus en a retranché l'*acorus,* et y a substitué le sassafras et le romarin. Ce vin se fait de la manière qui suit :

Deux onces de racine de benoite, autant de sassafras concassé ou coupé par morceaux; demi-once de feuilles de romarin, mis dans un vaisseau de terre assez grand pour contenir une pinte de bon vin rouge qu'on versera dessus; boucher exactement le vaisseau, et le mettre au bain-marie pendant huit heures; le pot refroidi, passer la liqueur et la garder dans une bouteille. Le malade en prendra deux cuillerées une heure avant le dîner, cinq heures après autant, et la même dose en se couchant.

L'extrait de cette racine est utile dans la diarrhée, dans la dyssenterie, dans le crachement de sang et dans les pertes des femmes. Pour la palpitation de cœur, l'infusion de cette racine séche, concassée légèrement, faite dans un verre de vin blanc, à la dose d'un gros, jusqu'à ce que la teinture soit devenue rouge, est très-bonne. Cette racine est aussi vulnéraire, et la tisane, faite avec toute la plante, est utile après les chutes, ou les autres accidens dans lesquels il y a lieu de craindre qu'il n'y ait intérieurement du sang extravasé; infusée dans le vin blanc, c'est un bon emménagogue.

BERCE *ou* Fausse Branc-Ursine, *ou* Patte d'Oie (*Sphon-dilium*, Linn. 358). Cette plante croît aux bords des bois, dans les prés ; le suc de la racine a un goût âcre et un peu amer ; les semences ont une odeur désagréable, les feuilles sont émollientes ; les racines et les semences sont incisives, apéritives, carminatives et antispasmodiques. On se sert de l'herbe et des semences, seulement en décoction, pour les bains, les lavemens, les fomentations, ou en cataplasmes. La semence est conseillée par quelques-uns, dans les difficultés d'uriner, dans la suppression des écoulemens périodiques. La décoction de la racine, prise intérieurement, est laxative et soulage les personnes sujettes aux vapeurs.

La racine et les semences ont d'autres propriétés, suivant le rapport de Dioscoride et de Galien, qui leur attribuent les mêmes qualités qu'aux espèces de panais, et d'être incisives et apéritives, propres aux maladies du foie et à l'épilepsie, aux suffocations de matrice et aux maladies du cerveau. Il faut appliquer en fomentation la semence de cette plante concassée, et mêlée avec l'huile d'olive, en consistance de cataplasme.

BERLE. *Voyez* Ache.

BÉTOINE (*Betonica purpurea. Betonica officinalis*, Linn. 810). Cette plante, âcre et amère, croît dans les buissons, les prés, et sur-tout sur le bord des bois, à l'ombre ; elle échauffe et dessèche, atténue, ouvre, déterge : elle est particulièrement céphalique et hépatique, pectorale, utérine, vulnéraire et enfin diurétique. Elle n'est pas seulement propre aux maladies du cerveau, elle est utile également dans celles de l'estomac et des reins ; on l'emploie aussi avec succès dans les tisanes apéritives, et pour rétablir les levains des premières voies. On en fait infuser une petite poignée dans demi-setier d'eau bouillante, à la manière du thé, ou bien on en fait une tisane, en mettant une bonne poignée de ses feuilles dans une pinte ou trois chopines d'eau, qu'on fait bouillir légèrement, à laquelle on ajoute un peu de réglisse : on prend les fleurs comme les feuilles, on en fait un sirop et une conserve, dont la dose est depuis demi-once jusqu'à une once ; le suc ou l'extrait de ses parties a les mêmes vertus, et se donne jusqu'à demi-once : ces différentes préparations sont utiles dans la migraine, dans les étourdissemens, dans les engourdissemens des membres qui menacent de paralysie.

La bétoine est ordonnée dans la goutte, dans la sciatique et dans le rhumatisme. Pour cela, on prend parties égales de bétoine, de chamæpytis, et de la seconde espèce de scordium séchées , on en fait une infusion comme le thé , et on en fait prendre deux ou trois prises par jour aux personnes sujettes à ces maladies ; il en faut continuer long-temps l'usage : ce remède est bon aussi aux personnes sujettes à la migraine , aux vapeurs , et aux tremblemens dans les membres. La bétoine est béchique , en procurant l'expectoration de la sortie des matières purulentes , par la voie des crachats : elle passe pour vulnéraire , et pour être capable de procurer la cicatrice des ulcères internes. La décoction de bétoine et de pouliot est estimée pour les fièvres par quelques auteurs. L'emplâtre de bétoine est propre pour les blessures , particulièrement pour celles de la tête. Les feuilles de bétoine séchées et mises en poudre , ou broyées dans les doigts et mises dans le nez, font éternuer : elles entrent dans la poudre céphalique , dont on prend quelques pincées le matin à jeun pour décharger le cerveau. Les feuilles fraîches , pilées avec un peu de sel , appliquées , guérissent le ulcères cancéreux et chancreux ; et introduites dans le nez en forme de tente , elles en arrêtent le saignement.

On emploie ces feuilles dans la poudre de Paulmier contre la rage : les racines de bétoine n'ont pas les mêmes vertus ; elles purgent par haut et par bas : on en prend la décoction d'une poignée dans un demi-setier d'eau. On assure avoir été soulagé des douleurs d'oreille par un coton imbibé du suc dépuré de bétoine un peu chaud , mis dans l'oreille. Quelques auteurs prétendent qu'il est propre aussi pour la surdité.

La bétoine a donné le nom au sirop de bétoine simple et composé ; à l'emplâtre de bétoine de Nicolas : elle entre dans le sirop d'armoise de Rhasis , dans la poudre de diarrhodon de Nicolas de Salerne , dans le baume polycreste de Bauderon , dans le mondificatif d'ache , dans l'onguent *martiatum* de Nicolas d'Alexandrie , dans l'emplâtre de *gratia Dei* et dans l'eau vulnéraire. Les fleurs entrent dans la poudre de Guttète.

BETTERAVE (*Beta rubra vulgaris* , Linn. 322. *Beta pallide virens* , Tourn.). Cette racine, dont il y a plusieurs espèces , se cultive dans les potagers ; les feuilles et la racine sont émollientes : la feuille , ainsi que celle de poirée , entretient l'écoulement séreux occasionné par l'excoriation produite par le vésicatoire. Le suc de la racine aspiré par le nez fait éternuer et sortir les mucosités. La racine bien cuite adoucit les bronches pulmonaires.

BISTORTE (*Poligonum bistorta* , Linn. 515. *Historia major radice minus intorta* , Tourn.). Cette plante croît aux lieux humides et ombragés ; on l'élève aisément dans les jardins à l'ombre. Sa racine s'emploie dans les tisanes et dans les décoctions astringentes, depuis demi-once jusqu'à une once, pour une ou deux pintes d'eau, ou en substance et en poudre, à la dose d'une drachme, incorporée avec la conserve de rose. On s'en sert plus communément en poudre avec la tormentille, dans les opiats et dans quelques confections alexitères, entre autres, dans l'orviétan. Dans les cours de ventre, les pertes de sang, le vomissement, la dyssenterie, les évacuations excessives d'urine, de sang menstruel, et toutes sortes d'hémorragies, cette plante est d'un grand secours.

Ray prétend qu'un demi-gros de racine de bistorte en poudre, avec pareille quantité de succin, pris dans un œuf pendant quelques jours, est un bon remède pour prévenir l'avortement. On se sert dans les Alpes de la bistorte comme d'un spécifique contre les fleurs blanches. Tragus assure que sa poudre bue à la dose d'un gros, ou sa décoction dans le vin, pousse par les sueurs le venin de la peste. Quelques-uns estiment la décoction ordinaire de la bistorte dans l'eau, pour la petite vérole, la rougeole et les fièvres malignes ; on en bassine aussi avec succès les gencives des scorbutiques, dans les maux de dents et dans les maux de gorge.

Outre l'orviétan et quelques compositions cordiales, dans lesquelles entre la bistorte, elle est aussi employée dans la confection narcotique de Mynsicht, et dans l'emplâtre pour la matrice, de Nicolas.

Blanc de Baleine. *Voyez* Nature.

Blé, *ou* Bled, *ou* Froment, (*Triticum hybernum, aristis carens*, Tourn.). La farine de froment s'emploie comme les autres dans les cataplasmes résolutifs ; la mie de pain est plus émolliente et plus adoucissante, elle donne au cataplasme le nom de *mica panis*, qu'on fait simplement avec le lait, la mie de pain et les jaunes d'œufs, et qu'on emploie pour appaiser la douleur et l'inflammation des tumeurs. Pour rendre ce cataplasme plus résolutif, on y ajoute le safran en poudre et l'huile rosat : ce remède est anodin et fort usité. La farine cuite en forme de colle est bonne pour le crachement de sang.

Le froment mâché, et appliqué sur la morsure de chien, empêche les progrès du venin par la force extractive, et fait mûrir les clous ou furoncles.

Le son n'est pas d'un usage moins familier ; sa décoction dans l'eau commune fournit un lavement adoucissant, émollient et légèrement détersif : on l'ordonne ordinairement avec la graine de lin , dans le cours de ventre et dans la dyssenterie. On fait aussi une tisane propre pour les rhumes invétérés et la toux opiniâtre, avec le son le plus net. Pour cela on en fait bouillir une cuillerée dans une pinte d'eau qu'on fait écumer ; on le retire ensuite , et après l'avoir laissé reposer, on le verse par inclination , et on y fait fondre une once de sucre ; on boit cette tisane un peu chaude. Le son est aussi résolutif qu'émollient ; on le fait bouillir dans la bière ou dans l'urine , et on en fait des cataplasmes pour appaiser les douleurs de la goutte , et pour résoudre les tumeurs des jointures : bouilli dans le vinaigre , on l'a vu réussir pour le rhumatisme.

L'amidon n'est autre chose, comme tout le monde sait , que la moëlle ou la plus fine farine du froment, séparée sans le secours de la meule du son qui la couvroit , et cela par le moyen de l'eau commune ; on la fait sécher ensuite , et on la vend par morceaux très-blancs, pour plusieurs usages. L'amidon est pectoral, rafraîchissant ; il arrête le crachement de sang, adoucit l'âcreté de sa sérosité : ainsi c'est avec raison qu'on l'emploie dans la poudre diatragacant froide, et dans plusieurs autres compositions pectorales et rafraîchissantes.

Blé noir , *ou* Sarrasin (*Fagopyrum vulgare erectum ,* Tourn. 511. *Polygonum fagopyrum,* Linn.). Sa semence est noire et triangulaire , semblable à celle du hêtre , en latin *fagus* , d'où vient le nom *Fagopyrum.* La farine en est blanche ; on peut la substituer aux précédentes dans les cataplasmes résolutifs et émolliens. Tragus assure que cette sorte de blé , infusée dans le vin, convient aux personnes bilieuses , dans la difficulté d'uriner et dans l'enflure.

Blé de Turquie , *ou* Maïs , *ou* Blé d'Inde. (*Triticum indicum. Zea mays* , Linn. 1378). La farine de ce blé peut être employée comme les précédentes et dans les mêmes cas.

Bluet, *ou* Aubifoin , Barbeau , Casse - lunette (*Cyanus segetum flore ceruleo ,* Tourn. 466. *Jacea segetum centaurea cyanus* , Linn. 1289). Toute cette plante, fort commune dans les blés , est en usage pour les maladies des yeux ; on en tire une huile distillée , qu'on appelle eau de *casse-lunette* , parce qu'elle éclaircit la vue : on emploie la fleur préférablement aux feuilles pour cette eau ; elle est excellente pour la rougeur et l'inflammation des yeux : pour rendre cette eau active , on ajoute le safran et le camphre. Le bluet se sème de lui-même dans les terres labourables et dans les prés où il est très-commun.

Tragus assure qu'un demi-gros de graine de bluet en poudre lâche le ventre. Quelques autres prétendent que la bière

dans laquelle on fait bouillir une poignée de cette herbe, sur
un verre de liqueur, devient très-apéritive et hépatique, et
qu'elle guérit la jaunisse, la rétention d'urine et des mois.

Camerarius faisoit bassiner les gencives des enfans avec
l'eau distillée de cette plante, dans le temps que les dents
poussent, et y ajoutoit le suc d'écrevisse. Le même auteur
soutient que les fleurs de bluet en poudre sont utiles dans
le mal caduc ; on en peut employer toute la tête, et en donner
un gros ou deux pendant quinze jours. Le suc de bluet mange
peu à peu les taies des yeux ; il y en a qui l'estiment vulnéraire, pris intérieurement à une once, lorsqu'on soupçonne
du sang extravasé par quelque chute.

Bœuf (*Bos*). Sa graisse appelée suif de bœuf, *sevum bovis*,
est émolliente, résolutive, propre pour adoucir les âcretés
des intestins, pour le ténesme, pour le flux de sang, étant
mêlée dans les lavemens. L'axonge des pieds est usitée pour
ramollir les tumeurs, adoucir les douleurs et guérir les luxations. La moëlle approche en bonté de celle de cerf et de veau,
elle raffermit, entre autres choses, les membres tremblans,
et ramollit les nerfs endurcis, enduite avec du vin. Le fiel est
préféré au fiel des autres animaux à quatre pieds ; il est spécifique pour la surdité et pour le bourdonnement des oreilles,
la douleur et l'ulcère des mêmes parties : on le mêle avec du
lait de femme ou de chèvre, puis on l'applique avec du coton.
Il lâche le ventre en forme de clystère, et ouvre les hémorroïdes. La rate sert à faire des décoctions contre la dureté
de la rate et la suppression des ordinaires. Le sang remédie
intérieurement aux dyssenteries, aux pertes de sang des femmes et aux autres hémorragies ; extérieurement il ramollit
et dissipe les tumeurs ; il efface les taches de la peau et enlève
les verrues en forme de liniment. Sa corne et ses ongles, pris
en poudre au poids d'une drachme, sont bons pour l'épilepsie :
on en fait brûler et sentir aux femmes hystériques ; cette
fumée chasse la malignité de l'air et les rats. L'urine appliquée avec de la myrrhe appaise les douleurs des oreilles.
Les pierres qui se trouvent au mois de mai dans l'estomac
et dans la vésicule du fiel guérissent la jaunisse, brisent et
consument le calcul, bues en poudre dans du vin, ou mises
infuser jusqu'à la consomption, tous les jours, dans du vin
pour la boisson du malade. La pierre de la vessie du fiel est
sujette à se corrompre et à se réduire d'elle-même en poudre
quand on la garde long-temps, à cause des petits vers ou mites
qui s'y engendrent. Elle est sudorifique, apéritive, propre
pour résister au venin, pour arrêter le cours de ventre, pour

l'épilepsie ; la dose est depuis six grains jusqu'à un scrupule. La poudre, attirée par le nez, fait éternuer, aiguise la vue et fortifie le cerveau.

Bois d'Aloès (*Lignum aloes*). Ainsi nommé à cause de son amertume, qui tire sur celle de l'extrait d'aloès.

Le véritable bois d'aloès est couleur de café brûlé, mais plus brun : il s'enflamme à la chandelle, et sa racine fournit une odeur agréable : on le râpe, et on en donne en poudre demi-gros, en infusion jusqu'à deux : il est cordial et céphalique, propre à fortifier le cœur et le cerveau, à réveiller les esprits et ranimer le sang ; il est aussi hystérique et stomachique, car il tue les vers par son amertume, et pousse les mois, on l'emploie comme le santal, auquel on le substitue. Il entre dans les trochisques d'*alipta moschata*.

Bois de Baume (*Lignum balsami*). Ce bois, qu'on apporte d'Egypte n'est pas d'un grand usage dans la médecine, excepté dans la thériaque où il est employé, parce qu'il entre dans les compositions des trochisques de *Hedicroi*.

Bois néphrétique (*Lignum nephriticum*). Ce bois vient de la Nouvelle Espagne et du royaume de Mexique, où il est appelé *coult* et *tlapalcypatly* ; il est chaud, dessicatif et fort apéritif. On le coupe en petits morceaux, ou bien on le râpe, et on en met une ou deux onces dans une chopine d'eau à laquelle, en moins d'une demi-heure, il communique une couleur brune tirant sur le bleu : on en donne dans la rétention d'urine jusqu'à quatre onces ; et, l'infusion consommée, on remet de l'eau sur le même bois, qui lui communique la même teinture : on la renouvelle jusqu'à ce que l'eau ne change plus, ou qu'elle ait acquis très-peu de couleur. Ce bois, pour être bon, doit être solide, pesant, d'un jaune rougeâtre et tirant sur le brun ; il faut le nettoyer de son écorce et de son obier qui est blanc, lorsqu'on emploie le vin blanc pour l'infusion au lieu d'eau ; la liqueur purge et fait uriner, et on la donne à deux onces seulement.

Bol (*Bolus*). Terre graisseuse ou argileuse, douce au toucher, fragile, de couleur rouge ou jaune. On en faisoit autrefois venir du Levant et d'Arménie, mais tout le bol qu'on met présentement en usage est tiré de divers lieux de la France ; le plus beau et le plus estimé vient de Blois, de Saumur, etc. Il le faut choisir net, non graveleux, doux au toucher, rouge, luisant, se mettant aisément en poudre, et s'attachant aux lèvres quand on l'en approche. Le bol est astringent, dessicatif, propre pour arrêter le cours de ventre, les dyssenteries, le crachement de sang ; pour adoucir les acides étant pris

par la bouche. On s'en sert aussi beaucoup pour l'extérieur ,
pour arrêter le sang , pour empêcher le cours des fluxions ,
pour fortifier , pour résoudre.

Bol (*Bolus*). On a donné ce nom à une espèce de remède
en consistance de pâte de forme arrondie ; c'est ordinairement
un purgatif qu'on sépare en plusieurs parties avant de le
prendre enveloppé dans du pain à chanter un peu mouillé ,
afin qu'il puisse être avalé facilement.

Bol *contre la colique néphrétique.* Semences de millepertuis,
un gros ; conserve d'absinthe , une quantité suffisante pour
faire un bol.

Bol *contre les obstructions des viscères et dans les embarras du poumon.* Extrait de véronique mâle et de genièvre, de
chacun deux scrupules : mêler le tout pour un bol.

Bol *contre les vers.* Incorporer avec un gros de conserve
d'absinthe ou de fumeterre , depuis un scrupule jusqu'à demi-gros de limaille de fer porphyrisée : à prendre plusieurs fois
de suite , le matin à jeun , et le soir en se couchant.

Bol *contre la dyssenterie et le flux de ventre.* Racine de
bistorte en poudre , un demi-gros ; conserve de roses , un gros;
sirop d'épine-vinette, suffisante quantité : mêler , faire un bol.

Autre pour les mêmes maladies. Racine de quintefeuille
en poudre , un demi-gros ; de la conserve de roses rouges ,
un gros ; du sirop de grande consoude , une suffisante quantité : mêler , pour un bol astringent.

Autre. Poudre d'ipécacuanha , un scrupule ; thériaque ,
diascordium , de chacun quinze grains : incorporer le tout
dans une suffisante quantité de sirop de coing , pour diviser
en quatre doses qu'on prendra de quatre heures en quatre
heures.

Bol *contre les fleurs blanches.* Semences de chardon-marie
et de chardon-béni pulvérisées , de chacune un gros : avec
une suffisante quantité de conserve d'absinthe , faire un bol.

Bol *purgatif.* Lénitif fin, deux gros ; poudre de cornachine ,
de jalap , de chacune dix-huit grains ; partager le tout en
quelques bols , avec un peu de sirop de fleurs de pêcher , pour
prendre le matin à jeun.

Bol *contre l'hydropisie naissante, ou enflures qui succèdent
aux fièvres et autres maladies de long cours.* Une bonne cuillerée d'eau-de-vie ; trois cuillerées de miel de Narbonne ; tartre
(*tartrite acidule de potasse*) , deux gros : mêler le tout et le partager en quatre prises pour les adultes , et en six pour les
enfans. On prend une de ces doses de deux jours l'un , le
matin à jeun , et on ne doit manger que trois heures après.

Il faut se purger avant de commencer ce remède, et le continuer jusqu'à la douzième prise.

Bol *contre les hémorragies.* Alun, sang-dragon, de chacun un gros ; les pulvériser et les incorporer dans suffisante quantité de conserve de roses rouges pour partager en huit prises, à prendre de quatre heures en quatre heures.

Bol *contre la gale.* Fleur de soufre (*soufre sublimé*), douze grains ; mercure doux (*muriate de mercure*), six grains ; confection Hamech, deux gros : incorporer le tout avec suffisante quantité de sirop de fumeterre, pour un bol à prendre le matin à jeun.

Bol *fortifiant et calmant.* Conserve de roses rouges, demi-gros ; thériaque, un gros ; extrait muqueux d'opium, demi-grain, *ou* laudanum liquide de Sydenham, dix ou douze gouttes : mêler le tout pour un bol à prendre au moment de se coucher.

Bol *diurétique ou propre à exciter l'écoulement des urines.* Demi-gros de savon blanc, six gouttes d'huile essentielle de baies de genièvre : mêler le tout pour un bol.

Bol *contre la gangrène.* Un gros et demi de quinquina en poudre, l'incorporer avec suffisante quantité de sirop d'œillet : partager le tout en trois doses, qu'on donnera dans la journée de quatre heures en quatre heures, ce qu'on réitérera selon le besoin. Frotter en même temps deux ou trois fois par jour d'huile de térébenthine la partie gangrenée, ou y appliquer la fomentation contre la gangrène. *Voyez* Fomentation.

Bol *purgatif et anti-asthmatique.* Dix-huit grains de soufre lavé ; six grains de diagrède ; un grain de kermès minéral (*oxide d'antimoine hydro-sulphuré brun*) : incorporer le tout avec un peu de sirop de chicorée composé de rhubarbe, pour former un bol à prendre trois jours de suite, en buvant par-dessus une tasse de thé ou de capillaire.

Bol *anti-asthmatique pour prévenir l'hydropisie de poitrine.* De huit jusqu'à douze grains d'oignons de scille en poudre ; douze grains de confection d'hyacinthe ; incorporer le tout dans un peu d'oximel scillitique pour former un bol à prendre le matin à jeun, pendant dix à douze jours, dans les paroxismes d'asthme et les grandes oppressions qui menacent d'hydropisie.

Bol *contre les écrouelles.* Éthiops minéral (*oxide de mercure noir*), vingt-quatre grains ; nitre (*nitrate de potasse*), gomme ammoniaque, de chacun quinze grains ; incorporer le tout avec suffisante quantité de conserve de fumeterre, pour former un bol qu'on prendra, le matin à jeun, pendant un mois : on aura le soin de se purger tous les dix ou douze jours avec une dose d'opiat fondant et purgatif proportionné à l'âge des malades. La dose de moitié pour un enfant. *Voyez* Opiat.

Bol *contre les vers plats.* Prendre un gros de racines de fougère mâle ; sublimé doux (*muriate de mercure doux*), rhubarbe, coraline, de chacun six grains : pulvériser le tout et l'incorporer avec un peu de sirop de chicorée composé de rhubarbe, à prendre un bol avec une tasse de bouillon par-dessus.

Autre. Prendre dix-huit grains de poudre de jalap ; tartre vitriolé (*sulfate de potasse*), dix grains ; assa fœtida, quatre grains : incorporer le tout dans le sirop ci-dessus et prendre un bol de même.

Bols *fébrifuges.* Une once de quinquina en poudre ; tartre stibié (*tartrite de potasse antimonié*), seize grains ; sel d'absinthe (*carbonate de potasse*), un gros ; sirop d'absinthe, quantité suffisante : composer du tout soixante bols.

Bol *cordial et stomachique.* Racines séches d'aunée réduites en poudre, un gros ; miel de genièvre, suffisante quantité : mêler, faire un bol.

Autre. Conserve d'absinthe ou d'aunée, demi-once ; thériaque, extrait de genièvre, de chacun deux gros : on mêle le tout, pour prendre de la grosseur d'une noix muscade après le repas, dans du pain à chanter.

Bol *dans l'asthme humide et la toux invétérée.* Semences de persil, deux gros ; les piler et les incorporer avec une suffisante quantité de miel blanc, pour un bol à partager en quatre doses, à prendre en deux jours, l'un le matin à jeun et l'autre en se couchant.

Bol *contre le crachement de sang et la phthisie pulmonaire.* Poudre de pimprenelle séchée à l'ombre, une demi-once, l'incorporer avec une sufisante quantité de sirop de guimauve, pour prendre le matin un bol, à la dose d'un gros et demi.

Bol de Casse *pour purger et rafraîchir les reins.* Monder et passer un quarteron et demi de bonne casse en bâton sur la fumée de la décoction de graine d'anis, ou de fenouil vert ; parce qu'étant venteuse, elle engendre des tranchées et des coliques, même elle envoie des vapeurs au cerveau qui excitent quelquefois le mal de tête à ceux qui y sont sujets. Mêler avec ladite moëlle de casse une drachme de poudre de réglisse, dont on forme des bols qu'on prend l'un après l'autre dans une cuiller, et demi-heure après un bouillon maigre, ou un premier bouillon gras, dans lequel on dissout le jus d'un bon citron. Pour faire la décoction de graine d'anis, on prend demi-once de graine d'anis vert, on la fait bouillir dans un poëlon un ou deux bouillons avec demi-septier d'eau, on verse ensuite le tout dans une écuelle, mettant dessus le sas à monder et à passer la casse, sur lequel sa moëlle et ses pepins auront été mis : on passe au travers dudit sas la susdite moëlle, qu'on recueille avec une cuiller.

Bon Henri, *ou* Épinard sauvage (*Bonus Henricus*, Linn. 529. *Chenopodium folio triangulo*, Tourn. 500. *Spinacia silvestris*, Linn.) Cette plante, qui croît dans les lieux humides et dans les terres grasses, peut être substituée à l'épinard, auquel elle ressemble par la figure extérieure et par les facultés, étant également émolliente et laxative. On l'applique utilement sur les plaies nouvelles en cataplasme, après avoir coupé et écrasé les feuilles ; ce remède réunit la plaie, et la conduit à une prompte cicatrice : cette plante est propre à nettoyer les ulcères et les plaies où la vermine commence à s'engendrer : elle a la propriété de les détruire ; ainsi on peut la regarder comme vulnéraire et détersive.

Simon Pauli l'estime aussi résolutive et anodine, il en recommande fort le cataplasme pour la goutte, dont elle appaise merveilleusement les douleurs, en appliquant toute la plante bouillie sur la partie affligée.

Borax (*Borate sursaturé de soude*), (*Chrysocolla*). Sel minéral qui a la couleur et la transparence du sel gemme, mais il a plus d'âcreté. Il faut le choisir en beaux morceaux, blancs, nets, cristallins, transparens. Il est incisif et pénétrant, propre à débarrasser les glandes du mésentère, et à fondre les squirres du foie et de la rate ; à exciter les mois des femmes. La dose est depuis quatre grains jusqu'à vingt. On s'en sert aussi extérieurement pour consumer les excroissances de chair.

Botrys (*Chenopodium ambrosioïdes folio sinuato*, Tourn. 596. *Chenopodium Botrys*, Linn. 520). L'odeur forte et aromatique de cette plante semble indiquer qu'elle abonde en sel volatil aromatique huileux : ainsi les auteurs ont eu raison de lui attribuer la vertu de pousser les ordinaires et les vidanges, et d'être utile pour les tranchées qui surviennent après l'accouchement, soit qu'on l'applique extérieurement sur la région de la matrice, en forme de cataplasme, après l'avoir fait bouillir légèrement dans le vin ; soit qu'on en donne intérieurement l'infusion à la manière du thé. La conserve, qu'on en prépare avec le sucre ou avec le sirop, a les mêmes vertus. Cette préparation est aussi très-utile aux asthmatiques et à ceux qui ont de la peine à respirer. Mathiole assure qu'il a guéri des personnes qui crachoient le pus, en leur faisant

user de cette plante réduite en poudre, et liée ensuite avec
le miel en consistance d'électuaire.

Hermann loue beaucoup l'eau distillée de cette plante pour
les enfans qui ont le ventre enflé, et pour dissiper les vents ;
il faut leur en donner par cuillerées : il ordonne d'en faire
bouillir deux poignées dans le vin, et d'y ajouter un peu de
miel pour ceux qui ont une respiration difficile. On met le
botrys dans les habits et dans le linge pour les garantir de la
vermine, et pour leur communiquer sa bonne odeur.

Hernandès dit que la seconde espèce, cuite avec les alimens,
fortifie les asthmatiques et les phthisiques, auxquels elle fournit un aliment agréable : il ajoute que la décoction de sa racine
arrête la dyssenterie et dissipe l'inflammation. Les Vénitiens
regardent la botrys comme un remède infaillible contre les
accès de la passion hystérique.

Bouc (*Hircus*). Chèvre (*Capra*). Le suif du bouc, appelé
en latin *sevum hircis* est employé dans les compositions de
quelques cérats, onguens et emplâtres ; il entre dans le baume
d'Arcœus. On doit choisir ce suif dur, sec, blanc ; il est propre pour ramollir, pour résoudre, pour adoucir ; il est très-
dessiccatif ; il soulage la goutte, guérit la strangurie, enduit
au nombril ; comme aussi les hémorroïdes en forme de suppositoire, et la dyssenterie. Le sang de bouc, desséché au soleil,
est appelé *sang de bouc préparé* ; il est fort sudorifique, apéritif, résolutif, propre pour résister au venin, pour dissoudre
le sang caillé dans la pleurésie, pour résoudre les enflures de
la gorge, pour la pierre, pour exciter l'urine et les mois. La
dose est depuis un scrupule jusqu'à deux drachmes. Vanhelmont prétend que celui qui a été tiré des testicules de l'animal a plus de vertu que l'autre.

Le lait de chèvre est nourrissant, restaurant, pectoral,
adoucissant, un peu détersif et dessiccatif, propre pour la
phthisie, et pour les autres maladies de consomption. La fiente
de chèvre est détersive, dessiccative, résolutive, digestive ;
elle contient beaucoup de sel volatil, âcre ; elle est propre
pour la pierre, pour exciter l'urine et les mois, pour les obstructions de la rate, étant prise intérieurement. On s'en sert
aussi extérieurement pour la gale, pour la dureté de la rate
et du foie ; elle convient aux parotides et aux bubons, pour
consolider les ulcères désespérés.

Bouillon blanc (*Verbascum*, Linn. 252. *Verbascum mas
Latifolium luteum*, Tourn.). Plante vivace qui croît dans les
champs, dans les lieux secs et sablonneux. Il y en a de plusieurs espèces ; mais celle qui est le plus en usage est à lar-

ges feuilles et à fleurs jaunes. Cette plante est médiocrement chaude, dessiccative, émolliente, discussive, anodine, béchique et vulnéraire ; la feuille pilée et incorporée avec de l'huile d'olive guérit les plaies fraîches, si on l'applique dessus. Son principal usage est dans les maux de poitrine, la toux, le crachement de sang et les tranchées du ventre. On croit que la racine, prise durant huit ou dix jours de suite, arrête le flux et la douleur des hémorroïdes. Pour le tenesme joint à la dyssenterie, mal difficile à guérir, on fait cuire le bouillon blanc dans du lait de vache pour en fomenter la partie. Le parfum ou la fumée de bouillon blanc est spécifique au même mal, selon Mysictus.

On applique avec succès sur les hémorroïdes, en forme de fomentation, les fleurs de bouillon blanc, cuites dans de l'eau de forgeron ou dans du gros vin ; ce qui en arrête le flux et la douleur. La fomentation de bouillon blanc et de semence de jusquiame, cuits dans de l'eau, a guéri une douleur d'hémorroïdes insupportable et rebelle à tous les autres remèdes, au rapport de Forestus. Le jus et le marc des feuilles de bouillon blanc, pilées et appliquées, sont un remède éprouvé pour guérir les contusions des nerfs et des membranes. Le bouillon blanc se doit cueillir, pour tous les usages ci-dessus, avant que les fleurs soient tombées.

Chomel s'est servi avec succès, pour les hémorroïdes internes et externes, de la décoction de feuilles de bouillon blanc et de guimauve dans le lait, soit en faisant appliquer les herbes sur les hémorroïdes, étant assis sur un bassin à demi-plein de cette décoction, soit en recevant simplement la fumée sur une chaise percée ; et il a fait percer et suppurer doucement des clous et de petits abcès survenus autour du fondement de quelques personnes sujettes aux hémorroïdes, par le secours de ces fumigations, qui les ont préservées de la fistule dont elles étoient menacées.

On fait une eau de fleurs de bouillon blanc par distillation ; une huile, par plusieurs infusions de ces fleurs dans l'huile d'olive ; et Mathiole tire une liqueur de ces mêmes fleurs, en les exposant seules au soleil dans une bouteille double bien bouchée, par le moyen de quoi elles se fondent en une liqueur huileuse, excellente pour appaiser la douleur des hémorroïdes et des gouttes.

Bouillon *contre l'effervescence du sang.* Racines d'oseille et de fraisier, de chacune une once ; feuilles d'oseille, d'endive et de laitue, de chacune demi-poignée, avec un morceau de veau ou un poulet; faire un bouillon auquel on ajoutera demi-once de sirop de prunelle.

BOUILLON *contre l'hydropisie, le scorbut et la cachexie.* Racines de grand raifort, une once; feuilles de mouron d'eau, de cresson de fontaine et d'herbe aux cuillers, de chacune demi-poignée, avec un morceau de veau : faire un bouillon à prendre et réitérer souvent.

BOUILLON *contre l'hydropisie, la jaunisse et les pâles-couleurs.* Racines de petit houx, d'asperges, d'arrête-bœuf et de garence, de chacune une demi-once ; feuilles d'aigremoine, de pimprenelle et de capillaire, de chacune demi-poignée ; fleurs de souci, une pincée, avec un morceau de veau : faire un bouillon à prendre le matin, ce qu'on réitérera pendant huit ou neuf jours.

BOUILLON *contre les obstructions de rate.* Feuilles d'adiante et de cétérach, de chacune une poignée ; sel végétal, un demi-gros, avec un morceau de collet de mouton : faire un bouillon à prendre pendant huit ou neuf jours.

BOUILLON *pour arrêter le crachement de sang et les hémorragies.* Feuilles de buglose, de pourpier, de plantain et de pulmonaire, de chacune demi-poignée : faire une décoction, avec un morceau de veau, auquel on ajoutera deux onces de suc de buglose pour prendre pendant quinze jours.

BOUILLON *contre les obstructions.* Racines de petit houx et d'asperges, de chacune une once ; feuilles de chicorée, de pimprenelle et de cétérach, de chacune une demi-poignée : les faire cuire avec un poulet ou un morceau de mouton, pour un bouillon à prendre le matin pendant quinze jours.

BOUILLON, *ou Eau de veau.* Une livre de rouelle de veau, ou la moitié d'un poulet; faire bouillir dans trois pintes d'eau à réduire à moitié ou aux deux tiers, passer ensuite par un linge et boire par verres.

BOUILLON *rafraîchissant.* Rouelle de veau, une demi-livre ; la faire cuire dans trois chopines d'eau, qu'on réduira à deux bouillons : ajouter à la dernière demi-heure des feuilles de pourpier, de bourrache et de poirée, de chacune une demi-poignée, et une laitue coupée en quatre : passer le tout par un linge avec une légère expression, et partager en deux bouillons, à prendre, l'un le matin à jeun et l'autre sur les cinq heures du soir.

BOUILLON *pour rafraîchir la poitrine.* Faire cuire, dans une pinte d'eau, trois ou quatre navets coupés par morceaux, avec deux onces de mou de veau. Passer le bouillon quand tout est cuit, et en prendre un bon verre tous les matins : on peut y ajouter un peu de sucre pour lui donner meilleur goût.

BOUILLON *pectoral adoucissant.* Un mou de veau ; une douzaine de petits navets ; des feuilles de choux rouges et de pulmonaire maculée, de chacune deux poignées ; ou à leur défaut, feuilles de bourrache, de buglose et de chicorée blanche, de chacune une poignée : faire bouillir le tout dans trois pintes d'eau, qu'on réduira à quatre bouillons, deux par jour, ce qu'on réitérera pendant quinze jours.

BOUILLON *contre la toux.* Rouelle de veau, une demi-livre ; navets, carottes, porreaux, de chacun une livre : faire cuire le tout dans trois chopines d'eau, qu'on réduira à une pinte ; exprimer le tout fortement et diviser en deux bouillons. Ajouter à chaque bouillon une demi-once de sucre candi, à prendre pendant trois jours, soir et matin.

BOUILLON *apéritif.* Racines de scorsonère, de barbe-debouc, de chervis, de persil et de chicorée, lavées, ratissées, coupées, de chacune deux onces : les faire bouillir avec une livre de collet de mouton dans trois chopines d'eau, qu'on réduira à deux bouillons. Passer ensuite le tout par un linge, en exprimant fortement, et partager en deux bouillons, à prendre, l'un le matin à jeun et l'autre sur les cinq heures du soir, ce qu'on continuera pendant quinze jours. Ces bouillons sont propres à purifier le sang.

BOUILLON *tempérant et apéritif.* Demi-livre de rouelle de veau ; racines d'oseille, de fraisier, de pissenlit, de chicorée sauvage, lavées, ratissées et coupées par morceaux, de chacune demi-once ; les faire bouillir dans trois chopines d'eau, à réduire pour deux bouillons. On y ajoute, la dernière demiheure, une poignée de feuilles de bourrache, de buglose, de chicorée sauvage, d'aigremoine ; passer ensuite par un linge avec légère expression, et partager en deux bouillons, dans chacun desquels on fera fondre un gros de sel de Glauber (*sulfate de soude*). Il faut prendre le matin à jeun, et le soir sur les cinq heures, un de ces bouillons, et continuer pendant un mois.

BOUILLON *rafraîchissant et anti-scorbutique.* Feuilles de beccabunga, de cresson de fontaine, d'alleluia, d'oseille ronde, de chacune deux poignées ; rouelle de veau, une livre : faire un bouillon au bain-marie, après avoir bien fermé le vaisseau.

BOUILLON *relâchant et rafraîchissant.* Feuilles de bette, de laitue, de pourpier, de cerfeuil, d'alleluia, de chacune une poignée : faire cuire avec un poulet, pour un bouillon.

BOUILLON *rafraîchissant et laxatif.* Demi - livre de collet

de

de mouton ; racines de chicorée sauvage, de patience sauvage, d'aunée, de polypode de chêne, ratissées, lavées et coupées, de chacune une once : faire bouillir le tout dans trois chopines d'eau, à réduire à deux bouillons. On ajoute, à la dernière demi-heure, feuilles d'aigremoine, de chicorée sauvage, de bourrache, demi-poignée de chacune. On coule avec légère expression, et on partage en deux ce bouillon, à prendre le matin à jeun, et vers cinq heures du soir. On fera fondre dans chacun un gros de sel de Glauber (*sulfate de soude*), et on ajoutera en outre à celui du soir vingt-cinq grains de tartre martial soluble (*tartre de potasse ferrugineux*). On prend un bouillon pendant quinze jours, avec l'attention de se purger quelques jours après les avoir commencés, et lorsqu'on les cesse.

BOUILLON *pour lever les obstructions, pour la cachexie, les pâles-couleurs et l'hydropisie.* Racines de bourrache, de buglose, de laitue et d'aigremoine, de chacune une once ; feuilles de bourrache, de buglose, de laitue et d'aigremoine, de chacune une poignée ; sel de prunelle, un gros : faire cuire avec un poulet pour deux bouillons, à prendre matin et soir.

BOUILLON *contre les hémorragies.* Un petit poulet ; racines de grande consoude et de tormentille, de chacune une once : faire bouillir, dans suffisante quantité d'eau, pour quatre bouillons. Ajouter sur la fin feuilles de lierre terrestre, de cerfeuil, de pourpier, d'ortie, de plantain, d'herbe-à-Robert et de sarriette, de chacune une poignée, et prescrire les bouillons, de quatre heures en quatre heures.

BOUILLON *contre les dartres et maladies de la peau.* Une demi-livre de veau ; racines de patience sauvage et de grande bardane, lavées, ratissées et coupées par tranches, de chacune une once : faire bouillir le tout dans trois chopines d'eau, réduites à deux. Ajouter jeunes pousses ou sommités de houblon et de fumeterre, de chacune deux poignées : faire cuire, pendant un quart-d'heure, pour deux bouillons à prendre matin et soir.

BOUILLON *anti-épileptique.* Racines de pivoine mâle, une demi-once ; racines de chicorée sauvage et de fraisier, de chacune deux gros ; feuilles de chicorée sauvage, de laitue et d'aigremoine, de chacune demi-poignée ; fleurs de mélisse, deux pincées : faire bouillir le tout, avec un demi-collet de mouton, dans trois chopines d'eau, qu'on réduira à deux bouillons. Passer le tout par un linge, avec une légère expression, et le partager en deux doses à prendre deux fois le jour, matin et soir, pendant un mois.

I. 6

Bouillon *contre l'étisie*. Orge mondé, deux onces : faire bouillir avec un morceau de collet de veau, ou un poulet ; prescrire la colature en forme de panade liquide, pour nourrir ceux qui sont attaqués de la consomption ou fièvre étique.

Autre. Orge mondé lavé, une demi-livre ; le faire bouillir dans de l'eau de fontaine très-pure, jusqu'à ce qu'il soit crevé. Passer l'eau à travers de la chausse, et tirer la pulpe, ou la moëlle de l'orge par le moyen du tamis ; la faire épaissir jusqu'à consistance de bouillie, et la renfermer dans un vaisseau de terre bien bouché et placé dans un lieu frais qui ne soit par fort humide. Dissoudre deux ou trois cuillerées de cette pulpe dans un bouillon, et faire cuire, pendant une demi-heure, en forme de panade liquide. Ajouter un peu d'eau de fleurs d'oranger, et faire prendre cette boisson au malade étique deux ou trois fois le jour.

Bouillon *contre l'hémoptisie*. La moitié d'un mou de veau ; une cuillerée de riz ; une once de racine de grande consoude ratissée ; feuilles d'ortie-grièche, de plantain, de chacune une poignée : faire bouillir le tout dans trois chopines d'eau, qu'on réduira à deux bouillons, dont on prendra l'un le matin, et l'autre à cinq heures du soir.

Bouillon *contre les fleurs blanches*. Feuilles d'orvale, d'ortie morte, de pourpier, de cerfeuil, de chacune une poignée ; rouelle de veau, une demi-livre : faire bouillir, dans suffisante quantité d'eau, pour deux bouillons, que l'on prendra matin et soir.

Autre. Poudre d'écorce de chêne, un gros ; la délayer dans six onces de lait de vache écrémé ; couler ensuite pour un bouillon au lait à prendre chaud, pendant neuf jours, le matin à jeun.

Bouillon *contre le resserrement de ventre et l'engorgement des viscères*. Une demi-livre de veau ; racines de patience sauvage et polypode de chêne, de chacune une once : faire bouillir, dans trois chopines d'eau réduites à la moitié, pour deux bouillons à prendre, l'un le matin et l'autre le soir.

Bouillon *vermifuge*. Délayer dans un bouillon au lait demi-gros ou un gros de cendres de houblon, à prendre le matin quelques jours de suite.

Autre. Faire bouillir quelques têtes d'ail dans du lait de chèvre, et faire prendre cette décoction un ou deux jours.

Bouillon *émollient et rafraîchissant*. Racines de patience sauvage et de guimauve, de chacune une once ; feuilles de patience de jardin, de patience sauvage, de mauve, de bette, de laitue, d'oseille, d'arroche, de chacune une poignée : faire bouillir, avec un morceau de veau, dans suffisante quantité d'eau, pour quatre bouillons.

BOUILLON *pour les maladies de la peau.* Une demi-livre de veau ; écrevisses légèrement pilées, racines de patience sauvage, deux onces ; aunée, une once ; bardane, deux onces : faire bouillir, dans suffisante quantité d'eau pour deux bouillons. Ajouter sur la fin feuilles de patience sauvage, de scabieuse, de fumeterre, de cerfeuil, de chacune une poignée : faire prendre au malade, matin et soir.

BOUILLON *contre la gale, les dartres et autres maladies de la peau.* Racines de patience sauvage et de grande bardane ratissées, lavées et coupées par tranches, de chacune une once ; les faire bouillir avec une demi-livre de rouelle de veau, dans trois chopines d'eau qu'on réduira à deux bouillons ; on y ajoutera la dernière demi-heure ; cerfeuil, sommités de houblon, de chacun une poignée ; fumeterre, cresson de fontaine, de chacun une demi-poignée : on passe ensuite le tout par un linge avec une légère expression, et on le partage en deux doses, à prendre une le matin à jeun, et l'autre sur les cinq heures du soir, faisant fondre dans chacune un gros de sel de Glauber (*sulfate de soude*).

BOUILLON *pour les douleurs rhumatismales et goutteuses.* Racines de raifort sauvage, une once ; du lait de vache, une chopine : faire bouillir le tout à la réduction d'un bouillon ; le passer ensuite par un linge pour une dose à prendre pendant un mois, une heure avant de se lever.

BOUILLON *contre le rhume opiniâtre et la phthisie commençante.* Conserve de roses sèches, une once ; la faire fondre dans une chopine de lait de vache, sur un feu doux sans bouillir ; prendre ce bouillon chaud ; ce qui sera répété matin et soir pendant un mois.

BOUILLON *contre la jaunisse, les pâles-couleurs et l'hydropisie.* Racines de petit houx et d'asperges, de chacune une once ; les faire bouillir, avec une demi-livre de collet de mouton, dans trois chopines d'eau, qu'on réduira à deux bouillons. Ajouter, à la dernière demi-heure, des feuilles de chicorée sauvage, d'aigremoine, de pimprenelle et de capillaire, de chacune demi-poignée : passer le tout par un linge, avec une légère expression, et le partager en deux bouillons, à prendre pendant neuf jours, le matin à jeun.

BOUILLON *anti-scorbutique.* Poulet charnu, un cœur de veau coupé par tranches bien lavées ; faire bouillir le tout dans deux pintes d'eau, qu'on réduira à moitié : retirer le vaisseau du feu et y ajouter des feuilles de cresson, deux poignées ;

de beccabunga, de mouron d'eau et de cochléaria, de chacune une poignée; de l'écorce d'orange séche et du sel d'absinthe, de chacun un gros : laisser refroidir le vaisseau bien couvert, et passer ensuite le tout, avec une légère expression, pour partager en quatre bouillons, à prendre tièdes en deux jours, matin et soir.

BOUILLON *contre le crachement de sang, la douleur de poitrine et les insomnies.* Racine de grande consoude lavée, une demi-once; des feuilles de buglose, d'aigremoine, de pimprenelle et de cétérach, de chacune une demi-poignée; des quatre grandes semences froides majeures, suspendues dans un nouet, une demi-once; des fleurs de mauve et de violettes, de chacune une pincée : y joindre un poulet dont le ventre sera farci d'orge et de semences de pavot blanc; faire bouillir le tout dans trois chopines d'eau, qu'on réduira à deux bouillons. Passer ensuite par un linge, avec expression, et partager en deux doses, à prendre pendant quinze jours matin et soir.

BOUILLON *contre les obstructions.* Racines de genêt épineux et d'asperges, de chacune une once; feuilles de chicorée, de pimprenelle, de cétérach, une demi-poignée : les faire cuire avec un poulet ou un morceau de mouton, pour un bouillon à prendre tous les matins pendant quinze jours.

BOUILLON *contre la colique.* Faire bouillir une poignée de camomille dans une chopine de lait, qu'on passera ensuite par un linge, pour un bouillon.

BOUILLON *contre la passion iliaque.* Racines de chicorée et de buglose, de chacune une once; feuilles de chicorée, de laitue, de buglose et d'aigremoine, de chacune demi-poignée, qu'on fera cuire, avec un jarret de veau et un quartier de poulet, pour un bouillon.

BOUILLON *contre le crachement de sang.* Feuilles de buglose, de pourpier, de plantain et de pulmonaire, de chacune demi-poignée, avec un morceau de veau pour un bouillon, auquel on ajoutera deux onces de suc de buglose; on le continuera pendant quinze jours.

BOUILLON *pour lâcher doucement le ventre.* Des feuilles de poirée, de mercuriale et de laitue, de chaque une poignée, cuites dans du bouillon, pris une heure avant le repas.

BOUILLON *pour nettoyer les reins.* Une once de pois-chiches; feuilles de mauve, de guimauve et de pariétaire, de chaque une poignée, cuites dans du bouillon gras, pris en deux fois, y dissolvant chaque fois une once de térébenthine.

BOUILLON *pour rafraîchir et désopiler le foie.* Une once de racine de chicorée, des feuilles d'oseille et de bourrache, de chaque une poignée ; faire bouillir un bouillon ou deux dans un bouillon clair, puis y ajouter une drachme de crême de tartre (*tartrite acidule de potasse*), et boire tiède.

Bouleau (*Betula alba*, Linn. 1593). Arbre qui croît dans les bois, dans les taillis, aux lieux rudes, humides. Ses feuilles sont amères, chaudes, dessiccatives, résolutives, détersives, apéritives et cosmétiques ; elles poussent les sérosités, et sont recommandées contre l'hydropisie et la gale. La liqueur qui sort des bouts des branches qu'on met brûler est bonne pour guérir les crevasses des mamelles et des mains. Le *fungus* qui croît sur cet arbre est astringent, et on en saupoudre les hémorroïdes pour en arrêter d'abord le flux.

Le suc qu'on tire d'un trou fait au tronc de cet arbre avec une tarrière, au printemps avant qu'il ait poussé ses feuilles, en mars au croissant de la lune, vers le temps que la vigne jette ses larmes, est un remède éprouvé et un préservatif excellent contre la pierre des reins et de la vessie, pris au poids de trois à quatre onces le matin à jeun ; les modernes, à raison de cette vertu, nomment le bouleau *le bois néphrétique de l'Europe*, comme étant le véritable substitut du bois néphrétique d'Orient. Il communique à l'eau dans laquelle on le met infuser une couleur jaune et une vertu anti-néphrétique singulière. On fait bouillir de jeunes branches de bouleau concassées, dans de l'eau ou dans du vin blanc, et on boit cette décoction pour faire sortir la gravelle des reins.

Vanhelmont loue fort le remède suivant pour se guérir et se préserver de la colique néphrétique, de la gravelle, de la dysurie, et strangurie, même chez les vieillards ; comme aussi pour la chaleur du foie et la strangurie sanguinolente. De jeunes branches de bouleau dont on compose les balais, chargées de boutons au printemps, dont les feuilles ne soient point encore développées, écrasées avec un marteau sur une pierre ou sur une enclume, cuites dans l'eau destinée à faire de la bière, dans laquelle hière on met, avec les drogues ordinaires, de la semence de *daucus* ou carotte sauvage, ou des tiges de la plante appelée *beccabunga,* espèce de berle qui croît dans les ruisseaux avec le cresson, donneront une liqueur très-propre à se préserver des attaques de la gravelle et de la colique néphrétique ; et elle sera encore plus efficace, si après l'ébullition et la fermentation de cette bière, on y ajoute de l'eau tirée du tronc du bouleau au printemps en la manière décrite ci-dessus, par le moyen d'un trou fait avec une tarrière.

On peut faire provision de cette eau dans le mois de mars

et d'avril , et la conserver pendant l'année , pourvu qu'on verse un peu d'huile d'olive dessus , pour garantir la superficie de l'impression de l'air qui pourroit la corrompre.

Bourgène , *ou* Bourdaine , ou Aune noir (*Frangula* , Tourn. *Rhamnus frangula* , Linn. 28o). Ce grand arbrisseau croît dans les terrains humides, à l'abri des grands arbres, dans les pays tempérés ; il est très-commun dans les monts Jura.

L'écorce moyenne, particulièrement de la racine, est vomitive lorsqu'elle est récente ; quand elle est séche , elle est purgative ; on la sépare de l'arbre dans le printemps, et on la fait sécher à l'ombre : on la donne en substance à un gros, et en infusion jusqu'à deux dans du vin blanc : on y ajoute quelque aromate ou stomachique pour correctif, comme la canelle , ou l'anis, ou plutôt le sel d'absinthe, ou quelque autre sel fixe. Les gens de la campagne s'en servent dans les fièvres intermittentes avec succès , parce que ce remède les purge par haut et par bas assez vigoureusement.

L'écorce de cet arbrisseau, broyée avec le vinaigre, guérit la gale et la désséche en peu de temps , si l'on s'en frotte deux fois par jour. Sa décoction dans le vinaigre est bonne pour nettoyer les gencives des scorbutiques, et pour préserver les dents de la carie et de la pourriture.

Bourrache *ou* Bourroche (*Borrago floribus caeruleis* , Tourn. 153. *Borrago officinalis* , Linn. 197). Cette herbe potagère assez connue est cordiale, chaude et humide ; elle corrige la bile noire et aduste ; elle réjouit les esprits vitaux et animaux infectés par la bile noire ; en un mot , elle rémédie à tous les maux que cette bile cause , et à la maladie hypocondriaque ; elle adoucit les âcretés du sang et des autres humeurs.

La bourrache et la buglose s'emploient communément ensemble , ou se substituent l'une à l'autre , ayant la même vertu ; leurs fleurs sont du nombre des quatre fleurs cordiales , et s'ordonnent par pincées en infusion , ou leur conserve depuis deux gros jusqu'à demi-once. Leurs feuilles s'emploient très-communément dans les tisanes pectorales et dans les bouillons rafraîchissans, aussi bien que les racines, sur-tout celles de la buglose : ces racines servent en hiver lorsque les feuilles sont passées. Le suc de bourrache et de buglose , tiré par expression et clarifié , se donne avec succès , par prises de quatre à cinq onces , dans la pleurésie. Pour le bien faire, il ne faut point le faire bouillir ; car alors la partie mucilagineuse des feuilles se met en grumeaux, et il ne reste qu'une eau claire qui n'a point de vertu. On ajoute souvent à ces

plantes les feuilles de chicorée sauvage et le cerfeuil , quelquefois aussi le sirop violat , à une once pour chaque prise ,
sur-tout lorsque l'on a l'intention de lâcher le ventre , et de
disposer le malade à la purgation : on donne trois et quatre
de ces prises par jour entre les bouillons. Ce remède est très-
propre à rétablir le mouvement libre du sang , lorsqu'il
croupit dans les parties où sa circulation est ralentie. Le suc
de ces plantes entre dans le sirop de longue vie , dans le
bysantin simple et composé , et dans le sirop de scolopendre
de Fernel.

Clusius recommande , pour la palpitation de cœur , deux
onces de suc épuré de buglose , avec deux gros de sucre ,
le soir pendant plusieurs jours : le sirop fait avec les feuilles
et les fleurs soulage fort les mélancoliques. Ray dit que l'usage du vin où elles ont infusé guérit l'épilepsie. La tisane
suivante est excellente pour la toux sèche. Trois onces de
racines de buglose et autant de chiendent , bouillies dans
deux pintes d'eau ; verser la décoction bouillante sur une
once de fleurs de coquelicot et sur trois têtes de pavot blanc,
coupées menu et enfermées dans un petit sac , afin qu'on
puisse les exprimer.

On a employé avec succès la décoction des feuilles de
bourrache et de buglose , dans la dyssenterie , de cette manière. Faire bouillir pendant trois ou quatre minutes une
petite poignée de ces feuilles dans huit onces d'eau ou demi-
setier ; passer la décoction , et y ajouter parties égales de lait
de vache bouilli et écrémé , puis y délayer une once d'huile
d'amandes douces, quand la liqueur sera tiède : trois heures
après , faire prendre au malade un bouillon le plus clair ,
dans lequel , lorsqu'il est encore tout chaud , il faudra avoir
mêlé un bon verre de gros vin. Il faut réitérer ce remède deux
jours de suite le matin à jeun.

La plupart des herboristes substituent à la racine de buglose celle de la vipérine, qui est plus commune et de moindre
vertu.

La bourrache et la buglose entrent dans l'électuaire *de
psyllio* de Mésué , dans son sirop de fumeterre, dans son
sirop du roi Sapor, dans les sirops d'eupatoire et d'épithyme
du même auteur, et dans l'opiat de Salomon. *Voyez* Alcana.

BOURSE A BERGER , Mallette *ou* Tabouret (*Bursa pastoris major , folio sinuato ,* Tourn. *Thlaspi bursa pastoris ,*
Linn. 903). Plante fort commune qui croît par-tout. Les
vieilles murailles et les masures en sont couvertes , elle se
multiplie beaucoup. Elle passe pour être fébrifuge , prise

intérieurement comme l'argentine , et appliquée extérieurement sur le poignet en épicarpe , après l'avoir broyée et
imbibée de vinaigre de cette manière. Toute la plante , feuilles
et graine , la plus fraîche qu'on pourra trouver , la piler ,
et l'imbiber d'une cuillerée de fort vinaigre , y ajoutant une
bonne pincée de sel ; en mettre sur les poignets lorsque le
frisson commence , et coucher le malade chaudement ; laisser
le remède vingt-quatre heures , et le réitérer si la fièvre
revient. On fait des épicarpes de plusieurs manières avec la
boursette , y ajoutant la racine de plantain rond , un peu de
safran et de camphre : quoique ces sortes de remèdes ne soient
pas des plus sûrs , on ne doit pas les mépriser.

Tous les auteurs conviennent que la boursette est astringente et vulnéraire , propre dans toutes sortes d'hémorragies ,
même dans les cours de ventre et dans la dyssenterie : on en
donne le suc à quatre onces ; on l'emploie dans les tisanes ,
dans les lavemens et dans les cataplasmes. Elle est d'un grand
secours dans le crachement de sang , la diarrhée , la dyssenterie , le pissement de sang , dans les pertes de sang des
femmes , et dans les fluxions accompagnées d'inflammation.
On en donne le suc jusqu'à quatre onces , et on emploie les
plantes dans les tisanes et les lavemens. Sa semence a la
même vertu que celle de l'argentine , et se donne à la même
dose. Simon Pauli assure , après Taberna-Montanus , que
l'usage de la boursette guérit parfaitement la gonorrhée ;
mais ce ne doit être qu'après qu'elle a bien coulé , et lorsqu'a-
près avoir doucement purgé le malade , le flux est blanc ,
et qu'il est à propos de l'arrêter.

BREBIS (*Ovis*), Bélier (*Aries*), Mouton (*Vervex*),
Agneau (*Agnus*). Tous ces animaux fournissent à peu près
les mêmes remèdes pour la médecine. Le cerveau du bélier
est utile contre l'assoupissement et le sommeil immodéré dans
les maladies épidémiques : on le fait avec de la graisse en
forme de tourteau . on y ajoute de la canelle et de la muscade : enduit avec du miel, il fait sortir les dents des enfans. Le
fiel reçu sur de la laine , et appliqué sur le nombril des petits
enfans , leur lâche le ventre : il guérit les carcinomes , étant
enduit ; il appaise la douleur des hémorroïdes ; il modifie les
oreilles purulentes , mis dedans avec du lait de femme.

Le suin ou œsipe est une espèce de mucilage graisseux tiré
de la laine grasse , appelée en latin *lana succida* , qui naît
à la gorge et entre les cuisses des brebis et des moutons , en
la faisant bouillir dans de l'eau. Il faut choisir cet œsipe ,
nouveau , de bonne consistance , net , de couleur brune ,

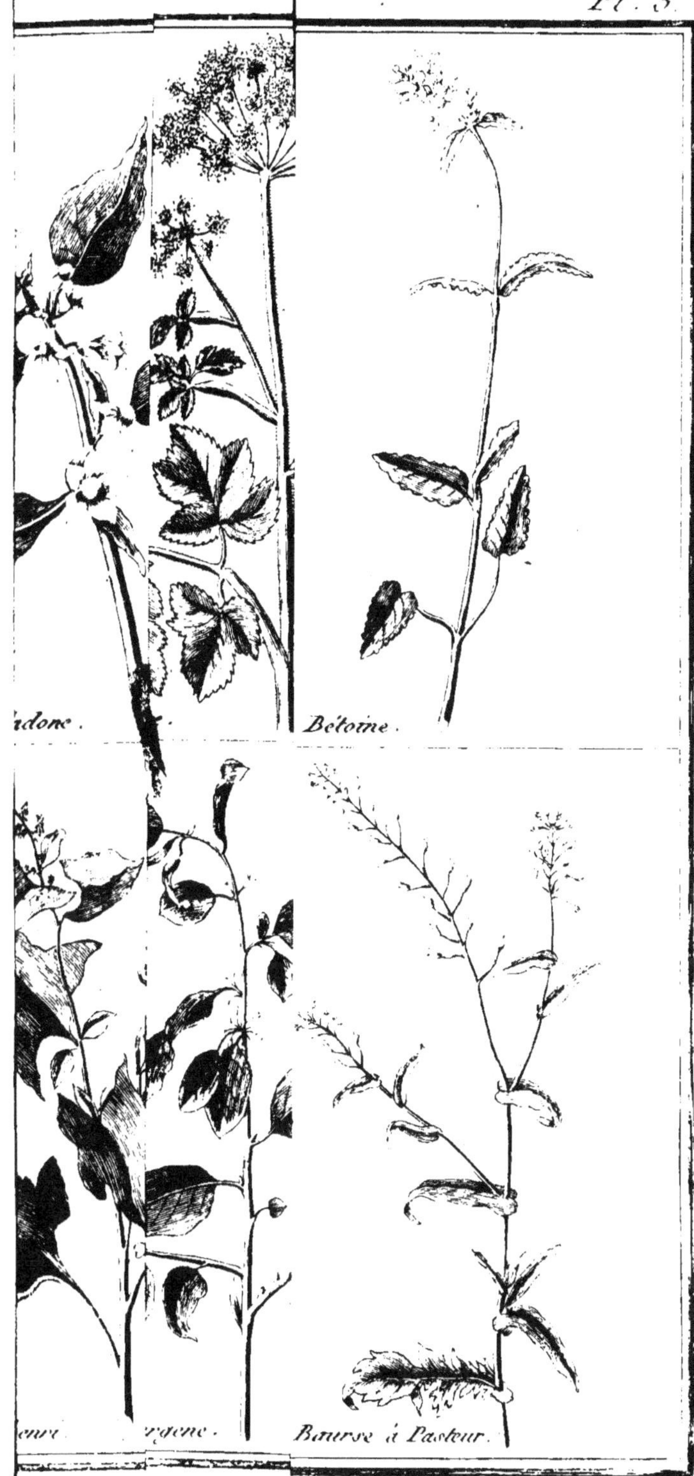

Chardone.

Bétoine.

...eure ...rgene.

Bourse à Pasteur.

G. Benard Direxit.

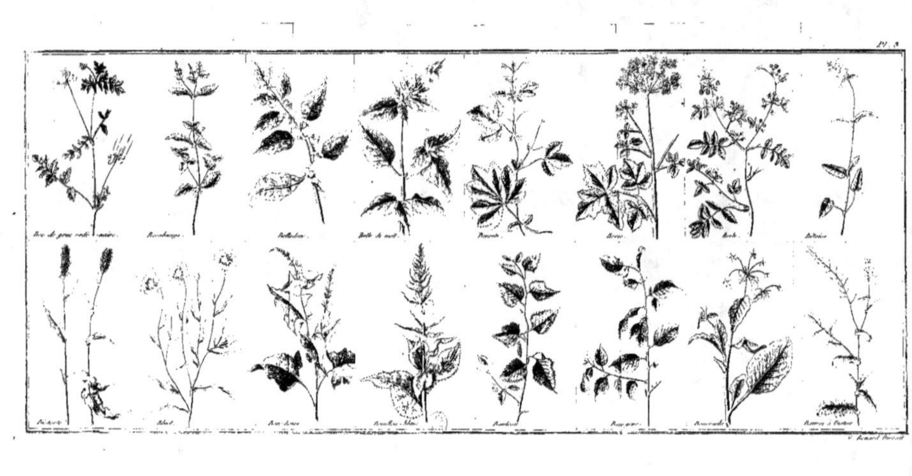

d'une odeur désagréable, mais qui ne soit point corrompu : car il se corrompt quelquefois en vieillissant ; d'autres fois il devient dur comme du savon. Il est émollient, chaud, résolutif, anodin, et convenable aux luxations et aux contusions. La laine grasse se ramasse l'été au col et aux cuisses ; elle doit être molle et moitte de sueur ; elle est chaude, émolliente, lénitive, bonne aux contusions, aux luxations, aux blessures, appliquée avec du vinaigre, de l'huile et du vin. Brûlée, elle possède une siccité âcre et mordicante qui la rend fort discussive ; elle convient par cette raison aux tumeurs humides et mollasses, aux ulcères invétérés, aux excroissances, pour cicatricer les ulcères, et pour guérir les fistules et les oreilles qui suppurent.

Le suif donné dans du vin rouge en forme de clystère guérit les diarrhées, les dyssenteries et les tranchées. Les poumons, comme les viscères charnus des autres animaux, appliqués chauds sur la tête, calment les douleurs, la chaleur et le désordre des esprits. On s'en sert spécialement contre la frénésie et les insomnies. L'épiploon appliqué chaud guérit la colique et la dyssenterie. Le lait est bon intérieurement contre les ulcères internes et les dyssenteries. La fiente est réfrigérative, dessicative, apéritive, discussive : prise avec du persil, elle est souveraine contre la jaunisse. Elle sert extérieurement pour appliquer sur les tumeurs de rate, sur les plaies, sur les ulcères des jambes, réduite en poudre, car elle desséche, mondifie et cicatrise très-bien ; sur les cors des pieds, les verrues, les tumeurs cutanées et sur la brûlure. La vessie desséchée au four et bue convient au pissement involontaire. La tête et les pieds de mouton cuits dans de l'eau de rivière conviennent à l'atrophie, et à la rétraction des membres, en forme de bain. Les poux avalés au nombre de huit ou neuf sont merveilleux contre la goutte vague. La peau de mouton nouvellement écorché est très-bonne à envelopper une personne froissée et meurtrie par une chute violente.

BRIQUE (*Later*). Elle sert ordinairement pour la construction ; elle est quelquefois employée en médecine ; elle est astringente, dessicative, résolutive, propre pour arrêter le sang, étant appliquée en poudre ou en cataplasme, comme le bol. On se sert aussi de la brique entière pour exciter la sueur ; après l'avoir bien fait chauffer au feu, on l'enveloppe d'un linge mouillé, et on l'applique à la plante des pieds dans le lit. On se sert encore de la brique pour distiller une huile qu'on appelle *huile des philosophes*, (huile fixe empyreumatique), très-bon remède appliqué extérieurement pour résoudre les

tumeurs de la rate , pour la paralysie , pour l'asthme. On peut
en donner par la bouche , depuis deux jusqu'à quatre gouttes,
dans du vin ou dans une autre liqueur appropriée. On en met
quelques gouttes dans l'oreille pour en dissiper les flatuo-
sités qui s'y renferment ; elle appaise la douleur des dents ,
si on en applique quelques gouttes sur les gencives ; elle est
très-bonne pour résoudre le sang caillé dans les meurtrissures.

BROCHET (*Lucius*). Poisson d'eau douce. Les osselets ou
petites pierres qui se trouvent dans sa tête sont propres ,
comme celles des autres poissons, pour la pierre des reins et
de la vessie , pour exciter l'urine , et de plus, pour l'épilepsie,
pour hâter l'accouchement , pour purifier le sang. La dose
est depuis demi-scrupule jusqu'à une drachme. Son cœur
mangé au commencement de l'accès est estimé propre pour
les fièvres intermittentes. On attribue le même effet à son fiel ;
la dose est de six gouttes. La mâchoire est dessicative et détersive : on la donne en poudre dans la pleurésie et dans l'esquinancie ; elle pousse le calcul et les urines , et déterge puissamment les reins. La même mâchoire , calcinée , mondifie
les ulcères invétérés , et dessèche les hémorroïdes. La graisse
enduite aux plantes des pieds et à la poitrine des petits enfans
arrête les catarrhes et fait passer la toux. Elle est bonne aussi
pour les rhumatismes ; elle est résolutive et adoucissante. Les
œufs purgent par haut et par bas. L'eau distillée du fiel est
ophtalmique.

BRUNELLE , appelée aussi Petite consoude , *ou* Herbe au
charpentier (*Brunella, major, folio non dissecto* , Tourn. 182.
Brunella vulgaris , Linn. 857). Il y a peu de plante plus
commune dans les prés et dans les bois que la brunelle ; elle
est chaude , dessicative , un peu amère , détersive et vulnéraire. Les gens de la campagne l'appliquent sur leurs blessures
après l'avoir écrasée : elle arrête le sang , et, comme un
baume naturel , réunit la plaie; c'est pour cela que quelques-
uns l'appellent *herbe au charpentier ,* nom qu'on attribue
indistinctement à la millefeuille , à la sanicle et à quelques
autres herbes astringentes. La brunelle s'ordonne pour le crachement de sang , pour les urines sanglantes et les pertes des
femmes. Césalpin employoit les feuilles de brunelle pilées et
appliquées en cataplasme pour faire suppurer les furoncles ou
les clous , même les charbons de la peste , et pour guérir les
plaies. Dans les grandes douleurs de tête , il faisoit bassiner
les tempes avec le suc , après l'avoir mêlé avec l'huile rosat
et le vinaigre. Jean Bauhin y ajoutoit un peu d'eau rose ,

et faisoit boire le suc pur à ceux qui avoient été mordus par
des bêtes venimeuses.

Ettmuller recommande fort la décoction de cette plante,
aiguisée d'un peu de cristal minéral (*nitrite de potasse, mêlé
de sulfate de potasse*), pour l'inflammation de la langue et des
glandes de la gorge en gargarisme. C'est un remède fort
familier aux Allemands, qui l'emploient aussi pour les
ulcères de la bouche, du palais et du gosier, pour l'esquinancie et les plaies des gencives.

L'eau distillée de brunelle rétablit les gencives des scorbutiques, sur-tout si on y dissout quelques grains de mastic
ou de gomme laque. Simon Pauli recommande cette plante
dans les fièvres lentes ; et Solenander assure qu'étant bouillie
dans du vin avec autant de véronique, elle guérit les pertes
de sang.

La brunelle entre dans le baume polycreste de Bauderon,
dans l'emplâtre *de Vigo pro fracturis*, dans l'emplâtre pour
les descentes de Nicolas Prepositus, dans le sirop de nicotiane de Néander, et dans l'eau vulnéraire.

BRUYÈRE, PÉTROLE (*Erica, vulgaris glabra,* Tourn. 602.
Erica vulgaris, Linn.). Petit arbrisseau qui croît dans les
landes sèches, dans les bois, dans les forêts ; ses feuilles
et ses fleurs sont propres pour la pierre, pour exciter l'urine, pour les morsures des bêtes venimeuses, pour résister
au venin : on les prend en décoction. L'eau dans laquelle la
bruyère aura cuit, prise tiède en breuvage le matin et le
soir, au poids de cinq onces, trois heures devant le repas
durant trente jours, rompt la pierre de la vessie et la fait
sortir dehors ; mais il faut que le malade se baigne ensuite
dans la décoction de bruyère ; et pendant qu'il sera dans le
bain, il faut qu'il soit assis dessus ladite herbe cuite, et faire
souvent ce bain. Mathiole dit en avoir connu qui, vivant
sobrement, ont été guéris de la pierre, et l'ont jetée par la
verge en petits morceaux, usant seulement de cette décoction. La décoction des fleurs, prise en breuvage, est bonne
contre les douleurs des côtés et du ventre.

Quelques praticiens assurent que l'eau de cette plante distillée appaise l'inflammation des yeux ; et Tragus, qu'elle
est bonne pour la colique. L'huile de ses fleurs est bonne
pour les dartres du visage, elle appaise les douleurs de la
goutte, au rapport de Clusius et de Taberna-Montanus. On
prépare avec les feuilles et les fleurs de bruyère un bain vapo-
reux, dont les goutteux reçoivent du soulagement.

La bruyère blanche ranime les forces, et est bonne contre

la gangrène , en infusion , intérieurement et extérieurement.

Bryone , ou Couleuvrée , *ou* Vigne blanche (*Bryonia aspera, sive vitis alba. Bacus rubris*, Tourn. 102. *Bryonia alba*, Linn. 1458). C'est une plante vivace à baies rouges et à baies noires ; l'une et l'autre sont usitées , la première est pourtant préférable ; elle croît dans les buissons et dans les haies ; la racine , qu'on cueille au printemps , purge puissamment les humeurs séreuses et pituiteuses ; elle est splénique , hépatique et utérine , et désopile promptement les viscères.

Cette racine est fort en usage dans l'enflure , l'hydropisie et les obstructions des viscères , dans la goutte , l'asthme , l'épilepsie , les vapeurs , la paralysie , les vertiges et la plupart des maladies chroniques. Lorsqu'elle est récente , le suc qu'on en tire par expression s'ordonne depuis deux gros jusqu'à demi-once ; son infusion dans le vin blanc se prend jusqu'à deux onces. Comme ce purgatif est assez violent et fait quelquefois vomir , on le corrige avec la crême de tartre (*tartrite acidule de potasse*), le sel végétal (*tartrite de potasse*), ou quelque poudre céphalique , comme celle de marjolaine ou d'origan. L'eau de bryone se tire ainsi : on découvre la racine dans le printemps , sans l'arracher de terre ; on en coupe la tête de travers ; on creuse ensuite la partie inférieure , et on la recouvre avec celle qu'on a coupée ; on prend garde qu'il n'entre point d'ordures dans la cavité qu'on vient de faire ; le lendemain on la trouve pleine d'une eau , dont une cuillerée purge assez doucement.

Arnaud de Villeneuve assure qu'il a guéri une épileptique avec le suc de la racine , qu'il lui fit boire pendant trois semaines. Mathiole dit qu'il a vu guérir une malade des vapeurs pour lesquelles on avoit tenté inutilement plusieurs autres remèdes ; elle but pendant un an , tous les jours , un verre de vin blanc où avoit infusé une once de cette racine.

Lorsque le suc de bryone est épuré et reposé , la partie terrestre et farineuse qui se précipite au fond du vaisseau , étant desséchée , s'appelle *fécule :* on ne s'en sert guère , et elle n'a pas grande vertu. La racine de couleuvrée séche et en poudre s'ordonne depuis un scrupule jusqu'à deux dans demi-verre de vin blanc. Les jeunes pousses ou asperges de bryone , ses fruits ou baies , ont à peu près la même vertu que la racine ; on fait un extrait des unes et des autres avec le vin blanc et l'esprit-de-vin (*alcohol*), dont la dose est jusqu'à une drachme.

Les jeunes pousses et les semences sont purgatives comme la racine. Elles tuent les vers et les autres insectes engendrés dans l'estomac et dans les intestins , comme l'a observé Bartholin. La racine pilée scule et appliquée sur une contusion dissipe le sang extravasé.

Ray observe que la racine pilée et appliquée en cataplasme, trois ou quatre fois , sur les parties affligées de la goutte , les soulage sensiblement. La poudre de cette racine mêlée avec le miel , et appliquée sur la teigne en liniment , la guérit au rapport de Schroderus.

Pour la sciatique, on prend un gros morceau de racine de couleuvrée , on la creuse , et on la remplit de colophane pulvérisée , on la recouvre du morceau ôté , on la suspend au soleil , et on reçoit dessous dans un vaisseau de terre la liqueur qui en découle , pour en graisser chaudement la partie souffrante.

La racine de couleuvrée , appliquée extérieurement , est fort résolutive , propre à fondre les loupes et les tumeurs scrophuleuses. Elle entre dans l'onguent Agrippa de Nicolas, dans le diabotanum , et dans l'onguent Areg. On l'emploie dans les lavemens , depuis une once jusqu'à deux en décoction.

BUGLE, *ou* Consoude moyenne (*Consolida media, Bugula,* Tourn. *Ajuga reptans* , Linn.). Plante très-vulnéraire , qui croît aux lieux humides et ombragés , usitée tant intérieurement qu'extérieurement ; elle convient à la jaunisse , à l'obstruction du foie, à la rétention d'urine , à l'asthme, aux hernies, aux ulcères du poumon, elle purifie le sang, elle déterge et consolide les plaies; elle entre dans les potions vulnéraires.

On emploie ses feuilles et ses fleurs dans les infusions , dans les tisanes et dans les apozèmes que l'on ordonne pour les hémorragies et le crachement de sang , pour la dyssenterie , les fleurs blanches et les pertes de sang des femmes. Le suc de ses feuilles, pris à deux ou trois onces, a les mêmes vertus : on s'en sert utilement pour les maux de gorge , pour les chancres de la bouche, en y ajoutant un peu de miel rosat. Quelques auteurs croient cette plante diurétique et apéritive. Camérarius , aussi bien que Dodonée , l'ordonnoient pour les obstructions du foie. Potérius la recommande pour les phthisiques et pour les ulcères internes accompagnés de fièvre lente. Elle entre dans la composition de l'eau vulnéraire, dans le baume polycreste de Bauderon, dans le mondificatif d'ache , etc.

L'eau vulnéraire , autrement appelée *eau d'arquebusade* , est d'un usage si familier dans la médecine, qu'on a cru devoir en donner la recette. Par *eau vulnéraire* , on entend une eau distillée , dans laquelle un grand nombre de plantes sont employées, la plupart vulnéraires, plusieurs céphaliques ou odorantes, quelques autres, suivant l'intention des pharmaciens qui la préparent. Entre les différentes dispensations des auteurs, celle qui suit paroît la plus utile, par rapport aux usages pour lesquels on emploie ordinairement l'eau vulnéraire, savoir : extérieurement, pour bassiner les plaies et les ulcères, et pour seringuer dans les plus profondes qu'il faut nettoyer; et intérieurement, lorsqu'on soupçonne du sang caillé, par la rupture de quelque vaisseau dans les chutes et dans les violentes contusions.

Racines et feuilles de grande consoude, feuilles de bugle, de brunelle, de sanicle, de plantain, d'œil-de bœuf, de millepertuis, de véronique, de millefeuille, de sauge, d'origan, de calament, d'hyssope, de menthe, d'armoise, d'absinthe, de bétoine, de grande scrophulaire, d'aigremoine, de scabieuse, de verveine, de fenouil, de petite centaurée, d'aristoloche, de clématite et d'orpin, de chacune toute épluchée deux ou trois poignées; racines d'aristoloche ronde et longue, de chacune une once concassée; hacher les herbes et les fleurs et mettre le tout dans un vaisseau ; verser dessus suffisante quantité de bon vin blanc, en sorte qu'il surnage de deux ou trois doigts; laisser les herbes en digestion dans un lieu chaud pendant deux ou trois jours ; les faire distiller ensuite, jusqu'à ce qu'on ait retiré environ le tiers de la liqueur qu'on y a employée, et la garder dans un vaisseau bien bouché.

Quelques-uns font leur eau vulnéraire dans le temps de la vendange, et mêlent leurs herbes avec du raisin, qu'ils font cuver ensemble pendant un mois ou environ, ils y ajoutent quelques pintes d'eau-de-vie pour la rendre plus forte; ils distillent ensuite la matière, et tirent d'abord une eau vulnéraire spiritueuse, qu'ils appellent *eau vulnéraire double ;* celle qui vient ensuite est une eau vulnéraire qu'ils appellent *simple,* comme moins chargée de principes volatils et sulfureux. Il y en a qui, pour rendre l'eau vulnéraire plus détersive, y mêlent le sel fixe qu'ils ont tiré par la lessive du marc des herbes, après l'avoir fait sécher et réduire en cendres, mais alors elle convient mieux extérieurement pour les ulcères et pour nettoyer les vieilles plaies, que pour prendre intérieurement. On préfère l'eau vulnéraire faite avec le vin blanc, qu'on donne à une ou deux onces dans les chutes considérables, et pour prévenir les dépôts intérieurs.

Buglose (*Buglossum. Anchusa officinalis.* Linn. 191). Cette plante, qui croît naturellement dans les champs et qu'on cultive, est d'un grand usage dans les bouillons : elle est humectante, pectorale, elle adoucit les âcretés du sang et elle le purifie, elle fortifie le cœur et excite la joie. Sa fleur est une des trois fleurs cordiales. La buglose a les mêmes vertus que la bourrache. L'eau distillée des fleurs ou des feuilles de buglose passe pour spécifique dans les suffusions grossières des yeux. Son suc est mucilagineux et difficile à exprimer, et il est bon, avant d'en faire l'expression, de mettre la plante pendant une nuit dans l'humidité. *Voyez* Bourrache.

Buis, ou Bouis, (*Buxus, seu Buxum. Buxus foliis rotundioribus*, Tourn. 579. *Buxus semper virens*, Linn.). Il y en a de deux espèces, une qui croît à la hauteur d'un arbre, et l'autre qui ne croît qu'à la hauteur de deux ou trois pieds. Le bois est sudorifique, apéritif; le suc des feuilles de buis, fraîchement exprimé par le moyen d'une liqueur appropriée, est un souverain remède dans la pleurésie. Forestus a guéri plusieurs jaunisses avec la décoction seule de buis.

Le bois de cet arbre râpé entre dans la tisane sudorifique, et peut fort bien être substitué au gaïac, suivant le sentiment d'Ettmuller, et de plusieurs praticiens qui l'ont nommé *gaïac de France* (*guiajacum nostras*). On s'en sert avec succès dans la vérole : on en met une once dans une chopine d'eau, qu'on fait bouillir un quart-d'heure ; on y joint quelques racines sudorifiques, et on augmente la liqueur à proportion de leur quantité. L'huile fétide qu'on tire du buis est propre pour l'épilepsie, pour les vapeurs et pour le mal de dents ; la dose est depuis douze gouttes jusqu'à vingt, mêlées avec le sucre ou la poudre de réglisse : cette huile mêlée avec le beurre fondu, est aussi adoucissante et anodine; on en graisse le cancer, sur-tout lorsqu'elle a été rectifiée et circulée avec un tiers d'esprit-de-vin (*alcohol*) : elle est excellente contre les dartres : pour les rhumatismes, on en fait un liniment avec l'huile de millepertuis.

Busserole, *ou* Raisin d'Ours (*Uva ursi,* Tourn. *Arbutus uva ursi,* Linn.). Ce petit arbuste presque rampant croît dans les Alpes, les Pyrénées et les pays montagneux. Il tire son nom de la ressemblance de ses fruits avec les raisins, dont les ours passent pour être friands. La plante est sans odeur, les baies ont un gout stiptique et sont un puissant diurétique. L'usage des feuilles dissout les petits calculs friables de la vessie, chasse les graviers contenus dans les voies urinaires, les matières visqueuses qui s'accumulent dans la la vessie et qui ne s'échappent qu'avec de grands efforts par le canal de la vessie. Son usage dissipe la strangurie et l'is-churie par relâchement de la tunique musculaire de la vessie. Les feuilles séches et pulvérisées se prescrivent depuis une drachme jusqu'à deux , délayées dans cinq onces d'eau , et depuis une drachme jusqu'à demi-once en macération au bain-marie dans six onces de véhicule aqueux.

C

CAAPÉBA , *ou* Liane à glacer l'eau , *ou* Liane à serpent (*Aristolochia folio hederaceo , trifido , maximo flore , radice repente*). Cette plante du Brésil , qui a beaucoup de rapport avec l'aristoloche clématite , pousse des tiges sarmenteuses qui s'attachent aux arbres voisins. Sa racine s'emploie en médecine : le caapéba est alexipharmaque ; coupé par tranches , infusé et macéré pendant quelques jours dans de l'eau , il donne à cette liqueur un goût de vin ou de bière. Cette décoction est bonne contre la morsure des serpens venimeux. On tire aussi le suc de la feuille et de la racine pilées ensemble , et on le mêle dans du vin pour le même usage : il faut avoir soin d'appliquer le marc sur la morsure , après en avoir un peu frotté la plaie ; par ce moyen on guérit sûrement en vingt-quatre heures.

CAA-PIA. Espèce de dorstène qui croît au Brésil et au Magellan , dont la racine est noueuse et garnie de filamens , les feuilles d'un vert luisant , la fleur radiée et les semences rondes. Les habitans du Brésil pilent la plante entière et font usage de son suc pour arrêter le flux , faire vomir , remédier à la morsure des serpens et à la blessure des flèches empoisonnées.

CABARET , Oreille d'Homme , Rondelle , Girard-roussin , Nard sauvage (*Asarum* , Tourn. 5o1. *Asarum europaeum* , Linn. 655). Petite plante basse , qui croît aux lieux ombragés. Sa feuille , qui est luisante , est d'une forme approchante de l'oreille de l'homme , ce qui l'a fait appeler par quelques-uns *oreille d'homme*. La racine , qui sert en médecine , doit être choisie belle , récemment séchée , bien nourrie , entière , grosse comme une plume à écrire des plus menues , nettoyée de ses fibres , grise , d'un odeur pénétrante et assez agréable , d'un goût âcre et un peu amer ; on la cueille au printemps ; on se sert aussi de ses feuilles.

Le cabaret purge violemment par haut , et quelquefois par

bas,

bas , la pituite grossière avec la bile. Il est chaud , dessiccatif et diurétique ; il lève les obstructions de la rate , du foie et de la vésicule du fiel ; il convient à la goutte , à l'hydropisie , à la jaunisse , aux fièvres tierce et quarte. La prise de cette racine est de demi-drachme à une drachme en substance , et d'une drachme à trois en infusion. Les feuilles se donnent depuis six jusqu'à neuf en infusion ou en décoction, dont on fait l'expression. Une drachme de la racine de cabaret en poudre suffit pour faire vomir et pour purger par bas : on en donne dans la fièvre quarte , dont la cure dépend du vomissement.

Il faut remarquer que cette poudre opère diversement , suivant la diversité de sa préparation : plus elle est subtile et déliée , plus elle pousse efficacement le flux menstruel et l'urine , et mieux elle fait vomir ; plus elle est grossière , moins elle soulève l'estomac , et n'agit que par les selles. La décoction de la racine se prépare dans du vin et dans de l'eau simple : dans du vin , elle est émétique et purgative , et dans de l'eau , c'est un puissant diurétique pour guérir les maladies chroniques et les fièvres intermittentes invétérées. On doit l'invention de cette décoction à Vanhelmont. Il faut que le cabaret bouille dans de l'eau , et alors la décoction est éprouvée contre les squirrhes des viscères , qu'elle atténue , résout et dissipe , spécialement les tumeurs de la rate. On prend trois , quatre ou cinq feuilles de cabaret , suivant les circonstances , on les pile , puis on les met dans du vin blanc durant la nuit , dont on boit trois ou quatre onces pour vomir , spécialement au commencement des fièvres intermittentes.

Les feuilles de l'*asarum americanum* sentent le poivre , et ne purgent point. Quelques auteurs estiment l'asarum comme un spécifique pour les fièvres longues et rebelles , lesquelles sont ordinairement causées par les obstructions invétérées dans les viscères. On emploie cette racine avec succès dans l'hydropisie , la jaunisse , la goutte sciatique. L'extrait d'asarum , fait avec l'esprit-de-vin (*alcohol*), se donne à demigros. Cette plante a donné le nom à l'électuaire *diasarum* de Fernel , dont elle est la base , et qu'on ordonne à demionce ; elle entre aussi dans le sirop hydragogue de Charas.

Cacao (*Theobroma cacao* , Linn.). Cet arbre, qui croît naturellement dans diverses contrées de la Zone-torride de l'Amérique , et particulièrement au Mexique , produit des semences logées dans une pulpe blanche , mucilagineuse et d'une acidité agréable , lorsque le fruit est mûr. Un morceau de cette pulpe mis dans la bouche étanche la soif et rafraîchit

I.   7

agréablement , pourvu que l'on ne comprime point avec les dents la peau du cacao qui est très-amère.

On retire du cacao une huile en consistance de beurre qu'on nomme *beurre de cacao.* Cette huile qui est propre pour les rhumes de poitrine , même contre les poisons corrosifs , réunit à la vertu anodine des autres huiles , l'avantage de ne point contracter d'odeur et de sécher promptement. Les dames espagnoles en font usage comme d'un bon cosmétique , qui rend la peau douce et polie , sans qu'il y paroisse rien de gras ni de luisant. *Voyez* Chocolat.

CACHOU , *ou* Terre du Japon. Le cachou est une sorte de pâte dure , séche , d'un roux noirâtre , gommeuse et résineuse , semblable à une pierre ; d'une saveur amère et austère au commencement ; mais qui laisse ensuite dans la bouche une impression douce et agréable. La nature de cette drogue n'est pas bien connue : l'opinion la plus vraisemblable est que le cachou est un suc épaissi par la chaleur , composé des sucs d'aréca et de l'écorce verte d'un arbre épineux du Japon appelé *catechu ;* sa consistance et sa saveur ont plus de rapport à un suc épaissi qu'à une terre , comme quelques-uns l'ont soutenu. L'aréca est le fruit d'un arbre que les auteurs ont nommé différemment.

Paulus Ammanus soutient que le cachou est l'extrait de la réglisse des Indes , du calamus aromaticus et du suc d'aréca , qui leur communique sa couleur rouge ; qu'il y en a de deux sortes : une qui est plus pure , laquelle fond aisément dans la bouche ; l'autre qui est plus dure et plus remplie de saletés ; cette dernière n'est d'aucun usage. Le cachou qu'on nous apporte des Indes occidentales a besoin de préparation ; on le mêle avec le sucre candi (*sucre cristallisé*) , après l'avoir mis en poudre , une once de sucre pour deux onces de cachou ; on ajoute à ce mélange un grain d'ambre gris et autant de musc , pour les personnes qui ne sont pas sujettes aux vapeurs hystériques ; on incorpore cette poudre avec une quantité suffisante de mucilage de gomme adragant , tiré dans de l'eau de fleurs d'orange , et l'on en fait une masse qu'on forme ensuite en petits grains ou trochisques de figures différentes , que l'on fait sécher.

Le cachou ainsi préparé se prend depuis douze grains jusqu'à demi-gros dans les indigestions et dans les flux lientériques , dans la foiblesse de l'estomac et le relâchement des fibres ; c'est un bon astringent. Il est propre dans l'inflammation de la gorge , pour l'enrouement et pour corriger la mauvaise haleine : les personnes sujettes aux rapports aigres en prennent après le repas trois ou quatre petits grains, cet usage leur est utile, et convient aussi à ceux qui ont des vents et des crudités ; il arrête les vomissemens. L'usage le plus ordinaire du cachou est dans les dévoiemens invétérés, après de longues maladies ; on en donne dix grains dans une tasse d'eau, avec un peu de sucre, après le repas, comme du café ; en un mot, le cachou est au rang des bonnes drogues qui ont le moins d'inconvéniens, quelque dose qu'on en prenne.

CADE (*Juniperus major bacca rubescente*). Espèce de grand genevrier qui croît dans les provinces méridionales de France. On retire de son bois par le corum une huile fétide (*cedrœleum*) dont on se sert en médecine pour déterger.

CAFÉ (*coffea arabica*, Linn. Petit fruit qui croît à l'arbre appelé *Caffier* ou *Cafeyer*, qu'on trouve en abondance dans l'Arabie heureuse. On doit choisir le café bien mondé de son écorce, nouveau, net, bien nourri, de moyenne grosseur, prenant garde qu'il n'ait été mouillé par l'eau de la mer, et qu'il ne sente le moisi.

Le café est un fruit ovale, qui renferme une ou deux semences, convexes d'un côté et plates de l'autre, avec une rainure ou sillon dans leur longueur : elles n'ont ni odeur ni saveur sensible.

Son usage est familier à toutes les nations : on le fait rôtir, on le réduit en poudre et on le fait bouillir ensuite dans de l'eau commune, on verse la liqueur par inclination et on y ajoute du sucre à discrétion. Cette boisson se prépare journellement, plutôt pour la sensualité et comme une boisson délicieuse, que pour la nécessité et comme remède, ce n'est pas que le café ne soit utile pour la santé et n'ait de grandes vertus, entre autres celle de fortifier l'estomac et le cerveau, d'accélérer la digestion des alimens, d'appaiser les maux de tête et d'abattre les vapeurs du vin ; il rend la mémoire et l'imagination plus vives ; il fortifie le cerveau et donne de la gaieté ; il empêche l'assoupissement après le repas, il provoque les ordinaires et pousse les urines ; enfin il purge par le ventre quelques personnes. Mais toutes ces propriétés n'ont lieu qu'autant qu'on prend le café par remède et avec modération ; car ceux qui en ont contracté une trop forte habitude par un usage journalier, n'éprouvent plus ces effets ; son usage excessif est même pernicieux, sur-tout à ceux qui ont la poitrine délicate, et de la disposition à la pulmonie : les personnes maigres, vives et qui dorment peu, doivent s'en abstenir, car il maigrit considérablement, il empêche de dormir, il épuise les forces et rend impuissans ceux qui en prennent avec excès, comme l'ont remarqué Willis et quelques médecins.

Une forte décoction des semences de café, sans les avoir brûlées, est fort apéritive et bonne pour les reins.

Andri ayant fait réflexion qu'en faisant rôtir le café à l'ordinaire, avant de s'en servir, on en diminuoit le poids de près d'un quart, et qu'on lui enlevoit par la torréfaction ce qu'il y a de plus volatil et de meilleur, a trouvé un moyen plus simple et plus naturel de s'en servir : c'est d'en tirer une teinture, comme on fait du thé. On prend un gros de café en fève, bien mondé de son écorce ; on le fait bouillir l'espace d'un demi-quart d'heure au plus, dans un demi septier d'eau, ensuite on retire du feu la liqueur qui est d'une belle couleur citrine, et après l'avoir laissé reposer quelque temps bien bouchée, on la boit chaude avec du sucre. Outre les autres propriétés du café ci-dessus marquées, il a reconnu par plusieurs expériences faites sur plusieurs malades, que cette teinture adoucit l'âcreté des urines, et soulage la toux la plus opiniâtre ; que le même café retient encore assez de vertu pour pouvoir servir une seconde et même une troisième fois ; mais qu'il ne faut pas le laisser bouillir trop long-temps, ni sur un grand feu, parce que pour lors la liqueur devenoit verte comme du jus d'herbes, et moins bonne, étant trop remplie de parties terrestres.

CAILLE (*Cothurnix*). Oiseau de passage, qui appartient au genre de la perdrix. La caille, sur-tout quand elle est jeune et grasse, nourrit beaucoup, excite l'appétit. Sa graisse est propre à enlever les taches et les taies des yeux ; sa fiente pulvérisée est bonne contre l'épilepsie.

CAILLE-LAIT, *ou* Petit-Muguet, Gallium blanc et jaune (*Gallium luteum*, Tourn. 105. *Gallium verum*, Linn. 155). Ces deux espèces se trouvent ordinairement dans les prés, au bord des chemins et des allées des bois un peu découverts : les auteurs conviennent qu'elles sont anti-épileptiques, dessiccatives et astringentes. On s'en sert dans l'hémorragie du nez en y soufflant de leur poudre. Elles conviennent à la gale simple et à la maligne, ainsi qu'au cancer des mamelles.

La première espèce est la plus recherchée : Tauvry l'estime comme un spécifique dans ces maladies, soit qu'on se serve de sa poudre jusqu'à un gros, soit qu'on emploie sa décoction, en en mettant une poignée dans une pinte d'eau. Emmanuel Kœnig prétend que l'esprit acide qui domine en elle la rend propre à ralentir la trop grande raréfaction des esprits, et par conséquent à calmer les mouvemens convulsifs et irréguliers des nerfs : c'est cet acide qui lui donne la pro-priété de cailler le lait, d'où elle a pris son nom. On s'en sert communément en Catalogne pour l'épilepsie ; quelques-uns la font prendre à la manière du thé, pour la goutte. Le sirop fait avec le suc de ses fleurs est fort apéritif, et propre à pro-voquer les mois.

Taberna-Montanus dit que la décoction de cette plante est excellente pour guérir la gale sèche des enfans, pourvu qu'on les en bassine souvent, ou qu'on leur en fasse un bain : cette plante passe pour vulnéraire détersive. On dit que l'usage des fleurs de la seconde espèce, en conserve ou en infusion, est également utile aux épileptiques. L'espèce à fleur jaune est cependant plus en usage, et on l'emploie non seulement pour l'épilepsie, mais aussi pour les vapeurs et les étourdissemens de tête. Le suc tiré des fleurs, à la dose d'une cuillerée, est un remède expérimenté pour l'épilepsie des enfans : lorsque ce remède leur lâche le ventre, son effet est plus sûr.

Chomel a vu plusieurs personnes faire usage de cette plante en infusion à la manière du thé, pour la migraine et les vapeurs qui portent à la tête.

CAILLOU (*Silex*). Espèce de pierre plus dure que le mar-bre ; il y en a de plusieurs espèces. On prépare les cailloux, en les faisant rougir et les éteignant plusieurs fois dans de l'eau ou du vin, qu'on donne à boire dans la rétention d'urine, et contre la pierre et la gravelle. Les pierres à fusil, calcinées par trois fois dans un creuset, et éteintes autant de fois dans du vin blanc, puis subtilement pulvérisées, prises soir et matin, à la pesanteur d'une drachme, avec du vin blanc, brisent le calcul, si on en continue l'usage jusqu'à entière guérison. Huit jours devant, et même pendant tout le temps de la cure, il faut tremper son vin d'une décoction de pariétaire.

CAÏMITIER (*Chrysophillum caïnito*, Linn.). Arbre des Antilles, fort branchu, dont on assure que les feuilles appli-quées sur la plaie, du côté vert, divisent, atténuent les humeurs, et procurent une suppuration abondante, tandis qu'elles en arrêtent le flux immodéré, et qu'elles resserrent les fibres, si on les applique du côté soyeux, qui est l'in-férieur.

CAKILE (*Cakile maritima, ampliore folio*, Tourn. 40). Cette plante, qui croît sur les parages élevés des mers, dans les lieux pierreux, donne une semence dont on se sert pour le scorbut et pour la colique néphrétique.

CALAGUALA. Plante qui croît à Quito et dans le Pérou. On distingue trois sortes de racines de calaguala, qui est la seule partie en usage en médecine. Cette racine est apéritive et très-sudorifique : on en fait usage, soit en décoction, soit en poudre, à la dose d'un demi-gros, et quelquefois d'un gros.

CALAMENT (*Calamintha vulgaris et officinarum Germaniæ*, Tourn. *Melissa calamintha*, Linn.). Plante d'une odeur aromatique, qui croît aux lieux montagneux et pierreux, dans les bois taillis et le long des avenues un peu découvertes. Les feuilles sont chaudes, dessiccatives, apéritives, carminatives, détersives, stomachiques, utérines, pectorales, hépatiques.

On emploie toute la plante en décoction et en infusion : le calament étant également propre aux maladies du cerveau et à celles de la matrice, car il est céphalique et alexitère, pousse les mois et les urines ; il est aussi stomachique et hépatique, et a les mêmes propriétés que les espèces de menthe : on en prend en manière de thé pour provoquer les règles.

La décoction de toute la plante est résolutive ; elle fortifie les parties et résout les tumeurs œdémateuses ; on l'ordonne aussi intérieurement avec succès dans les lavemens carminatifs et pour les paralytiques. Ettmuller la conseille dans le pissement de sang. On tire l'eau distillée du calament, on en fait un sirop qui a les mêmes vertus. Cette plante entre dans le sirop d'armoise de Fernel et de Rhasis, dans le sirop *de brassio* de Mésué, dans celui de stæchas, d'epithyme, de calament du même auteur, dans le lok sain, dans la poudre *diacalaminthes* de Nicolas d'Alexandrie, dans l'électuaire *dianisi* de Mésué, dans la thériaque et dans la *diagalanga*.

CALAMUS-VERUS, *ou* Roseau odorant (*Calamus aromaticus verus*). Cette espèce de roseau croît dans les Indes orientales, d'où on l'apporte à Marseille en petites bottes : comme il est assez rare, les pharmaciens lui substituent la racine de l'acorus, qui n'a pas moins de vertu. Le roseau odorant est apéritif, propre à pousser les mois et les urines. Les Egyptiens s'en servent pour appaiser la toux, en aspirant la fumée avec un chalumeau. Les Indiens en font souvent usage dans les maladies hystériques et les douleurs de nerfs. On le donne en substance et en poudre, depuis demi-gros jusqu'à une drachme : il est employé dans la thériaque, comme propre à résister au venin, et dans plusieurs autres compositions cordiales.

CALLEBASSIER à feuilles longues (*Cucurbitifera arbor americana*). Cet arbre, de la force d'un pommier, croît aux Antilles, à la Nouvelle Espagne, à St.-Domingue ; les habitans regardent la pulpe des fruits du callebassier comme une panacée pour un grand nombre de maladies et d'accidens. Ils l'emploient contre l'hydropisie, la diarrrhée, dans les chutes, les contusions, les coups de soleil, les maux de tête, même pour guérir les brûlures. On fait bouillir cette pulpe, on en passe la décoction par un linge, on la mêle ensuite avec du sucre, et on en forme un sirop laxatif, dont on fait grand usage aux Iles, pour vider le sang caillé : ce sirop devient actuellement commun en France ; on l'emploie pour la poitrine, il est connu sous le nom de *sirop de callebasse*.

CAMOMILLE (*Camomelum nobile flore multiplici*, Tourn. *Anthemis nobilis*, Linn.). Plante dont il y a plusieurs espèces, entre lesquelles il y en a deux qui sont en usage ; une sauvage, qui croît dans les lieux sablonneux, et l'autre appelée *romaine*, qu'on cultive dans les jardins. La camomille est chaude, dessiccative, digestive, laxative, émolliente, anodine ; elle pousse par les urines et excite les mois.

L'infusion de ses sommités dans l'eau chaude soulage dans la colique néphrétique et dans la rétention d'urine. La camomille est utile dans la colique venteuse et dans les tranchées des accouchées, prise en lavemens ou en infusion. Simon Pauli loue le vin où ses fleurs ont infusé, pour la pleurésie ; il faut en même temps appliquer sur le côté du malade une vessie de cochon remplie de la décoction chaude de la plante, et la renouveler de temps en temps. Dans la goutte, la sciatique, les hémorroïdes et les maladies où il faut adoucir et résoudre ; les fomentations et les cataplasmes faits avec la camomille sont excellens. L'huile de camomille, faite par l'infusion de la plante dans l'huile d'olive, a les mêmes vertus. Pour les rhumatismes on y ajoute l'huile de millepertuis et l'esprit-de-vin (*alcohol*) camphré en petite dose, pour en faire un liniment. La poudre des fleurs de camomille est bonne pour les fièvres intermittentes : c'est un remède ancien, et Dioscoride le recommande : Rivière et Baglivi confirment cette vertu fébrifuge, et ce dernier auteur assure en avoir guéri la fièvre quarte. Ce fébrifuge est assez familier aux Ecossois et aux Irlandois.

La décoction en cataplasme et en fumigation est autant utile aux femmes affligées de vapeurs de matrice, que le castor, suivant le rapport de Tragus. Quelques-uns se servent avec succès de son suc, à deux ou trois onces, pour les écrouelles : ce remède est en usage dans l'Angleterre ; à Paris, on l'emploie utilement en fomentation pour les hémorroïdes.

Cette plante a donné le nom à l'huile et au sirop de camomille ; elle entre dans l'onguent *martiatum*, dans l'emplâtre *de melilot* de Mésué , dans l'emplâtre pour la matrice , et dans le cérat de cumin.

Camphre (*Camphora , sive Caphura*). Le camphre qu'on emploie chez les pharmaciens est une substance résineuse, légère , blanche comme la neige, grasse et douce au toucher, d'une odeur forte et pénétrante , d'une saveur amère , âcre et aromatique : c'est une sorte de sel volatil huileux , qui se tire par le secours du feu des racines et de l'écorce de plusieurs arbres et plantes différentes : il en coule aussi naturellement par l'incision du tronc , sous la forme d'une résine d'un blanc sale , laquelle est très-odorante , qu'on appelle *camphre brut.*

Les auteurs modernes ne conviennent pas du nombre de ces arbres. Samuel Dalé en rapporte deux espèces différentes , après Ray ; Kœnig et Herman en reconnoissent davantage ; ce dernier en marque quatre espèces : la première vient de la Chine et du Japon ; c'est la plus commune et notre première espèce : la seconde se tire de l'écorce de la racine de l'arbre de la canelle dans l'île de Ceylan , et elle est très-rare : la troisième n'est autre chose que le sel volatil concret de certaines plantes des Indes orientales , entre autres de la racine de zédoaire : la quatrième enfin se trouve dans l'île de Bornéo ; quelques - uns la confondent avec celle qu'on apporte de Sumatra , dont on a rapporté les noms à la seconde espèce. Cette dernière sorte de camphre n'est pas si rare que la seconde et la troisième de Herman. On n'entrera point ici dans l'examen des différentes espèces de camphre , et dans la manière de les préparer dans le pays : il suffit d'avertir que celui que nous employons en médecine est apporté de Hollande , rafiné en pains plats et orbiculaires comme un couvercle de pot , où on le purifie par la sublimation. Il doit être choisi blanc , transparent , net , léger , friable , d'une odeur forte , pénétrante , désagréable, s'enflammant très-parfaitement, et brûlant sur l'eau. Le camphre ainsi purifié doit être conservé dans des vaisseaux couverts de graines de lin et bien bouchés , car il s'évapore aisément , à cause de sa légèreté et de sa volatilité , s'il est permis de se servir de ce terme. On connoît celui qui est falsifié , en ce qu'étant mis dans un pain chaud , au sortir du four , il rôtit , et le véritable , fond.

Le camphre se dissout également dans l'eau-de-vie et dans l'esprit-de-vin (*alcohol*), étant un sel sulphureux : il est excellent pour pousser les mois et calmer les accès des vapeurs hystériques. Allumer un morceau de camphre à une bougie , et l'éteindre à huit ou dix reprises dans une décoction hystérique, ou dans l'eau simple ; c'est un lavement qui a réussi plusieurs fois dans cette maladie. On fait aussi fondre le camphre dans l'eau-de-vie ; on approche du feu le vaisseau , et on verse sur cette dissolution de l'eau commune , en le remuant ; il s'amasse sur la superficie une espèce de crême ou pellicule blanche : on en donne deux ou trois cuillerées pour la même maladie. On prescrit aussi le camphre en bol , depuis dix jusqu'à quinze grains , mêlés avec la conserve de fleurs de souci ou quelque autre. Le camphre est narcotique et anodin ; il procure le sommeil , préserve de la pourriture , et se donne avec succès à la fin des fièvres malignes , après l'usage des émétiques , pour réparer les forces du malade. L'eau-de-vie camphrée , ou l'esprit-de-vin (*alcohol*) camphré , est un excellent remède contre les contusions , l'érysipèle , la gangrène ; il convient au mal de dents , à la colique , aux contractions ou paralysies qui s'en suivent , et aux autres affections semblables des parties internes ou externes. On les emploie dans les gargarismes anti-scorbutiques : le camphre dissout dans l'huile de térébenthine est un bon topique dans la sciatique et dans les rhumatismes. On a donné avec beaucoup de succès le camphre fondu dans de l'huile aux enfans malades du mal de gorge gangréneux , et ils le prenoient sans répugnance. Le camphre dissout dans de l'huile d'amandes douces et enduit au nez, est un remède éprouvé contre le coryza ou rhume de nez. On prépare encore une poudre hystérique fort bonne avec six grains de camphre , neuf grains de nitre , autant d'yeux d'écrevisses , pour prendre tous les matins dans quelques cuillerées d'infusion de tilleul.

Le camphre a donné son nom aux trochisques de camphre; il entre dans ceux de blanc rhasis, dans les trochisques diarrhodon , les pilules hystériques de Charas, la poudre de frai de grenouilles de Crollius , l'onguent de céruse , l'onguent rouge dessiccatif, le cérat des santaux , l'emplâtre styptique , et dans l'emplâtre pour les loupes.

CAMPHRÉE (*Camphorata hirsuta* , Tourn. *Camphora monspeliaca* , Linn. 178). La camphrée est vulnéraire , apéritive , céphalique , sudorifique , et elle excite les règles. La meilleure manière de l'employer est en tisane , à la dose d'une once ou deux , bouillies dans une ou deux pintes d'eau , ou infusées dans le vin blanc : on la prend aussi à la manière du thé ; plus elle est nouvelle et aromatique , meilleure elle est ; son odeur approche alors du camphre , d'où vient son nom. On s'en sert à Montpellier pour l'hydropisie , mais elle n'est d'aucune utilité dans celle qui est ancienne ; il n'y a que dans l'hydropisie naissante, dans laquelle les malades ont peu de fièvre et d'altération , qu'elle réussit ; il faut en continuer l'usage long-temps , et l'aider de quelques purgatifs. Burlet estime cette plante pour l'asthme ; il ajoute alors à sa tisane cinq ou six gouttes d'huile essentielle (*huile volatile*) de vipère, et autant de laudanum liquide. Son effet le plus sensible est de pousser par la voie des urines et de la transpiration ; elle est très-utile dans les obstructions récentes des viscères, dans les pâles-couleurs, le scorbut et dans les maladies chroniques.

CANELLE. 1° *Cinnamomum , seu Canella.* 2° *Cinnamomum , sive canella malabarica*). Ces deux espèces de canelle sont apportées des Indes orientales ; ce sont les écorces des branches de deux sortes d'arbres assez semblables au laurier par leurs feuilles. Les feuilles qu'on emploie dans la thériaque sous le nom de *malabathrum* passent, suivant quelques-uns , pour celles de la deuxième espèce : la première , qui est la véritable canelle, est la plus estimée. Cette écorce est mince , roulée sur elle-même en bâtons rougeâtres, d'un goût piquant , mais agréable et très-aromatique ; la plus haute en couleur et la plus mince est la meilleure ; celle qui est plus épaisse et la plus large , que les pharmaciens appellent *canelle matte*, est tirée du tronc et des grosses branches de l'arbre : elle est beaucoup inférieure à la précédente : cette espèce vient abondamment de l'île de Ceylan.

La seconde espèce de canelle , appelée *cassia lignea*, est commune au royaume de Malabar et dans les îles Philippines ; elle est plus épaisse, d'une couleur plus foncée , et d'un goût moins aromatique et moins piquant ; elle rend même la salive gluante quand on en a mâché : sa qualité n'approche pas de celle de la première espèce ; les pharmaciens les mêlent souvent ensemble , elle coûte quatre fois moins.

La canelle est d'un usage très-commun dans la médecine et dans les alimens ; on l'ordonne en poudre depuis quinze grains jusqu'à trente, dans les bols, dans les opiats et dans les autres compositions ; la dose en est double en infusion dans le vin , ou dans quelque autre liqueur spiritueuse. On tire par distillation deux sortes d'eau de canelle : une plus volatile , qui se fait par le moyen du vin blanc , dans lequel on la laisse en digestion pendant deux jours, après lesquels on la distille au bain-marie ; sa dose est d'une demi-once ou de six gros, sur quatre ou six onces de liqueur : l'autre sorte d'eau de canelle s'appelle *orgée*, parce qu'on emploie l'eau d'orge au lieu de vin blanc pour sa préparation ; elle est plus douce et moins volatile ; sa dose est depuis demi-once jusqu'à une once : l'une et l'autre sont ordonnées avec succès dans les potions céphaliques, cordiales et hystériques, dans les juleps béchiques et dans plusieurs autres teintures et compositions propres aux maladies du bas-ventre, qui viennent, comme on dit, de cause froide. La canelle n'est pas seulement capable de fortifier le cœur et le cerveau, et de ranimer le mouvement du sang et des esprits, elle est encore excellente pour faire cracher les asthmatiques, et pour la toux opiniâtre ; elle pousse les mois et abat les vapeurs hystériques ; elle rétablit les fonctions de l'estomac, dissipe les vents, appaise les douleurs de la colique et arrête la lienterie. L'huile essentielle (*huile volatile*) de canelle, tirée par la distillation, a les mêmes vertus : on la donne à deux ou trois gouttes dans quelque liqueur appropriée. La teinture de canelle est d'usage et entre dans le sirop apéritif cachectique de Charas.

On tire dans les Indes de l'écorce de la racine de canelle une huile jaune d'une odeur agréable, qui s'évapore aisément à cause de sa volatilité ; on en tire aussi une sorte de camphre très-blanc, et plus estimé que le commun. L'huile qu'on tire des feuilles sent le clou de girofle, et son fruit fournit une sorte de suif dont on fait des chandelles odoriférantes.

La canelle entre dans les tablettes de safran de Mars, dans la poudre aromatique rosat, dans la poudre diarrhodon, dans la thériaque, dans le mithridat, la confection alkermès, le diascordium, l'opiat de Salomon, l'orviétan, le philonium romain, la confection hamech, et dans l'*hiérapicra* de Gallien : son huile est employée dans la plupart des confections purgatives, soit pour aiguiser les sels volatils, soit pour les rendre plus efficaces. L'huile de canelle appaise la douleur de dents, en faisant mourir le nerf ; mais elle fait beaucoup de douleur en l'appliquant, à cause de sa chaleur.

Canelle-Giroflée, Ecorce de Girofle, Capelet, Bois de crabe (*Canella caryophillata*). Cette écorce n'est pas celle de l'arbre qui porte le girofle, mais celle d'un autre qui n'est pas décrit dans les auteurs, et qui est commun dans l'île de Madagascar et au Brésil. On l'appelle *écorce de girofle*, parce qu'elle en a l'odeur et la saveur ; elle est plus mince que la canelle, et d'une couleur rouillée et roussâtre. Les marchands de mauvaise foi altèrent le clou de girofle en poudre avec cette écorce, qui est à meilleur marché. Les fruits de l'arbre qui donne la canelle giroflée s'appellent *noix de Madagascar ;* elles sont grosses comme les noix de galle , ayant l'odeur et la saveur du girofle : elles sont plus rares ici que l'écorce ; ces parties approchent du girofle par leurs vertus. Cette écorce se donne en poudre à demi-gros , et en infusion à deux gros , dans demi-setier de bon vin : elle est cordiale , céphalique et stomachique.

CANELLE BLANCHE (*Canella alba , laurifolia magellanica cortice acri. Cortex winteranus*). Cette écorce est apportée de l'Amérique ; l'arbre dont elle est tirée est assez commun dans les îles de Saint-Domingue et de Madagascar : on lui a donné le nom de celui qui l'a apportée le premier en Angleterre : elle est beaucoup plus épaisse que celle de canelle , d'une couleur cendrée et blanc sale , d'une odeur qui approche de celle de la muscade , et d'une saveur très-âcre et piquante. Quelques-uns la mettent en poudre , et la mêlent avec les épices à la place de la muscade , mais assez mal-à-propos ; d'autres la substituent aux costus des Indes , drogue très-rare , peu connue , et qui est confondue dans les auteurs. L'usage ordinaire de cette écorce est pour le scorbut ; on la donne en poudre depuis un scrupule jusqu'à demi-drachme , et en infusion depuis un gros jusqu'à deux , dans cinq ou six onces d'eau distillée de cochléaria. On s'en sert très-communément en Angleterre.

CANNE-CONCO (*Alpina spicata purpurea*) Espèce de roseau qui vient à Cayenne , dont le suc exprimé et bu le matin et le soir comme tisane , s'emploie avec succès pour la guérison des aphtes.

CANTHARIDES (*Cantharides*). Mouches vertes , dont il y a plusieurs espèces. On les trouve en été sur les feuilles du frêne , du peuplier , du rosier , sur les blés , dans les prés. Quand on les a amassées , on les fait mourir à la vapeur du vinaigre chaud , puis on les fait sécher au soleil , et elles se gardent environ deux ans. Celles qui étant de différentes couleurs ont sur les aîles des lignes transversales , épaisses et récentes , sont celles qu'il faut choisir.

Elles sont chaudes , dessiccatives , corrosives , ulcératives , diurétiques ; elles excitent des vessies sur la peau , et elles en font sortir les sérosités ; elles soulagent les parties malades et elles détournent la fluxion qui y tomberoit ; elles font la base des vésicatoires qu'on applique derrière les oreilles , à la nuque du cou et entre les épaules , pour les maladies des yeux , des gencives , du nez , pour l'apoplexie , pour la paralysie. On en applique aussi aux jambes , pour les rhumatismes , pour la goutte sciatique.

On ne les donne point par la bouche, d'autant qu'elles passent pour une espèce de poison, qui est si ennemi de la vessie, qu'il y cause des ulcères, lors même que les cantharides ne sont appliquées qu'extérieurement. Les remèdes, pour ceux qui en auroient malheureusement pris, seroient de boire beaucoup de lait, des émulsions, de l'huile d'amandes douces ; de se faire seringuer dans la vessie des injections faites avec une décoction de racines de guimauve, de nénuphar, de laitue, de blanc de baleine, de l'huile de lin et de se mettre dans le demi-bain d'eau tiède. Le camphre passe aussi pour être un puissant correctif du venin de ces insectes.

CAPILLAIRE, *ou* Adiante, *ou* Cheveux de Vénus (*Adiantum. Adiantum foliis coriandri. Adiantum, sive capillus Veneris*, Linn. 1558. *Adiantum pedatum.* Linn. *Asplenium adiantum nigrum.* Linn. 1541). On compte ordinairement entre les capillaires quatre ou cinq sortes de plantes, dont quelques-unes sont rares à Paris, et auxquelles on substitue les feuilles de scolopendre et celles du polypode, et même la racine de cette dernière qui est très-commune. Les sept capillaires sont : 1° l'adiante de Montpellier ; 2° celui du Canada ; 3° le capillaire commun et ordinaire ou noir ; 4° le blanc ; 5° la rue de muraille, ou le sauve-vie ; 6° le polytric ; 7° la perce-mousse. Ces sortes de plantes s'emploient en tisanes ou en sirop, en infusion ou en décoction. On fait bouillir légèrement une petite poignée de chacune de ces plantes dans deux pintes d'eau, à laquelle on ajoute un morceau de réglisse ; et on fait prendre cette tisane un peu dégourdie et par verres.

Cette plante est d'un usage trop familier, pour ne pas entrer dans quelques détails sur ses qualités. On peut réduire ses qualités principales à celles de purifier le sang en rétablissant sa fluidité naturelle, en corrigeant les humeurs séreuses ou bilieuses qui prédominent dans sa masse, et en les évacuant par la voie des urines ou de l'insensible transpiration ; ainsi le capillaire est apéritif, diaphorétique, hépatique et hystérique ; et c'est sur ce fondement que Formius en ordonne la tisane dans toutes sortes de fièvres simples ou malignes, intermittentes ou continues ; dans la plupart des maladies causées par l'embarras et l'obstruction des glandes du foie, du mésentère et des autres parties du bas-ventre ; et par conséquent dans la jaunisse et dans les maladies des reins et de la matrice.

Mais l'usage de cette plante le plus commun est dans les maladies de poitrine, sur-tout dans celles qui sont produites par une lymphe épaissie dans les vésicules du poumon, qu'il est nécessaire d'évacuer par l'expectoration , après l'avoir rendue plus ténue et plus coulante. Le capillaire convient à ceux qui ont une toux opiniâtre , soit qu'elle vienne d'une fluxion catarrheuse ou d'une affection pulmonique.

On substitue au capillaire commun celui de Canada , qui n'est pas rare à Paris , et qui est plus agréable au goût. On fait infuser l'un et l'autre comme le thé , une bonne pincée sur un demi - septier d'eau bouillante , à laquelle ensuite on ajoute un peu de sucre. Plusieurs préfèrent le capillaire de Montpellier pour faire le sirop de capillaire. On estime avec raison le sirop qui se fait avec cette espèce qui est fort commune dans les départemens méridionaux de France. *Voyez* Cétérach. Polytric. Rue de muraille.

CAPRIER (*Capparis spinosa , fructu minore , folio rotundo,* Tourn. 261. *Capparis spinosa*, Linn. 720). Petit arbrisseau qui croît naturellement dans les parties méridionales de France, dans les terres légères et dans les murailles , dont on cueille les boutons avant qu'ils fleurissent , pour les confire dans du vinaigre et du sel. L'écorce des racines de cet arbrisseau est chaude , dessiccative , splénique , âcre , amère et un peu austère ; partant elle incise , ouvre , déterge puissamment avec quelque légère astriction. Elle est usitée dans la goutte , le mal hypocondriaque et les autres maladies semblables. On croit les fleurs confites , appelées *câpres ,* contraires aux estomacs foibles , mais convenables au foie , à la rate , enlevant les obstructions de ces viscères. Elles ouvrent l'appétit , fondent les matières glaireuses qui occupent souvent les premières voies. On peut les laver avec du vin , ou les mêler avec du sucre , pour empêcher que leur acidité ne nuise à la poitrine. L'usage seul des câpres a guéri plusieurs personnes malades de la rate depuis long-temps.

On emploie l'écorce de la racine du câprier en substance et en poudre , une drachme dans un verre de vin blanc , et en infusion , une once dans une livre de liqueur ; c'est un assez puissant diurétique , et un des plus efficaces que les anciens aient connus : ils estimoient ce remède dans les duretés du foie , de la rate , du pancréas et des glandes du mésentère. Sennert , Forestus , Rivière , Sckenkius et d'autres modernes l'ont confirmé. La décoction de toute la plante fait venir les règles , et préserve de la paralysie. L'huile faite par l'infusion de cette plante dans l'huile d'olive résout les tumeurs extérieures. La racine de câprier a donné le nom aux trochisques de câpres , dont la dose est d'une demi-drachme dans les obstructions des viscères : cette écorce entre dans le sirop hydragogue de Charas, dans l'huile de scorpion de Mésué et dans la poudre *diaprassii* de Nicolas d'Alexandrie.

CAPUCINE *ou* Cresson du Pérou (*Cardamindum* , Tourn. 244. *Tropaeolum minus aut majus* , Linn. 490). Plante originaire de l'Amérique, et fort commune dans les jardins. On confit sa fleur étant en boutons, comme les câpres, dans du vinaigre pour les manger en salade. Elle est détersive, apéritive, propre pour exciter l'urine, pour la pierre et le scorbut. Le cresson d'Inde, ou la capucine, a les mêmes vertus que le cresson des jardins ; il est bon en salade, contre les plaies de la bouche et les ulcères scorbutiques ; il est de plus salutaire contre la phthisie. On donne le suc des feuilles avec la conserve de roses : c'étoit le secret du docteur Moëbius, professeur à Iéna. On entend ici, à ce que je crois, dit Ettmuller, la phthisie scorbutique, lorsque l'acide du scorbut corrode le poumon, à quoi les anti-scorbutiques ont lieu : on les mêle avec la conserve de roses, le petit lait ou le lait de chèvre, pour résister à la fièvre hectique qui accompagne la phthisie.

CARAGNE , *ou* Caraigne (*Caranna*). Résine qui coule d'un grand arbre qui croît dans la Nouvelle-Espagne, où on l'appelle *arbre de la folie*. Cette résine vient en France en masses enveloppées de feuilles de roseaux. Elle résout, déterge, consolide les plaies, et fortifie puissamment les nerfs.

CARAMBOLIER (*Averrhoa carambola* , Linn.). Cet arbre, qui croît aux Indes orientales, produit un fruit que l'on mange cru pour exciter l'appétit. On le confit au sucre, et on l'ordonne pour les fièvres bilieuses et pour les dyssenteries.

CARDAMONE , Maniguette, *ou* Graine de paradis (*Cardamomum*). Les auteurs ne conviennent pas sur le nombre des espèces de cardamone. Bontius, dans ses Observations sur Garcie Dujardin, en décrit deux, savoir la petite et la grande, dont il donne la figure. On en admet ordinairement trois en pharmacie, la grande cardamome, la moyenne et la petite. Pomet, dans son *Histoire des drogues*, en reconnoît de quatre espèces ; savoir : la plus grande cardamone qu'il croit être la maniguette, et les trois autres espèces dont on vient de parler. Enfin Schroder, après Gaspard Bauhin, Taberna-Montanus et quelques autres, en distinguent cinq espèces différentes.

Les cardamomes naissent dans les Indes orientales, et sont apportées en Europe par l'Egypte à Marseille, ou par l'Océan à Saint-Malo et en Hollande. La maniguette, *ou* malaguette, est ainsi appelée, parce qu'elle nous venoit autrefois d'une ville d'Afrique appelée *Melega ;* elle est assez commune en

France , et sert souvent à falsifier le poivre à cause de son âcreté. La petite cardamome , qu'on emploie ordinairement comme la meilleure et la plus recherchée , doit avoir une odeur de camphre et une saveur âcre et amère. Les cardamomes raniment le sang et les esprits , fortifient le cœur et le cerveau , préviennent l'apoplexie et la paralysie , corrigent les indigestions de l'estomac , dissipent les vents et poussent les ordinaires : ainsi elles ne sont pas seulement alexitères et cordiales , elles sont aussi stomachiques , céphaliques et hystériques. Leur dose , en substance et en poudre , est depuis quinze jusqu'à trente grains , et en infusion dans six ou huit onces de vin blanc , depuis demi-once jusqu'à six drachmes. Leur huile distillée se donne à deux ou trois gouttes.

La petite cardamome est employée dans le vinaigre thériacal , dans les tablettes courageuses , dans la poudre aromatique de roses , dans celle qui est appelée *diarrhodon* , dans le mithridat , dans l'électuaire de *satyrio* , et dans la bénédicte laxative.

CARDONS (*Cinara spinosa* , Tourn. *Carduncellus* , Linn. 1159). Il y a des cardons de Tours et des cardons d'Espagne. Ces plantes sont des espèces d'artichauts qu'on appele *artichauts cardes* ; ils ont les mêmes propriétés que les artichauts. *Voyez* Artichaut.

CARLINE , *ou* Caméléon blanc , *ou* Chardonnerette (*Carlina acaulos magno flore albo* , Tourn. 500. *Carlina acaulis* , Linn. 1161). Cette plante croît naturellement sur les lieux montagneux ; les racines passent pour être alexitères , apéritives et hystériques , et bonnes contre les maladies contagieuses.

CAROTTE (*Daucus sativus radice lutea* , Tourn. 307. *Daucus carotta* , Linn. 348). Espèce de daucus qu'on cultive dans les jardins. Sa racine et sa semence sont apéritives , carminatives , propres pour la pierre ; ses feuilles sont vulnéraires et sudorifiques. La semence est chaude et dessiccative. Son usage est dans le hoquet , la pleurésie , les tranchées du ventre , le calcul et la rétention des mois. La dose est d'une drachme , dans un véhicule convenable.

CAROTTE sauvage , *ou* Daucus de Candie (*Daucus officinarum , seu Pastinaca sylvestris*). Ainsi appelée parce qu'elle croît d'elle-même dans les lieux champêtres , secs et sablonneux. Cette plante a la même vertu que le daucus de Candie , dont elle est le substitut dans plusieurs compositions. La semence est chaude et dessiccative , atténuante et apéritive , hystérique , stomacale et alexitère ; elle est une des quatre mineures.

Son

Son usage interne est dans la toux , la pleurésie , la strangurie , l'obstruction du foie , de la rate , des uretères et de la
matrice , la suffocation hystérique. L'herbe dessèche les
catharres en forme de lotions à la tête, et en forme de parfum
elle facilite l'accouchement. Vanhelmont estime beaucoup la
semence du daucus contre la gravelle , et les Anglais en mettent fermenter et bouillir dans leur bière nouvellement faite ,
dont ils se servent ensuite avec beaucoup de succès pour se
guérir et se préserver de la gravelle.

La semence du daucus de Candie est plus estimée ; outre
qu'elle est carminative , elle est aussi diurétique et propre
à pousser les mois et les urines ; on l'emploie à la dose d'un
gros comme les autres semences chaudes. Kœnig nous donne
la recette d'une poudre excellente pour la suffocation de matrice , dans laquelle entre la semence de cette plante : demi-
once de semence de daucus ; panais , deux gros ; d'ammi et de
seseli , de chacune demi-gros ; de carvi , un gros et demi ;
racines et semences de pivoine , un gros et demi ; de livêche,
un gros ; crâne humain préparé , canelle , baies de laurier ,
zédoaire , de chacun quatre scrupules ; feuilles de bétoine,
racines de bistorte , de chacune un gros ; succin blanc préparé,
demi-drachme ; faire du tout une poudre dont la dose est
d'une demi-drachme délayée dans l'eau de matricaire.

Tragus assure que les pieds de cette plante , qui ont la fleur
rouge dans le centre de l'ombelle , sont excellens pour l'épilepsie. L'infusion de deux gros de cette semence dans le vin
ou dans quelque autre liqueur appropriée , est excellente pour
les vapeurs : l'huile essentielle fait le même effet à huit ou dix
gouttes.

On emploie la semence de daucus dans l'*aurea Alexandrina* de Nicolas d'Alexandrie , dans le sirop de *calamintha*
de Mésué , dans la poudre *diaprassii* , dans le *diacurcuma
magna* de Mésué , dans le *philonium magnum* , dans la thériaque , dans le mithridat , dans la *triphera magna* , dans
l'électuaire des baies de laurier de Rhasis , et dans les pilules
de huit drogues de Nicolas d'Alexandrie.

CARPE (*Cyprinus carpio* , Linn.). Poisson qui se nourrit
de vers , d'insectes aquatiques et d'herbes tendres ; son fiel est
ophtalmique, et lève les taches des yeux , lorsqu'elles se forment ; mais lorsque les ongles , taies ou taches sont entièrement formés , il faut avoir recours au fiel de quelque animal
terrestre ou sauvage , qui est plus âcre , plus volatil et plus
pénétrant que celui des poissons. La pierre triangulaire , qui

I.   8

se trouve dans la tête de la carpe, remédie à la colique, au calcul, arrête l'hémorragie et le cours de ventre, excite l'urine et dissipe le calcul. La dose est depuis demi-scrupule jusqu'à demi-drachme réduite en poudre subtile. La laitance donne une nourriture si substantielle, qu'elle peut guérir de l'étisie.

CARTHAME, *ou* Safran bâtard, Graine de perroquet (*Carthamus officinarum, flore croceo*, Tourn. 457. *Carthamus tinctorius*, Linn. 1662). Les fleurs et les semences de cette plante, qu'on sème dans les jardins, sont en usage comme laxatives et apéritives : les fleurs entrent dans les ragoûts, qu'elles teignent d'une couleur safranée ; mais elles servent plus ordinairement aux teintures rouges. Ces fleurs passent pour être utiles dans la jaunisse ; leur dose est d'une demi-drachme en poudre ou en infusion. On les substitue, à la double dose, au safran ordinaire auquel elles sont beaucoup inférieures pour la vertu.

La semence du carthame purge assez foiblement : on l'ordonne très-rarement seule, à cause de sa viscosité, qui la fait agir avec lenteur : son usage le plus commun est dans les tablettes *diacarthami*, auxquelles elle a donné le nom, et dont la qualité purgative doit être attribuée au turbith et à la scammonée qui entrent dans leur composition. La dose de ces tablettes est une demi-once ou six gros ; on les donne rarement seules, et plus communément avec d'autres purgatifs. Ces tablettes sont hydragogues, c'est-à-dire, qu'elles purgent les eaux et conviennent par conséquent dans les bouffissures et dans cette espèce d'hydropisie qu'on appelle anasarque.

Ray assure que la semence de carthame, pilée et bouillie avec la décoction de pois chiches et de la viande, purge la pituite visqueuse et les eaux par haut et par bas, qu'elle chasse les vents et soulage les douleurs de la colique. Elle est bonne pour la poitrine et contraire à l'estomac, ainsi il la faut corriger avec l'anis, la canelle, ou quelque autre aromate. La dose est, pour chaque bouillon, de demi-once ; on pourroit s'en servir aussi en émulsion.

Outre les tablettes diacarthami, elle entre encore dans le catholicon simple de Fernel.

CARVI, *ou* Cumin des prés (*Carvi caesalpini*, Tourn. *Carum carvi*, Linn. 378). Le carvi se trouve dans les prés ; on ne se sert guère que de sa semence, la meilleure est apportée des pays chauds ; il faut la choisir nouvelle, bien nourrie, verdâtre, d'une odeur aromatique, d'un goût âcre et piquant. Elle est chaude et dessiccative, résolutive et atténuante, stomachique et diurétique ; elle augmente le lait des nourrices. C'est une des quatre semences chaudes qu'on emploie dans la colique et dans les indigestions : quelques-uns ordonnent aussi la racine dans les tisanes et dans les lavemens carminatifs. Pour guérir la colique venteuse, on prend un pain tout chaud au sortir du four, on le saupoudre avec cette graine pilée, on l'arrose de bonne eau-de-vie, et on l'applique sur le bas-ventre.

L'huile essentielle de la semence de carvi est fort âcre et fort pénétrante : on en donne cinq à six gouttes dans deux onces d'huile d'amandes douces. On en met quelques gouttes dans de bon esprit-de-vin (*alcohol*), que l'on seringue dans l'oreille pour la surdité. Kœnig donne la composition d'une huile excellente pour le tintement des oreilles : semences de carvi et de coriandre, de chacune deux gros ; de coloquinte, un gros ; faire bouillir dans l'huile de rue ; après une forte décoction, le presser, et ajouter à ce mélange une once d'eau de la reine de Hongrie ; en distiller, lorsqu'elle sera froide, quelques gouttes dans l'oreille, et la boucher avec du coton. On peut en frotter le nombril dans la colique.

On substitue la semence de carvi à celle de cumin, qu'on apporte de l'île de Malte, et qu'on emploie de même.

CASSE (*Cassia*). Silique, ou gousse, fruit d'un arbre grand et fort gros, qui croît en Egypte, à Alexandrie, aux Indes et en plusieurs autres lieux. La meilleure casse est celle qui vient du Levant, elle est fort rare : il faut la choisir nouvelle, en bâtons assez gros, unis, entiers, ne sonnant point quand on les secoue ; que leur écorce soit mince, de couleur brune, luisante en dehors, jaune en dedans ; qu'ils contiennent beaucoup de moëlle ou pulpe, d'une bonne consistance liée, ni trop humide, ni trop sèche, se séparant facilement de son écorce et la laissant nette, de couleur fort noire, d'une odeur douce, exempte d'aigre, et d'un goût sucré et agréable. La moëlle de casse doit être employée récemment mondée ; si on la laisse quelques jours hors du bâton, elle fermente et s'aigrit. Elle donne des tranchées et porte à la tête ; elle agit plus doucement et plus sûrement employée en bâton, concassée et bouillie. Elle est tempérée entre le chaud et le froid, et tire sur l'humide ; c'est pourquoi elle n'est pas propre aux estomacs humides, aux hypocondriaques, ni aux vents, à moins qu'elle ne soit corrigée par des stomachiques et des carminatifs : avec la canelle, le mastic, la semence d'anis, etc. Les potions de casse sont bonnes au commencement de la pleurésie, pour purger et faciliter le crachement. La dose pour les enfans est d'une drachme et demie , pour les adultes une once et demie ; et en clystère , deux onces.

Les bâtons de casse , ou ses fruits , s'ordonnent jusqu'à demi-livre ; on les concasse et on les fait bouillir légèrement dans une chopine d'eau ou de petit lait , qu'on donne aux malades par verres ; lorsqu'on y ajoute d'autres purgatifs , on en diminue la dose. La dose ordinaire de la casse mondée est d'une once ou dix gros. Il y a peu de purgatifs plus doux ; c'est pour cela qu'on l'ordonne avec succès dans les fièvres ardentes , les maladies des reins et de la vessie , lors même qu'il y a des dispositions inflammatoires dans le bas-ventre , et qu'il est nécessaire de purger : on l'ordonne quelquefois en bol , à demi-once ou six gros , pour lâcher le ventre. La moëlle de la casse donne son nom à l'électuaire de la casse ; elle entre dans le lénitif fin , le diaprun , la confection Hamech et dans l'électuaire de Psyllio.

CASSE PUANTE , *ou* Cassis puant (*Cassia americana fœtida , foliis oblongis* , Tourn. 619). Cette plante croît sans culture, au Brésil et aux Isles, le long des rivages. Ses feuilles sont purgatives et résolutives, on les fait entrer dans les cataplasmes ; les semences infusées dans le vinaigre sont bonnes à guérir la gravelle ; la racine est alexipharmaque.

CASSIS , *ou* Groseiller noir (*Grossularia non spinosa , fructu nigro majore* , Tourn. *Ribes nigrum* , Linn. 291).

Les feuilles de cet arbuste , qui croît aisément et qu'on cultive dans les jardins , se prennent comme du thé, et sont chaudes , apéritives , stomachiques , diurétiques , propres à la migraine , aux mauvaises digestions , aux dégoûts , aux glaires des reins et de la vessie : le suc convient dans les maux de gorge soit en boisson avec du sucre et en forme de sirop , soit en gargarisme. Forestus dit, que rien n'est si utile dans l'ischurie ou suppression d'urine , que d'ajouter aux décoctions une poignée de ses feuilles ; ce qui pousse si fort par les urines , que le sang même s'y mêle.

CASSUMUNIAR , *ou* Casminar (*Risagon*). Racine qu'on apporte des Indes ; on ignore la plante qui la fournit. Cette racine est un correctif du quinquina : elle affermit les nerfs, excite et rétablit les esprits animaux et fortifie l'estomac ; elle est aussi carminative.

CASTOR , *ou* Bièvre (*Castor , seu fiber*). Animal amphibie, qui vit dans l'eau et sur la terre ; il se nourrit de poisson, de fruits et d'écorce d'arbre. Sa graisse est bonne au genre nerveux, à l'épilepsie, à la paralysie, à la convulsion des membres et à l'apoplexie. On confond mal-à-propos le *castoreum* avec les testicules du castor : le *castoreum* est une manière de suc contenu dans des vessies ou bourses placées aux aînes du castor, différentes de celles des testicules ; lequel suc étant épaissi, fait le *castoreum* qui a une odeur forte et pénétrante. Il est chaud, dessiccatif, résolutif, atténuant, apéritif, incisif, propre à lever les obstructions occasionnées par des humeurs lentes et visqueuses. Il dissipe les vents, fortifie les nerfs, les parties nerveuses, la tête ; il réveille les esprits animaux engourdis ; il résiste aux venins, fait éternuer, calme les douleurs. Il convient par ses facultés à la léthargie, à l'apoplexie, à l'épilepsie, à la paralysie, au vertige, au tremblement des membres, aux défluxions sur les articles, à la suffocation de matrice, à la colique, tant intérieurement qu'extérieurement ; mis dans l'oreille, il en guérit les tintemens et la surdité ; il remédie au mal de dents, appliqué sur la partie.

CATAPLASME (*Cataplasma*). Remède pour l'extérieur, ayant une consistance en pâte, composé ordinairement de farines, de pulpes, d'huiles, d'onguens, de gommes et de poudres. On l'applique pour amollir et pour résoudre, pour appaiser les douleurs et pour exciter la suppuration.

CATAPLASME *anodin et résolutif*. Quatre onces de mie de pain blanc, douze onces de lait nouvellement trait, deux jaunes d'œufs, une once d'huile rosat, et une drachme de safran en poudre déliée. On émie le pain et on le fait cuire dans le lait, remuant incessamment la matière avec une spatule, jusqu'à ce qu'elle soit en consistance de bouillie épaisse ou de cataplasme. On la retire du feu, et quand elle est à demi-refroidie, on y mêle les jaunes d'œufs, l'huile rosat et le safran, pour en faire un cataplasme, qui est propre pour résoudre, appaiser les douleurs, et dissiper les tumeurs nouvelles, sur-tout les œdémateuses. On en applique chaudement sur la partie malade ; on y ajoute quelquefois une drachme de *laudanum*, pour le rendre plus propre à calmer les douleurs, quand elles sont violentes.

CATAPLASME *pour les apostumes et tumeurs*. Trois ou quatre poignées d'oseille ronde ou longue, dont on ôte toutes les queues, enveloppées dans une feuille de chou rouge ou de poirée ; la faire cuire sous les cendres chaudes, et étant cuite la retirer, la mettre dans une écuelle ou mortier, l'y broyer avec le pilon et y faire ensuite fondre un morceau de beurre frais ou de sain-doux : en prendre une partie chaude, l'étendre sur du linge et l'appliquer sur la tumeur, soit charbon, apostume pestilenciel ou commun. Il ramollit, suppure, résout, et il est très-excellent. On le rechange deux fois le jour, savoir le soir et le matin. On le rend propre aux charbons, bosses et tumeurs malignes, en y mêlant de bonne thériaque.

Cataplasme *contre le flegmon.* Racines de guimauve et de lis, de chacune deux onces ; feuilles de branc-ursine et de violettes, de chacune deux poignées ; des semences de lin, une once, des fleurs de camomille et de mélilot, de chacune une pincée : les faire bouillir dans une suffisante quantité d'eau. Les ayant ensuite pressées et passées par le tamis, ajouter à la pulpe une suffisante quantité de farine d'orge, pour un cataplasme qu'il faudra appliquer sur la partie flegmoneuse, et renouveler souvent.

Cataplasme *contre la sciatique.* Faire bouillir dans l'urine du malade, de la racine de consoude ratissée et lorsqu'elle est réduite en pulpe, l'appliquer chaudement sur le haut de la cuisse.

Cataplasme *contre la goutte remontée.* Racines de raifort sauvage, d'ail, sommités de rue, fiente de pigeon, de chacune une once ; piler le tout dans un mortier, en l'arrosant de vinaigre : y ajouter vers la fin une once de moutarde bien piquante, pour un cataplasme qu'on appliquera sous la plante des pieds, et qu'on renouvellera lorsqu'il sera sec. Si on n'a pas de moutarde préparée, on prendra deux onces de vieux levain, graine de sénevé, une once. *Nota.* On pile en arrosant de vinaigre, on y ajoute le levain, et on termine le cataplasme comme il est dit ci-dessus.

Autre de Pradier contre la goutte, soit remontée, soit fixée aux membres inférieurs. Délayer, dans suffisante quantité d'eau, six livres de farine de graine de lin, et en faire deux cataplasmes qui puissent envelopper les deux jambes, depuis les genoux jusqu'à la pointe des pieds : étendre sur une serviette chacun de ces cataplasmes bien chaud et d'un demi-pouce d'épaisseur environ ; y verser ensuite deux onces de la teinture tonique excitante, dont la composition sera décrite ci-après, qu'on agitera bien pour y mêler le précipité jaune qu'elle contient, et qu'on étendra avec le dos d'une cuiller, de manière qu'elle soit également distribuée sur toute la surface du cataplasme, sans néanmoins en imbiber l'épaisseur entière. Cela ainsi disposé, on passe le cataplasme sous le membre affecté, et on l'en recouvre complètement. Envelopper le tout avec des flanelles ou du taffetas gommé, pour en conserver la chaleur, et assujettir l'appareil avec des bandes. On renouvelle ce cataplasme au bout de vingt-quatre heures, ou de douze s'il en est besoin.

Composition de la teinture dont il faut arroser le cataplasme. Prendre baume de la Mecque, ou à son défaut, térébenthine de Venise, six gros ; safran, quatre gros ; quinquina rouge, salsepareille, sauge, de chacune une once ; esprit-de-vin (*alcohol*), trois livres ; dissoudre à part le baume de la Mecque dans le tiers de l'esprit-de-vin, et faire macérer les autres substances dans le reste de ce liquide pendant quarante-huit heures ; filtrer et mêler ensemble ces deux liqueurs. On peut préparer cette teinture d'avance pour s'en servir au besoin. Quand on voudra l'employer, on en mêlera une ou deux onces avec le double ou le triple d'eau de chaux, et on étendra ce mélange sur la surface des cataplasmes qui doivent envelopper les jambes.

Cataplasme *contre la gravelle et le calcul.* Racines de guimauve, cinq onces ; semences de lin, une once : les faire cuire dans une livre de lait de vache. Les ayant pressées et passées par un tamis, ajouter à cette pulpe une suffisante quantité d'huile de lin, pour un cataplasme qu'on appliquera sur le bas-ventre.

Cataplasme *contre les écrouelles.* Feuilles de gratteron et d'oseille, de chacune une poignée ; de la graisse fraîche de porc, une once : les piler et faire un cataplasme à appliquer sur les parties scrophuleuses.

Cataplasme *pour prévenir l'avortement.* Deux poignées de racines de chardon-roland lavées et concassées ; quantité suffisante de vin rouge. Faire bouillir les racines dans le vin pour les réduire à la consistance d'un cataplasme à appliquer chaud sur la région de la matrice, et qu'on assujettira. On renouvelle ce cataplasme huit heures après, et on le répète autant de fois qu'il est nécessaire pour arrêter l'hémorragie ou perte utérine.

Cataplasme *pour faire sortir de la matrice l'arrière-faix et l'enfant mort.* Feuilles de matricaire, d'armoise, de chacune deux poignées : les piler et les faire cuire dans une certaine quantité d'eau ; les passer ensuite par le tamis : ajouter à la pulpe une suffisante quantité de farine d'orge ; faire un catasplame à appliquer sur le bas-ventre dans les accouchemens difficiles.

Cataplasme *contre le relâchement de l'utérus et des intestins.* Racines de bistorte, trois onces ; feuilles de bistorte et de bourse-à-pasteur, de chacune une poignée. Après les avoir fait cuire, appliquer la pulpe sur l'intestin ou la matrice relâchée, après en avoir fait la réduction.

CATAPLASME *contre la suppression d'urine.* Quatre oignons découpés, feuilles de mauve, de pariétaire et de violettes, de chacune deux poignées ; semence de lin, une once : les faire cuire dans une suffisante quantité d'eau de fontaine ; faire avec la pulpe un cataplasme qu'on appliquera sur le bas-ventre.

Autre. Trois oignons blancs ; trois jaunes d'œufs : hacher les oignons et les mêler avec les jaunes d'œufs : faire cuire le tout dans une poële ou sur une pelle, jusqu'à consistance de cataplasme qu'on met entre deux linges pour l'appliquer sur la région de la vessie : on le réitère trois ou quatre heures après s'il est nécessaire.

CATAPLASME *contre la rétention d'urine.* Faire bouillir dans du lait, jusqu'à consistance de cataplasme, deux poignées de fleur de camomille, les mettre ensuite dans un sachet de toile qu'on appliquera sur la région de la vessie.

Autre. Appliquer sur le pubis une quantité de fiente de bœuf récente ; faire boire en même temps au malade de l'eau de rivière où on aura éteint un fer rougi au feu, d'abord par cuillerées, et en plus grande quantité à mesure que l'urine coule.

CATAPLASME *pour faire perdre le lait aux femmes et contre la rétention d'urine.* Cerfeuil échauffé sur la poële à frire et arrosé d'huile rosat, deux poignées ; faire un cataplasme qu'on appliquera sur les mamelles des femmes pour leur faire perdre le lait, et sur le bas-ventre contre la rétention d'urine.

CATAPLASME *contre l'engorgement inflammatoire des mamelles.* Feuilles de pariétaire, une poignée ; les piler en y mêlant peu à peu deux onces de mie de pain bien émiettée ; y ajouter suffisante quantité d'huile de lis ou de camomille, et en faire un cataplasme qu'on renouvellera s'il est besoin.

CATAPLASME *contre l'hydropisie de la tête.* Gratiole, soldanelle, feuilles d'yeble, de cétérach, de sureau ; fleurs de genêt, de pêcher, de chacune demi-poignée ; écorce de sureau, de bourgène ; racines d'iris vulgaire et d'oseille, de chacune une once ; pulpe de coloquinte, une pincée : faire bouillir le tout dans l'urine pour un cataplasme.

CATAPLASME *contre les tumeurs dures des testicules.* Farine de froment et des semences de lin, de chacune demi-once : les faire bouillir dans l'oxymel, et y ajouter une suffisante quantité d'huile de lis pour un cataplasme applicable sur les tumeurs des testicules.

Autre pour la même maladie. Racines de lis, une once ; feuilles de ciguë et de jusquiame, de chacune deux poignées : les faire cuire dans une suffisante quantité d'eau de fontaine ; ajouter à la pulpe, quand elle sera passée, des fleurs de camomille et de mélilot, de chacune une demi-once ; de l'huile de mélilot et de lis, de chacune suffisante quantité, pour un cataplasme que l'on appliquera sur les tumeurs dures des testicules.

Cataplasme *contre les hémorroïdes.* Feuilles de jusquiame, quatre poignées ; semences de lin, une once : les piler et les faire cuire ; ajouter à la pulpe une suffisante quantité de beurre frais, pour un cataplasme à appliquer afin d'appaiser les douleurs des hémorroïdes.

Autre. Racines d'orpin, deux onces ; les peler, avec une suffisante quantité d'eau de roses, pour un cataplasme à appliquer sur les hémorroïdes.

Cataplasme *pour faire suppurer les tumeurs dures et en-flammées.* Racines de lis et de guimauve, de chacune deux onces ; feuilles de mauve, de pariétaire et de violettes, de chacune une poignée ; semences d'herbe-aux-puces, de lin et de fenu-grec, de chacune demi-once : les faire cuire dans une suffisante quantité d'eau de lis, pour un cataplasme.

Autre. Farine de lupin et de pois chiches, de chacune deux onces ; huile de lin, une suffisante quantité, pour un cataplasme à appliquer sur les tumeurs dures.

Cataplasme *contre les hernies des enfans.* Appliquer, pendant huit ou neuf jours sur les hernies une suffisante quantité de mucilage d'osmonde.

Cataplasme *dans la fièvre ardente.* Feuilles de grande joubarbe, de plantain et de saule, de chacune une poignée. Après les avoir fait bouillir dans une suffisante quantité de bon vinaigre, les piler avec une once d'huile rosat, pour un cataplasme qu'on appliquera sur la région du cœur.

Cataplasme *contre l'esquinancie.* Porreaux coupés menus, deux poignées : les faire bouillir dans une suffisante quantité d'eau et de vinaigre pour un cataplasme.

Autre Cataplasme contre l'esquinancie. Bec-de-grue (her-be à Robert), une poignée, de l'eau commune et du vinai-gre, de chacun trois cuillerées : mêler le tout et le faire chauffer sur un plat de terre, en froissant l'herbe, jusqu'à ce qu'elle soit suffisamment imbibée, pour un cataplasme qu'on appliquera chaudement sur la gorge. On le réitérera huit heures après s'il est nécessaire.

Autre. Une cuillerée de poivre noir moulu avec une cuil-lerée de sucre râpé bien fin, y ajouter suffisante quantité d'eau-de-vie pour en faire un cataplasme à mettre entre deux linges qu'on applique sur la gorge, et qu'on renouvelle quand il est trop sec. La boisson ordinaire est de l'eau d'orge.

Les personnes sujettes à cette maladie doivent s'abstenir de café et de liqueurs fortes.

Cataplasme *contre les règles immodérées.* Feuilles de tabouret ou bourse-à-pasteur et de plantain, de chacune une poignée ; les arroser de vinaigre en les pilant dans un mortier ; les faire cuire dans une poële en consistance de cataplasme, qu'on appliquera le plus chaudement qu'il sera possible sur le pubis.

Autre. Mêler avec du bon vinaigre telle quantité que l'on voudra de suie de cheminée, et en faire un cataplasme à appliquer sur le pubis ou sur la matrice.

Autre. Deux poignées de feuilles de plantain ; les arroser de vinaigre en les pilant dans un mortier ; les faire cuire dans un poëlon en consistance de cataplasme, qu'on appliquera le plus chaud possible sur le pubis.

Cataplasme *pour une entorse ou foulure de nerfs.* Mettre aussitôt les jambes dans un seau d'eau très-fraîche, ensuite fendre par le dos deux harengs saurs, en retirer l'arrête et la tête, et les appliquer du côté de la chair sur la partie malade qu'on enveloppe d'un linge. Répéter ce remède matin et soir pendant quatre à cinq jours en gardant le lit. A défaut des harengs saurs, on pile la racine de grande consoude à laquelle on ajoute une poignée de sel.

Cataplasme *contre les vers.* Feuilles d'absinthe, une poignée ; les faire bouillir dans du lait, avec trois gousses d'ail, en consistance de cataplasme, qu'on appliquera sur le nombril.

Cataplasme *contre la piqûre des guêpes et des araignées.* Appliquer sur la piqûre une feuille de sauge fraîche, ou y verser une goutte d'alkali volatil.

Cataplasme *contre les douleurs et tumeurs des articulations.* Piler des racines de raifort sauvage et les appliquer sur les endroits douloureux, les renouvelant quand elles sont séches.

Cataplasme *contre l'enflure des jambes dans l'hydropisie et contre la gale.* Appliquer sur les jambes œdémateuses des feuilles et des racines pilées de la plante appelée *bon-Henri.* On fait aussi sécher cette plante, et on en incorpore la poudre avec une pommade contre la gale.

Cataplasme *contre l'œdème ou l'enflure des jambes.* Deux poignées de feuilles d'hyèble ; les envelopper dans du papier mouillé et les mortifier sous les cendres chaudes : les piler ensuite en les arrosant d'eau-de-vie, et en faire un cataplasme à appliquer sur la partie affectée, et qu'on renouvellera deux fois le jour.

Cataplasme *contre la cardialgie.* Appliquer chaudement sur la région du cœur et sur le bas-ventre des feuilles récentes de sauge frites dans du beurre.

Cataplasme *discussif dans la sciatique, l'œdème et l'affoiblissement des membres.* Feuilles de thym, de laurier, de romarin, de rue, de chacune une poignée; des fleurs de camomille et de sureau, de chacune demi-poignée : faire bouillir le tout dans parties égales de vin et d'eau, jusqu'à ce que les plantes soient devenues molles : ajouter ensuite de la farine de féves et du son, de chacun trois onces; du miel, quatre onces : mêler le tout pour un cataplasme.

Cataplasme *pour les meurtrissures et contusions.* Prendre feuilles de bouillon-blanc, une poignée; les piler et les appliquer en cataplasme.

Cataplasme *contre la gangrène.* Feuilles de bouillon-blanc et de cynoglosse, de chacune une poignée; les piler et les appliquer en cataplasme sur la partie gangrenée, ce qu'on réitérera deux fois par jour.

Cataplasme *contre la pleurésie.* Feuilles récentes de verveine, deux poignées; les passer à la poële avec une suffisante quantité de bon vinaigre; réduire le tout en cataplasme pour appliquer chaudement sur le côté douloureux.

Autre. Gros vin rouge, une demi-setier; tabac à mâcher, deux onces, ou quatre onces de tabac ordinaire : faire infuser pendant deux heures sur les cendres chaudes dans un pot de terre qui contienne un peu plus de demi-setier; retirer le pot et y ajouter la grosseur d'un œuf de poix de Bourgogne, ou de poix ordinaire, coupée par morceaux : remettre le tout sur le feu pendant une demi-heure sur les cendres chaudes en remuant toujours avec un petit bâton. Le cataplasme s'étend sur de la filasse, et s'applique sur le côté douloureux : on l'y laisse vingt-quatre heures.

Autre. Poivre long et gingembre pulverisé, de chacun demi-once : blanc d'œuf, suffisante quantité : mêler les poudres avec le blanc d'œuf pour un cataplasme qu'on étendra sur de la filasse ou des étoupes et qu'on appliquera sur le côté douloureux.

Cataplasme *contre le charbon.* Feuilles de verveine, une poignée; les piler et les appliquer en cataplasme pour arrêter les progrès du charbon.

Cataplasme *contre les fièvres intermittentes.* Feuilles de tabouret, de vélar, de plantain, de millefeuille, de chacune suffisante quantité; les piler et réduire en bouillie : appliquer à la plante des pieds le cataplasme au commencement de l'accès, dans les fièvres intermittentes accompagnées de maux de tête.

CATAPLASME *émollient*. Délayer dans une chopine de lait de vache nouvellement trait trois onces de mie de pain blanc bien émiettées ; faire chauffer, et en faire une bouillie qu'on étendra sur un linge pour l'appliquer sur la partie malade, et le renouveler cinq à six fois en vingt-quatre heures.

Autre. Racine de guimauve, deux onces : la faire bouillir un quart-d'heure dans trois chopines d'eau et prendre de cette décoction le tiers, dans lequel on délayera trois onces de farine de graine de lin , pour un cataplasme.

CATAPLASME *anodin*. Racine de guimauve, une once; quatre têtes de pavot ; faire bouillir dans trois chopines d'eau ; réduites à deux : en prendre moitié et y délayer sur le feu trois onces de farine de graine de lin , pour un cataplasme.

CATAPLASME *émollient et maturatif*. Racines de guimauve, d'oignons de lis coupés menus, de chacun trois onces ; feuilles de mauve , de guimauve , de seneçon , de violettes , de pariétaire et de branc-ursine , de chacune une poignée ; faire bouillir dans trois pintes d'eau , jusqu'à consomption : piler dans un mortier de marbre et passer au travers du tamis ; faire cuire à un feu doux la pulpe avec farine de lin et de fenu-grec , de chacune deux onces ; huile de lis et de camomille , aussi de chacune pareille quantité : remuer souvent pour faire un cataplasme.

CATAPLASME *maturatif*. Deux oignons de lis cuits sous la cendre ; deux poignées de feuilles d'oseille ; du sain-doux , suffisante quantité ; faire cuire le tout jusqu'à la consistance d'une bouillie ou d'un cataplasme.

CATAPLASME *contre la sortie du nombril*. Perce-feuille entière, une poignée ; turquette , piloselle , plantain , mousse de prunier sauvage, de chacune demi-poignée : faire bouillir dans suffisante quantité de vin rouge , et appliquer sur le nombril qu'on serrera et enveloppera d'une bande.

CATAPLASME *résolutif et émollient*. Feuilles de mauve et de guimauve , de chacune deux poignées ; fleurs de camomille, de mélilot, sommités d'anis, de chacune demi-poignée : faire bouillir dans suffisante quantité d'eau jusqu'à consomption. Piler et ajouter farine d'orge , quatre livres ; huile de camomille , un gros et demi : pour un cataplasme.

CATAPLASME *pour les descentes*. Feuilles récentes de sceau-de-Salomon , la quantité qu'on voudra ; les ratisser et les piler dans un mortier de marbre , avec partie égale de farine de fèves : faire du tout un cataplasme à appliquer sur les hernies et à renouveler tous les jours.

Cataplasme *pour la pleurésie*. Blanc de porreaux, trois onces ; les fricasser dans une poële avec de l'huile de camomille en suffisante quantité ; du son de froment, une poignée ; de la lie de vin blanc, trois onces : mêler le tout pour un cataplasme à appliquer chaudement sur le côté.

Cataplasme *répercussif au commencement des inflammations*. Feuilles de morelle, de laitue et de plantain, de chacune une poignée ; de feuilles de grande joubarbe ou de lentilles de marais, une demi-poignée : faire bouillir le tout dans une suffisante quantité de vinaigre rosat, et y ajouter ensuite de la farine de fenu-grec, trois onces ; de l'huile rosat, deux onces : mêler, pour un cataplasme.

Cataplasme *résolutif*. Farines d'orobe, de féves, d'orge et de lupin, de chacune quatre onces : les faire cuire dans une suffisante quantité de lait, jusqu'à consistance de cataplasme.

Autre. Racines de bryone, d'arum, de chacune une once ; les faire bouillir dans une pinte d'eau : lorsque les racines commencent à se dissoudre et à se réduire en pulpe, y ajouter deux onces de farine d'orge et autant de farine de féves pour un cataplasme.

Cataplasme *contre la chute du fondement ou de l'anus*. Racine de grande consoude pilée avec de la farine d'orobe, de chacune parties égales : faire cuire le tout avec une suffisante quantité de gros vin rouge, ou d'eau de forgeron, en consistance de cataplasme, que l'on réitérera suivant le besoin.

Cataplasme *contre les hernies et les écrouelles*. De l'herbe entière de perce-feuille, de piloselle, de turquette, de plantain et de mousse de prunier sauvage, de chacune une demi-poignée : faire bouillir le tout dans trois pintes de gros vin rouge, à la réduction de moitié, et l'appliquer chaudement en son entier, ou en partie, sur l'hernie réduite ; ce qu'on réitérera deux fois le jour jusqu'à parfaite guérison.

Cataplasme *contre les loupes*. Feuilles de grande bardane, une poignée : les faire bouillir dans une chopine d'urine qu'on réduira à moitié ; passer par un linge et dissoudre dans cette urine, sur un petit feu, une once de sel commun (*muriate de soude*) : réduire le tout à la consistance de miel épais, et étendre une portion de ce mélange sur des étoupes ou sur une compresse, pour un cataplasme qui sera renouvelé soir et matin.

Autre. Casser six œufs frais dans une suffisante quantité de vinaigre avec leurs coquilles, battre le tout et le laisser reposer un jour pour donner le temps aux coquilles de se dissoudre. Rejetter la pellicule qui se forme dessus, et mettre le reste sur un petit feu, jusqu'à ce qu'il ait acquis la consistance d'un miel épais : étendre de ce mélange sur de l'étoupe ou de la charpie, et l'appliquer chaudement sur la loupe qu'on aura bien maniée pour l'amollir, toutes les fois qu'on renouvellera le cataplasme.

CATAPLASME *dans les maux de gorge et les inflammations du gosier.* Faire frire quelques momens avec du beurre fondu, et appliquer chaudement en cataplasme autour du col dans les maux de gorge et inflammations du gosier, deux poignées de pariétaire hachée menue.

CATAPLASME *pour faire perdre le lait.* Feuilles de persil, une poignée ; de la mie de pain blanc, deux onces : piler le tout dans un mortier de marbre, l'appliquer sur les mamelles, pour un cataplasme.

CATAPLASME *contre les écrouelles.* Feuilles de caille-lait et de patience, de chacune une poignée ; graisse d'oie sans être salée, deux onces : les piler et faire un cataplasme à appliquer sur la partie scrophuleuse.

CATAPLASME *contre la pierre et le calcul.* Racines d'althæa, cinq onces ; semences de lin, une once : les faire bouillir dans une livre de lait de vache, ensuite les broyer et passer par le tamis : ajouter à la pulpe une suffisante quantité d'huile de lin, pour un cataplasme à appliquer sur le bas-ventre.

CATAPLASME *pour l'évacuation des lochies après les couches.* Feuilles de matricaire et d'armoise, de chacune deux poignées ; les piler et les faire bouillir dans une suffisante quantité d'eau : après les avoir passées par le tamis, ajouter à cette pulpe de la farine d'orge, pour un cataplasme à appliquer sur le bas-ventre.

CATAPLASME *pour les mamelles tuméfiées.* Quatre onces de miel blanc, trois jaunes d'œufs, trois cuillerées de farine de froment et une once et demie de sain-doux : battre bien ensemble le miel, les jaunes d'œufs et la farine, pour les incorporer ; ensuite mettre le sain-doux sur le feu dans une poële ; lorsqu'il commencera à se dissoudre, remuer la poële en tournant pour le faire achever de fondre sans qu'il bouille, et pour lors jeter dedans le susdit mélange, et faire cuire le tout en consistance de bouillie, ce qui se fera environ au bout de cinq à six minutes. Pour l'appliquer on en fait un emplâtre sur un morceau de peau, qu'on renouvelle soir et matin. Lorsque la mamelle sera ouverte, il ne faudra point mettre de charpie, mais seulement l'emplâtre sur le

mal, comme avant qu'il fut ouvert, et continuer ainsi jusqu'à guérison. Ce cataplasme a guéri des tumeurs très-diffi-
ciles à faire percer.

CATAPLASME *émollient, bon pour appaiser les inflammations*. Feuilles de mauve, de guimauve et de morelle, une
poignée de chaque; les hacher, les piler, les faire cuire dans
une chopine d'eau et ensuite les mêler avec un oignon de
lis cuit sous la cendre.

CATÉ INDIEN, *ou* Lycion (*Lycium indicum*). Espèce de
pâte en tablettes, que les Indiens composent avec l'extrait
tiré des rameaux d'un arbre épineux et d'autres substances.
Comme le caté est rare en Europe, on lui substitue l'extrait
du *lycium nostras* ou *l'acacia nostras*. Le caté est astringent,
bon contre la rage, les ophtalmies et les ulcères des gencives.

CATHOLICON *commun*. Deux onces de racine de polypode,
quatre onces de poudre de séné, demi-once de poudre de
semences d'anis vert, une once de poudre de réglisse,
douze onces de miel commun; mêler tout cela ensemble en
forme d'électuaire dans le mortier, et on aura un catholicon
commun, dont on peut user dans tous les clystères ordinaires, sans danger ni aucune crainte, pour lâcher le ventre de
toutes sortes de personnes. La dose est depuis une drachme
jusqu'à une once.

Le mot catholicon signifie *purgatif universel*, parce qu'on
prétend qu'il purge toutes les mauvaises humeurs. Il est
souvent employé dans la plupart des fièvres, tant continues
qu'intermittentes; dans les dyssenteries, les diarrhées, et
tout dévoiement, tant de l'estomac que des intestins.

CAUSTIQUE *du frère Côme*. Sulfure de mercure rouge,
deux onces; sang-dragon, une once; fleurs d'arsenic (*oxide
d'arsenic blanc sublimé*), un gros : mêler le tout pour une
poudre qu'on conservera dans un flacon. On s'en sert pour
détruire les ulcérations cancéreuses de la peau ou des membranes muqueuses, quand elles ne sont pas très-étendues.
On en prend une petite quantité qu'on mêle avec un peu de
salive et dont on fait une pâte : on l'applique sur les parties
qu'on veut cautériser, on l'y laisse jusqu'à ce qu'elle tombe
d'elle-même avec l'escarre.

CAUSTIQUE *contre la morsure des chiens enragés*. Tremper
un petit pinceau de linge dans une suffisante quantité de muriate d'antimoine liquide, et le promener sur toute l'étendue
des morsures.

CAUSTIQUE *contre la morsure de la vipère et des insectes
venimeux*. Tremper le bout d'un tuyau de paille dans une

quantité suffisante d'alkali volatil (*ammoniaque liquide*), et en laisser tomber une ou deux gouttes sur l'endroit mordu ou piqué.

CAUSTIQUE *pour la pustule maligne.* Tremper un petit pinceau de linge dans une quantité suffisante d'acide marin (*acide muriatique*), et en frotter la pustule maligne après l'avoir scarifiée.

CAUTÈRE *potentiel.* On donne ce nom à toute substance caustique dont la dissolution se combine avec le tissu de la peau, et la brûle plus ou moins profondément, tels sont le sublimé corrosif (*muriate de mercure corrosif*) ; la pierre infernale (*nitrate d'argent fondu*) ; le vert-de-gris (*acétate de cuivre*) ; le muriate d'antimoine, sur-tout la soude et la potasse (*carbonate de potasse impure*). Le cautère potentiel sert à hâter l'exfoliation des os cariés, à brûler les morsures des animaux enragés, à ouvrir certains abcès, à établir les fonticules, etc.

Voici la manière de l'appliquer dans les deux derniers cas. Après avoir fixé l'endroit qu'on veut cautériser, on y colle un morceau de sparadrap de diachilon gommé, où l'on a pratiqué un petit trou de la largeur d'une lentille, qu'on fait correspondre à l'endroit déterminé. On place dans ce trou un petit morceau de potasse caustique qu'on retire d'une fiole où on la tient à l'abri du contact de l'air ; on recouvre l'alkali d'un peu de charpie râpée, on applique par-dessus un autre morceau de sparadrap plus large que le premier, on la presse légèrement avec la paume de la main, enfin on assujettit le tout avec une compresse et une bande.

La potasse se dissout alors avec l'humidité naturelle de la peau, et brûle en trois ou quatre heures la portion qui répond à l'ouverture du premier sparadrap. Après ce temps, on lève l'appareil et on fend l'escarre avec une lancette ou un bistouri. Si c'est un abcès, l'humeur s'en écoule : si on veut établir un fonticule, on insinue un pois dans l'incision. Bientôt après, la peau qui environne le cautère s'enflamme, et se sépare de celle qui est désorganisée ; la suppuration s'établit dans l'ulcère, et on l'entretient aussi long-temps qu'on veut : on change alors le pois toutes les douze ou vingt-quatre heures, et on recouvre l'ulcère d'une feuille de lierre ou de poirée fraîche, ou d'un linge enduit d'onguent basilicon. S'il s'y développe des chairs fongueuses, on les réprime en y répandant un peu de poudre d'alun calciné, ou en les touchant légèrement avec la pierre infernale.

CÉLERI. *Voyez* Ache.

CENTAURÉE

CENTAURÉE grande (*Centaurium majus folio in plures lacinias diviso* , Tourn. 449. *Centauria, centaurium* , Linn). Cette plante croît dans les Alpes et dans les lieux montagneux. Sa racine est en usage en médecine : elle est fort estimée pour les obstructions du foie et des veines mésaraïques , et pour les maladies qui en sont la suite : elle passe pour astringente et vulnéraire , et on s'en sert avec succès dans le crachement de sang ; sa dose est d'une once en décoction , en tisane ou macérée dans du vin , ou en poudre. Quelques-uns la substituent à l'aunée , et la croient bonne dans la toux opiniâtre et dans la difficulté de respirer. Son usage le plus ordinaire est d'entrer dans la composition de la poudre du prince de la Mirandole , qui passe pour un grand remède pour la goutte et pour la sciatique. Tournefort en donne la recette dans son *Histoire des plantes des environs de Paris.*

Faire sécher et mettre en poudre subtile égales parties de feuilles de chamædris , de chamæpitis , de petite centaurée , de racine de grande centaurée , d'aristoloche ronde et de gentiane ; mêler ces poudres et les garder dans une boîte bien bouchée et dans un lieu sec. On en fait infuser pendant la nuit un gros dans un demi-verre de vin vieux , ou dans un bouillon dégraissé ; on le prend ainsi plutôt que la simple infusion , et on continue pendant un an ce remède , en prenant une prise le matin ou le soir , tous les jours , puis de deux jours l'un , et au moins une fois tous les huit jours lorsque la goutte laisse plus de repos.

CENTAURÉE petite (*Centaurium minus* , Tourn. *Gentiana centaurium* , Linn.). Petite plante annuellé qui croît dans les terres séches et sablonneuses : on l'appelle *fiel de terre* , à cause de son amertume. Elle est splénique , hépatique , chaude , séche , amère sans âcreté , ce qui fait qu'elle a une légère astriction. Elle est détersive , apéritive et vulnéraire ; elle purge doucement , par bas , les humeurs bilieuses et pituiteuses , et les sérosités par la sueur ; ce qui la rend utile dans les fièvres. Elle convient à la jaunisse , à la suppression des mois des femmes , au scorbut , à la goutte , aux vers , et spécialement aux morsures des chiens enragés. Dans l'hydropisie active , on en fait prendre une drachme en poudre , avec de la semence d'anis , de trois jours l'un. La décoction sert extérieurement contre la teigne et les ordures de la tête. Il y en a qui donnent après les remèdes généraux , pour nettoyer les premières voies , depuis un scrupule jusqu'à une drachme , des fleurs de petite centaurée en poudre , qui est

I.   9

un secret pour guérir les fièvres tierces. C'est une des meilleures plantes dont la médecine puisse faire usage.

CEPOEA. Espèce de joubarbe qui croît dans les haies et toujours dans les lieux humides. On lui attribue la vertu du pourpier : ses feuilles, dont on presse le suc dans du vin, sont bonnes pour les difficultés d'uriner et pour les ulcères de la vessie ; ce remède est encore plus actif quand on y ajoute la décoction de racine d'asperge sauvage.

CÉRAT (*Ceratum*). Espèce d'onguent ou de liniment, fait d'huile et de cire, qui sert de remède à plusieurs maladies, et particulièrement à celles de la peau ; il est d'une consistance plus épaisse que le liniment. On met, pour l'ordinaire, une once de cire au liniment, et deux onces au cérat, sur six onces d'huile. Si on veut le cérat plus mollet, on y peut mettre une ou deux onces d'huile de plus.

CÉRAT *blanc, rafraîchissant, de Gallien*. Mettre une once de cire blanche, rompue par petits morceaux, dans un plat de terre vernissé ou dans un bassin d'étain, avec quatre onces d'huile rosat ; placer le vaisseau sur un très-petit feu, et dès que la cire est fondue, l'en retirer ; agiter la matière avec une spatule de bois bien nette, jusqu'à ce qu'elle soit refroidie ; alors y mettre un peu d'eau fraîche, en continuant de remuer, pour faire incorporer cette eau dans le cérat ; puis on y en verse beaucoup, et on le lave cinq ou six fois, changeant d'eau fraîche à chaque fois, jusqu'à ce qu'il soit bien blanc, et on le garde pour le besoin. Si on le veut rendre *rafraîchissant*, au lieu de l'eau froide, on le lave en l'agitant avec les sucs de plantain, de morelle, de laitue ou de pourpier. Il est propre pour les brûlures, pour calmer les ardeurs, pour guérir les inflammations, pour adoucir l'âcreté des hémorroïdes, pour guérir les écorchures, et éteindre les inflammations qui viennent aux cuisses et aux autres parties du corps des petits enfans et même des grandes personnes, et pour remédier aux fentes et autres maux qui surviennent au bout des mamelles, au fondement et autres parties du corps ; il est bon pour les dartres, pour les démangeaisons et érysipèles.

CÉRAT *de tabac*. On met sur les cendres chaudes une once de tabac en poudre subtile, dans huit onces d'huile d'amandes douces ou d'olive, ou bien au soleil pendant trois jours ; on passe le tout par un linge fin, et on fond dans la colature une once et demie ou environ de cire jaune. Il est utile pour les plaies, ulcères, gale, et autres maux auxquels le tabac est bon.

CÉRAT *d'euphorbe de Gallien*. Douze onces d'huile d'olive,

trois onces de cire et une once d'euphorbe ; faire fondre dans l'huile la cire coupée par petits morceaux ; et quand la matière est à demi-refroidie, y mêler l'euphorbe en poudre subtile, avec un peu de vinaigre, pour empêcher qu'elle ne s'exhale trop ; on en fait un cérat, qu'on garde pour le besoin. On l'estime pour la migraine, pour dissiper les humidités visqueuses et pour fortifier les nerfs : on en frotte le front et les articles.

CERFEUIL commun ou cultivé. (*Chaerephyllum sativum*, Tourn. 314. *Scandix cerefolium*, 568). Plante potagère ; on met ses feuilles dans les bouillons et dans les décoctions apéritives, propres à déboucher le foie et les reins, pour pousser les urines et le gravier, pour faciliter le mouvement des liqueurs, entretenir la circulation du sang et le purifier. Dans la jaunisse, les pâles couleurs et l'enflure, le jus de cerfeuil, pris à trois ou quatre onces avec autant de bouillon de veau, est un très-bon remède. La décoction de cette plante est très-utile extérieurement : on l'applique en fomentation sur le ventre, pour la colique ; on en bassine les femmes accouchées, et les parties menacées d'érysipèle ou d'inflammation ; on peut en cela la regarder comme plante vulnéraire, détersive et apéritive. Il convient aux ulcères et sur-tout aux abcès des mamelles causés par le vice du lait ; après les chutes et les coups violens, où il y a lieu de craindre quelque épanchement de sang : le cerfeuil pris intérieurement, ou le marc de la plante appliqué sur les parties meurtries, dissout le sang caillé.

Camerarius donne le cerfeuil passé par la poële avec le beurre, et appliqué sur le ventre, comme un grand remède pour appaiser les tranchées, et Simon Pauli pour la rétention d'urine. Tournefort dit avoir vu des gens rendre jusqu'à quatre livres d'urine tout-à-la fois, par l'effet d'un pareil cataplasme, auquel on avoit ajouté autant de bétoine que de cerfeuil. Cette plante aide à la digestion et soulage ceux qui sont sujets à la migraine et aux vertiges.

Rivière assure avoir vu réussir dans l'anasarque le suc tiré du cerfeuil, à la dose de deux onces avec autant de vin blanc, en prenant cette potion plusieurs matins de suite.

Pour le mal des yeux, et sur les tumeurs des jambes, le cataplasme fait avec une poignée de cerfeuil pilé, un jaune d'œuf frais, un demi-poisson de lait, et suffisante quantité de pain, réussit très-bien ; il faut l'appliquer un peu chaudement.

Egales parties d'huile d'olive et de jus de cerfeuil, mêlés ensemble en consistance de liniment, appaisent la douleur des hémorroïdes. On est encore soulagé en recevant, le plus chaudement qu'il est possible, la fumée de la décoction de cerfeuil dans du lait. On verse cette décoction dans un bassin sur lequel on s'asseoit.

CERFEUIL musqué ou d'Espagne. (*Mirrhis majus odorata*, Tourn. 315. *Scandix odorata*, Linn. 368). Plante qu'on cultive dans les jardins et dont on mange les feuilles en salade; elle est propre pour la cachexie, pour la phthisie, pour l'asthme, pour l'épilepsie, pour résister au venin, pour exciter les mois, et pour hâter l'accouchement. Les feuilles séchées, fumées comme le tabac, soulagent les atshmatiques, selon l'expérience de Chomel.

CERISIER (*Cerasus sativa*, Tourn. 625. *Prunus cerasus*, Linn. 679). Arbre dont il y a plusieurs espèces. Ses fruits sont appelés cerises, dont il y a deux espèces usitées en médecine, savoir, les aigres ou rouges, et les douces ou noires. Les feuilles de cerisier, cuites dans du lait, purgent les matières bilieuses, et guérissent la jaunisse. Les cerises aigres sont réfrigératives, dessiccatives et astringentes ; elles fortifient le cœur et l'estomac, et éteignent la soif et la chaleur de la fièvre. Fernel recommande la décoction de cerises dans le mal hypocondriaque. On prépare un vin blanc, en mettant dedans des cerises aigres, mûres, et leurs noyaux concassés, qui est éprouvé pour la gravelle, et pour nettoyer les reins du sable et des glaires ; au défaut de ce vin, on concasse une trentaine de noyaux de cerises aigres, qu'on met infuser pendant la nuit dans un petit verre de vin blanc, qu'on avale le matin à jeun, étant deux ou trois heures après sans rien prendre. Les cerises douces ou noires, connues sous le nom de *guignes*, sont tempérées, humides et céphaliques, et, par conséquent, salutaires aux affections de la tête, à l'épilepsie, l'apoplexie, la paralysie, etc. ; et principalement l'eau qu'on en tire par la distillation. On fait sécher les cerises, et on permet aux malades qui ont la bouche séche et la salive amère d'en mâcher quelques-unes et d'en rejeter ensuite le marc. Les cerises fraîches lâchent le ventre ; les séches le resserrent. La gomme qui sort du tronc et des branches du cerisier est apéritive, propre pour exciter l'urine, pour rompre la pierre, étant prise intérieurement, dissoute dans du vin blanc. On l'emploie aussi extérieurement pour la gratelle et pour les dartres, étant dissoute dans de l'eau.

CÉRUSE (*oxide de plomb blanc par l'acide acéteux*) (*Cerusa*). Plomb pénétré, raréfié, à demi-dissous par la vapeur du vinaigre, et réduit en une matière fort blanche,

pesante et friable. On la doit choisir en pains entiers , ou en
gros morceaux , très - blanche , sèche , douce au toucher ,
friable. Elle dessèche , resserre , rafraîchit , résout , incarne ,
réprime les excroissances , et avance la cicatrice. On l'emploie
dans les onguens et dans les emplâtres. Il n'en faut pas prendre en dedans , car c'est un poison mortel.

CÉTÉRACH , ou vraie Scolopendre (*Asplenium ceterach* ,
Tourn. Linn. 1538). Espèce de capillaire ou de plante basse
et menue , qui aime les rochers et l'ombre. Ses feuilles sont
chaudes, dessiccatives, d'une saveur âcre, abstersives et spléniques. Leur principal usage est pour la dureté de la rate ,
la jaunisse , la fièvre quarte , pour exciter les urines , briser la
pierre des reins. On s'en sert pour les maladies de poitrine ; leur
décoction dans l'eau où les forgerons ont souvent éteint du fer,
est fort estimée contre la tumeur et l'enflure de la rate. On met
aussi quelquefois une poignée de ce capillaire dans les bouillons , sur-tout dans celui qu'on fait avec un vieux coq , le
mou ou le poumon de veau , et quelques autres herbes béchiques. La poussière dorée qui se trouve sous les feuilles est
bonne dans la gonorrhée , au rapport de Mathiole ; il en faut
donner un gros , avec demi - gros de succin délayé dans un
verre d'eau de plantain.

La conserve des feuilles tendres du cétérach est bonne pour
la noueure des enfans , suivant Bowle.

La langue - de - cerf ou scolopendre , que les herboristes
donnent journellement à la place des véritables capillaires ,
aussi bien que les feuilles du polypode , sont des plantes
béchiques et expectorantes. On en fait un sirop qui est composé de simples spléniques , c'est-à-dire propres aux maladies
de la rate. *Voyez* Capillaire.

CHAMPIGNON (*Fungus*). Il y a des champignons qui portent des fleurs et des graines , d'autres ne portent que des
graines, qu'on trouve sous la forme d'une poussière farineuse.
Ces graines sont astringentes. On s'en sert pour arrêter les
hémorragies considérables.

CHANVRE (*Cannabis sativa* , Linn. 1457). Plante distin-
guée en mâle et en femelle. On cultive l'un et l'autre chanvre
dans les champs , sur-tout aux lieux humides ; la semence
ou chenevis échauffe, dessèche et remplit la tête de vapeurs.
Les feuilles de chanvre et sa graine , pilées et appliquées en
cataplasme , sont fort résolutives. On les emploie pour les
écrouelles et les tumeurs squirreuses. Selon Disoscoride , le
suc de chenevis mûr ou encore vert , tiré par expression ,
appaise les douleurs d'oreille causées par quelque obstruc-

tion. Dans la relaxation de la luette , on fait cuire un peu de chenevis dans l'oxycrat , puis on donne la colature pour gargariser la partie ; ce remède est infaillible, suivant Sachsius.

L'huile tirée du chenevis par expression ramollit, empêche les inflammations , et attire dehors les corps étrangers ; elle est propre aux tumeurs , aux squirres et aux cancers non ouverts : on les en frotte tous les jours plusieurs fois avec le bout du doigt. Cette huile , mêlée avec un peu de cire fondue, est un bon remède pour la brûlure, dont elle appaise la douleur.

La graine de chenevis , cuite dans le lait , passe pour appaiser la toux. Sylvius Deleboé à guéri plusieurs malades de la jaunisse par la seule graine de chenevis cuite dans le lait de chèvre presque jusqu'à la faire crever ; il en donnoit deux ou trois prises par jour , de cinq à six onces.

L'usage le plus ordinaire de cette semence est d'en piler une once dans une pinte de tisane apéritive , qu'on donne par verres en forme d'émulsion aux personnes qui ont la jaunisse et des obstructions au foie sans fièvre : cette semence pousse aussi les mois et les urines, lorsqu'elle est infusée et pilée dans du vin blanc. Quelques-uns s'en servent dans la gonorrhée et dans l'ardeur d'urine ; ils la donnent alors en émulsion. Lorsqu'on fait cette liqueur laiteuse avec l'eau-rose et le chenevis qu'on a dépouillé auparavant de son écorce, c'est un cosmétique excellent pour ôter les marques de la petite vérole , il faut s'en bassiner le visage avec du coton qui en est imbibé.

CHARDON à carder (*Dipsacus sativus*, Tourn. 466. *Carduus fullonum*, Linn. 140). Plante dont il y a deux espèces , une cultivée , et l'autre sauvage. La racine du chardon à foulon est dessiccative et abstersive ; cuite dans du vin , et broyée en forme de cérat qu'il faut conserver, elle est bonne aux crevasses , fentes et fistules du fondement , comme aussi aux verrues pendantes , et à celles qui ont la base large , étant appliquée dessus ; Dioscoride et d'autres auteurs plus modernes assurent l'avoir éprouvé avec succès. Les vermisseaux que l'on trouve dans les têtes de ce chardon , lorsqu'elles sont séches , passent pour guérir la fièvre quarte , si on les porte pendus au col , ou attachés au bras dans le temps de l'accès , enfermés dans un nouet de linge.

Mayerne recommande la poudre de cette plante à la dose d'un gros , prise dans la décoction de la même plante, ou quelque autre liqueur convenable, pour le crachement de sang.

CHARDON à cent têtes, ou Chardon-roland panicaut (*Eryngium vulgare.* Tourn. *Eryngium campestre*, Linn. 337).

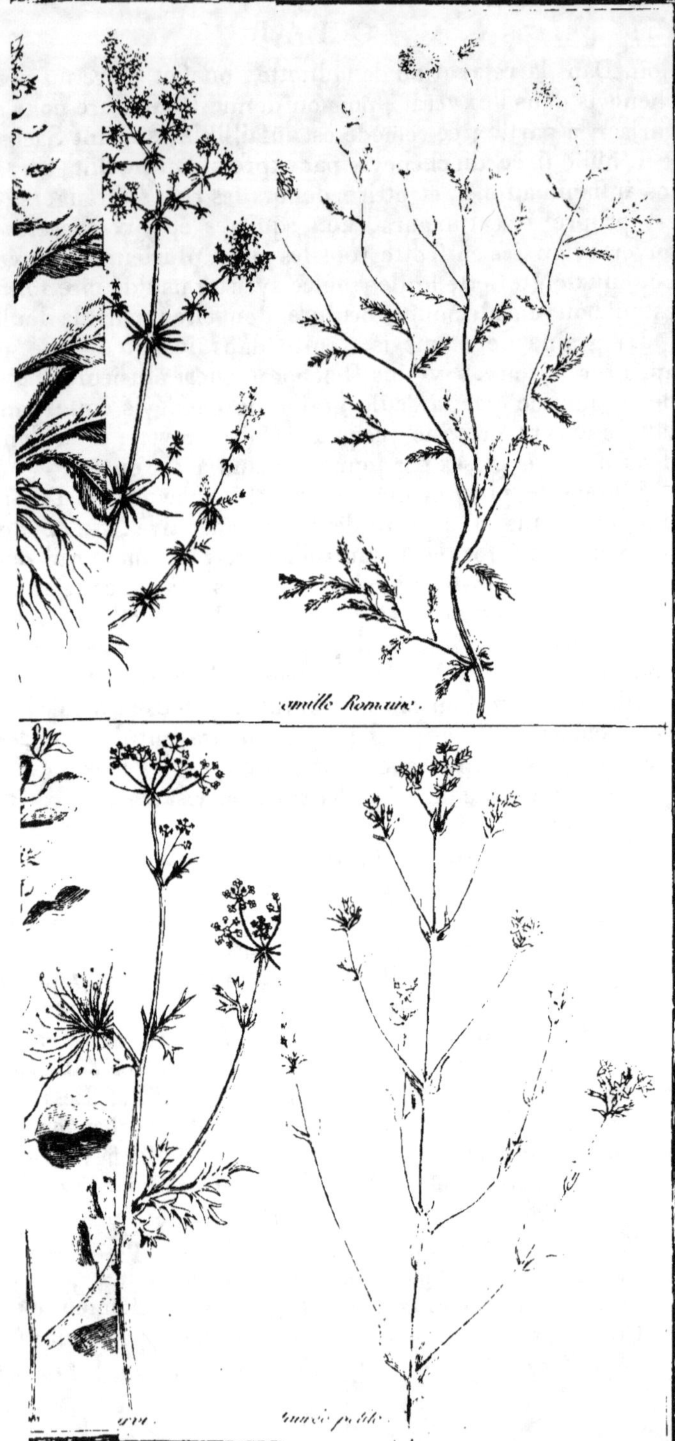

Pl. 4.
mille Romaine.

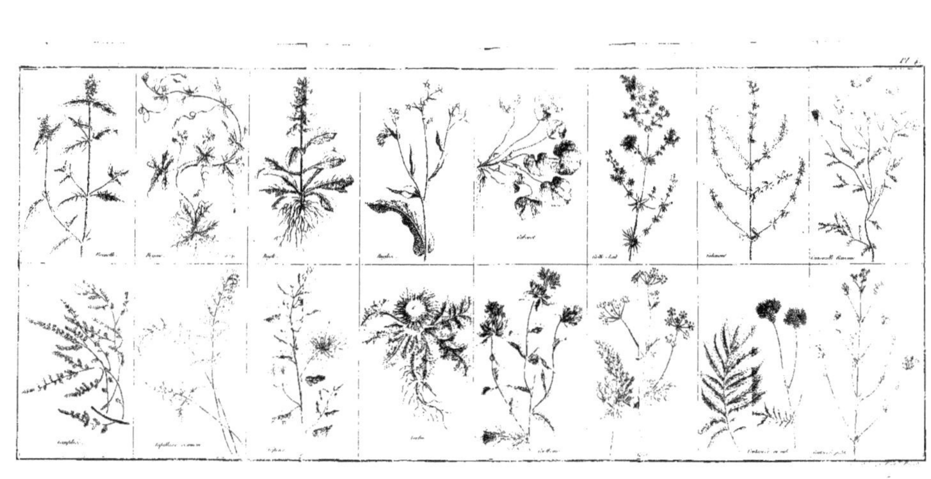

Plante qui croît dans les champs , aux lieux sablonneux. On se sert principalement de sa racine , qui est hépatique , néphrétique et alexipharmaque , médiocrement chaude et séche , apéritive et discussive. Son usage principal est dans les obstructions des mois des femmes, des reins , du foie , de la rate et des autres viscères ; elle convient par cette raison à la jaunisse , et , suivant Gallien , à la colique. On confit cette racine , et on s'en sert en décoction pour la difficulté d'uriner , et pour nettoyer les reins.

Les racines de ce chardon s'emploient dans les tisanes et dans les bouillons apéritifs , comme les autres racines , environ une once sur chaque pinte d'eau. Il est bon d'animer ces sortes de remèdes avec le marc , en mettant une once ou environ de limaille de fer dans trois pintes de cette tisane. La semence s'ordonne à demi-once dans les émulsions. L'eau distillée des feuilles naissantes de chardon-roland , bue à plusieurs verres seule , ou mêlée avec partie égale d'eau de noix , purifie le sang, et est fébrifuge : elle guérit la jaunisse et la bouffissure.

Cette racine , confite au sucre , n'est pas désagréable ; et dans les maladies chroniques, les malades s'en trouvent bien. On préfère dans ce cas l'espèce qui vient au bord de la mer , qui est très-utile dans la phthisie et pour les ulcères des reins. La racine de chardon-roland entre dans le sirop hydragogue de Charas , et dans le sirop anti-scorbutique du même.

CHARDON aux ânes , ou hémorroïdal (*Carduus capite rotundo tomentoso ,* Tourn. 441. *Carduus eriocephalus ,* Linn. 1153). Plante épineuse, qui croît entre les vignes, dans les blés , dans les bois ; prise en décoction , elle est apéritive ; et Rivière rapporte qu'un homme , âgé de cinquante ans , fort sujet aux douleurs néphrétiques, ayant pris pendant douze jours une décoction de demi-once de sa racine , et deux drachmes de réglisse, rendit plusieurs petites pierres et du sable avec les urines , et fut ensuite plusieurs années sans ressentir aucune incommodité de cette maladie. Borel assure que le suc ou les feuilles pilées de ce chardon guérissent le cancer du nez et des mamelles; il l'appelle *onopordon :* il recommande de l'appliquer souvent sur ces parties.

CHARDON-BÉNI cultivé (*Carthamus lanatus ,* Linn. 1163. *Cnicus attractilis lutea dictus ,* Tourn. 451). Espèce de *cnicus* qui ne vient point si on ne le séme dans les jardins. Cette plante, cueillie au commencement de juin , guérit miraculeusement les plaies récentes, ce qu'elle ne fait pas étant cueillie en un autre temps. Ses feuilles sont cardiaques, alexipharmaques et sudorifiques ; elles échauffent, séchent, atténuent, ouvrent, dissipent, résistent au venin, à la putréfaction, et guérissent les fièvres invétérées, même les quartes, elles tuent les vers. Le suc, le sirop, la poudre, l'eau et la conserve de chardon-béni conviennent à la pleurésie, et sont alexipharmaques et sudorifiques. Bellonius dit de la décoction du chardon-béni, qu'étant bue à la quantité de trois ou quatre onces, elle rend l'urine épaisse et puante ; ce qui est utile à savoir, pour ne pas se tromper en pratiquant la médecine.

L'eau distillée de toute la plante est souvent ordonnée comme la base des potions sudorifiques et cordiales, depuis quatre onces jusqu'à six : cette eau a souvent réussi seule, avec les germes de six œufs, dans la pleurésie ; il faut la donner lorsqu'après deux ou trois saignées le malade a de la disposition à suer : ce remède est assez commun. Une poignée de feuilles de cette plante, amortie dans le bouillon, et donnée après le frisson des fièvres intermittentes, a souvent procuré une sueur assez abondante pour terminer la fièvre.

Hoffmann préfère pour la fièvre, la décoction de cette plante dans le vin à la poudre de ses feuilles et à son eau distillée : le même auteur en fait cas pour la migraine, la surdité, les vertiges, l'épilepsie, le catarrhe, et même pour l'hydropisie et la fièvre quarte. Demi-drachme de chardon-béni, infusée pendant huit heures dans un verre de bon vin blanc, passé et donné au malade deux heures avant le frisson, est un remède éprouvé dans la fièvre quarte.

Le vin fait avec cette plante, dans le temps de la vendange, est d'usage en Allemagne, sur-tout pour les maladies chroniques, comme le scorbut. La semence de chardon-béni se donne seule, ou avec la caroline pour les vers. Le suc de cette plante, donné dans la pleurésie après les remèdes généraux, procure une expectoration très-favorable : on prépare des émulsions avec sa semence, son eau distillée et le sirop de pavot, pour la même maladie.

Simon Pauli recommande la poudre des feuilles pour les vieux ulcères chancreux, les bassinant avec l'eau distillée, et les en saupoudrant ensuite : il est bon de faire boire aux malades quelques verres de la décoction des feuilles qui, faite dans le vin blanc, se donne aussi avec succès pour les tumeurs scrophuleuses, à la dose d'un petit verre pendant quelques mois, tous les matins. Cet auteur rapporte l'exemple d'une femme dont les mamelles étoient rongées jusqu'aux côtes, qui en fut guérie. Arnaud de Villeneuve dit avoir vu un homme dont la chair de la jambe étoit rongée jusqu'à l'os par un vieil ulcère, qui fut guéri de même. Plusieurs apothicaires se servent de la plante suivante pour faire l'eau distillée de chardon-béni ; elle peut lui être substituée avec succès.

CHARDON-BÉNI sauvage (*Cnicus attractilis lutea dictus*). Plante qui croît dans les champs. Mathiole l'appelle *fusus agrestis*, parce que les femmes se servent de sa tige pour faire des fuseaux. Elle est apéritive, sudorifique, propre pour résister au venin, étant prise en décoction, On en tire, par la distillation, une eau qui a la même vertu que l'eau du chardon-béni cultivé. Cette plante est très-bonne pour guérir les vieux ulcères et les fistules ; et sa décoction faite dans de l'eau a guéri des ulcères et des plaies pourries à des jambes toutes prêtes à être gangrenées.

Le chardon-béni est employé dans le vinaigre thériacal, dans le sirop de mélisse composé, dans le sirop anti-scorbutique, l'huile de scorpion de Mathiole, et dans le *martiatum* de Nicolas d'Alexandrie : on emploie les semences dans l'opiat de Salomon de Joubert.

CHARDON-MARIE, *ou* Artichaut sauvage (*Carduus lacteis maculis notatus*, Tourn. 450. *Carduus Marianus*, Linn. 1155). Espèce de chardon, dont les feuilles sont longues et larges, marquées de taches blanches comme du lait, qui croît aux lieux incultes, et qu'on cultive aussi dans les jardins. Cette plante est pectorale, chaude, dessiccative, astringente, incisive et apéritive ; elle est usitée principalement dans la pleurésie, comme le chardon-béni, puis dans la jaunisse, l'hydropisie, et à l'extérieur pour les ulcères. On en distille de l'eau des feuilles tendres. La dose de sa semence est d'une drachme ; son usage principal est dans les émulsions ; elle est propre pour exciter l'urine et les mois. Lindanus ordonne deux drachmes de cette semence contre l'hydrophobie ou la rage, à prendre dans du vin ; ce qui fait suer copieusement. Ettmuller en recommande aussi l'émulsion pour les fleurs blanches.

CHARDON-ÉTOILÉ, *ou* Chausse-trape (*Carduus stellatus, seu calcitrapa*, Tourn. 440. *Centaurea calcitrapa*, Linn. 1297). Espèce de chardon, dont les têtes des fleurs sont garnies d'épines roides, piquantes, disposées en étoiles, qui croît abondamment dans les champs. Sa racine est fort apéritive, et propre pour le calcul des reins, pour exciter l'urine, pour lever les obstructions, pour exciter la sueur, pour purifier le sang. Dodonée dit que sa semence, broyée et prise avec du vin, provoque l'urine, et ce, avec violence, et jusqu'au sang, si on n'est modéré dans son usage ; mais la décoction de cette semence agit avec plus de douceur , comme aussi la décoction de sa racine avec du miel, en forme d'hydromel. On emploie cette racine au lieu de celle de chardon à cent têtes, dans la tisane et dans les bouillons apéritifs. Un gros de la semence du chardon-étoilé, infusée dans un verre de vin blanc, emporte souvent les matières glaireuses qui embarrassent les conduits de l'urine.

La racine s'emploie, comme celle du chardon-roland, dans les tisanes apéritives ; sa première écorce, cueillie vers la fin de septembre, infusée à la pesanteur d'une drachme dans un verre de vin blanc, après l'avoir fait sécher à l'ombre, et mise en poudre subtile, est très-utile dans la colique néphrétique : il faut la boire le matin à jeun. Les feuilles et les jeunes tiges se donnent en décoction pour la même maladie. Quelques-uns prétendent que les feuilles en poudre, un gros dans un verre de vin blanc, ou leur suc au poids de quatre ou cinq onces, pris au commencement du frisson, conviennent dans les fièvres intermittentes. La fleur séchée et mise en poudre, employée à la même dose et de la même manière, fait le même effet ; d'autres la donnent en bol à demigros, avec huit grains de sel de tartre martial, ou l'extrait de toute la plante à deux gros, mêlé avec un gros de quinquina.

Simon Pauli fait un collyre avec les fleurs de chardon-étoilé macérées dans l'eau de rose , ou dans l'eau distillée de toute la plante. Le suc des feuilles de cette plante est détersif, appliqué extérieurement sur les ulcères , et propre pour emporter les taies des yeux , appliqué dessus.

Charme (*Carpinus,* Tourn. 582. *Carpinus betulus,* Linn. 1416). Très-bel arbre , dont le jeune plant s'appelle *charmille.* Les feuilles , les chatons, les racines sont astringentes.

Chat (*Felis catus,* Linn.) Animal domestique ou sauvage. La graisse d'un chat châtré est chaude, émolliente , discussive , et salutaire aux douleurs de la goutte et de la colique : celle du chat sauvage est la meilleure. Le sang d'un matou , tiré d'une veine de dessous sa queue , et bu à la quantité de trois gouttes chaudes dans de l'eau de tilleul , guérit entièrement le mal caduc. Le même sang, tiré à l'oreille , guérit heureusement l'herpe et l'érysipèle. La tête d'un chat noir , réduite en cendres , est un remède excellent contre les taches , taies, ongles et autres affections des yeux :

on en souffle trois fois par jour dans la partie. Le poison qu'on attribue aux chats, réside dans leur tête et dans leur cerveau seulement ; il n'y en a point dans les autres parties, et on les peut manger. La fiente, avec partie égale de moutarde et de vinaigre, mêlés ensemble et enduits, guérit l'alopécie ou chauveté, et soulage les goutteux. La peau appliquée sert à réchauffer l'estomac et les membres retirés. L'haleine des chats est naturellement venimeuse, et dispose à la phthisie et à l'atrophie. Un chat, ouvert vivant, après lui avoir coupé la tête, et appliqué tout chaud, soulage les douleurs de côté.

CHATAIGNIER, *ou* Marronnier (*Castanea sativa*, Tourn. 584. *Fagus castanea*, Linn. 1416). Arbre dont le fruit s'appelle *châtaigne* ou *marron* : ce dernier est plus gros que la châtaigne, et lui est préféré.

Les châtaignes et les marrons engraissent et fournissent une assez bonne nourriture ; mais ils resserrent aussi, et causent quelquefois des vents. Il y a des pays où on fait du pain avec la farine de châtaigne, ce pain est lourd et pesant sur l'estomac. Cette farine, malaxée avec du miel et des fleurs de soufre (*soufre sublimé*), fournit un électuaire propre à ceux qui crachent le sang et qui toussent beaucoup. La décoction de châtaignes, ou leur écorce rôtie et mise en poudre, soulage ceux qui ont des cours de ventre : la petite peau qui est sous l'écorce, mise en poudre et prise à deux gros, arrête la dyssenterie et les fleurs blanches, particulièrement lorsqu'on y ajoute autant d'ivoire préparé. Une émulsion avec les châtaignes, la semence de pavot et l'eau d'orge, adoucit l'ardeur d'urine, et dissipe les picotemens de la poitrine. Les châtaignes, pilées avec du vinaigre et de la farine d'orge, amollissent la dureté des mamelles, et dissolvent le lait qui s'y est grumelé : étant pilées avec du sel et du miel, elles passent pour guérir la morsure des chiens enragés.

Le fruit du marronnier d'Inde, si commun dans les jardins, ne se mange point ; mais étant séché, râpé et pris par le nez, comme le tabac, à la quantité de deux ou trois pincées, il fait éternuer assez violemment, et peut soulager la migraine, selon l'expérience de Chomel. Mathiole dit qu'on fait manger de ce fruit avec succès aux chevaux poussifs ; ce qui est confirmé par Clusius, au rapport de Jean Bauhin.

CHAUX VIVE (*Calx viva*). Pierre qui a été long-temps calcinée par un grand feu dans des fourneaux faits exprès : cette pierre, avant la calcination, est appelée pierre à chaux, *lapis calcarius*, qui est dure, compacte et grise. La chaux est un peu corrosive ; elle consume les chairs baveuses. On la met

éteindre et tremper dans de l'eau , puis on filtre l'infusion ;
c'est cette eau de chaux , qui est détersive , bonne aux vieilles
plaies , si on les en bassine , et qu'on applique dessus des
linges qu'on y a trempé , jusqu'à guérison. Pour la brûlure ,
on bat deux onces de cette eau , avec pareil poids d'huile de
chenevis ou de noix, ou d'olive, ou de lin ; et étant en forme
de liniment, on en applique dessus. Il se trouve au-dessus
de l'eau dans laquelle on a éteint de la chaux , une certaine
substance graisseuse qu'on appelle la crême de chaux vive
(*carbonate calcaire*) ; si on en frotte les bords des ulcères
chancreux ou des cancers ulcérés , la partie corrompue du
cancer se consomme ; et la partie saine demeure. On fait
diverses autres préparations avec la chaux , qu'il seroit trop
long de rapporter ici.

CHÉLIDOINE ou grande éclaire (*Chelidonium majus* , Linn.
723 ; *et vulgare* , Tourn. 231). Plante qui se trouve par-tout,
le long des chemins et contre les vieilles murailles; elle se plaît
singulièrement à l'ombre. Elle est chaude et dessiccative, fort
détersive , atténuante , et d'une saveur âcre et amère ; elle
purge la bile par les selles et par les urines , et elle éclaircit
la vue.

La racine de grande éclaire , tenue dans la bouche et mâchée , appaise la douleur des dents.

L'eau distillée est en usage pour nettoyer les ulcères qui
se forment aux glandes des paupières : son suc mêlé avec
pareille quantité d'eau - rose fait le même effet; on applique
sur l'œil de petites compresses trempées dans cette liqueur.
Le suc de chélidoine seul guérit les taies, étant un puissant
détersif ; on s'en sert non seulement pour les ulcères, les
démangeaisons et pour les autres maladies des yeux , mais
encore pour la gale et les ulcères des autres parties du corps,
pour les contusions et pour les meurtrissures ; l'herbe pilée
ou bouillie, appliquée en cataplasme avec un peu d'eau-de-vie,
est un très-bon résolutif ; le suc jaune de cette herbe mis sur
les verrues , après leur avoir coupé et découvert les racines ,
les guérit assez sûrement, comme fait le suc laiteux du tithymale et des autres plantes âcres et corrosives.

La racine de cette plante , lavée et coupée par morceaux ,
infusée ensuite dans de fort vinaigre avec du sel , fournit
un bon remède pour en bassiner les dartres : trois poignées de
ses feuilles hachées, mêlées avec de l'avoine ou du son, sont
bonnes pour la toux des chevaux.

Le remède suivant est utile dans les vapeurs et pour les
maladies du poumon , qu'on appelle *consomption.*

Mettre dans un alambic en digestion pendant huit jours douze livres d'éclaire, trente-six écrevisses de rivière dépecées et pilées légèrement, deux livres de miel ; lutter l'alambic et distiller au bain-marie ; l'eau qu'on en tire se boit depuis deux onces jusqu'à quatre. Elle est propre aussi pour les ulcères des yeux.

Cette plante est un excellent apéritif et hépatique ; l'infusion d'une bonne pincée de ses feuilles macérées à froid pendant la nuit, dans un verre de petit-lait, avec un gros de crême de tartre (*tartrite acidule de potasse*), guérit la jaunisse et les pâles couleurs. La racine de cette plante à une once, infusée dans une chopine de vin blanc, avec demi-once de teinture de mars, est utile dans l'hydropisie : on passe cette infusion, et on en fait prendre trois onces deux fois par jour. Cette racine passe pour cordiale et sudorifique, et Paulmier la recommande dans la peste ; il en faisoit boire le suc avec du vin blanc et un peu de vinaigre rosat, et cette potion excitoit une sueur salutaire. Cette racine entre dans plusieurs compositions cordiales et alexitères, dans l'onguent de la comtesse et dans le diabotanum.

CHÉLIDOINE petite, *ou* petite Scrophulaire (*Chelidonium minus , seu Scrophularia minor*). Petite plante qui croît dans les lieux humides et marécageux ; les bois sont remplis de cette plante, qui fleurit vers le printemps. Elle est humectante, rafraîchissante, résolutive, apéritive, propre pour les maladies de la rate, pour le scorbut, pour la jaunisse, pour le flux des hémorroïdes et pour en appaiser les douleurs. Ses racines, écrasées et infusées du soir au matin dans du vin blanc, le rendent tres-bon pour la gravelle et pour la pierre de la vessie, si on en continue l'usage. Solenander loue la petite chélidoine contre toutes sortes d'hémorroïdes, tant pour en arrêter le flux immodéré, que pour appaiser la douleur et en guérir la tumeur. La racine desséchée se met infuser dans la boisson des malades ; et l'eau distillée, ou le suc, ou l'huile, ou le beurre frais, dans quoi on fait cuire toute la plante concassée, s'applique sur la partie affligée.

Tragus en ordonne la poudre, le suc et l'eau distillée, qu'il estime pour les ulcères qui viennent au fondement. Césalpin la loue pour les écrouelles, soit qu'on en fasse prendre la poudre mêlée avec un peu de miel, le matin à jeun, soit qu'on en bassine la partie avec l'eau distillée, ou qu'on la fasse boire au malade. Sylvaticus faisoit manger les racines, et Dodonée conseille de bassiner les hémorroïdes avec leur suc mêlé avec du vin ou avec l'urine du malade. C'est fort mal-à-propos qu'on y applique aussi en forme de cataplasme les racines pilées ; les hémorroïdes en sont le plus souvent très-dangereusement supprimées.

Chêne (*Quercus*, Tourn. Linn.). Grand arbre qui croît dans les forêts. Reneaume a découvert dans la noix de galle qui naît sur le chêne du Levant un nouveau fébrifuge qui n'est pas à mépriser. Ce remède ne convient que dans des fièvres d'une certaine nature.

La noix de galle est employée dans les décoctions et dans les injections astringentes.

Outre toutes les parties du chêne en usage dans la médecine, et qui sont connues astringentes, on en emploie, depuis quelques années, l'agaric qui se trouve adhérent à ses branches ou à son tronc, et dont, jusqu'à présent, on ne se servoit guère qu'à faire de l'amadou, ce qui lui a fait donner le nom de *fungus durus, sive igniarius* (*Boletus igniarius*, Linn. 1645).

Cette excroissance n'est autre chose que l'extravasion et l'épaississement de la séve qui s'insinue peu à peu dans le corps de cette espèce de fongosité, et qui part d'une ouverture ou plaie faite à l'écorce.

Pour employer cet agaric, il faut en couper la première surface ou écorce, en la *reparant ;* ensuite on bat avec des maillets de bois ce qui se trouve dessus, jusqu'à ce que, de dur qu'il étoit, il devienne souple et flexible comme un morceau de buffle, on l'appelle alors *agaric de chêne préparé.* On s'en sert comme d'un remède souverain pour arrêter les hémorragies survenues à la suite des plaies, ou après les opétions qui ont exigé indispensablement de couper des artères ou veines fort considérables ; après l'opération du cancer ; par exemple l'opération de la taille latérale, les différentes amputations du bras, de la cuisse, etc. Il ne faut pas croire cependant que ce remède convienne à toutes les hémorragies et dans tous les cas : dans les hémorragies du nez il est impraticable ; il cause des irritations et des éternuemens si considérables, qu'il augmente l'hémorragie.

Dans les hémorragies qui surviennent après l'opération du cancer, l'eau alumineuse pourroit même suffire, puisqu'il y a un point d'appui qui ne demande pas l'usage de la ligature, et qui rend moins nécessaire l'application de l'agaric de chêne, quoique celui-ci exige toujours une compression suffisante dans les premières heures qu'on l'emploie. Dans les amputations de la jambe, de la cuisse, dans l'anévrisme, si les vaisseaux sont fort considérables, la ligature est le plus sûr remède ; cependant dans les jeunes sujets, dans le cas où les

vaisseaux sont de moindre grosseur, l'agaric est très-avanta-
geux ; il procure un coagulum certain et ferme ; il s'adapte
exactement sur l'orifice du vaisseau coupé, le bouche, le comprime et remplit les interstices que laissent les fibres désunies.
On peut même regarder ce remède comme une découverte des
plus belles et des plus utiles à l'humanité.

La vertu astringente de l'agaric de chêne ne vient que parce
qu'il reçoit dans sa composition des particules émanées du
chêne, qui sont astringentes, qui contiennent beaucoup de
parties acides vitrioliques, et enveloppées dans un mucilage
gommeux qui les bride et les émousse, et ne leur laisse de
développement parfait, que peu à peu.

CHERVIS (*Sisarum Germanorum*, Tourn. *Sium-sisarum*,
Linn. 361). Cordus soutient que cette racine est une des
plus utiles pour la santé ; cependant Dodonée assure qu'elle
ne fournit pas beaucoup d'aliment, quoiqu'elle se digère plus
aisément que les autres : elle a cela de commun avec la
plupart des racines et des légumes, c'est d'être venteuse.
A l'égard de ses vertus médicales, Césalpin convient, après
les anciens botanistes, qu'elle pousse les urines ; quelques
autres ajoutent qu'elle est apéritive et vulnéraire.

CHEVAL (*Equus*). Sa femelle est appelée cavale ou jument,
equa, et le poulain ou jeune cheval est appelé en latin
equulus. Le lait de la cavale est estimé propre pour l'épilepsie, pour la phthisie, pour l'asthme, pour la toux. Les verrues
et duretés calleuses, appelées *lichènes*, lesquelles s'engendrent
aux genoux, aux jambes et aux pieds des chevaux, étant
coupées au printemps, reçues par le bas en forme de parfum,
sont spécifiques contre la suffocation de matrice ; prises en
forme de poudre, depuis un scrupule jusqu'à une drachme,
elles guérissent le mal caduc et le calcul des reins. La fiente
crue ou brûlée arrête les hémorragies, appliquée extérieurement ; et la fiente fraîche de cheval, infusée dans demi-
setier de vin blanc sur les cendres chaudes, au poids de quatre
onces, pendant quelques heures, et ensuite passée par un
linge avec expression, est un remède éprouvé contre la pleurésie et contre la colique, si l'on fait avaler cette colature au
malade au commencement de la maladie, et qu'on le couvre
bien ensuite pour le faire suer. On se sert aussi de la même
manière de la fiente de mulet. La poudre de la corne du pied
du cheval, calcinée au feu, incorporée avec du beurre frais,
et appliquée sur les hémorroïdes, en appaise promptement la
douleur. Les morceaux de corne qu'on ôte en parant le pied
du cheval, desséchés, réduits en poudre, et pris jusqu'à une

drachme , sont excellens contre la dyssenterie , suivant Agérius. La même corne, frite avec du beurre et avalée , étoit le secret de Vanhelmont contre la même dyssenterie.

CHEVAL MARIN, *ou* Hippopotame (*Hippopotamus, seu equus marinus*). Animal à quatre pieds, grand comme un bœuf, qui se tient ordinairement dans le Nil en Egypte, et en plusieurs lieux de l'Afrique. Il a de grandes dents qui sont spécifiques contre toutes sortes d'hémorragies, tant internes qu'externes, prises en poudre, suivant les expériences de Mendererus, confirmées par Michael, qui a délivré une femme d'un flux désespéré des hémorroïdes, avec une seule prise de la poudre de ces dents ; les anneaux qui en sont faits guérissent les convulsions ou retirement des nerfs, étant mis au doigt des pieds et des mains. La dent du cheval marin, ou un anneau fait d'icelle , attaché à quelque partie du corps, guérit les hémorroïdes , tant celles qui sont ouvertes que celles qui ne le sont pas ; et pour se préserver de la goutte-crampe , quand on y est sujet , il faut entourer la jambe à nu avec des grains faits de dents de cheval marin , enfilés ensemble, ou d'un morceau de la peau du même animal, au-dessous du genou en manière de jarretière. La poudre de la même dent attirée par le nez en forme de tabac , en arrête l'hémorragie ; et mêlée avec de l'huile d'olive et appliquée sur les plaies , elle les guérit.

CHÈVRE (*Capra*). *Voyez* Bouc.

CHÈVRE-FEUILLE (*Caprifolium italicum*, Tourn. 608. *Lonicera caprifolium* , Linn. 246). Arbrisseau qui croît naturellement dans les bois, et qui se cultive dans les jardins pour sa fleur ; la décoction de ses feuilles est apéritive , vulnéraire , détersive ; elle est propre pour les maux de gorge et pour les plaies des jambes. Les feuilles pilées guérissent les maladies de la peau , étant appliquées dessus. L'eau distillée des fleurs de chèvre-feuille appaise l'inflammation des yeux , et fortifie les femmes qui sont en travail : on leur en fait boire trois onces mêlées avec une once d'eau de fleurs d'oranger. Rondelet , dans ces occasions , ordonnoit l'eau de chèvre feuille avec la semence de lavande. Schroder et quelques autres regardent cette plante comme un bon apéritif, et un diurétique puissant. Quelques médecins croient le sirop de chèvre-feuille un remède infaillible dans le hoquet : le vinaigre est beaucoup plus assuré , mais donné avec ménagement.

Le suc des feuilles est d'une grande efficacité dans les plaies de la tête et du crâne. Les baies rouges du chèvre-feuille cueillies mûres en automne , pilées et mises en digestion au bain-marie ou dans du fumier de cheval, se résoudent en une liqueur balsamique, admirable pour guérir les plaies récentes.

CHICORÉE sauvage (*Chicorium sylvestre* , Tourn. 479. *Chicorium intybus*, Linn. 1142). Plante qui croît le long des chemins , aux lieux incultes : on la cultive aussi dans les jardins ; elle est hépatique, rafraîchissante, dessiccative, apéritive , diurétique , atténuante , abstersive : on l'emploie dans les obstructions du foie et dans les fièvres.

Toutes les parties de cette plante sont en usage : la racine s'emploie dans la plupart des tisanes apéritives et rafraîchissantes ; les feuilles ont la même propriété ; on en met une poignée dans les bouillons , on en exprime le suc , après les avoir fait bouillir légèrement dans très-peu d'eau : on donne ce suc à trois ou quatre onces dans la pleurésie et dans les fluxions de poitrine ; on y joint les sucs de bourrache et de cerfeuil : ce remède facilite le crachement , et soulage beaucoup les malades. Le suc de chicorée sauvage dépuré convient fort dans les fièvres continues et intermittentes : on en donne trois ou quatre prises par jour entre les bouillons , et chaque prise est de trois ou quatre onces ; on y ajoute quelquefois une demi-once de sirop violat. Ce suc est aussi très-propre pour les maladies du foie , dans la jaunisse , et dans les obstructions des viscères , car c'est un bon désopilatif , sur-tout si on y ajoute à chaque prise un demi-gros de teinture de mars, ou une demi-once de sirop des cinq racines. Spigellius et Simon Pauli remarquent que les feuilles de cette plante , cueillies au printemps et séchées à l'ombre , puis mises en poudre , sont très-utiles aux goutteux d'un tempérament bilieux. Il faut leur en donner une drachme ou environ dans un bouillon de poulet sans sel, quatre heures avant le dîner , et deux heures après un souper léger ; on leur continue cet usage pendant quelque temps.

Plusieurs personnes boivent l'eau de chicorée sauvage pour leur boisson ordinaire , en infusant quelques feuilles coupées menu dans l'eau commune , à froid ou tiède ; ils prétendent qu'un remède si simple purifie le sang et les préserve de maladie ; d'autres mangent ces feuilles en salade avec du sucre. Les fleurs de chicorée sont cordiales , et la semence est une des quatre semences froides mineures.

On prépare la conserve des fleurs et l'extrait de toute la plante pour les mêmes usages ; la dose est depuis une demi-once jusqu'à une once, dans les bols et les opiats apéritifs.

Cette plante a donné le nom au sirop de chicorée de Nicolas Florentin , lequel étant composé de plusieurs plantes apéritives, hépatiques, béchiques et rafraîchissantes, s'ordonne avec succès dans les maladies où ces plantes conviennent, jusqu'à deux onces, dans les potions et dans les juleps. Le sirop de chicorée, composé avec la rhubarbe est le même, dans lequel on mêle une infusion de rhubarbe, faite dans l'eau distillée de notre plante, à laquelle on ajoute le sel de chicorée : sa dose est depuis demi-once jusqu'à une once et demie ; son usage a lieu sur-tout dans les cours de ventre, et pour les enfans dans lesquels on soupçonne des vers.

CHIEN (*Canis*). Le chien appliqué vif sur le ventre fait passer la colique ; et la goutte même passe au chien, lorsqu'il lèche la partie affectée. L'embrocation, ou l'immersion des membres paralytiques dans une décoction de chiens entiers, les fortifie. La tête ou le crâne du chien en poudre ou calcinée dessèche les ulcères, guérit les maladies du fondement, les rhagades et les tumeurs des testicules. Un maniaque a été guéri pour avoir mangé dans ses repas, durant quelques jours, de la cervelle de chien rôtie ou cuite. La graisse de chien n'a point sa pareille dans la phthisie ; on la mange sur du pain en forme de beurre, ou bien on la mêle avec les alimens.

La fiente de chien, qu'on appelle vulgairement *album graecum,* est dessiccative, abstersive, discussive, apéritive ; elle sert à rompre les abcès et à déterger les ulcères, et par conséquent elle est propre dans la dyssenterie. Ettmuller assure avoir guéri une femme à demi - morte d'une perte de sang rebelle à tous autres remèdes, par une prise de fiente de chien en poudre : elle remédie extérieurement à l'esquinancie, soufflée dans la gorge ; aux ulcères malins, saupoudrée ; elle amollit les tumeurs dures, réduite en emplâtre ; elle purge les eaux des hydropiques, enduite sur le ventre. Elle efface les verrues, mise dessus en cendres, seule, ou mêlée avec de l'huile rosat. Le bon *album graecum* doit être ramassé en juillet, d'un chien nourri d'os, sans le laisser boire, ou très-peu. Il faut qu'il soit blanc, pur et sans puanteur.

L'urine du chien emporte les verrues et déterge les ulcères humides et les ordures de la tête. La cendre des dents du chien, enduite aux mâchoires avec du miel, facilite la sortie des dents des enfans. La peau de chien bien passée sert à faire des gants qui calment les démangeaisons des mains, et ramollissent les nerfs retirés. Le poil de chien, mis dans la morsure de l'animal, la guérit spécifiquement. Le léchement du chien déterge et adoucit merveilleusement les vieux ulcères des jambes, et a guéri souvent des plaies où d'autres remèdes avoient été inutiles.

Chiendent *ou* Gramen, *ou* pied de poule (*Gramen dactylon , radice repente* , Tourn. 520. *Panicum dactylon ,* Linn. 84). Plante à racines vivaces qui se trouve par-tout , mais particulièrement dans les terroirs arides et sablonneux ; sa racine est fort en usage dans la médecine. On doit choisir la plus grosse , la mieux nourrie , récente , blanche , mondée de ses filamens , cueillie au printemps ou en automne. Elle est rafraîchissante , dessiccative et apéritive par les urines, un peu astringente par le ventre. On l'emploie pour lever les obstructions , pour exciter l'urine , pour la pierre , pour la gravelle , et pour tuer les vers des enfans , étant prise en décoction. Avant d'employer cette plante , il faut ratisser son écorce , afin de l'enlever ; la jetter dans l'eau bouillante , l'y laisser pendant quelques minutes , la retirer ensuite : cette première eau bouillante enlève une portion extrato-résineuse qui la rend astringente , échauffante , etc. ; on la jette , et on remet le chiendent bouillir dans une autre eau. On distille une eau de cette racine ; on en lave le ventre des petits enfans pour arrêter la diarrhée ; prise par dedans , elle tue les vers , et elle arrête les grandes hémorragies. Le chiendent entre dans le sirop de guimauve de Fernel.

Chocolat (*Succolata*). Pâte sèche , dure , assez pesante , de couleur brune rougeâtre , d'une odeur et d'un goût agréables et réjouissans , à laquelle on donne diverses formes. Le chocolat convient à l'estomac froid , à la poitrine , à la toux , au crachement de pus , au vertige , pour fortifier le baume de la vie. Il nourrit beaucoup ; les Anglais en font boire le matin à leurs ouvriers ; et ils en deviennent si vigoureux , qu'ils pourroient rester tout le jour sans boire et sans manger. Comme il nourrit et fortifie l'estomac , il est bon dans l'étisie et dans l'atrophie ; pris dans du lait , il est excellent contre le scorbut , et c'est le remède ordinaire des Anglais.

Le cacao qu'on apporte de l'Amérique , où il est appelé *cacavi* , est l'amande d'un fruit qui croît sur un petit arbre appelé cacavate , et qui en renferme jusqu'à soixante ou quatre-vingt , entassées et arrangées à-peu-près comme les grains de grenade. On prétend qu'il y a quatre sortes d'arbres qui portent le cacao. On préfère pour le chocolat les amandes du premier et du second , appelé le gros et le petit caraque, parce qu'ils viennent de la province de Nicaraga : le gros caraque est le plus estimé et le plus en usage ; le troisième et le quatrième sont appelés gros et petit cacao des îles , parce qu'on les apporte des îles de l'Amérique et de Saint-Domingue. Le gros cacao des îles n'est bon qu'autant qu'il approche des qualités du gros caraque : le petit cacao des îles ne vaut rien. Le cacao est la base du chocolat : on le prépare mieux à Paris que dans les Indes et en Espagne. La coque de cacao est bonne en infusion pour la toux et pour faciliter les urines.

On tire du cacao une huile figée ou beurre, qui est fort en usage maintenant intérieurement pour la toux convulsive des asthmatiques, pour la dyssenterie ou tenesme ; extérieurement pour les gerçures du nez et des lèvres, et pour les dartres. On en fait aussi des suppositoires très-utiles dans les hémorroïdes internes.

La vanille est la gousse d'une plante à-peu-près semblable à nos haricots : lorsqu'elle est sèche et mûre, les Mexicains et ceux de Guatimala et de Saint-Domingue, où cette plante croît, la cueillent et la frottent avec de l'huile, de peur qu'elle ne se brise et ne sèche trop ; ils en forment ensuite des paquets de 5o, 100, 110, pour nous les envoyer. Les vanilles qu'on trouve recousues et trop sèches ne valent rien. (*Voyez* Pomet, *Histoire des drogues*, page 2o8). Les Indiens appellent la plante *tlilxochilt*, et la gousse *mecaxochilt*. Hernandès assure qu'elle est utile dans la suppression des mois et des urines, qu'elle avance l'accouchement et pousse les vidanges. Elle réchauffe l'estomac, selon le même auteur, le fortifie, facilite la digestion, et dissipe les vents : il assure aussi qu'elle fortifie le cerveau, et qu'elle résiste au venin.

On trouve à Paris deux sortes de vanille ; une plus petite qui vient du Pérou, et plus estimée pour son odeur ; l'autre qui vient des îles de l'Amérique, et d'une odeur moins aromatique et moins pénétrante ; elle est plus longue et moins chère.

Le roucou est une pâte d'une odeur d'iris ou de violette, qu'on nous apporte de la Cayenne, où on la prépare le mieux ; on écrase la graine rouge qui se trouve dans le fruit de la plante que nous venons de nommer ; on jette cette graine écrasée dans de l'eau chaude, qu'on remue jusqu'à ce qu'elle se soit chargée de toute la teinture qu'elle peut prendre ; on la laisse reposer ensuite, et on fait sécher le résidu ou fécule qui se précipite au fond, dont on forme de petits pains qui servent aux teintures.

Le roucou est en usage dans la médecine : Hermandès assure qu'il est rafraîchissant et astringent, que la décoction de ce fruit appaise l'ardeur de la fièvre et modère la soif. On l'emploie avec succès dans les juleps rafraîchissans, et pour arrêter le cours de ventre et la dyssenterie. Les Indiens mêlent le roucou dans la composition du chocolat, pour lui donner de la couleur : on ne s'en sert point en France pour cet usage.

On mange du chocolat en tablettes , et on en prépare une liqueur délicieuse et nourissante de la manière suivante. Mettre dans une chocolatière une pinte d'eau mesure de Paris , l'approcher du feu , et quand elle bouillira , y mettre quatre onces de bon chocolat râpé et autant de sucre en poudre , couvrir le vaisseau , et laisser bouillir doucement la liqueur pendant environ un quart-d'heure , l'agitant sur le feu avec un moulinet fait exprès , qu'on tournera dans la chocolatière , l'éloigner ensuite du feu , et laisser digérer ou mitonner la matière un autre bon quart-d'heure , et même une demi-heure ; puis l'ayant encore remué avec le moulinet pour la faire mousser , la verser dans des tasses. Il faut la boire aussi chaude qu'on peut la souffrir. Quelques-uns ajoutent dans la boisson du chocolat un ou deux jaunes d'œufs frais, afin qu'elle mousse davantage , et pour la rendre plus nourrissante. On se sert aussi assez souvent de lait , au lieu d'eau , pour le même desscin.

Le chocolat fournit une boisson très-utile à ceux qui en prennent avec modération : il nourrit et fortifie l'estomac , il aide à la digestion , il adoucit les âcretés de la poitrine , et convient dans le rhume et dans la toux opiniâtre. Les vieillards , et ceux qui sont d'un tempérament pituiteux , s'en accommodent mieux que les jeunes gens et que ceux qui sont d'un tempérament vif et bilieux , parce que cette liqueur échauffe considérablement, et empêche de dormir.

Chou (*Brassica , seu caulis*). Plante potagère dont il y a plusieurs espèces qu'on cultive dans les jardins. Les feuilles du chou sont chaudes sans acrimonie , dessiccatives et vulnéraires. Les choux lâchent le ventre par leur partie la plus subtile ou la plus saline , et ils le resserrent par leur partie terrestre. Aussi le premier bouillon des choux est un peu laxatif , et le dernier est astringent.

Toutes les espèces de chou sont propres pour les maladies de poitrine ; mais on emploie ordinairement le chou rouge (*brassica rubra*) pour la tisane et les bouillons qu'on prescrit aux pulmoniques. La tisane se fait avec la décoction de deux ou trois poignées coupées par morceaux dans deux pintes d'eau réduites à trois chopines, à laquelle on ajoute ensuite un demi-quarteron de miel blanc qu'on fait écumer. Dans les bouillons faits avec le mou de veau , on ajoute le chou rouge avec la pulmonaire, les capillaires , etc. Le chou rouge a donné le nom au *lok de caulibus Gordonii et Mésué*.

Les feuilles cuites dans du vin blanc , puis étendues sur les tumeurs des goutteux, après les avoir bassinées avec le vin, sont un excellent remède pour les ramollir et en adoucir la douleur et l'inflammation.

Heurnius prétend que les choux rouges sont anti-scorbutiques. Pour l'enrouement et l'extinction de voix, on fait le sirop suivant.

De l'orge mondé et raisins secs sans pepins, de chacun un gros ; réglisse, deux drachmes ; six figues, hyssope et capillaire, de chacun, demi-poignée ; pignons blancs, demi-once ; un chou rouge hâché menu : faire bouillir le tout, et sur chaque livre de décoction, ajouter une cuillerée ou deux de miel blanc, et suffisante quantité de sucre pour en faire un sirop clair.

Les feuilles de chou rouge sont si vulnéraires et détersives, que Tragus assure que des personnes nourries de ce chou ont une urine capable de guérir les fistules carcinomateuses et les ulcères rongeans. Le remède suivant est très-bon pour le rhumatisme.

Faire cuire un chou rouge jusqu'à pourriture et presque à sec ; y jeter alors un bon demi-setier d'eau-de-vie, pour réduire le tout en une espèce d'onguent, dont on fait un cataplasme pour appliquer chaudement sur la partie souffrante.

On fait aussi un sirop très-utile pour les asthmatiques. Une pinte de suc de chou rouge clarifié avec le blanc d'œuf et les coquilles, y ajouter une livre de miel blanc ou de Narbonne ; l'ayant écumé, y faire fondre cinq quarterons de sucre, et y mêler trois drachmes de safran : faire cuire le tout en consistance de sirop, dont on fera boire une cuillerée le matin et autant le soir.

Le chou cuit, saupoudré de poivre long et mangé avec du bon bouillon, procure quantité de lait aux nourrices. Le suc de chou est indiqué comme utile contre le poison des champignons. La moëlle de la tige, cuite avec des amandes, et mêlée avec du miel écumé, est très-bonne pour la courte haleine. Le bouillon de chou est regardé comme propre à dissiper l'ivresse. On indique les feuilles bouillies dans du vin, pour la lèpre et pour les maladies de la peau. On fait manger du chou pour modérer la grande faim provenant de chaleur. Des scorbuts très-putrides ont été guéris par l'usage des bouillons faits avec les choux. La décoction ou la poudre de leur graine est employée à faire mourir les vers des enfans. Les cendres de chou mêlées avec du blanc d'œuf guérissent les brûlures.

Les choux blancs n'ont pas moins leur utilité dans la

médecine. On emploie en Hollande , en cataplasme pour les rhumatismes , l'espèce d'onguent fait avec un chou blanc bouilli avec de la terre à potier dans un pot de terre , et suffisante quantité d'eau pour la détremper. Il faut le faire bouillir jusqu'à ce que le chou soit comme pourri et en bouillie ; et du tout , on en fait un onguent qu'on applique un peu chaud sur la partie. Chomel a connu , à Paris , plusieurs personnes qui en ont été guéries. Le cataplasme fait avec les feuilles du chou blanc et les porreaux amortis dans la poële avec du fort vinaigre , est un remède familier aux habitans de la campagne dans la pleurésie , en l'appliquant sur le côté malade. Camérarius assure que les feuilles de chou , bouillies dans du vin , sont admirables pour les ulcères de la peau , et même pour la lèpre. Platérus dit que la saumure où l'on conserve les choux en Allemagne , guérit les inflammations naissantes de la gorge. Le chou entre dans le mondificatif d'ache.

Cigüe. Plante dont il y a trois espèces. La grande (*Cicuta major*, Tourn. 306. *Conium maculatum* , Linn. 349. La petite , *Cicuta minor* , Tourn. 306. *AEthusa cynapium* , Linn. 367) , qui a moins de force et de vertu que la grande ; et la ciguë aquatique , (*Cicutaria palustris*, Tourn. 308. *Cicuta virosa*, Linn. 366). La ciguë est fort résolutive , propre pour les squirres , pour les loupes naissantes, pour les duretés de la rate , du foie , de mésentère, étant appliquée sur la tumeur. On en fait entrer dans les compositions de plusieurs onguens et emplâtres. On ne doit jamais s'en servir intérieurement , parce qu'elle est un poison. Les trois espèces que nous venons d'indiquer ne le sont pas au même degré.

La ciguë aquatique , nommée *cicuta aquatica* , l'est infiniment plus que les deux autres ; et on ne croit pas que jamais on hasarde d'en donner intérieurement. Les deux dernières espèces ont beaucoup plus de force lorsqu'elles sont dans leur degré de maturité , que lorsqu'elles sont encore jeunes. Leur odeur pénétrante , portant au cœur et à la tête tout-à-la-fois , avertit assez qu'il ne faut pas les confondre avec la grande espèce de cerfeuil et le persil , avec lesquels elles ont quelque ressemblance ; les animaux mêmes sont avertis de s'en éloigner par leur instinct , qui n'est presque que l'odorat très-fin et très-subtil.

Ce n'est pas néanmoins d'aujourd'hui que quelques auteurs ont proposé intérieurement l'usage de la grande ciguë. Outre Pline, Gallien et Van-Helmont, Rénéaume , médecin , qui vivoit à la fin du dernier siècle , et qui avoit fait son étude particulière des vertus des plantes , assure , dans ses observations , qu'on peut user intérieurement de la racine de ciguë pour résoudre les squirres du foie, de la rate et du pancréas, à la dose d'un scrupule , et même plus , soit en substance , soit en infusion. Storck , médecin et célèbre praticien , publia un recueil d'observations habilement faites sur l'usage de la ciguë prise intérieurement en extrait et en substance. Frédéric Hoffmann, dans la Pharmacopée de Schroder , avoit déjà conseillé l'usage de la racine de ciguë pour le scorbut. En effet , le scorbut dépend souvent d'obstructions dans les viscères du bas-ventre , tels que le foie , la rate et le pancréas.

La ciguë ne peut donc plus être regardée comme un poison froid , mais comme un remède cordial , atténuant , résolutif. Il ne conviendroit pas dans les obstructions, s'il n'augmentoit pas la circulation du sang , s'il n'en procuroit pas davantage la fluidité , s'il n'en déterminoit pas une fonte plus grande dans les couloirs où il étoit en concrétion.

On doit conclure de ces différentes observations , que nous ne sommes pas encore parfaitement instruits sur la nature des différens calmans et narcotiques , et qu'on ne peut ni les confondre ni les substituer les uns aux autres : mais il est du moins certain par l'expérience, que la grande ciguë , telle qu'on la trouve communément dans les terres grasses et humides , est un des meilleurs remèdes dont on puisse user extérieurement et même intérieurement, selon Storck, comme calmant et comme résolutif dans les squirres , les loupes , etc.

Elle entre dans l'emplâtre *diabotanum*, excellent résolutif : elle a donné le nom à l'emplâtre de ciguë , qui est un bon fondant pour les tumeurs du foie , de la rate et du mésentère. On l'a souvent appliqué avec succès sur la région épigastrique pour des lenteurs dans la digestion , pour des maux d'estomac, pour la maladie qu'on appelle le *fer chaud* , en le faisant renouveler au moins tous les huit jours. D'après les observations de Storck , on peut se servir avec confiance de l'extrait de ciguë dans plusieurs maladies chroniques si rebelles à toute espèce de traitement.

Les feuilles de ciguë , sur-tout de la première espèce appelée *cicuta major* , amorties et échauffées , s'appliquent sur la rate et sur les autres parties gonflées. On les fait bouillir avec le lait , pour mettre sur les hémorroïdes externes et enflammées. Pour les duretés du sein , celles même qui sont soupçonnées d'être carcinomateuses, on applique avec succès les feuilles de ciguë pilées avec l'urine ou l'huile de câpres. Un cataplasme de feuilles de ciguë pilées avec quelques lima-

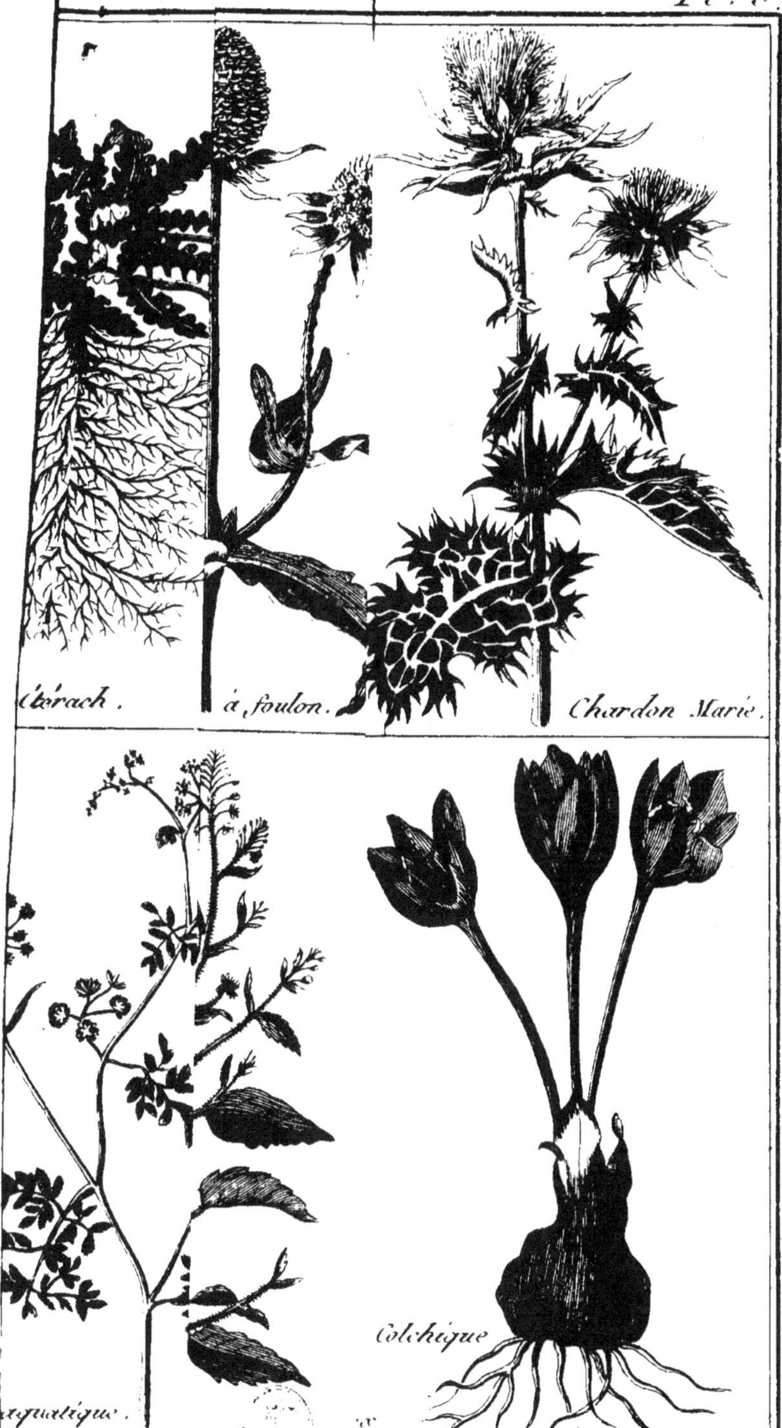

Cétérach.

à foulon.

Chardon Marie.

aquatique.

Colchique

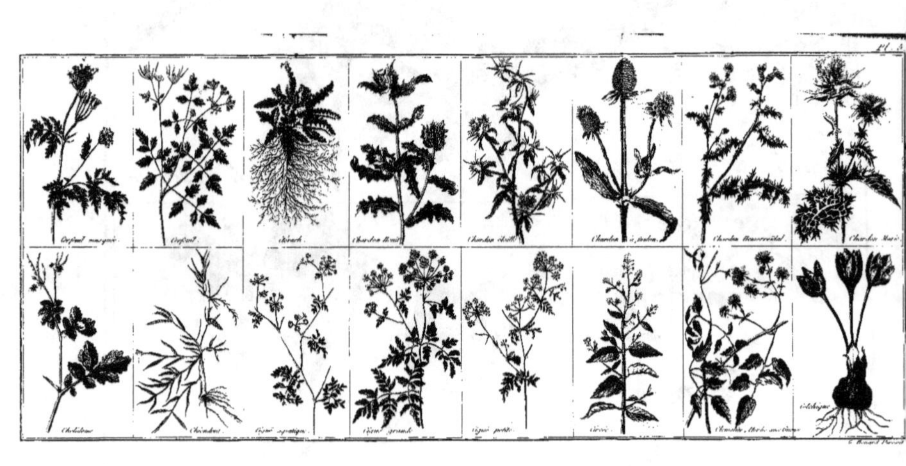
Cerfeuil musqué.
Cerfeuil.
Kérach.
Chardon hémit.
Chardon étoilé.
Chardon à foulon.
Chardon Hémorroïdal.
Chardon Marie.
Chélidoine.
Chéiranthe.
Ciguë aquatique.
Ciguë grande.
Ciguë petite.
Cirier.
Chélidoine, Herbe aux verrues.
colchique.

çons , et mêlées avec les quatre farines résolutives, est bon
dans l'engorgement inflammatoire du *scrotum*, pour la goutte
et la sciatique.

CINABRE , *ou* Vermillon (*Cinabaris*). Il est , ou naturel ,
ou artificiel ; le naturel se trouve tout formé dans les mines
mercurielles , en pierres pesantes , brillantes , rouges , en
Espagne , en Hongrie , en Allemagne , en France ; celui
d'Espagne est estimé le meilleur. Il faut le choisir le plus
pesant , le plus net , le plus rouge et le plus brillant ; car
plus il est haut en couleur , et plus il contient de vif-argent.
Le cinabre artificiel est fait avec trois parties de mercure
cru et une partie de soufre , mêlées et sublimés ensemble
dans des pots sublimatoires par un feu gradué. Il faut le
choisir en belles pierres , fort pesantes , brillantes , en belles
et longues aiguilles , nettes , et d'une belle couleur rouge-
brune. Ce cinabre ayant été broyé long-temps sur le porphyre , se réduit en une poudre fine , d'une belle couleur ;
c'est ce qu'on appelle *vermillon ;* il entre dans la composition des emplâtres. Les cinabres sont employés pour l'épilepsie , pour l'asthme. On s'en sert extérieurement dans les
pommades pour la gratelle, pour les dartres. On les emploie
aussi en fumigation pour exciter le flux de bouche.

CIRCÉE, *ou* Herbe de Saint-Etienne , Herbe aux magiciennes
Circaea lutetiana , Tourn. 301. Linn. 12). Cette plante vivace
à racines traînantes croît dans les bois , les haies , etc. Elle
passe pour être résolutive et vulnéraire ; on l'applique avec
succès en cataplasme sur les hémorroïdes, après l'avoir fait
bouillir et réduire en une espèce de pulpe , ou bien en fomentation , trempant des linges dans sa décoction , et les appliquant sur la partie souffrante.

CIRE (*Cera*). Matière dure , huileuse , jaune , qui se trouve
dans les ruches des abeilles ; elle est émolliente et résolutive.
On s'en sert dans les emplâtres , dans les cérats , dans les
onguens. La propolis , ou cire vierge , est une espèce de cire
grossière ou une glu qui se trouve à l'entrée des alvéoles ; elle
doit être jaune , odorante et semblable au storax et au galbanum : elle se manie et file comme le mastic. Elle est chaude ,
abstersive , attractive ; elle sert à tirer les corps étrangers ,
elle digère les duretés , appaise les douleurs , cicatrise les
ulcères désespérés et remédie aux toux invétérées , en forme
de parfum. La cire verte est une cire blanche ramollie avec
un peu de térébenthine et teinte avec du vert de gris broyé ;
elle est propre pour les cors des pieds. La cire rouge est de la
cire blanche ramollie avec un peu de térébenthine et rougie

avec de la poudre de racine d'orcanette , ou bien avec du vermillon. Elle est résolutive , appliquée extérieurement.

CIRSE (*Cirsium asphodeli radice* , Tourn. *Carduus canus* ,
Linn.). Cette plante qui croît dans les prés , a une racine
vivace et disposée en petits navets , comme dans l'asphodèle.
Pilée et appliquée sur le mal , on l'estime propre à appaiser
les douleurs des varices.

CITRONNIER (*Citreum vulgare* , Tourn. 521). Arbre toujours vert , que l'on cultive dans les pays chauds.

Les fruits de cet arbre et ses semences sont en usage dans
la pharmacie : on confit leur écorce , qui passe pour cordiale
et stomachique ; car elle fortifie le cœur, elle aide à la digestion,
elle rend l'haleine agréable et ranime le mouvement du sang
et des esprits. L'écorce de citron , sèche et en poudre , entre
dans plusieurs compositions alexitères ; elle est très-propre
à corriger le mauvais goût , l'odeur désagréable et l'âcreté des
infusions purgatives , lorsqu'on la fait infuser à froid avec
le séné et les autres ingrédiens ; mais il faut qu'elle soit fraîchement coupée par zestes , et exprimée dans de la liqueur :
on y ajoute aussi le reste du fruit coupé par rouelles. Le citron
rend les tisanes laxatives plus supportables , à cause de son
agréable acidité.

Le suc de citron ou de limon , particulièrement de ceux
qui ne sont pas doux , est cordial , rafraîchit en modérant la
violente fermentation du sang , et convient dans les fièvres
ardentes et malignes ; on en fait une limonade avec l'eau et
le sucre ; c'est une boisson agréable qui désaltère , fait uriner
et tempère l'ardeur d'une bile exaltée ; mais il ne faut pas
la donner en trop grande dose , à cause de sa froideur ; une
pinte ou deux au plus suffisent dans la journée : dans les
pays chauds et dans l'été , son excès est moins dangereux ;
cette boisson est aussi utile qu'elle est agréable.

Une once de suc de limon , trois onces d'eau-rose et le
blanc d'un œuf mêlés ensemble, font une potion excellente
pour la gonorrhée , si l'on en prend tous les quatre jours ,
suivant le témoignage de Sylvaticus.

Le jus de citron avec le beurre frais , le faisant fondre à un
feu doux , fait une pommade excellente pour les dartres.

Le jus de citron arrête le vomissement. Trois cuillerées
d'huile vierge , avec le jus d'un citron , est un bon remède
dans la suppression d'urine.

Le citron est un excellent anti-scorbutique , et plusieurs
personnes attaquées de cette maladie se sont guéries à force
d'en manger.

Le vinaigre d'écorce de citron est bon pour appliquer sur le pouls et pour présenter au nez, dans les maladies malignes.

On fait un sirop avec le suc du limon aigre, dont l'usage est très-familier dans la médecine : on l'ordonne à une once, battu dans un demi-setier d'eau ; il entre aussi dans les potions cordiales et dans les juleps tempérés et rafraîchissans. Une once de sirop, avec autant d'huile d'amandes douces, dans quatre onces d'eau de pariétaire, est un excellent remède pour la rétention d'urine et la néphrétique ; deux ou trois gouttes d'huile des zestes de citron, appelée *neroli,* mêlées dans les juleps apéritifs, en augmentent l'agrément et la vertu. La semence de citron est stomachique, et propre à tuer les vers et à déterger les humeurs grossières ; elle entre dans l'opiat de Salomon, l'antidote de Mathiole et celui de Cortésius. L'écorce de citron confite et celle qui est séche entrent aussi dans l'opiat de Salomon. La limonade est astringente et bonne au dévoiement, qu'elle suspend sans danger.

Citrouille (*Citrulus*). Plante qu'on cultive dans les jardins potagers. La chair de la citrouille est humectante, pectorale, rafraîchissante, propre pour tempérer la chaleur des entrailles, prise par décoction. Sa semence s'emploie mondée ou non mondée ; c'est une des quatre grandes semences froides ; elle est diurétique, apéritive et anodine, et son usage principal est de déterger les reins et la vessie, et d'éteindre la chaleur de la bile et du sang.

Les semences s'emploient dans les émulsions et dans cette boisson rafraîchissante qu'on boit en été autant pour le plaisir que pour la santé, qu'on appelle orgeat, à cause de l'eau d'orge qui en est la base, dans laquelle on délaie les quatre semences froides, pilées avec les amandes douces, au poids d'une once de toutes ensemble, pour une pinte d'eau d'orge. On ajoute à ce mélange, après l'avoir passé, une quantité suffisante de sucre, et on l'aromatise avec un peu d'eau de fleur d'oranger. Pour épargner les semences froides, on leur substitue du lait pour rendre la liqueur plus blanche et plus épaisse. Lorsqu'on n'a ni le temps ni la commodité de faire préparer des émulsions, on peut couper une caraffe d'orgeat avec deux fois autant d'eau commune, et ordonner cette boisson aux personnes échauffées, et dans les maladies causées par un sang trop bouillant. Quand on prescrit des émulsions, la dose des semences froides est ordinairement d'une once de toutes ensemble, pour une pinte ou trois chopines d'eau, mesure de Paris ; on y ajoute une douzaine d'amandes douces, pelées ; et après avoir pilé le tout, on le délaie avec de l'eau d'orge ou de l'eau de riz, selon l'intention : on passe la liqueur avec expression , et on y fait fondre deux onces de sucre , ou bien , sur chaque livre de liqueur , on met une once de sirop de nénufar , de violette , de guimauve ou de quelque autre , suivant les différentes indications qu'on a de rafraîchir , d'ouvrir le ventre , de pousser les urines , etc.

Les semences d'*anguria* et de *cucurbita* entrent dans les trochisques d'alkékenge de Mésué , avec celles de melon que l'on met aussi dans le sirop de jujubes du même , et dans la poudre *diamargariti frigidi.*

CLÉMATITE , *ou* Herbe aux gueux , *ou* Viorne des pauvres (*Clematitis vulgaris vitalba* , Linn. 767. *Clematitis silvestris latifolia* , Tourn.). Cet arbrisseau grimpant vient dans les haies et les buissons. Son usage intérieur est pernicieux : les feuilles récentes et froissées enflamment la partie des tumeurs sur laquelle elles sont appliquées : au bout de vingt - quatre ou de trente-six heures , elles y produisent des vessies. Elles sont indiquées dans les espèces de maladies où il faut entretenir un écoulement d'humeurs séreuses ; alors elles s'appliquent derrière les oreilles , sur la nuque du col , aux bras, etc. Elles sont utiles sur les ulcères des jambes , lorsqu'il faut y rappeler une humeur purulente ou séreuse supprimée. L'écorce moyenne , appliquée sur le poignet des personnes attaquées de fièvres intermittentes , rebelles au quinquina , a souvent réussi, particulièrement lorsque les premières voies ne contiennent pas sensiblement de matières hétérogènes, que le malade a éprouvé un grand nombre d'accès , et qu'il a fait pendant long - temps usage des diurétiques et des fortifians amers.

Cette clématite s'appelle *herbe aux gueux* , par l'usage qu'en font les mendians pour se faire venir des ulcères larges à volonté , mais peu profonds , en couvrant les parties avec un cataplasme préparé avec cette plante. Pour les guérir , il suffit d'ôter le cataplasme , de tenir de la charpie sèche ou des linges sur les plaies , pour empêcher le contact de l'air ; la feuille de poirée suffit pour ôter l'inflammation.

CLOPORTES (*Aselli* , *seu millepedæ*). Petits insectes plats qui naissent dans tous les lieux humides , sous des pierres ou des vaisseaux pleins d'eau. Les cloportes sont de parties ténues , digestives , atténuatives , abstersives , apéritives. On s'en sert principalement pour résoudre le tartre mucilagineux du corps , pour lever les obstructions des viscères , et par conséquent dans l'asthme et dans l'appétit diminué par les matières visqueuses de l'estomac ; pour la pierre , dans une décoction de pois chiches rouges, pour la gravelle, pour exciter l'urine, pour les écrouelles, pour les cancers. La dose est depuis un scrupule jusqu'à une drachme de leur poudre, donnée dans du vin ou quelque eau néphrétique. On en avale aussi de tout entiers, nouvellement tués, depuis quatre jusqu'à douze, pour les cancers, ou demi-scrupule de leur poudre dans du bouillon, et on en continue l'usage tous les jours une fois. On donne aussi des cloportes intérieurement pour les ulcères, tant des parties internes que des externes, malins et phagédéniques, et pour les plaies récentes et invétérées. Rivière rapporte une belle expérience faite sur un grand ulcère, guéri par l'usage interne des cloportes. On écrase les cloportes récens, et on les applique en cataplasme sur la gorge, pour l'esquinancie ; on les donne encore intérieurement en poudre pour les maladies des yeux.

CLYSTÈRE, *ou* Lavement (*Clyster, seu enema*). Remède ou injection liquide, qu'on introduit dans les intestins par le moyen d'une seringue, pour les rafraîchir, lâcher le ventre, humecter et amollir les matières, arrêter le flux de sang, le cours de ventre, pour chasser les vents, exciter l'urine ou remédier à quelque autre maladie.

Ce remède est très-salutaire, quand il est donné à propos ; mais plusieurs personnes en abusent, en s'accoutumant à en prendre tous les jours : leur ventre devient paresseux et incapable de faire lui-même ses fonctions, leur tempérament délicat, leur teint blême, et elles sont plus susceptibles de maladies que les autres.

CLYSTÈRE *astringent ou resserrant.* Feuilles de plantain, bouillon blanc et bourse-à-berger, de chaque deux poignées ; roses rouges, une poignée ; en faire une décoction en eau ferrée, c'est-à-dire, dans laquelle on aura éteint plusieurs fois une bille d'acier rougie au feu, et dans une chopine de cette décoction coulée y dissoudre un jaune d'œuf.

CLYSTÈRE *émollient et laxatif.* Mauve, guimauve, pariétaire, violiers, poirée et mercuriale, de chaque une poignée ; les faire bien cuire dans deux pintes au plus d'eau de rivière ; les couler après, et dissoudre dans une chopine de la colature trois onces de miel commun bien écumé.

CLYSTÈRE *pour la colique.* Les lavemens faits avec de l'urine et le suif d'une grosse chandelle y sont très-bons, mais il seront encore meilleurs si on y peut mettre un demi-setier de vin d'Espagne.

CLYSTÈRE *pour la dyssenterie.* Faire bouillir deux rognons de mouton dans une pinte d'eau commune qu'on fait réduire par l'ébullition à moitié, pour la donner en clystère au malade qui guérira sûrement.

CLYSTÈRE *pour rafraîchir.* Une livre de veau coupé par petits morceaux, la mettre avec de l'eau dans un petit coque-mar de deux pintes, et faire réduire le tout par ébullition à moitié, pour faire deux clystères. On en prend un le soir en se couchant, trois heures au moins après le souper; et le second le lendemain, s'il ne fait point chaud; car l'eau de veau ne se garde point. Ce remède fait de très-bons effets. — *Autre.* Une décoction de racines de guimauve ou de graine de lin, en y ajoutant une once de sirop violat. — *Autre.* Faire bouillir une bonne poignée de son dans de l'eau de rivière, et réitérer ce lavement trois ou quatre fois par jour. — *Autre.* Avec de l'eau de poulet.

CLYSTÈRE *purgatif et anodin pour les vives douleurs de côté.* Faire bouillir dans une chopine d'eau une poignée de grande scrophulaire et une petite poignée de camomille, fleurs et feuilles; un quart-d'heure après environ, y jeter une bonne pincée de graine de lin, remettre le tout au feu. Quand la décoction aura bouilli quelques minutes, la retirer, la laisser infuser et la passer. *Voyez* Lavemens.

COIGNASSIER, *ou* Coignier (*Cydonia angustifolia vulgaris,* Tourn. 633. *Pyrus sydonia,* Linn. 687). Petit arbre dont il y a trois espèces; deux domestiques qui portent des poires-coings et des pommes-coings, et un sauvage qui porte des coings qui ne tiennent ni de la pomme, ni de la poire. Les coings sont stomachiques, réfrigératifs, dessiccatifs, astrin-gens et nourrissans. On les emploie pour les cours de ventre, les hémorragies, pour aider à la digestion, pour le vomisse-ment, le hoquet et la relaxation de l'estomac. Le suc de coing, injecté dans les plaies de mousquet empoisonnées, peut en ôter le poison.

On ordonne dans le cours de ventre, dans les indigestions et dans les foiblesses de l'estomac, le cotignat, la gelée de coings, le sirop ou les coings confits. Le bois de coignassier est fort bon dans les dévoiemens invétérés. La gelée de coing s'appelle *myva cydoniorum;* on la donne depuis demi-once jusqu'à une once, et les autres préparations à proportion. Les pepins ou semences de coing sont incrassans et adoucissans; on en fait un remède excellent pour les hémorroïdes, en les faisant bouillir dans du lait, après les avoir dépouillés de leur écorce: on en remplit de petits sachets de toile élimée qu'on applique chaudement sur les hémorroïdes, en les renouvelant de demi-heure en demi-heure. Ces mêmes semences donnent encore un mucilage qu'on tire avec l'eau-rose ou avec celle de *solanum*, et qui est très-efficace pour adoucir l'acrimonie des humeurs, pour la brûlure, l'inflammation des yeux, les crevasses du mamelon, et pour la sécheresse de la langue dans la fièvre maligne. Ettmuller dit qu'on le rend plus efficace, si l'on se sert de l'eau de frai de grenouille, et si on y ajoute du suc d'écrevisse mêlé avec du camphre et du sel de Saturne (*acétite de plomb*). Les feuilles de coignassier sont estimées par les habitans des campagnes pour dessécher les vieux ulcères des jambes. Ils les appliquent après les avoir fait tremper dans de l'eau ou du vin chaud. On donne pour arrêter le vomissement, une once de suc de coing mêlée avec trois onces d'eau de menthe, en y ajoutant un peu d'eau de canelle. Un extrait de mars avec le suc de coing pour les vomissemens opiniâtres et dans une affection hypocondriaque, a fort bien réussi.

On confit les coings, on en fait un rob, une gelée appelée *cotignat*, un sirop, une huile.

COLCHIQUE, *ou* Tue-chien (*Colchicum commune*, Tourn. 348. *Colchicum autumnale*, Linn. 435). Plante vivace qui croît aux prairies basses, quelquefois sur les montagnes; toutes ses parties ont une odeur forte et piquante, celle de la racine est un peu aromatique; sa saveur est très-âcre et caustique. La racine récente est un poison violent, car elle gonfle comme une éponge dans la gorge et dans l'estomac, en sorte qu'elle suffoque : on éprouve en même temps une pesanteur et une chaleur considérables autour de l'estomac, un déchirement dans les entrailles, des démangeaisons par tout le corps; on rend du sang par les selles avec des morceaux de la racine même. L'émétique et sur-tout le lait chaud en sont le contrepoison. Les feuilles, les racines peuvent être employées extérieurement, mais rarement. Storck a découvert que la racine de cette plante, à la dose d'une once dans une livre de vinaigre qu'on réduit ensuite en onguent, peut être prise intérieurement sans danger, et que cet oxycrat est un des plus puissans diurétiques : il a guéri avec ce remède plusieurs hydropisies désespérées. Il faut n'employer ce remède qu'avec le conseil d'un médecin sage.

COLLYRES (*Collyria*). Remèdes destinés particulièrement pour les maladies des yeux ; ils sont secs ou liquides, on les applique en bain, en fomentation ou en injection.

COLLYRE *bleu*. Douze onces d'eau de chaux vive, filtrée par le papier gris, y dissoudre une drachme de sel ammoniac (*muriate ammoniacal*) pulvérisé, verser la dissolution dans une bassine de cuivre, l'y laisser pendant une nuit, ou jusqu'à ce qu'ayant rongé une petite partie du cuivre, elle soit devenue bleue ; la filtrer, et la garder comme un des meilleurs remèdes qu'on puisse préparer pour toutes les maladies des yeux. Elle les nettoie de leur sanie, elle dessèche les petits ulcères qui y viennent, elle en consume les taches, les ongles et les cataractes.

COLLYRE *rafraîchissant*. Eaux de plantain, de morelle, de chacune une once ; fleurs de zinc (*oxide de zinc sublimé*), vingt grains ; sel de Saturne (*acétate de plomb*), douze grains : mêler le tout pour un collyre qu'on fera tiédir, et dont on bassinera les yeux trois ou quatre fois par jour.

COLLYRE *détersif*. Eaux d'euphraise, de fenouil, de chacune une once ; tuthie préparée (*oxide de zinc*), dix-huit grains ; vitriol blanc (*sulfate de zinc*), quatre grains : mêler le tout pour un collyre dont on laissera tomber quelques gouttes dans l'œil, deux ou trois fois par jour.

COLLYRE *de Brunet*. Une drachme d'aloës hépatique, une once et demie de vin blanc, autant d'eau de roses blanches ; l'aloës étant pulvérisé, on le met dans une fiole avec le vin blanc et l'eau de roses ; on pose la fiole sur le sable chaud, et on y laisse la matière en digestion pendant douze heures, puis on filtre la liqueur. Ce collyre est recommandé pour la gale qui se forme sur les paupières ; il déterge et il dessèche : on en imbibe un linge qu'on applique dessus.

COLLYRE *de Charas*. De la magnésie opaline en poudre très-subtile, de la tuthie préparée et du sel de Saturne (*acétate de plomb*), de chaque vingt-quatre grains, ou un scrupule ; des eaux distillées d'euphraise, de fenouil, de roses et de grande éclaire, de chaque une once ; mêler le tout ensemble pour composer un collyre pour s'en servir en cette sorte : ayant fait tiédir de ce collyre, on en met quelques gouttes dans les yeux, plusieurs fois par jour ; on y trempe aussi de petites compresses qu'on applique sur les yeux surtout pendant la nuit, et qu'on remouille de temps en temps du même collyre dont on continue l'usage suivant le besoin. Charas dit en avoir vu très-souvent de merveilleux effets, tant pour dissiper la rougeur et les inflammations des yeux, que pour en consumer les taies, sur-tout dans leur commencement.

COLLYRE *contre les taches qui surviennent dans les yeux après la petite vérole*. Suc de chausse-trape, trois onces ; eau-de-vie, une once : faire un collyre pour effacer les taches qui restent après la petite vérole.

COLLYRE *contre la suffusion après la petite vérole*. Mucilage

lage de psyllium et de coings tirés dans l'eau de roses, deux onces; décoction de fleurs de camomille ou de mélilot, deux onces et demie : faire un collyre dont on imbibera un linge, qu'on appliquera tiède dans la suffusion.

COLLYRE *contre la fistule lacrymale.* Suc de chou et de rue, parties égales : faire un collyre, dont on lavera souvent les yeux fistuleux.

COLLYRE *contre l'opthalmie chronique.* Bassiner souvent les yeux dans la journée avec son urine un peu tiède.

COLLYRE *contre la suffusion et l'inflammation des yeux.* Faire macérer du bois de lauréole dans de la lessive pour une tente, qu'on introduira dans les oreilles percées.

COLLYRE *contre l'opthalmie aiguë, ou inflammation des yeux.* Faire bouillir dans une pinte d'eau, et réduire au quart environ, une once de racines de guimauve, pour bassiner les yeux plusieurs fois par jour, ou pour y tremper des compresses qu'on appliquera sur les yeux malades.

COLLYRE *tonique.* Cinq ou six onces d'eau fraîche et autant d'esprit-de-vin (*alcohol*), dont on se bassinera souvent les yeux.

COLLYRE *contre l'ulcère de la cornée.* Du miel commun et du jus d'oignons, de chacun parties égales : les mêler ensemble et en faire couler quelques gouttes dans l'œil deux fois le jour ; tremper dedans une compresse pour appliquer dessus, ce qu'on renouvellera chaque huit heures, en se servant de la même compresse.

Autre. Mêler une livre d'eau de roses avec douze grains d'acétate de plomb, et en faire couler quelques gouttes dans l'œil deux fois le jour : on peut aussi y tremper une compresse qu'on appliquera dessus, et qu'on renouvellera deux ou trois fois dans les vingt-quatre heures, en se servant toujours du même linge.

COLLYRE *préservatif pour les yeux pendant la petite vérole.* Faire infuser une once de semence de sumac dans des eaux de fenouil et de plantain, de chaque deux onces, pour un collyre.

COLLYRE *sec pour les taies des yeux.* Des limaçons gris de vigne, séchés dans un pot de terre neuve, dessus un four ou dedans, après que le pain en aura été tiré ; les mettre en poudre dont on soufflera souvent dans l'œil affecté.

Autre. Couperose blanche (*sulfate de zinc*), un scrupule ; vert-de-gris (*oxide de cuivre vert*) ; huit grains ; verser sur le tout trois chopines d'eau chaude, et garder la liqueur pour l'usage. On en fait tomber deux ou trois fois le jour quelques

I. 11

gouttes dans l'œil malade , ayant soin d'agiter la bouteille auparavant.

Autre. Dissoudre deux scrupules de sel ammoniac (*muriate d'ammoniaque*) , dans quatre onces d'eau de roses ; verser ensuite cette liqueur dans un vaisseau de cuivre et l'y laisser jusqu'à ce qu'elle ait pris une légère couleur bleue ; alors on la retire , et on la met en bouteilles pour l'usage. Quand on s'en sert , on en laisse tomber quelques gouttes dans l'œil deux ou trois fois le jour, et on continue jusqu'à ce que la tache soit dissipée. Si la liqueur est trop irritante , ou qu'elle cause trop de cuisson, on y ajoute un peu d'eau de roses pour en modérer l'activité.

COLLYRE *contre la foiblesse des yeux.* Six onces d'eau de roses , six grains de sulfate de zinc ; trois ou quatre gouttes d'esprit-de-vin (*alcohol*) camphré ; baigner souvent les yeux avec cette dissolution , et en faire tomber quelques gouttes entre le globe de l'œil et les paupières.

COLOPHANE (*Colophonia , seu pix graeca*). Térébenthine cuite , dont il y a deux espèces : la première et la meilleure est la térébenthine fine qu'on a fait bouillir ou cuire dans de l'eau jusqu'à ce qu'elle soit devenue solide , blanche et cassante. Elle est fort apéritive , résolutive , détersive , consolidante , narcotique. On en forme des pilules qu'on emploie ordinairement pour la gravelle , dans les maladies des reins et de la vessie , dans la toux , dans les ulcères des poumons et des autres viscères , dans la gonorrhée. La dose est depuis une drachme jusqu'à deux. On peut aussi s'en servir très-commodément dans les emplâtres ; elle se dissout dans les matières grasses et huileuses. La seconde , qui est appelée *arcançon* ou *bray sec* dont on a parlé ci-dessus , n'a pas tant de vertu que la première.

COLOQUINTE (*Colocynthis fructu rotundo major,* Tourn. 107. *Cucumis colocynthis* , Linn.). Plante des Indes , rampante comme le concombre des jardins , portant des fruits du même nom, qui sont ronds , ovales, en forme de poires ou de pommes. Il y a une grande et une petite coloquinte.

Les fruits de ces deux espèces de coloquinte sont employés indifféremment ; ils croissent dans plusieurs endroits du Levant d'où on les apporte à Marseille. Ces fruits sont semblables à des pommes dépouillées de leur peau ; ils sont légers , blancs , bien séchés , remplis de semences qui s'en séparent aisément , et qu'on rejette comme inutiles ; le reste du fruit ou la pulpe est d'une amertume intolérable , et purge avec beaucoup de violence : aussi l'emploie-t-on rarement seule et sans préparation. On la met en poudre, en l'arrosant d'huile d'amandes douces, de peur que la poudre, en s'envolant, n'incommode ceux qui la préparent; on la mêle ensuite avec le mucilage de gomme adragant pour en former des trochisques, lesquels séchés se donnent depuis deux grains jusqu'à huit au plus; on les appelle *trochisques alhandal*. On tire aussi l'extrait de la coloquinte avec l'esprit-de-vin (*alcohol*), qui se donne depuis trois jusqu'à six grains.

Ce purgatif convient dans les maladies rebelles, comme l'asthme humide, la sciatique, le rhumatisme, l'hydropisie, les vertiges, et les obstructions des viscères. Les correctifs de la coloquinte en infusion sont le vinaigre, l'eau-de-vie dans laquelle on a dissous de la crême de tartre (*tartrite acidule de potasse*), ou de l'esprit-de-vin tartarisé (*alcohol*).

La coloquinte est un purgatif si efficace, que seulement en lavement il agit avec beaucoup de force. Des personnes, malades de coliques violentes occasionnées par des particules minérales de vert-de-gris attachées aux intestins, et qui venoient d'une fontaine de cuivre rouge mal étamée, ne virent leurs douleurs céder qu'à des lavemens de coloquinte donnée à la dose de quinze à dix-huit grains. Il ne faut pas se tromper; car toute autre colique, excepté celle des peintres et des ouvriers qui travaillent sur les métaux, tels que les fondeurs, les plombiers, les broyeurs de couleurs, les passetalons, c'est-à-dire les ouvriers qui vernissent les talons des souliers des femmes, seroit violemment irritée et augmentée par un semblable lavement.

La coloquinte entre dans la composition de plusieurs pilules et confections dont on se sert pour l'épilepsie, l'apoplexie, la léthargie, la gale, la vérole, la goutte sciatique, les rhumatismes.

Il faut, autant qu'il est possible, s'assurer de la bonté de l'estomac, quand on veut donner de la coloquinte par en haut; car si le malade vomit, ce qui arrive souvent, il ne faut en attendre que du mal; si au contraire ce remède passe, et agit sur les intestins et sur les glandes obstruées, on peut être assuré qu'il réussira. Il est la base de l'hiérapicra, remède efficace dans les fièvres intermittentes rebelles, sur-tout dans les fièvres quartes, lorsqu'il est aidé par le quinquina.

La coloquinte a donné le nom à l'*hiera-diacolocynthidos* : elle entre dans la confection hamech, dans les pilules cachectiques de Charas, dans les pilules iliaques de Rhasès, dans les pilules d'euphorbe et de sagapénum de Quercétan, dans celles *des deux* de la Pharmacopée de Londres, dans l'extrait catholique de Sennert, dans le panchymagogue de Crollius et d'Arthman, dans l'extrait cholagogue et dans l'extrait catholique de Rolfinsius.

CONCOMBRE cultivé (*Cucumis sativus vulgaris*, Tourn. 104. *Cucumis sativus*, Linn. 1437). Le concombre cru est fort indigeste, à cause du flegme visqueux dont il est rempli ; mais bouilli, il humecte, il rafraîchit, il adoucit, il tempère l'acrimonie des humeurs, il modère le trop grand mouvement du sang. On l'emploie dans les bouillons, dans les lavemens. La chair de concombre appliquée sur la tête est un remède éprouvé contre la frénésie.

La semence de son fruit est une des quatre semences froides et des plus rafraîchissantes ; elle est abstersive, apéritive, diurétique, adoucissante et humectante ; on l'emploie, comme la précédente, dans les émulsions et dans l'eau de poulet émulsionnée, qu'on ordonne assez utilement dans les fièvres ardentes, dans les entrailles échauffées, dans la difficulté d'uriner, et dans la violente fermentation du sang et des humeurs.

On prend un poulet, on lui coupe les extrémités, on le vide et on l'écorche ; on le remplit ensuite d'une once des quatre semences froides majeures : on y ajoute quelquefois une cuillerée de riz ou d'orge mondé, et une ou deux douzaines d'amandes, lorsqu'on veut le rendre plus humectant et plus nourrissant ; on fait ensuite bouillir ce poulet dans quatre ou six livres d'eau, c'est-à-dire, deux ou trois pintes, à la consomption du tiers : on coule le bouillon avec expression, et on en fait prendre aux malades trois ou quatre verres pendant la journée, entre les bouillons ordinaires.

Il seroit pourtant beaucoup mieux de faire l'eau de poulet tout simplement, et de la passer sur les semences pilées pour en tirer l'émulsion ; car, en les faisant bouillir dans le corps du poulet, on en tire fort peu d'utilité.

CONCOMBRE sauvage, (*Cucumis sylvestris, asinus dictus,* Tourn. *Momordica elaterium*, Linn. 1434). Planté qui pousse plusieurs tiges grosses, rampantes à terre, remplies de suc, rameuses, velues, portant des feuilles semblables à celles du concombre cultivé, mais plus petites et plus blanchâtres. Son fruit est gros comme la moitié du pouce et de la figure d'une olive. Pour peu qu'on le touche en le pressant, quand il est mûr, il se crève par la pointe, et il élance avec violence son suc et ses semences par tout le visage.

On emploie ordinairement le fruit dont on tire le suc, lequel, épaissi par l'évaporation, est *l'elaterium* dont les

anciens se servoient si familièrement : on substitue les feuilles de cette plante à son fruit pour cette préparation. C'est
un violent purgatif qu'on n'ordonne présentement que dans
les vieilles maladies , lorsqu'il y a des obstructions invétérées à emporter , ou des matières vermineuses à détruire :
la dose en est de douze à quinze grains. Le miel dans lequel
le concombre sauvage a bouilli , se donne à une once ou deux
au plus en lavement : il est excellent pour les personnes sujettes aux vapeurs et pour celles qui ne sont pas réglées. La poudre de la racine du concombre sauvage s'ordonne jusqu'à
demi-drachme au plus , et on prescrit l'extrait de toute la
plante à la même dose.

Les feuilles sont moins purgatives que la racine , et celles-
ci moins que son fruit. C'est un puissant hydragogue que
l'*elaterium* , qui incise et qui atténue , par ses particules
âcres et salines , les viscosités qui s'amassent dans les couloirs.

Garidel avance que c'est un des plus sûrs remèdes pour
évacuer les eaux contenues dans la cavité de l'abdomen ;
ayant cet avantage au-dessus des autres hydragogues , de
rétablir le ressort des fibres relâchées , après avoir vidé les
sérosités par les canaux excrétoires des glandes intestinales.

Lister le donne depuis un grain jusqu'à dix , dans la conserve d'absinthe , le cotignac , ou le vin d'Espagne.

Plusieurs modernes préfèrent à l'*elaterium* l'extrait qu'ils
tirent de la racine avec l'esprit-de-vin , qu'ils corrigent avec
une teinture aromatique.

Le suc récemment exprimé du concombre sauvage est souverain pour amollir les tumeurs dures , dissiper les squirres
et résoudre les écrouelles.

Suivant les observations de Rivière , les feuilles en cataplasme sont propres pour résoudre les tumeurs scrophuleuses :
la racine a les mêmes vertus.

Garidel a éprouvé que les feuilles pilées et appliquées sur
le cancer ulcéré , le détergent mieux qu'aucun autre remède.

L'*elaterium* entre dans l'extrait panchymagogue de Crollius , dans l'onguent Agrippa de Nicolas de Salerne , dans
l'onguent Arégon du même auteur , dans celui de Arthanita
de Mésué , et dans le diabotanum.

CONFECTION *contre les vers*. On pulvérisera ensemble une
once de *semen contra* , et demi-once de rhubarbe ; d'une
autre part , demi-once de sublimé doux (*muriate de mercure doux*) : on mêlera les poudres , et on les incorporera
dans une demi-livre de sirop de pourpier, qu'on aura fait cuire
en consistance de miel , pour faire une confection , qu'on gar-

dera pour le besoin, dans un pot de faïence ou de verre, et non dans un vaisseau de métal, à cause du mercure qui pourroit s'y altérer. Elle est propre pour tuer les vers, et pour les évacuer doucement; elle empêche aussi leur génération. La dose est depuis un scrupule jusqu'à deux drachmes. Cette confection doit toujours être donnée en bol, et jamais en potion, de peur que le sublimé, qui est pesant, ne demeure dans les dents et ne les ébranle.

CONFITURES, *ou* Condits (*Condimenta, seu Conditus*). Inventées pour conserver les parties des végétaux dans leur vertu, maintenir le bon goût des uns, et corriger l'âpreté des autres, tant pour les usages de la médecine, que pour les délices de la bouche. Quand on veut confire les plantes ou leurs parties, il faut les choisir bien nourries, et dans leur vigueur. Si, par exemple, on veut confire les racines, on doit les tirer de terre au printemps, avant qu'elles aient poussé leur tige ; car alors leur vertu est moins dissipée, et elles sont mieux nourries, plus succulentes et plus tendres. Les fleurs doivent être cueillies quand elles sont encore en bouton, et la plupart des fruits avant leur entière maturité.

Manière de confire les racines d'eryngium, et autres. Les racines d'*eryngium*, ou chardon à cent têtes, doivent être cueillies au commencement du printemps, et dès que l'herbe commence à paroître ; il les faut bien laver, en ôter les superfluités, les fendre pour en ôter le cœur, et les faire bouillir dans une quantité raisonnable d'eau nette, jusqu'à ce qu'elles soient suffisamment attendries. Il faut alors les tirer de l'eau, les étendre sur un linge blanc, et avec ce linge en bien sucer et essuyer l'humidité, puis les peler, et prendre un semblable poids de sucre fin, et le faire cuire avec la décoction de ces racines, en l'écumant de temps en temps, jusqu'à ce que le sucre ait acquis une consistance un peu plus épaisse que celle des sirops ordinaires. On mettra alors ces racines dans un pot de terre, et on y versera dessus le sirop tout chaud ; quelques jours après, on versera par inclination ce sirop dans une bassine, et on le recuira à petit feu, jusqu'à ce qu'il ait acquis la même consistance qu'il avoit la première fois, puis on le versera chaudement dans le pot sur les racines ; quelque temps après, si le sirop se trouve encore décuit, on le recuira pour la troisième fois, et on le versera encore chaudement sur les racines ; et lorsque le tout sera refroidi, on couvrira bien le pot, et on gardera cette confiture pour le besoin. Si enfin ce sirop avoit besoin d'être recuit pour la quatrième fois, on y procédera de même

qu'auparavant. La racine d'*eryngium* est apéritive et diurétique ; elle est aussi fort amie de l'estomac , du foie et de la
rate ; on peut la manger seule , ou user du sirop dans lequel
elle est confite, ou la mêler dans les opiats ou dans d'autres
remèdes.

Nota. L'exemple de cette racine peut servir pour confire
celles d'angélique , d'aunée , de bourrache , de buglose , de
chausse-trape , de chicorée sauvage , de grande consoude ,
de scorsonère et de plusieurs autres plantes , à toutes lesquelles on ôtera les superfluités , et non la petite écorce de
dessus , dans laquelle très-souvent la plus grande vertu de
la racine est renfermée ; mais on se contentera seulement de
les bien laver ; on pourra confire entières celles qui n'ont
point de corde dure dans le cœur , et qui ne sont pas bien
grosses , et couper en tranches celles qui sont plus grandes
et plus charnues , comme par exemple , celles d'aunée , soit
qu'elles aient une corde dans le cœur , soit qu'elles n'en
aient point.

Conserves (*Conservae*). Leur matière ordinaire sont les
fleurs , et quelquefois les feuilles , les racines et les fruits
des végétaux ; elles diffèrent des confitures ou condits en
leur consistance ; car elles sont préparées en pâte , au lieu
que les condits sont des fruits ou des racines cuits entiers ,
ou coupés par parties dans le sucre. Le nom de conserve
leur a été donné , parce qu'elles ne sont faites que pour conserver les parties des végétaux dans toute leur bonté. On en
fait de deux sortes , une liquide , et l'autre solide. La liquide
est préférable à la solide , parce qu'il y entre moins de sucre ;
mais la solide est quelquefois plus agréable au goût.

Conserve d'*ache solide.* On cueille deux onces de sommités d'ache les plus tendres , lorsque la plante est dans sa
vigueur ; on les hache menu , et on les bat dans un mortier
de marbre , jusqu'à ce qu'elles soient réduites en pulpe , qui,
étant mise dans la bouche , s'y fonde. On fait cuire douze
onces de sucre blanc dans de l'eau jusqu'à consistance de
sucre rosat ; on y mêle , hors du feu , l'ache pilée ; puis ayant
remis le mélange sur un petit feu , on le fait dessécher , jusqu'à ce qu'il soit assez dur ; on le jette alors par morceaux
sur du papier oint d'huile d'amandes douces ; c'est la conserve
d'ache qu'on garde dans une boîte. Elle est propre pour
exciter le crachat , fortifier les poumons , faciliter la respiration , chasser les vents , exciter l'urine et les mois , et résister au venin. La dose est depuis deux drachmes jusqu'à
une once.

Nota. Quand on veut faire une conserve d'ache régulière, liquide, moins agréable au goût que la solide, mais plus efficace, on procède comme on va dire de la conserve de capillaire.

CONSERVE *de capillaire.* Cette conserve doit être préparée dans les lieux où l'on a le véritable capillaire, et où il a beaucoup d'odeur et de vertu, comme dans les pays méridionaux. On a du véritable adiantum, du polytric, du cétérach ; on en sépare la pédicule et ce qu'il y a de dur ; on incise les feuilles, on les pile dans un mortier de marbre jusqu'à ce qu'elles soient bien en pâte, on y mêle alors le double de leur poids de sucre blanc, on pile encore le mélange, et l'on en fait une conserve qu'on met dans un pot pour la garder. C'est un bon remède pour les maladies de la poitrine et de la rate. La dose est depuis une drachme jusqu'à une demi-once.

Comme les capillaires n'ont guère de suc, il ne s'y rencontre quelquefois pas assez d'humidité pour liquéfier le sucre ; il faut alors y mêler un peu de sirop de capillaires : il vaut mieux laisser fermenter cette conserve à l'ombre qu'au soleil, de peur que la chaleur ne la dessèche, plutôt que de la faire fermenter.

Nota. Les conserves de sommités d'absinthe, de feuilles d'alléluia, d'euphraise, de cochléaria, de fumeterre, de lierre terrestre, de marjolaine, de marrube blanc, de melisse, de menthe, de rue, de *scordium*, de tamaris, etc., se font de la même manière que celle de capillaire ci-dessus.

CONSERVE *de fleurs de pas d'âne.* Prendre une demi-livre de fleurs de pas d'âne, belles et récemment cueillies dans leur vigueur, au commencement du printemps, les monder de leurs queues qu'on pile long-temps dans un mortier de marbre, jusqu'à ce qu'elles soient en pâte ; y ajouter une livre de sucre blanc en poudre, battre encore le mélange jusqu'à ce qu'il soit bien lié ; c'est la conserve de tussilage. On la met dans un pot où il reste un tiers de vide, on bouche le pot, et on l'expose quelques jours au soleil pour faire fermenter la conserve. C'est un bon remède pour les maladies de la poitrine, pour le rhume, pour la phthisie, pour l'asthme. Cette conserve excite le crachat ; la dose est depuis une drachme jusqu'à trois.

Nota. On prépare de la même manière les conserves de fleurs de bétoine, de genêt, d'hissope, de muguet, d'œillet, de pêcher, de primevère, de romarin, de rossolis, de sauge, de souci, de tilleul.

Conserve *de fruits de cynorrhodon*, dits *grate-cu*. Il faut avoir trois ou quatre livres de fruits de cynorrhodon bien rouges, des plus gros, lorsqu'ils sont en leur maturité, les ouvrir avec un couteau, en ôter les pepins et le coton qui sont dedans, les mettre dans une terrine, et les humecter avec de bon vin blanc; on couvre la terrine et on la met à la cave; on l'y laisse deux ou trois jours jusqu'à ce que le fruit se soit amolli; on l'écrase alors dans un mortier de marbre, et on en tire la pulpe par un tamis renversé; on y mêle le double de son poids de sucre blanc en poudre; on met le mélange dans une terrine sur un petit feu, et on le fait cuire ou dessécher, l'agitant continuellement avec une spatule, jusqu'à ce qu'il soit en consistance convenable; c'est la conserve de *cynorrhodon*. Elle est propre pour arrêter le cours de ventre et exciter l'urine: on s'en sert pour la gravelle, elle fortifie le cœur. La dose est depuis une drachme jusqu'à six.

Conserve *de racines d'aunée*. Prendre la quantité qu'on veut des racines d'aunée, les couper par morceaux, les mettre bouillir à petit feu, avec ce qu'il faudra d'eau, dans un pot de terre couvert, jusqu'à ce qu'elles soient molles; les retirer alors de la décoction, et les piler dans un mortier de marbre, les passer par un tamis; et ayant pesé la pulpe, on fait cuire dans la décoction le double de son poids de sucre blanc jusqu'à la consistance de sucre rosat: on retire le pot du feu, et l'ayant laissé un peu refroidir, on y démêle la pulpe, remuant avec une spatule jusqu'à ce que la conserve soit froide: on la verse dans un pot, et on la garde. C'est un bon remède pour les maladies de la poitrine; cette conserve excite le crachat; on peut s'en servir dans l'asthme, parce qu'elle atténue et discute les flegmes qui embarrassent les fibres du poumon. Elle fortifie l'estomac, elle excite l'appétit, elle résiste au venin, elle guérit la gravelle. La dose est depuis une drachme jusqu'à trois.

Nota. On peut préparer de la même manière les conserves de toutes les racines moëlleuses, comme celles d'althæa, de grande consoude et autres semblables.

Nota. Quand on veut connoître si le sucre est cuit en consistance de sucre rosat, il faut tremper une spatule dedans, et si en la retirant il se fait de longs filamens, il est comme il faut. Si, après que le mélange est fait, la conserve est trop liquide, il faut la mettre dessécher sur un petit feu, en la remuant toujours. On peut la renverser toute chaude dans un pot, mais il faut l'y laisser refroidir à découvert; car si on la couvroit étant encore chaude, l'humidité qui s'en élève en vapeurs seroit contrainte de retomber dessus, et elle la feroit moisir, au lieu qu'en la laissant refroidir découverte sans la remuer, il se forme dessus une petite croûte qui aide à la conserver.

CONSERVE *de roses, molle.* On prend des boutons de roses rouges avant qu'ils soient épanouis ; on en sépare avec des ciseaux la partie blanche qu'on appelle *onglets,* on pèse une livre de ces boutons ainsi mondés, on leur fait faire quelques bouillons dans environ trois livres d'eau commune, on coule la liqueur, exprimant légèrement les roses ; on pile ces roses qui seront amollies, dans un mortier de marbre, jusqu'à ce qu'elles soient en pulpe, et qu'elles se délayent entièrement dans la bouche ; on fait cependant cuire dans la décoction coulée, deux livres de sucre blanc jusqu'à consistance d'électuaire, et l'on y mêle exactement hors du feu avec un bistortier les roses pilées : on remet la bassine sur un très-petit feu, et en agitant continuellement la conserve, on fait consumer doucement l'humidité jusqu'à ce qu'elle ait acquis une consistance raisonnable, puis on la met dans un pot pour la garder. Elle est propre pour modérer la toux, arrêter les hémorragies, le vomissement, le cours de ventre, pour fortifier le cœur, l'estomac, et aider à la digestion. La dose est depuis une drachme jusqu'à trois ; elle entre ordinairement dans les épithêmes solides.

Nota. On prépare aussi des conserves de roses pâles et de roses muscates ; mais pour celles-là il ne faut point de feu, parce qu'il détruiroit leurs parties volatiles en quoi consiste leur vertu ; il suffit de les piler dans un mortier de marbre avec le double de leur poids de sucre. Elles lâchent le ventre, mais en vieillissant elles perdent beaucoup de leur qualité. Les roses muscates, dans les pays chauds, sont fort purgatives.

CONSERVE *de roses, solide.* On met sécher des roses rouges, mondées de leurs onglets, au soleil le plus ardent, afin qu'étant séchées en peu de temps, elles conservent leur couleur qu'elles perdroient en partie, si l'on employoit trop de temps à les faire sécher. On en pulvérise subtilement une once, on mêle dans la poudre avec une spatule de bois environ une demi-drachme d'esprit de vitriol, qui rend la conserve plus belle ; on fait cuire douze onces de sucre fin dans quatre onces d'eau-rose jusqu'à consistance de tablettes, on la retire du feu, et l'on y incorpore avec une spatule de bois la poudre de roses vitriolées. Quand la matière est presque refroidie, on la jette par morceaux sur un marbre, ou sur un papier oint d'huile d'amandes douces, pour la laisser durcir, puis on la garde dans une boîte en lieu sec ; c'est la conserve de roses, solide ou sèche. On lui attribue les mêmes vertus qu'à la conserve de roses liquide, mais elle n'en a pas tant. Elle est bonne pour les délicats, car le goût en est agréable. On la porte dans la poche, afin d'en pouvoir user souvent pour le rhume, pour fortifier l'estomac, pour arrêter le cours de ventre.

CONSOUDE GRANDE, Oreille d'âne (*Simphytum consolida major, flore purpureo*, Tourn. 158. *Simphytum officinale*, Linn. 195). Plante qui croît aux lieux humides, le long des ruisseaux, dans les prés ; les fleurs sont purpurines ou blanches. Elle est tempérée entre le chaud et le sec, et une des principales vulnéraires ; elle est mucilagineuse, incrassante, et même incisive, ce qui fait connoître qu'elle est composée de parties mixtes. Sa racine est consolidante, propre pour la phthisie, pour les fluxions de la poitrine, pour le crachement de sang, pour la dyssenterie, pour agglutiner les plaies, pour les fractures ou dislocations, pour les hernies. On s'en sert intérieurement et extérieurement.

CONTRA-YERVA (*Contra-yerva*, Linn.), appelée aussi *racine de drake*. Cette racine est apportée du Pérou, comme un contre-poison des plus assurés ; aussi en porte-t-elle le nom spécialement. Hernandès s'étend beaucoup sur ses propriétés ; il en ordonne une demi-drachme ou une drachme, selon les forces du malade et la grandeur de la maladie ; on la fait prendre dans cinq ou six onces d'eau tiède, pour procurer la sueur ; on réitère ce remède jusqu'à deux ou trois fois : il n'est pas seulement capable de préserver de la peste et de guérir les morsures de toutes sortes d'animaux venimeux, il convient aussi dans les douleurs de tête, de côté, d'estomac, dans le rhumatisme et la sciatique. L'eau ou le vin dans lequel cette racine a infusé, bu tous les jours au repas, est un préservatif contre toutes sortes de maladies contagieuses, contre l'affection hypocondriaque et contre les vents. Il aide à la digestion et fortifie l'estomac ; en un mot, cet auteur la préfère au bézoard et à la thériaque.

Quelques-uns mêlent cette racine en poudre avec le double de son poids de quinquina, pour la fièvre ; d'autres la mêlent en dose proportionnée avec le double d'ipécacuanha, pour la dyssenterie.

La racine de contra-yerva entre dans la poudre de la comtesse de Kent, et dans quelques autres compositions cordiales.

COQ DE JARDIN (*Costus hortorum, seu mentha graeca, Tanacetum hortense, folio et odore menthae*, Tourn. *Tanacetum balsamita*, Linn. 1184). On cultive dans les jardins cette plante qui a une odeur forte et agréable, d'un goût amer et aromatique. Elle est dessiccative, apéritive, anti-émétique, céphalique, anti-narcotique, vulnéraire, atténuante, discussive, abstersive et utérine ; elle provoque les mois supprimés par l'impression des corps froids avec foiblesse de forces vitales, fortifie le foie, résiste à la malignité de l'opium et des autres poisons ; elle fortifie le cerveau et les nerfs ; elle chasse les vers contenus dans l'estomac et dans les intestins ; elle est bonne au vertige, à l'apoplexie, à l'asthme, à l'hydropisie, à la jaunisse, à la gravelle et à la difficulté d'uriner. La dose est jusqu'à deux drachmes, spécialement de la racine. Cette plante entre avec succès dans les potions vulnéraires, et son odeur avec sa saveur font juger qu'elle possède les mêmes vertus que l'absinthe.

Coq (*Gallus*). Poule (*Gallina*). Oiseaux domestiques fort connus. La poule, coupée vive par le milieu, s'applique utilement toute chaude sur la tête dans la frénésie, dans la céphalalgie, dans le délire, dans le transport du cerveau, dans les fièvres malignes, dans l'apoplexie, dans la léthargie, sur les morsures des bêtes venimeuses, sur des charbons pestilentiels pour attirer le venin, et sur les plaies récentes pour étancher le sang. Une poule ou un coq plumés vifs autour du fondement, et appliqués sur les bubons et morsures venimeuses, en attirent le venin, mais ils en meurent. La membrane intérieure du gésier de la poule étant séchée et pulvérisée, est employée pour fortifier l'estomac, pour aider à la digestion, pour arrêter le vomissement et le cours de ventre, pour exciter l'urine, et pour le calcul. La dose est depuis un demi-scrupule jusqu'à une drachme dans un véhicule convenable à la maladie. La graisse de la poule amollit les duretés, elle adoucit, elle résout. La coquille d'œuf de la poule, desséchée et mise en poudre, est apéritive et propre pour la gravelle ; la dose est d'une demi-drachme à une drachme. Le gosier de coq, torréfié et desséché, pris le soir avant souper dans du vin, empêche de pisser au lit involontairement. Le bouillon fait avec un vieux coq est restaurant, nourrissant, fortifiant. Le blanc d'œuf de poule, battu jusqu'à ce qu'il devienne en écume et en eau, convient aux inflammations, et sur-tout à celles des yeux, pour arrêter le sang, pour agglutiner les plaies et les fractures avec le bol. Le jaune d'œuf est astringent ; on en mêle dans les lavemens pour la dyssenterie et pour les autres cours de ventre : on le fait entrer dans les digestifs, dans les cataplasmes. Deux jaunes d'œufs durcis, mangés avec du vinaigre rosat, arrêtent les diarrhées les plus vio-

lentes, selon l'expérience de Vanhelmont et de plusieurs
autres. La fiente de poule a les mêmes propriétés, mais moins
efficacement que celle de pigeon ; elle est spécifique à la jaunisse, à la colique, au calcul et à la suppression de l'urine.
Six à huit blancs de cette fiente, infusés dans du vin blanc,
font crever avec succès les abcès intérieurs.

COQUELOURDE (*Pulsatilla folio crassiore et majore flore*).
Les feuilles et les fleurs de cette plante s'emploient comme
celles de l'herbe à éternuer ; elle est encore plus âcre, car,
au rapport de Tournefort, la seule vapeur des feuilles broyées
entre les doigts, et mises dans le nez, semble le brûler, et
porter son action jusque dans le cerveau : c'est pour cette raison qu'il la croit propre aux dispositions soporeuses. Les
feuilles pilées s'appliquent avec succès sur les vieux ulcères,
sur-tout sur les blessures des chevaux.

COQUERET ou ALKÉKENGE (*Alkekengi officinarum*, Tourn.
Phisalis alkekengi, Linn.). On n'emploie que les baies ou
fruits de cette plante ; on écrase dans un verre de vin trois ou
quatre de ces fruits, qu'on fait prendre dans la rétention
d'urine, et aux hydropiques. Le vin d'alkékenge, à la dose
de quatre onces, pris tous les matins, est un remède très-
utile à ceux qui ont la gravelle. On le fait ainsi : dans le temps
des vendanges, on laisse cuver avec le moût une quantité de
ces fruits à-peu-près égale aux raisins, puis on l'entonne, et
on le conserve pour le besoin. Dans la colique néphrétique,
quatre ou cinq fruits de coqueret écrasés dans une émulsion ordinaire soulagent les malades.

Dioscoride se servoit de ses fruits dans la jaunisse, aussi
bien que dans la rétention d'urine. Le suc, tiré par expression
et clarifié, s'emploie à la dose d'une once dans les mêmes
occasions : on le fait épaissir en consistance d'extrait qu'on
donne à une demi-once au plus. Brassavole assure qu'un malade
qui souffroit de cruelles douleurs de néphrétique, fût guéri
par l'usage du suc d'alkékenge. On en prépare des trochisques
dont Lémery donne la description. Ces fruits entrent dans le
sirop de chicorée et dans le sirop anti-néphrétique de Charas.

COQUES DE LEVANT (*Cocula, seu Cocci orientales*). Petits
fruits, ou baies grosses comme des pois, de couleur obscure,
presque rondes, qu'on envoie séches des Indes orientales. Ces
fruits doivent être choisis nouveaux, assez gros, pesans et
bien nourris. On les pulvérise, on les mêle avec du beurre
pour chasser les poux ; on en frotte la tête en commençant
par la racine des cheveux, et en montant jusqu'au sommet.
Ils énivrent et endorment tellement les poissons qui en ont

mangé, qu'ils paroissent comme morts, et on les prend facilement. Rivière recommande ces fruits contre la goutte, en
cette sorte : coques de Levant et myrrhe, de chaque parties
égales, mêlées avec du vinaigre : les appliquer en cataplasme
sur la partie malade.

Corail (*Corallum, seu corallium*). Substance animale
et minérale tout à la fois, espèce de guêpier qui renferme une
fourmillière d'insectes, qu'on trouve caché sous les roches
creuses, en plusieurs endroits de la mer Méditerranée. Il
y en a de trois espèces, une rouge, la plus estimée de toutes
pour la médecine, une blanche, et une noire qui est rare. On
doit choisir le corail rouge, compact, uni, poli, luisant,
haut en couleur. Le corail est dessiccatif, réfrigérant, astringent ; il fortifie le cœur, l'estomac, le foie, purifie le sang,
résiste à la peste, aux venins et aux fièvres malignes.

La manière ordinaire de s'en servir est de le réduire en
poudre subtile passée sur le porphyre, et d'en former ensuite de petits trochisques avec de l'eau-rose ; on les laisse sécher, et on les conserve pour le besoin : ils se réduisent facilement en poudre. On l'ordonne depuis vingt grains jusqu'à un
demi-gros dans les potions cordiales absorbantes ; car le corail
est un alkali très-propre à détruire et à corriger les acides qui
épaississent le sang, et à rétablir sa fluidité naturelle lorsqu'elle est rallentie ; et c'est en cela qu'il peut passer pour
cordial et alexitère. On le donne rarement seul, mais ordinairement en bol ou en opiat avec d'autres ingrédiens astringens et absorbans. Le corail convient dans le cours de ventre,
la dyssenterie, et les rapports aigres de l'estomac.

Il y a plusieurs préparations de corail, savoir : le sirop qui
se fait avec le suc d'epine-vinette et le sucre ; le sel qui est
une solution de corail par le vinaigre qui le réduit en une
poudre blanche ; le magistère qui se fait par l'addition de
l'huile de tartre (*potasse mélangée de carbonate de potasse
en déliquescence*) sur cette solution, qui occasionne la précipitation d'une poudre blanche semblable à la précédente.
Toutes ces préparations, aussi bien que différentes teintures
et sirops composés avec le corail et les drogues astringentes
ou anodines, sont inférieures à la préparation simple dont on
a parlé d'abord. Schroder recommande la poudre de corail
pour cicatriser les ulcères, pour appaiser l'écoulement involontaire des larmes, et pour éclaircir la vue, en en mettant
un peu dans les collyres.

Le corail rouge entre dans plusieurs compositions cordiales,
comme l'antidote de Mathiole, la confection d'hyacinthe,

dans la poudre de l'électuaire *de gemmis* de Mésué , dans *l'aurea alexandrina* , dans les trochisques de *karabé* , dans la confection thériacale de Mynsicht, dans l'électuaire de Gui de Chauliac contre la peste , etc. Il a donné le nom aux trochisques de corail de Nicolas, qui sont estimés pour fortifier le cœur et l'estomac, donnés à un demi-gros : leur vertu vient autant des aromates et des plantes cordiales étrangères qu'on y emploie , que du corail qui n'y entre qu'en petite quantité.

CORALINE , Brion, Mousse marine (*Corallina , seu muscus marinus*). Espèce de mousse pierreuse qui se trouve attachée sur les rochers et sur les coquillages au bord de la mer. On doit la choisir entière , nette , de couleur verte blanchâtre , d'une odeur assez forte. Elle est réfrigérante , dessiccative , astringente et incrassante. On l'apporte de divers endroits de la Méditerrannée , sur-tout du Bastion de France ; elle est aussi commune sur les côtes d'Angleterre. On la réduit en poudre fine et passée sur le porphyre , et on la donne depuis demi-drachme jusqu'à une en bol, avec la conserve d'absinthe ou de fleurs d'oranger. C'est un excellent remède pour tuer les vers , ou pour détruire cette matière qu'on appelle vermineuse ; elle chasse les vapeurs , arrête le cours de ventre et excite les mois.

La tisane de soldanelle et de coraline est utile aux hydropiques. Dans deux pintes d'eau bouillante , jeter deux poignées de racines et de feuilles de soldanelle mêlées ensemble , et une poignée de coraline; laisser infuser une demi-heure , ensuite la passer par un linge , en donner trois ou quatre verres à demi-heure de distance, et entre elles un bouillon ; si l'évacuation est abondante, on n'en prend que deux ou trois prises. La coraline est un absorbant analogue au corail.

CORIANDRE (*Coriandrum majus* , Tourn. 316. *Coriandrum sativum* , Linn. 567). Plante annuelle originaire d'Italie, aromatique , forte , desagréable , dont la semence est seule en usage dans la médecine. Il faut la choisir nouvelle , grosse , bien nourrie , nette , bien séche , blanchâtre , de bonne odeur et de bon goût. Elle est chaude , dessiccative , astringente , et célèbre dans la relaxation de l'estomac ; on en prend à la fin des repas pour faire bonne bouche , fermer l'estomac, et arrêter les rots et les vapeurs qui montent à la tête , aider à la digestion et chasser les vents. On a cru fort long-temps qu'elle avoit quelque chose de dangereux, et pour ôter cette prétendue mauvaise qualité, on la macéroit dans du vinaigre avant de s'en servir ; mais présentement on en prend sans cette précaution : on n'en doit pourtant user que modérément.

CORMIER, *ou* Sorbier (*Sorbus*). Grand arbre rameux qu'on cultive dans les jardins ; son fruit, appelé *corme* ou *sorbe*, ne mûrit point ordinairement sur l'arbre ; on le cueille en automne, et on le met sur la paille où il devient mou, doux et agréable au goût et bon à manger. Les sorbes sont réfrigératifs, dessiccatifs et astringens ; ils sont propres principalement avant la maturité, pour arrêter le vomissement, les hémorragies, les cours de ventre, et extérieurement pour refermer les plaies, en forme de poudre, les ayant fait dessécher au soleil ou au four. On les confit avec du miel.

CORNE DE CERF (*Coronopus*, Tourn. *Plantago coronopus*, Linn. 166). Plante qu'on cultive dans les jardins potagers, et qu'on mange en salade. Il y en a une espèce sauvage. La corne de cerf est astringente par le ventre, apéritive par les urines, vulnéraire, propre pour arrêter les cours de ventre et les hémorragies, bonne pour la colique néphrétique, pour la rétention d'urine, pour atténuer la pierre, pour déterger et consolider les plaies.

CORNOUILLER, *ou* Cornier (*Cornus hortensis mas*, Tourn. 641. *Cornus mas*, Linn.). Arbre qu'on cultive dans les jardins, et qui est commun dans les bois. Ses fruits, appelés *cornouilles* ou *cornes*, sont réfrigératifs, dessiccatifs, astringens, et ils constipent. On fait dessécher ses fruits, puis on les pulvérise. La dose est jusqu'à une drachme, mais ils valent mieux en décoction qu'en poudre.

Le fruit du cornouiller appaise la soif par son agréable acidité, et convient dans l'ardeur de la fièvre. On prépare un électuaire avec la pulpe de ce fruit passé par un tamis ; il est propre pour réveiller l'appétit, et dans la dyssenterie : la dose est depuis deux gros jusqu'à une demi-once. On en fait aussi une marmelade ou une conserve, en y ajoutant du sucre : la dose en est double. On emploie les cornouilles séches dans les tisanes rafraîchissantes.

Pour faire le vin des cornouilles, il faut, suivant Jean Bauhin, mettre dix livres de ces fruits dans cent livres de bon vin rosé, mêlées avec douze livres d'eau ferrée ; on laisse fermenter le tout pendant quinze jours : après on le soutire, et on le met dans des bouteilles pour s'en servir dans le dévoiement. Le suc de cornouilles, épaissi sans sucre, s'appelle *rob de cornu* ; il a les mêmes vertus que le vin : la dose est d'une demi-once.

COSTUS indique ou arabique (*Costus dulcis ; costus amarus*). La

La plupart des anciens auteurs distinguent plusieurs espèces de costus ; mais Clusius , après Dujardin , Bontius et Acosta assurent qu'il n'y a qu'une espèce de racine appelée *costus* , laquelle , de douce qu'elle est toute récente , devient plus amère avec le temps , qui altère aussi sa couleur blanchâtre , qui noircit lorsqu'elle est vieille. Les différens endroits plus ou moins éloignés d'où on l'apporte , ont aussi donné occasion à ses différens noms ; car elle vient de la Syrie , dans l'Arabie et dans d'autres provinces de l'Asie ; on en trouve dans les Indes et à la Chine,

La racine de costus se donne à demi-gros en substance et en poudre, et au double en infusion. Elle est apéritive , stomachique , hépatique , anti-scorbutique , et propre à emporter les obstructions ; elle entre dans la thériaque et dans plusieurs compositions cordiales et alexitères.

Coton (*Gossipium frutescens semine albo*). Le coton croît en Egypte , en Syrie , dans les îles de Chypre et de Candie , et abondamment aussi dans les îles de l'Amérique. Sa graine est en usage dans les maladies du poumon ; sa dose est depuis deux gros jusqu'à une demi-once dans une chopine d'émulsion, pour adoucir la toux et faciliter le crachement : elle est aussi astringente, et propre dans la dyssenterie et les cours de ventre. On en donne avec succès dans le crachement de sang.

Coudrier, *ou* Noisetier, *ou* Avelinier (*Corylus sativa* , *sive vulgaris* , Tourn. *Corylus avellina* , Linn.). Arbrisseau qui croît dans les bois , dans les haies , et qu'on cultive aussi dans les jardins. Les noisettes les plus grosses , les meilleures et les plus estimées , sont celles qu'on appelle *avelines*.

Les noisettes et les avelines sont d'une saveur agréable ; elles sont nourrissantes et pectorales , étant assez remplies d'huile ; cependant il en faut manger avec discrétion , car elles ne se digèrent pas aisément. Les chatons ou fleurs de noisetier sont astringens et propres dans le cours de ventre : quelques-uns prétendent qu'ils poussent les urines aussi bien que les fruits.

Le gui qui se trouve sur les coudriers et sur les chatons de cet arbre, donné depuis un scrupule jusqu'à une demi-drachme en poudre , est un remède éprouvé pour l'épilepsie ; mais il faut auparavant purger le malade avec un vomitif, et le purger après ce remède avec un purgatif convenable.

Un gros de la poudre de la coque du noyau , qui passe pour astringente , mêlée avec autant de poudre de corail , délayée dans cinq ou six onces d'eau de chardon-béni , ou d'eau de coquelicot, pour faire boire à ceux qui sont attaqués

I.

de pleurésie ; c'est un remède très-utile pour ce mal, au rapport de Quercétan.

On croit que l'*oleum heraclinum* de Rulland pourroit être celui qu'on tire par la distillation, *per descensum,* du bois de noisetier. Il donne cette huile pour un excellent remède contre l'épilepsie et contre les vers : il calme aussi les douleurs des dents, étant fort anodin.

On tire encore des noisettes et des avelines une huile par expression, comme on fait des amandes et de plusieurs autres semences ; on prétend que cette huile est propre pour garnir les tempes de cheveux, et que les personnes chauves se trouvent bien de s'en frotter la tête. Elle est adoucissante, anodine et béchique, et utile dans les âcretés de la poitrine, lorsqu'elle est nouvelle, à la dose d'une demi-once ; elle adoucit la peau en resserrant les pores, et elle passe pour rendre le teint plus uni ; elle entre dans la composition de plusieurs pommades.

COURGE, *ou* Calebasse (*Cucurbita*). Plante qui pousse plusieurs tiges sarmenteuses, grosses comme le doigt, longues, rampantes à terre, ou s'élevant et s'attachant à des perches par ses tenons. Il y en a de plusieurs espèces qu'on cultive dans les jardins. La semence de courge est du nombre des quatre grandes semences froides, et on l'emploie mondée ou non mondée, comme les autres. Le fruit est humectant, rafraîchissant, adoucissant ; il a les mêmes propriétés que le concombre, tant à l'égard de sa semence que de sa substance. Les feuilles vertes, appliquées sur les mamelles des nouvelles accouchées, leur font perdre le lait, selon Mathiole. L'eau distillée du fruit avant sa maturité, est propre aux inflammations externes des yeux, des oreilles et de la goutte ; et prise intérieurement, elle appaise les grandes chaleurs du corps. Son suc par expression fait la même chose. La chair de courge, pilée crue, et appliquée, appaise les inflammations et guérit les brûlures.

COURONNE IMPÉRIALE, *ou* Fritillaire (*Corona imperialis,* Tourn. 373. *Fritillaria imperialis*, Linn. 455). Plante vivace et bulbeuse qu'on cultive dans les jardins. Sa racine est âcre, piquante, désagréable au goût, rougeâtre et même vénéneuse, prise intérieurement.

CRAPAUD (*Bufo, sive rubeta*). Animal assez connu ; il est ou aquatique, ou terrestre ; le dernier est le plus usité en médecine, parce qu'il contient plus de sel volatil que le premier. On perce au mois de juillet les crapauds par la tête ou par le cou avec un bâton pointu, puis on les laisse sécher à l'air pour l'usage tant interne qu'externe. Kiperus faisoit sécher les crapauds à l'ombre, il leur coupoit la tête, et jetoit les intestins, puis il réduisoit le reste en une poudre très-subtile, dont il faisoit prendre le poids de douze ou quinze grains aux malades d'hydropisie ascite, avec autant de sucre, avec un merveilleux succès. On en peut donner jusqu'à trois ou quatre fois, pourvu qu'on mette trois ou quatre jours d'intervalle entre chaque prise, parce que le remède est violent. Schroder assure avoir guéri parfaitement un hydropique désespéré avec la poudre de crapaud. Le crapaud desséché s'applique du côté du ventre, sur les charbons pestilentiels, après avoir été un peu macéré dans du vinaigre, pour en attirer le venin, ce qu'il fait si heureusement, qu'on le voit gonfler. Il arrête immanquablement l'hémorragie du nez, si on l'applique derrière les oreilles, ou si on le tient serré dans la main jusqu'à ce qu'il s'échauffe, si on le met sous l'aisselle, ou si on le pend au cou du malade. La cendre ou la poudre du crapaud desséché, semée sur la partie, a la même efficacité. Cette même cendre, ou le crapaud desséché, pendu au cou dans un nouet, en sorte qu'il touche la fossette du cœur, guérit sûrement l'incontinence d'urine causée par le déchirement du col de la vessie dans l'accouchement des femmes. La poudre de crapaud se fait par la trituration simple de l'animal desséché; mais les crapauds calcinés sont les meilleurs. Trois ou quatre crapauds jetés vifs et bouillis pendant une heure dans une livre et demie d'huile d'olive, couler l'huile et la garder pour ôter les taches du visage, et déterger les ulcères invétérés.

CRAYE BLANCHE (*Creta*). Terre dure et blanche, dessiccative, abstersive, emplastique ; on la donne quelquefois intérieurement dans l'ardeur d'estomac, ou le *soda*, dans de l'eau de pourpier ou de trochisques. Son usage externe est pour dessécher les plaies et les ulcères. La craye, prise en poudre jusqu'à une drachme dans du lait de chèvre ou dans du vin, tue les vers, et les empêche de monter.

CRAYE ROUGE, *ou* Rubrique. Espèce de terre rouge ou de craye, dessiccative et astringente. On s'en sert dans le crachement de sang et dans les emplâtres vulnéraires et dessiccatifs ; appliquée dessus les plaies, elle les déterge et les dessèche.

CRESSON D'EAU (*Sisymbrium aquaticum*, Tourn. 226. *Sisymbrium nasturtium*, Linn. 916). Plante qui croît communément et facilement le long des ruisseaux, aux marais, proche les fontaines. Elle est chaude et dessiccative, atténuante et apéritive. Son usage principal est dans la gravelle, dans l'opilation de la rate, du foie, de la matrice, et dans le scorbut dont elle est le remède spécifique ; elle purifie le sang, elle aide à la respiration, elle est meilleure verte que sèche, parce que son sel volatil se dissipe aisément ; elle guérit la gratelle, si on s'en frotte ; on s'en sert dans les errhines pour exciter l'éternuement. Le suc de cresson est bon pour consumer le polype, aussi bien que celui du pied de veau et de morelle. On en met une grosse poignée dans les bouillons apéritifs, auxquels on ajoute les écrevisses et les autres plantes apéritives ou hépatiques : ces bouillons purifient le sang en le rendant plus fluide, et soulagent les hydropiques et les hypocondriaques. Le lait où on l'a fait bouillir est excellent pour les maladies de la poitrine.

Forestus recommande l'usage du cresson aux personnes disposées aux affections soporeuses. Suivant Sennert, on tire un esprit du cresson d'eau, en le distillant au bain-marie, après l'avoir pilé et laissé fermenter pendant huit jours avec un peu de levain ; on en donne une ou deux cuillerées. Simon Pauli, d'après Ambroise Paré, donne comme un spécifique contre la gale de la tête des enfans, les feuilles de cresson fricassées avec du sain-doux.

Cresson de jardin, dit Alénois (*Nasturtium hortense vulgatum*. Tourn. *Lepidium sativum*, Linn. 899). Plante qu'on cultive dans les jardins. On se sert en médecine de sa feuille et de sa semence ; l'une et l'autre sont chaudes et dessiccatives, atténuantes, aperitives, abstersives ; l'usage principal sert dans l'enflure de la rate, le scorbut et le tartre mucilagineux des poumons. Le cresson alénois est spécifique contre les vers, et spécialement contre ceux du péricarde, suivant Hartmant. Gabelchoverus rapporte qu'une fille fut guérie des vers du cœur par l'usage des bouillons dans lesquels on mettoit du suc de cresson et d'ail, et où l'on faisoit macérer du raifort sauvage.

Le cresson alénois rétablit aussi les règles, et pousse l'expectoration : les émulsions faites avec sa graine font pousser la petite vérole, et sont sudorifiques : ces graines pilées, et passées à la poële avec du beurre frais ou du sain-doux, guérissent les dartres et la teigne ; elles entrent dans l'électuaire *micleta* de Nicolas d'Alexandrie, et dans les trochisques de câpres de Mésué. Tournefort avance que le suc de cresson flétrit les polypes du nez et les fait tomber, pourvu qu'on les en lave souvent.

Crête de coq (*Crista galli*. Tourn. 172. *Rhinanthus*

Crista galli, Linn. 840). Cette plante, qui pousse des tiges carrées simples et de la hauteur d'un pied, croît dans les prés humides. On la place au nombre des plantes vulnéraires, et on la dit excellente pour guérir les fistules.

CROISETTE velue (*Valentia cruciata*, Linn. 1991). Cette plante est commune dans les prés et dans les bois, elle passe pour vulnéraire astringente ; et les gens de la campagne l'emploient avec succès pour les descentes des enfans, en appliquant dessus l'herbe pilée en cataplasme, et faisant boire sa décoction aux malades. La plupart des auteurs, entre autres Dodonée, Camérarius et Thalius, conviennent de cette propriété. Un auteur moderne assure qu'une fomentation faite avec cette plante, et répétée souvent sur la région du foie, guérit le squirre de ce viscère.

CRYSTAL DE TARTRE (*Tartrite acidule de potasse*). Faire bouillir dans beaucoup d'eau telle quantité de tartre blanc qu'il plaira, jusqu'à ce qu'il soit fondu ; passer la liqueur chaudement par une chausse d'hypocras dans un vaisseau de terre, et faire évaporer sur le feu environ la moitié de l'humidité ; mettre le vaisseau en un lieu frais pendant deux ou trois jours, il se forme aux côtés de petits crystaux qu'on sépare ; faire encore évaporer la moitié de ce qui reste d'humidité, et remettre le vaisseau à la cave comme devant, et il se fera de nouveaux crystaux ; continuer ainsi jusqu'à ce qu'on ait tiré tout le tartre. Il faut faire sécher ces crystaux au soleil, et les garder. Le crystal de tartre est purgatif et apéritif ; il est propre pour les hydropiques, pour les asthmatiques, et pour les fièvres tierces et quartes. La dose est depuis une demi-drachme jusqu'à trois drachmes dans du bouillon, ou dans une autre liqueur appropriée. Quand on veut prendre le crystal de tartre en substance, il faut le mettre en pilules ou en bols avec quelque chose de liquide, ou bien le faire bouillir dans une liqueur ; mais il faut boire la liqueur bien chaude, car autrement le crystal de tartre se précipite au fond du vase.

CUBEBES, Poivre à queue (*Cubebae*). Petits fruits assez semblables au poivre noir qu'on apporte des Indes orientales, entre autres de l'île de Java ; quelques droguistes les appellent *poivre à queue* ou *poivre musqué*, soit à cause de leur figure, soit par rapport à leur saveur âcre et aromatique, mais plus douce et plus agréable que celle du poivre ; on en mâche pour corriger la mauvaise haleine. Il faut les choisir récentes, grosses, bien noires, aromatiques et âcres au goût. Elles sont chaudes et dessiccatives ; elles atténuent, discutent et fortifient les viscères, sur-tout le cerveau. Leur vertu est de prévenir l'apoplexie et la paralysie, les vertiges et les étourdissemens. Les cubèbes fortifient le cœur et l'estomac, ils aident à la digestion, et résistent à la malignité des humeurs ; ils font aussi cracher, et dégagent le cerveau : ainsi ils ne sont pas seulement alexitères et céphaliques, ils sont encore salivans et stomachiques. La dose est en substance depuis six grains jusqu'à douze, et en infusion depuis une drachme jusqu'à une et demie. Leur huile distillée se donne à deux ou trois gouttes.

Les cubèbes ont donné le nom à l'électuaire *diacubébes ;* ils entrent dans le vinaigre thériacal, et quelques autres compositions alexitères. Quelques-uns leur substituent le poivre de la Jamaïque.

CUCUPHES (*Cucuphae*). Bonnets piqués, garnis de poudres céphaliques, qu'on applique sur la tête des malades pour fortifier le cerveau. Les demi-cucuphes ne diffèrent qu'en grandeur, car ils sont remplis des mêmes remèdes ; ils sont faits pour ceux qui ont la migraine, ou quelque autre maladie qui ne tient qu'une partie du cerveau.

CUCUPHE, ou *Bonnet piqué pour réjouir et fortifier le cerveau.* Cloux de gérofle, canelle, *calamus aromaticus, schœnantum*, iris, marjolaine, romarin, bétoine, sauge, stœchas, de chaque une drachme ; baies de laurier, storax, benjoin, gomme *tacamahaca*, de chaque demi-drachme ; pulvériser grossièrement toutes ces drogues, répandre la poudre également dans du coton cardé, qu'on enveloppe de toile ou de taffetas, pour en former un bonnet ; on le pique par petits carrés, afin que la poudre demeure divisée. Ce bonnet piqué est propre pour réjouir et fortifier le cerveau, pour l'épilepsie, la léthargie, paralysie, apoplexie ; il raréfie, par ses parties subtiles, qui entrent par les pores du crâne, la pituite trop condensée, et il lui donne quelquefois cours par le nez ou par la bouche. On peut ajouter quatre grains d'ambre et autant de musc aux drogues ci-dessus, pour ceux qui ne sont pas sujets aux vapeurs.

CULEN, *ou* Thé à foulon (*Psoralca glandulosa*, Linn.). Arbuste, originaire du Pérou, dont les jeunes branches sont couvertes d'une matière gluante, leur odeur est forte et aromatique ; la saveur des feuilles est aromatique et amère ; les feuilles sont employées en infusion en manière de thé contre toutes les maladies de la peau, et particulièrement contre la gale.

CUMIN (*Feniculum orientale, cuminum dictum*, Tourn.

311. *Cuminum cyminum*, Linn.). Espèce de carvi qu'on cultive dans l'île de Malte, sous le nom d'*anis âcre*, d'où on envoie ici la semence séche, laquelle est chaude est dessiccative ; elle atténue, digère, résout, discute et convient à la colique venteuse, au vertige ; elle excite l'urine : une pincée dans un verre de vin est utile pour arrêter le vomissement et fortifier l'estomac. Trois gros dans trois verres de vin étoient conseillés par les anciens pour la suffocation de matrice. On emploie ce cumin aux mêmes usages que le cumin cultivé, mais à moindre dose, parce qu'il est plus âcre. On doit choisir cette graine récente, bien nourrie, nette, entière, verdâtre, d'une odeur forte et désagréable.

CURCUMA, *ou* Souchet des Indes, Terre-mérité. Safran des Indes (*Curcuma officinarum*, Tourn. 367. *Curcuma radice longa*, Linn.). La racine de cette plante est en usage en médecine : on l'apporte des Indes, de Bengala et de Malabar : elle croît aussi dans l'île de Saint-Laurent. Elle est assez semblable au gingembre, dont elle ne diffère que par la couleur jaune, qui la fait appeler des Portugais *Safran di Tierra*. Cette plante abonde en sel volatil huileux ; c'est un antiscorbutique éprouvé ; elle est aussi apéritive, propre à pousser les mois, les urines, et à déboucher les viscères ; on l'emploie avec succès dans la jaunisse et dans l'hydropisie : la dose est d'un demi-gros en poudre, et d'un gros en infusion. La couleur jaune de cette drogue la rend utile aux teintures et à d'autres sortes d'ouvrages.

CUSCUTE, *ou* Augure de lin (*Cuscuta major, cuscuta minor,* Tourn. 652. *Cuscuta europea et Epithymum*, Linn. 280). Plante qui croît sur les autres herbes, particulièrement sur l'ortie, le lin et le houblon. On se sert de l'herbe avec ses fleurs, sur-tout de celle qui croît sur le lin. La semence entre dans certaine composition pour la rate. Cette plante est dédiée à la rate et au foie ; elle est chaude, séche, abstersive, subastringente et apéritive ; on l'emploie dans les infusions et les décoctions apéritives, hépatiques et laxatives, depuis une pincée jusqu'à trois pour une prise de six ou huit onces de liqueur. Elle corrige l'humeur mélancolique, et convient à la gale, à la jaunisse noire, et aux obstructions du foie et de la rate. L'eau distillée de toute la plante est merveilleuse contre les rougeurs du visage. Langius fait un sirop de cuscute contre les fièvres chroniques. Comme la cuscute tire les vertus de la plante à laquelle elle est attachée, celle qui vient sur le lin est plus humide que les autres espèces ; celle qui croît sur le genêt convient à la rate ; celle du

thym, appelée *épithym*, purge par les selles et par les urines;
et celle de dessus le houblon est salutaire aux maux de la rate.

CYCLAMEN, *ou* Pain de pourceau (*Cyclamen europeum*,
Tourn. Linn. 207). Plante ainsi appelée à cause de sa racine
qui est ample et ronde comme un cercle, ayant la forme d'un
petit pain que les pourceaux aiment beaucoup : elle croît dans
les bois, dans les buissons, à l'ombre. On se sert de sa racine
que l'on cueille en automne ; elle est chaude et dessiccative,
elle découpe puissamment, ouvre, déterge et fait éternuer.
Son usage principal est dans la dureté de l'ouïe, en infusion
dans de l'esprit-de-vin (*alcohol*) : elle sert à chasser la pierre
des reins, à guérir la jaunisse. On a éprouvé que l'eau distillée de la racine, bue à la quantité de six onces avec une
once de sucre, arrête aussitôt le sang fluant de la poitrine,
de l'estomac ou du foie, et consolide les vaisseaux rompus,
s'il y en a. Son jus mêlé aux clystères soulage efficacement
les coliques et les tranchées. L'usage de la racine de cette
plante est plutôt extérieur qu'intérieur.

Son suc, qui est extrêmement âcre, entre dans la composition de l'onguent de *Arthanita* auquel il donne le nom : cet
onguent purge par le bas, lorsqu'on en frotte le bas-ventre,
et fait vomir lorsqu'on en frotte l'estomac. Les purgatifs les
plus violens entrent dans cet onguent ; il est très-résolutif,
et propre pour les tumeurs squirreuses de la rate et du mésentère, lorsqu'il est appliqué sur ces parties : il tue les vers,
et convient aux hydropiques.

La racine de *cyclamen* étant fraîche, est utile pour fondre
les tumeurs scrophuleuses. Quelques-uns, pour la rendre
plus pénétrante, saupoudrent cette racine de sel ammoniac,
après l'avoir écrasée, et l'appliquent ensuite sur les écrouelles et sur les autres tumeurs squirreuses ou plâtreuses.

CYMBALAIRE (*Cymbalaria vulgaris*, Tourn. 169. *Antirrhinum cymbalaria*, Linn. 857). Cette plante, qui croît
contre les murailles humides, les pierres, etc., est astringente et convient pour arrêter les pertes de sang.

CYNOGLOSSE, *ou* Langue de chien (*Cynoglossum majus
vulgare*, Tourn. 139. *Cynoglossum officinale*, Linn. 192).
Cette plante est commune dans les bois et au bord des chemins, proche des murailles à l'ombre ; sa racine et ses feuilles sont en usage comme rafraîchissantes, dessiccatives,
émollientes, pectorales, vulnéraires et astringentes. Dans la
dyssenterie, le cours de ventre, l'ardeur d'urine et la toux
convulsive, la décoction, l'infusion et la tisane faites avec la
racine sont très-utiles : elles adoucissent les humeurs âcres,

arrêtent les pertes de sang et toutes sortes d'hémorragies ; elles
desséchent les ulcères intérieurs, et sur-tout ceux des prostates dans la gonorrhée virulente. On ajoute les feuilles dans
les décoctions et dans les cataplasmes émolliens et résolutifs.
La racine de langue de chien a donné le nom aux pilules de
cynoglosse, dont la vertu est d'adoucir le sang et de provoquer le sommeil ; mais cette propriété est due à l'opium et
à la semence de jusquiame, qui entrent dans ces pilules : la
dose ordinaire de ces pilules est de quatre à cinq grains, dans
lesquels il y a un grain ou environ d'opium.

Tragus recommande l'onguent fait avec le suc de langue
de chien, un peu de miel de térébenthine, pour les gerçures
et les tumeurs du fondement. La décoction de ses racines et
les racines mêmes, appliquées en cataplasmes, guérissent les
tumeurs scrophuleuses. On s'est utilement servi de la racine,
coupée par rouelles, qu'on a mis chauffer sous les cendres,
enveloppée dans une feuille de choux ou de poirée, et appliquée sur le nombril, pendant douze heures environ, dans le
frisson de la fièvre tierce.

CYPRÈS (petit). *Voyez* Aurone femelle.

CYPRÈS (*Cupressus*). Grand arbre toujours vert, qui
s'élève en pyramide, qui croît dans les bois montagneux, et
qu'on cultive dans les jardins. Celui qui croît aux pays chauds
rend de la résine par les incisions qu'on fait à son tronc.

On n'emploie ordinairement en médecine que les fruits
appelés noix de cyprès, et dans les pharmacopées *nuclei vel*
pilulae cupressi, galbulae, galbuli. Ces noix sont fort astringentes, mises en poudre à la dose d'un gros : elles sont aussi
fébrifuges, et on les donne infusées dans du vin blanc à la
manière du quinquina, sur-tout pour les fièvres quartes. Elles
sont propres pour la dyssenterie, pour les hernies, pour arrêter les gonorrhées, pour le crachement de sang, la diarrhée,
le flux d'urine involontaire, prises en poudre à la dose d'un
gros.

Houllier, et après lui Chesneau et Baricelle, prétendent
que les feuilles du cyprès sont bonnes pour la guérison des
écrouelles, des tumeurs œdémateuses et des hernies. On met
en poudre ces feuilles, on les arrose du vin du pressoir ou
d'autre, pour en faire un cataplasme qu'on applique tous les
jours sur la partie malade, jusqu'à parfaite guérison.

D

Dattes (*Dactyli*). Les dattes sont les fruits d'une espèce de palmier qui croît en Afrique et en Egypte. On emploie ordinairement les dattes dans les tisanes pectorales, au nombre de dix ou douze pour deux pintes d'eau, après les avoir mondées de leurs noyaux. Elles sont propres dans le cours de ventre, comme adoucissantes et légèrement astringentes et détersives. Elles fournissent un aliment assez doux, lorsqu'elles sont fraîches et nouvelles : des peuples entiers s'en nourrissent dans l'Orient. La pulpe ou la chair des dattes, cuite dans l'hydromel, et passée par le tamis, est la base de l'électuaire diaphénic, dont la vertu purgative dépend de la scammonée et du turbith : sa dose est jusqu'à une once en lavement, plus communément qu'en potion.

Daucus de Candie. *Voyez* Carotte sauvage.

Décoction (*Decoctio*) se fait, ou pour dissoudre les substances actives et utiles des mixtes dans une liqueur appropriée, ou pour cuire et ramollir les mixtes, en sorte qu'on en puisse tirer les pulpes. Pour procéder par ordre, lorsqu'il faut faire une décoction de plusieurs médicamens, on commence par les plus solides, tels que sont les bois ; après on met les racines et les écorces, ensuite les fruits ; après eux les herbes, les baies et les semences ; les fleurs sont réservées pour la fin. On râpe, on écrase ou on incise bien menu les bois, les racines et les écorces, on fend les fruits, on incise les herbes, on brise les baies et les semences, et on met les fleurs telles qu'elles sont. Cette règle néanmoins n'est pas si générale, qu'elle n'ait ses exceptions ; car un bois de substance spongieuse demande moins de cuite qu'une racine bien compacte ; l'orge entière souffre autant de cuite que les bois ; d'ailleurs les bois et les racines aromatiques ne peuvent pas souffrir une longue coction, sans que les meilleures parties se dissipent ; les écorces, les fruits et les semences aromatiques ne demandent qu'une simple infusion ; la racine de réglisse se met après les herbes, les capillaires en même temps que la réglisse, ou immédiatement après ; les semences froides en même temps que les fleurs ; la fleur de nénuphar souffre presque autant de cuite que les herbes.

Décoction *blanche de Sydenham*. On calcine six gros de la corne de cerf en blancheur, on la pulvérise, et on la mêle

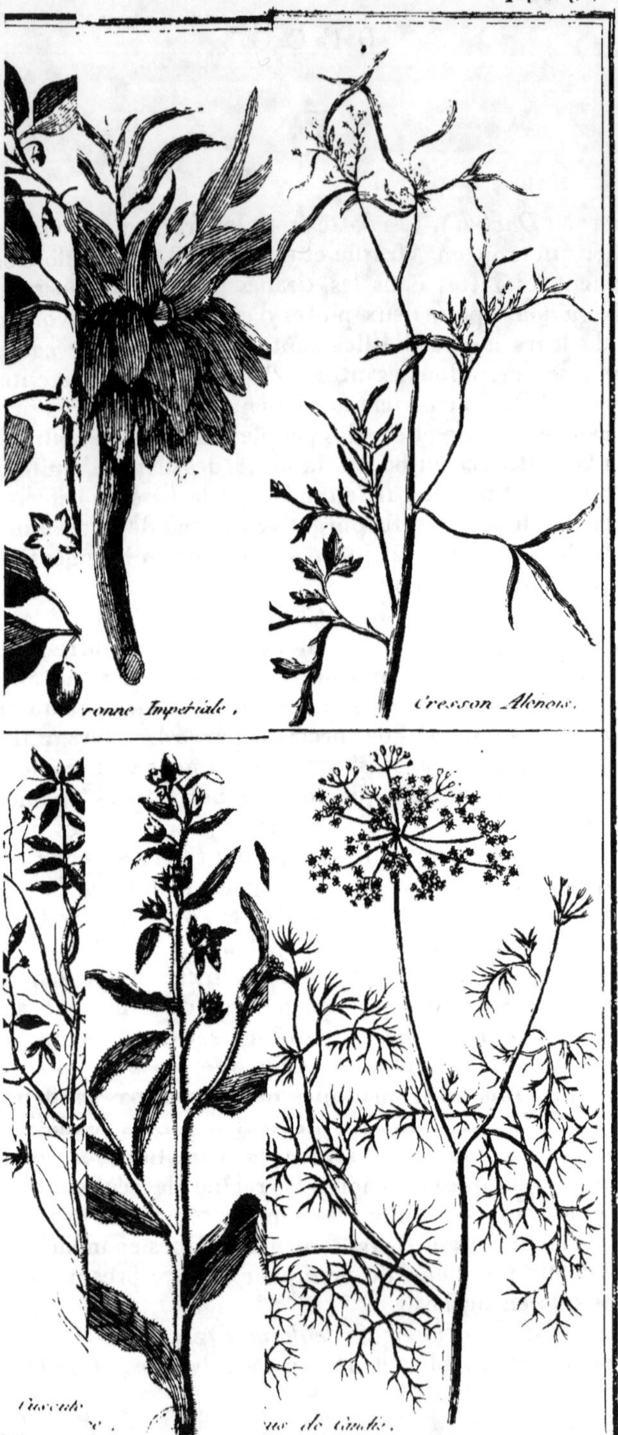
ronne Impériale.
Cresson Alénois.
Cuscute.
ue de Cheval.
G. Renard Direxit.

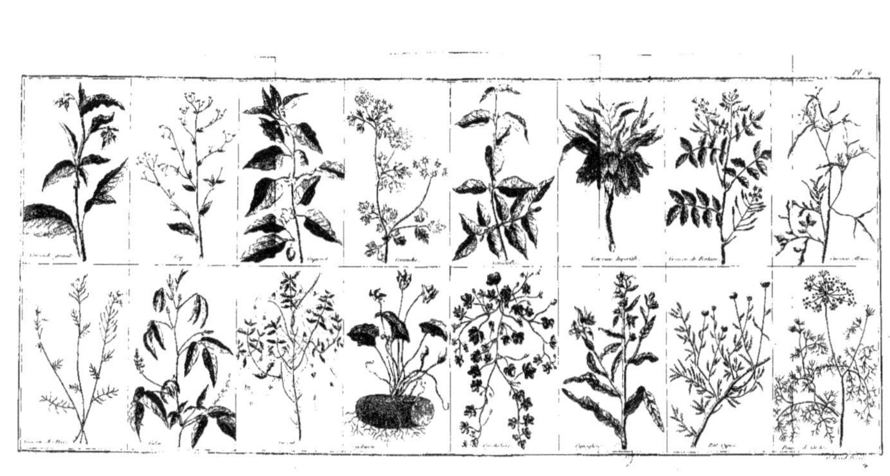

avec deux onces de mie de pain blanc ; on met bouillir le mélange dans trois chopines d'eau, à la diminution du tiers ; on coule la décoction, et on y dissout du sucre fin à la quantité qu'il faut pour lui donner un goût agréable, mais il n'y est pas nécessaire : on pourroit, en place de sucre, employer du sirop de grande consoude ; il seroit plus convenable dans les maladies dans lesquelles on donne cette décoction, qui est en usage en Angleterre : on aromatise avec une demi-once d'eau de fleurs d'oranger. Elle est propre pour la dyssenterie, la diarrhée, le ténesme, le crachement de sang et la toux sèche. Il faut en user dans sa boisson ordinaire, et agiter la bouteille chaque fois qu'on en donnera au malade.

DÉCOCTION *détersive pour les lavemens.* Orge entière, son maigre, feuilles d'aigremoine, de renouée, de bouillon blanc et de plantain, de chaque demi-poignée ; roses, deux pincées ; semence de lin, deux drachmes. Mettre bouillir ensemble dans trois chopines d'eau tous les ingrédiens confusément, jusqu'à ce qu'ils soient cuits ; on coule la décoction avec expression pour s'en servir. Elle est propre pour arrêter le cours de ventre.

Nota. On fait quelquefois des décoctions détersives dans du lait, quelquefois dans du bouillon d'une tête de mouton cuite avec sa peau, et quelquefois dans du bouillon de tripe.

DÉCOCTION *émolliente pour les lavemens.* Feuilles de mauve, guimauve, pariétaire, violier de mars, mercuriale, senéçon, de chaque une poignée ; fleurs de camomille et de mélilot, de chaque demi-poignée; inciser les herbes, les mettre bouillir avec les fleurs dans trois pintes d'eau jusqu'à la consomption du tiers, retirer la décoction de dessus le feu ; et quand elle est presque refroidie, la couler. Elle amollit les humeurs, et les dispose à l'évacuation.

Nota. Si on veut que la décoction soit plus rafraîchissante, on y ajoute de la chicorée, du concombre, de la laitue et du pourpier.

DÉCOCTION *contre le ver solitaire.* Faire bouillir de la graine de pourpier dans une suffisante quantité d'eau, pour une décoction à prendre pendant long-temps.

DÉCOCTION *contre les obstructions et les fièvres intermittantes.* Faire sécher doucement une quantité arbitraire de branc-ursine; faire bouillir dans une suffisante quantité d'eau commune, et lorsque la décoction prend une couleur jaunâtre, on la retire et on y met un peu de levain fait avec la farine de seigle; après quoi on ferme le vaisseau et on laisse fermenter la liqueur. Lorsque la fermentation est faite, la liqueur a une odeur agréable et un goût acide : on la passe à la chausse et on la garde dans un lieu frais.

Décoction *pectorale contre la phthisie pulmonaire.* Ecraser un peu huit gros limaçons et les jeter dans trois eaux chaudes différentes pour les faire dégorger ; ensuite les faire bouillir dans une pinte d'eau jusqu'à réduction de deux tiers : passer le tout avec expression et couper ce liquide avec égale quantité de lait de vache. Partager ce mélange en deux doses qu'on prendra tièdes, une le matin à jeun, l'autre à cinq heures du soir. *Nota.* On peut remplacer les limaçons par la chair des animaux à viandes blanches, comme celle de veau, de poulet, de grenouille, ou par la racine de quelques plantes mucilagineuses, comme celles de guimauve, de mauve, de grande consoude.

Décoction *contre l'hydropisie et la rétention d'urine.* Demi-once des cinq racines apéritives, feuilles de pimprenelle et de cétérach, de chacune une poignée ; écorce de frêne et de sureau, de chacune une demi-once ; baies de genièvre contuses, deux gros : les faire cuire dans deux pintes de vin blanc et prendre la décoction par verre.

Décoction *contre l'ascite ou hydropisie du bas-ventre.* Faire bouillir dans une chopine d'eau et autant de lait de vache, qu'on réduira à moitié, une poignée d'écorce intérieure verte de sureau. Passer ensuite par un linge avec expression, et partager en trois doses qu'on donnera tièdes d'heure en heure ; supprimer la troisième, si les deux premières ont produit d'assez fortes évacuations.

Décoction *contre la pierre et la colique néphrétique.* Faire bouillir légèrement dans deux livres d'eau de fontaine, feuilles d'herniole, avec toute la plante, trois poignées ; ajouter à la colature une once de conserve de fleurs d'oranger, pour prendre par verres.

Décoction *contre la pleurésie.* Faire bouillir dans une pinte de bon vin deux poignées de feuilles d'hysope ; délayer dans la décoction deux cuillerées de miel, dont le malade prendra un verre le matin, ayant soin de se tenir chaudement.

Décoction *contre la dysurie.* Baies d'alkékenge, de genièvre, semences de carotte, de chacun deux gros ; les faire cuire dans un verre de vin blanc, pour prendre dans la dysurie, la pierre et la suppression d'urine.

Décoction *contre les hémorragies de la matrice, ou règles*

trop abondantes. Couper par petits morceaux et faire bouillir dans quatre pintes d'eau , qu'on réduira à moitié , les écorces de trois oranges aigres , qui ne soient pas encore tout à fait mûres. Passer la décoction par un linge , et en donner deux verres tièdes à jeun , à une heure de distance l'un de l'autre. Pour rendre cette boisson plus astringente , on pourroit y éteindre un fer rouge.

· Décoction *contre le diabétès.* Faire bouillir dans trois chopines d'eau commune , qu'on réduira à moitié , deux scrupules de cachou préparé : diviser en quatre doses qu'on prendra tièdes dans la journée , entre les repas , en continuant quelque temps.

Décoction *contre la peste , les fièvres malignes et les maladies vénériennes.* Racines de pétasite , deux onces ; feuilles de reine-des-prés , de chardon-béni, de germandrée , de chacune deux poignées : faire cuire le tout , pendant un quart-d'heure , dans trois chopines d'eau de fontaine : prendre la décoction pour boisson ordinaire.

Décoction *contre les vapeurs.* Faire bouillir dans quatre verres d'eau , qu'on réduira à trois , deux onces de racines d'aunée , séchées et coupées par tranches ; ajouter deux gros de sucre candi et une grosse pincée d'anis vert : passer cette décoction , et en prendre un verre le matin à jeun pendant quelque temps.

Décoction *contre les hémorroïdes.* Faire cuire dans une suffisante quantité d'eau , racines et feuilles de scrophulaire , et en faire usage pour boisson ordinaire.

Décoction *vulnéraire.* Racines de grande consoude , une once ; feuilles de pyrole , de sarriette , de bugle , de chacune deux poignées ; fleurs de millepertuis et de roses rouges , de chacune une pincée : avec une pinte de vin blanc , faire une décoction vulnéraire.

Décoction *contre les fleurs blanches , autrement la leucorrhée , ou catarrhe de la matrice et du vagin.* Faire bouillir légèrement , et réduire à un bon verre , dans une chopine de lait de vache , une poignée de sommités fleuries d'ortie blanche , et environ un scrupule de canelle concassée, et couler pour une dose à prendre le matin pendant neuf à dix jours.

Décoction *contre la goutte.* Faire bouillir , dans une pinte d'eau , pendant quelques momens , une poignée de treffle d'eau ; prescrire cette décoction en guise de tisane à la personne attaquée de la goutte.

Décoction *tempérante contre les inflammations de la poitrine et du bas-ventre.* Faire bouillir dans trois chopines d'eau, qu'on réduira à une pinte , une poignée de la plante appelée *arnica* par les Allemands, et en Lorraine, *tabac des Vosges*, et s'en servir pour boisson ordinaire.

Autre décoction. Feuilles de pourpier et de laitue , de chacune une bonne poignée ; fleurs de tussillage , de bouillon blanc et de nénuphar , de chacune une pincée , faire bouillir le tout dans deux pintes d'eau , qu'on réduira à trois chopines ; couler et ajouter à la décoction une once et demie de sirop de tussillage , pour une décoction tempérante à prendre tiède , à la dose d'un grand verre , de trois heures en trois heures.

DÉCOCTION *contre l'hydropisie.* Faire bouillir, dans de l'eau de fontaine, de l'écorce d'orme en suffisante quantité , et en prescrire la décoction.

DÉCOCTION *contre les douleurs qui suivent l'accouchement , et contre la suppression ou la diminution des lochies.* Faire bouillir une poignée de feuilles d'armoise dans trois chopines d'eau, qu'on réduira à deux ; vers la fin de l'ébullition, ajouter une poignée de feuilles et de fleurs de camomille romaine. Couler la décoction et la donner tiède par verres, toutes les heures , en ajoutant quelques gouttes d'eau de canelle , s'il y a de la foiblesse. En même temps il faut renfermer le marc des herbes entre deux linges et l'appliquer le plus chaudement possible sur l'hypogastre , ou la partie inférieure du bas-ventre.

DÉCOCTION *contre l'asthme et l'oppression de poitrine.* Boire pendant six semaines de la décoction de raves , le matin à jeun , à la quantité de quelques verres.

DÉCOCTION *contre l'asthme humide et la toux glaireuse.* Faire bouillir légèrement ,' pendant un quart d'heure , dans trois demi-setiers de vin ou d'eau miellée , une poignée de thym , dont on boira le matin à jeun, à la dose d'un petit verre.

DÉCOCTION *contre l'épilepsie.* Gui de chêne , deux onces ; racine de pivoine mâle , une once : les faire bouillir dans trois pintes d'eau réduites à deux ; ajouter sur la fin de la racine de grande valériane écrasée , une demi-once ; des fleurs de muguet , de tilleul et de caillelait jaune , de chacune une pincée ; passer ensuite le tout , avec expression , et ajouter du sirop de pivoine simple , deux onces, pour une décoction anti-spasmodique , à prendre tiède à la dose de trois ou quatre verres dans le jour.

DÉCOCTION *contre les contusions internes causées par des chutes, des coups, ou tout autre accident.* Faire bouillir dans deux pintes d'eau, qu'on réduira à trois chopines, des feuilles de lierre terrestre, de plantain, de mille-feuille, de chacune deux gros. Passer ensuite la liqueur par un linge, avec une légère expression, et y dissoudre trois gros de sucre. On en donne à boire une tasse tiède quatre fois par jour, et on continue quelque temps.

DÉCOCTION *apéritive.* Racines de chiendent, de petit houx et d'asperges, de chacune une once; feuilles d'aigremoine et de chicorée sauvage, de chacune deux poignées : faire bouillir, dans deux pintes d'eau commune qu'on réduira à trois, pour une décoction.

DÉCOCTION *pour résoudre les obstructions.* Racines de chardon-robert et de chicorée sauvage, de chacune deux onces; feuilles d'aigremoine, de scolopendre, de capillaire, de buglose, de cerfeuil, de chacune une poignée; sommités d'absinthe, fleurs de souci, de chacune deux pincées : faire une décoction, avec suffisante quantité d'eau de rivière, pour six doses, dans chacune desquelles on délayera une once de sirop des cinq racines apéritives : on donnera les six doses à des distances convenables.

DÉCOCTION *éprouvée contre les squirrhes et les tumeurs dures de la rate.* Prendre de la fougère avec sa racine, sabine, absinthe, de chaque quantité suffisante; faire cuire le tout dans de l'eau tirée de l'auge des forgerons, jusqu'à la diminution du tiers; ajouter de petits raisins séchés, pour donner à la décoction une saveur agréable, seulement à la fin, parce que les raisins s'aigrissent en cuisant trop : couler le tout. La dose est d'un verre en se mettant au lit.

DÉCOCTION *contre la suppression d'urine.* Gratteron frais, une poignée; faire bouillir, dans une pinte d'eau commune, jusqu'à diminution d'un quart, et partager la décoction en trois prises à prendre à distances convenables.

DÉCOCTION *pour les maux de tête.* Faire bouillir dans une pinte d'eau commune une poignée de feuilles de bétoine, y ajouter réglisse ratissée et pilée, un demi-gros, et en prescrire la colature dans les maux de tête.

DÉCOCTION *contre le calcul.* Fleurs de camomille ordinaire, deux poignées; verser par-dessus une pinte de vin blanc; digérer sur les cendres chaudes pendant deux heures; passer l'infusion, en exprimant fortement, et la verser sur deux autres poignées de fleurs de camomille; digérer de nouveau sur les cendres chaudes pendant le même temps, exprimer fortement, verser la liqueur sur de nouvelles fleurs pour la troisième fois, et macérer de la même manière : faire enfin bouillir légèrement et passer cette décoction pour la dernière fois. Le malade en prendra deux ou trois cuillerées dans un petit verre de vin chaud.

Décoction *contre l'hydropisie commençante et les maladies de la peau.* Feuilles et sommités d'eupatoire d'Avicène, deux poignées ; fumeterre, une poignée : faire bouillir légèrement dans une pinte de petit-lait, et faire prendre cette décoction au malade.

Décoction *contre le tremblement des membres.* Faire bouillir dans suffisante quantité d'eau commune, réduite à une pinte, racines d'aunée, de bardane et de fenouil, de chacune une once ; prescrire cette décoction contre les tremblemens des membres occasionnées par des exhalaisons mercurielles.

Décoction *contre le rachitis.* Moëlle blanchâtre de racine d'osmonde, trois onces ; capillaire, une poignée ; faire bouillir dans trois chopines d'eau commune ; donner cette décoction dans cette maladie.

Décoction *pour la diminution du lait.* Racines de fenouil, trois onces ; graine de fenouil, une demi-once ; fleurs de sureau, une poignée : faire bouillir dans deux pintes d'eau commune réduites à trois chopines, et donner cette décoction pour boisson ordinaire.

Décoction *contre la jaunisse.* Mettre dans un pot de terre neuf, avec une pinte de vin blanc, une livre de bois de morelle découpé par morceaux ; couvrir exactement le pot : faire bouillir à un feu doux, jusqu'à réduction d'un tiers : prescrire cette décoction au malade, à la dose d'un verre, matin et soir.

Décoction *contre la jaunisse invétérée.* Faire bouillir dans une chopine de bière, jusqu'à réduction de moitié, une poignée de pulmonaire de chêne (*lichen pulmonarius*). Le malade en prendra une douzaine de cuillerées chaudes, matin et soir pendant neuf jours.

Décoction *contre la sciatique et la goutte.* Ivette et germandrée, de chacune une poignée ; sommités de petite centaurée, une demi-poignée : faire bouillir dans trois chopines d'eau réduites à deux. Donner cette liqueur chaude, à la dose de quatre onces, quatre fois le jour.

Décoction *diurétique.* Pois chiches rouges, une demi-once ; tiges de fèves brûlées, une poignée ; racines de chiendent et de persil, de chacune deux onces : faire bouillir dans

deux

deux pintes d'eau commune réduites à une pinte; ajouter à la décoction sirop de guimauve et de fenouil une once et demie.

Décoction *béchique et vulnéraire contre les ulcères du poumon*. Racines de grande consoude et de guimauve, de chacune une demi-once; feuilles nouvelles de langue de cerf, de pyrole, de véronique, de pervenche, de sanicle, de lierre terrestre, de bugle et de capillaire, de chacune deux bonnes pincées; fleurs de petite centaurée, de bouillon-blanc et de millepertuis, de chacune une pincée : faire bouillir le tout dans trois pintes d'eau commune réduites à deux; ajouter à la décoction du sirop de pas-d'âne, quatre onces, pour une décoction à prendre tiède, à la dose d'un verre, de trois heures en trois heures, dans le crachement de sang, les ulcères du poumon et autres ulcères intestins.

Décoction *pour les enfans attaqués de fièvres lentes avec douleur du bas-ventre*. Racines de chiendent, de fraisier, de chacune une once; faire bouillir dans trois chopines d'eau commune, réduites à deux; ajouter sur la fin feuilles d'aigremoine, d'alleluia, de chacune deux poignées; donner la décoction par verre, de trois heures en trois heures.

Décoction *contre la toux et l'effervescence du sang*. Faire bouillir dans de l'eau pure deux onces d'orge entier; jeter ensuite cette eau, après quoi verser suffisante quantité d'eau nouvelle, faire bouillir à un feu doux jusqu'à réduction, passer sans exprimer; ajouter une once de sirop rosat, et donner cette décoction pour boisson ordinaire dans la toux et les maladies inflammatoires.

Décoction *contre la leucophlegmatie et la bouffissure universelle*. Faire bouillir dans trois demi-setiers de vin rouge, à la réduction de deux verres, que le malade prendra tièdes, le matin à jeun, à deux heures de distance l'un de l'autre, restant dans le lit et s'y tenant bien couvert, une poignée de feuilles de romarin : cette décoction a souvent réussi contre ces maladies.

Décoction *contre la dyssenterie*. Faire bouillir dans une pinte de lait, à la réduction de moitié, une poignée de nummulaire; couler le tout par un linge, et y ajouter du sirop de grande consoude, une once et demie, pour donner en trois tasses, à trois heures de distance l'une de l'autre.

Décoction *contre les fièvres intermittentes*. Faire bouillir dans deux bons verres de vin blanc vieux, à la réduction de moitié, trois gros de semences de panais de jardin, concassées ; couler et exprimer fortement pour une dose à prendre tiède dans les fièvres intermittentes , quatre ou cinq heures avant l'accès ; le malade restera dans son lit bien couvert : ce qui se répétera cinq ou six fois de la même manière.

Autre. Prendre des racines de panais cultivés , lavées et non ratissées , deux poignées ; les couper par tranches et les faire bouillir pendant quelques minutes dans une chopine de vin blanc , les faisant infuser ensuite pendant la nuit sur des cendres chaudes ; couler le lendemain avec forte expression , et partager le tout en trois doses à donner tièdes de quatre heures en quatre heures , dans l'intermission des fièvres.

Autre. Faire bouillir de l'écorce de prunier sauvage , et en donner pendant plusieurs jours pour boisson ordinaire.

DÉCOCTION *pour déterger les ulcères.* Sommités d'androsemum ou toute-saine , de millepertuis et de petite centaurée , de chacune une poignée ; semences de toute-saine et de millepertuis , de chacune deux gros ; les piler et les faire bouillir pendant une demi-heure dans une chopine et demie d'eau ; laver avec cette décoction les ulcères sordides. Le suc d'illécébra ou son eau distillée est aussi très-vanté pour le même usage.

DÉCOCTION *vermifuge.* Racines de chiendent , une once ; sommités de petite absinthe , une demi-poignée ; fleurs de pêcher , une pincée ; les faire bouillir pendant un quart-d'heure dans six onces d'eau de fontaine ; on délayera dans la décoction une once de sirop de limon.

Autre. Faire bouillir dans trois chopines d'eau , et réduire à une pinte , une once et demie de racines de raifort sauvage , pour une tisane.

DÉCOCTION *contre la peste.* Racines de pétasite , une demi-once ; feuilles d'ulmaire , de chardon-béni et de chamœdris, de chacune une demi-poignée ; fleurs de calendule et de pavot rouge , de chacune une pincée : les faire cuire dans trois chopines d'eau de fontaine pendant un quart-d'heure , pour boisson ordinaire.

DÉCOCTION *contre la colique néphrétique.* Faire bouillir légèrement trois feuilles d'herniole dans une pinte de vin blanc ; ajouter à la décoction une once de conserve de fleurs d'oranger , pour prendre de temps à autre par verres.

Autre. Baies de genièvre , une once ; racines de lis et d'althæa , de chacune demi-once ; semences de lin , deux gros ; sommités de millepertuis , une pincée : les faire bouillir pendant un quart - d'heure dans trois chopines d'eau.

Ajouter à la décoction une chopine de vin blanc, pour boisson ordinaire.

DÉCOCTION *pectorale et stomacale*. Orge mondé, demi-once, jujubes et sebestes, de chaque une douzaine ; raisins mondés de leurs pepins, six drachmes ; figues bien nourries et dattes sans noyau, de chaque une demi-douzaine ; feuilles de scabieuse et de pulmonaire, de chaque une poignée ; hysope, polytric et fleurs de pas-d'âne ; de chaque une pincée, réglisse deux gros ; faire la décoction du tout dans trois chopines d'eau de fontaine réduite en bouillant sur un feu clair aux deux tiers, selon la manière suivante. On fait bouillir un bon quart-d'heure l'orge mondé dans l'eau, puis on y ajoute les dattes, les raisins, les jujubes et les sebestes incisés. On fait bouillir ces fruits avec l'orge pendant un nouveau quart-d'heure, puis on y ajoute la scabieuse, la pulmonaire et l'hysope incisées ; on les y fait bouillir un nouveau quart-d'heure, après quoi on y ajoute la réglisse raclée et bien écrasée, le polytric et le pas-d'âne ; et après leur avoir donné un petit bouillon, on ôte la décoction du feu, et on la coule, lorsqu'elle est à demi-refroidie.

DÉNOMINATIONS *usitées en médecine, expliquées.* Lorsqu'on trouve dans quelque recette les *cinq racines apéritives ordonnées*, il faut prendre celles d'ache, d'asperge, de *bruscus* ou petit houx, de fenouil et de persil. Plusieurs autres racines sont aussi apéritives, et aussi en usage que celles-là, comme celles de *gramen* ou chiendent, d'arrête-bœuf, d'*eringium* ou chardon-roland, de fougère mâle, de fraisier, de guimauve ; mais il a plu aux anciens de fixer ainsi ce nombre de cinq racines apéritives.

Les cinq capillaires sont ; l'*adiantum* blanc appelé *capillaire de Montpellier*, l'*adiantum* commun ou noir, le cétérach, le polytric, et la *salvia vita*, ou *ruta muraria*. On y ajoute une sixième espèce, qui est la *lingua cervina*, appelée ordinairement *scolopendre*.

Les *herbes émollientes* communes sont : la bette ou poirée, la branc-ursine, la guimauve, la mauve, la mercuriale, la pariétaire, l'arroche, le seneçon, le violier de mars, et le lys.

Les *quatre fleurs carminatives*, ou propres pour chasser les vents, sont celles d'aneth, de camomille, de matricaire et de mélilot.

Les *trois fleurs cordiales*, sont celles de bourrache, de buglose et de violette.

13..

Les *quatre grandes semences chaudes* sont celles d'anis , de carvi , de cumin , de fenouil.

Les *quatre petites semences chaudes* sont celles d'ache , d'ammi , de *daucus* , de persil.

Les *quatre grandes semences froides* sont celles de citrouille, de concombre , de courge et de melon.

Les *quatre petites semences froides* sont celles de chicorée , de laitue , d'endive et de pourpier.

Les *cinq fragmens précieux* sont la cornaline, l'émeraude, le grenat , l'hyacinthe et le saphir.

Les *eaux céphaliques* qui fortifient le cerveau sont celles de basilic , de jasmin , de mélisse , de romarin, de sarriette, de sauge , de fleurs de bétoine , de calament, de marjolaine ; d'œillet , d'oranger , de pivoine , de primevère , de roses , de stœchas.

Les *eaux ophtalmiques* qui remédient aux maux des yeux sont celles de chélidoine, de morelle , de mouron à fleur rouge, de fenouil , de plantain , d'euphraise, de rue , de verveine, de fleurs de bluets , de chicorée sauvage , de roses.

Les *quatre eaux anti-pleurétiques* sont celles de chardon-béni , de coquelicot , de pissenlit et de scabieuse. On y pourroit joindre celles de bourrache , de buglose , de gratteron ; au défaut de l'eau de ces trois dernières plantes, leur jus pris à la quantité d'un verre fait suer , et guérit la pleurésie ; ce qui a été éprouvé plusieurs fois avec succès.

Les *eaux pectorales* qui fortifient la poitrine sont celles de bourrache , de buglose , de coquelicot , de capillaire , d'hysope , de marrube blanc, de scabieuse , de tussilage , de violettes.

Les *quatre eaux cordiales* sont celles de buglose , de chicorée, d'endive et de scabieuse. On pourroit y joindre plusieurs autres eaux de la même vertu, comme celles d'alléluia, de cerises noires , de chardon-béni , de mélisse , de *morsus diaboli* , d'oseille , de scorsonère , de souci, d'*ulmaria*.

Les *eaux alexitères* qui résistent aux venins et à la peste sont celles d'angélique, de basilic, de citron , de genièvre, de lierre, de noix vertes , de gentiane, d'orange , de rue, de *scordium*, de scorsonère, de tormentille ; elles sont aussi cordiales.

Les *eaux stomachiques* qui fortifient l'estomac sont celles de balaustes récentes , de menthe , de roses rouges.

Les *eaux hépatiques* qui fortifient le foie sont celles d'aigremoine , de capillaire, de chicorée, de fumeterre, de pourpier, de laceron , de roses blanches.

Les *eaux spléniques* qui fortifient la rate sont celle de cuscute, de muguet, d'*hemionitis* , de pommes de reinette, de scolopendre, de tamaris, de thym, de fleurs de genêt, de houblon.

Les *eaux néphrétiques* qui fortifient les reins et chassent, par les urines, les humeurs et flegmes qui causent les obstructions et la gravelle, sont celles d'alkékenge, d'arrête-bœuf, de chèvre-feuille, de concombre, de gousses de féves, de mauve, de melon, de raifort, de valériane.

L'*eau* d'*ulmaria* provoque la sueur, et celle de pourpier tue les vers.

Les *trois huiles stomachiques* sont celles d'absinthe, de coing et de mastic. Ou en trouveroit d'autres qui auroient encore plus de vertu pour fortifier l'ectomac, comme celles de girofle, de laurier, de *macis*, de muscade.

Les *trois onguens chauds* sont ceux d'Agrippa, d'althæa et le nerval.

Les *quatre onguens froids* sont l'*album Rhasis*, le cérat de Gallien, le *populeum* et l'onguent rosat.

Les *quatre onguens ordinaires aux chirurgiens* sont le *basilicum*, qui digère et mûrit, le vert des apôtres qui mondifie, le doré qui incarne, et le blanc qui cicatrise.

Les *quatre farines* sont celles de féves, de lupins, d'orge et d'orobe. On y joint souvent celle de fénu-grec, de froment, de lentilles et de lin.

On ordonne plusieurs fruits au nombre, qu'on désigne par *N*, ou par paire, désignés *par*. Lorsqu'on trouve divers médicamens décrits dans une même recette, et qu'après quelques-uns ou trouve le mot de *ana*, ou *ā ā*, il faut entendre de chacun la quantité ordonnée. Par *s a* ou *ex arte*, il faut entendre, *suivant les régles de l'art*. Par *q s* il faut entendre *quantùm satis*, c'est-à-dire, *autant qu'il en faut*.

DENTELAIRE (*Plumbago europea*, Linn.). Cette plante vivace croît dans l'Europe méridionale, et particulièrement aux environs de Montpellier. Ses feuilles et sa racine sont d'une saveur très-âcre, et la dernière a une odeur aromatique. Avec cette plante on fait un remède certain *contre la gale*. Piler dans un mortier de marbre deux ou trois poignées de sa racine, jeter dessus une livre d'huile bouillante qu'on remue avec les racines pendant trois ou quatre minutes : passer le tout à travers un linge, et l'exprimer fortement ; on forme un nouet avec la racine restée sur le linge. Pour faire usage du remède, il faut que l'huile soit bien chaude ; on y trempe alors le nouet avec lequel on agite le dépôt qui s'est formé au fond de l'huile, et on s'en sert pour frictionner un peu fortement toute la superficie du corps, en réitérant toutes les douze heures, et continuant lorsqu'il paroît de la gale : on peut se dispenser de tout remède intérieur.

DÉSINFECTANS (les). On nomme ainsi les moyens qui ont la propriété de détruire ou de corriger l'infection des choses intérieures avec lesquelles l'homme est en rapport, telles que l'air, l'eau, les alimens, les vêtemens, etc.

Procédés pour désinfecter l'air d'un espace qui auroit cinquante toises (2,900 pieds cubes) de capacité.

1º Par l'esprit de nitre (*acide nitrique*). Nitrate de potasse, acide sulfurique, de chacun dix gros : mettre la nitrate de potasse dans une capsule de terre cuite, et y verser à froid l'acide sulfurique ; alors la nitrate de potasse se dégage sous forme de vapeurs très-expansibles qui neutralisent tout ce qu'il y a d'infect dans l'atmosphère de l'espace donné.

2º Par l'esprit de sel (*acide muriatique*). Sel marin (*muriate de soude*), douze gros ; acide sulfurique, dix gros : mettre le sel marin dans une capsule de terre cuite, et y verser l'acide sulfurique ; exposer ensuite ce mélange à une douce chaleur. Le sel marin se décompose, et l'acide sulfurique se répand en vapeurs qui désinfectent l'appartement.

3º Par l'acide marin déphlogistiqué (*acide muriatique oxigéné*). Oxide de manganèse pur en poudre, deux gros ; sel marin (*muriate de soude*), dix gros ; acide vitriolique (*acide sulfurique*), six gros ; eau, quatre gros : mêler ensemble, dans une capsule de terre cuite bien dure, l'oxide de manganèse avec le muriate de soude ; verser ensuite dessus l'acide sulfurique étendu dans l'eau : l'acide muriatique se dégage et se répand sous forme de vapeurs en se combinant avec l'oxigène de la manganèse.

Selon l'étendue qu'on a à désinfecter d'après la proportion donnée ci-dessus, on multiplie les appareils ; mais chacun ne doit contenir que la quantité d'ingrédiens détaillés.

Désinfecter l'eau. On la fait filtrer à travers le charbon ; elle reprend sa salubrité ; elle se débarrasse des matières putrides et des odeurs désagréables qui la rendoient dégoûtante et malsaine.

Désinfecter les vêtemens, les papiers, etc. On les expose aux vapeurs de l'esprit sulfureux volatil (*acide sulfureux*), qu'on obtient en brûlant du soufre en plein air ; ou bien on les plonge dans le vinaigre radical (*acide acétique*).

Désinfection d'un cadavre. Arroser la fosse et le cadavre qui y est enterré avec de l'eau de chaux, ou y répandre de la chaux vive réduite en poudre. Si on a des remarques à faire, ou une dissection anatomique pour constater quelque fait, il faut avoir soin de se placer toujours du côté du vent, afin d'en éviter le courant qui passe sur le cadavre infect. *Voyez* Vinaigre des quatre voleurs.

Dictame de crête, *ou* Dictamne (*Origanum creticum, latifolium, tomentosum, seu dictamnus creticus*, Tourn. 199. *Origanum creticum*, Linn. 823). Quoique cette plante ne croisse pas naturellement en France, elle est commune dans les jardins : elle est cordiale et emménagogue. Ses feuilles et ses bouquets de fleurs sont en usage pour les maladies du cerveau et des nerfs, pour celles de la matrice ; car elle pousse les mois, les vidanges et facilite l'accouchement laborieux, au rapport d'Hippocrate et de Pline qui croient qu'elle fait sortir le fœtus mort. Bauhin rapporte une observation de cette nature. Quelques-uns l'emploient dans les fièvres. Les sommités fleuries échauffent et réveillent les forces vitales et musculaires; elles sont indiquées dans les maladies de foiblesse occasionnées par les humeurs séreuses, et particulièrement dans les maladies soporeuses et l'asthme humide, et sur la fin du rhume catarrhal. On donne cette plante en poudre depuis une demi-drachme jusqu'à une; et en infusion dans le vin blanc depuis deux drachmes jusqu'à demi-once. On en donne aussi la teinture à la manière du thé.

Le dictame entre dans la thériaque d'Andromaque le père, et dans celle qui est réformée, dans le mithridat, l'orviétan, le diascordium, dans l'opiat de Salomon, dans le sirop d'armoise de Rhasis, dans la poudre *diaprassii* de Nicolas d'Alexandrie, dans la confection d'hyacinthe et dans la poudre de l'électuaire de safran de mars de Bauderon.

Digitale (*Digitalis purpurea*, Tourn. 165. Linn. 866). Cette plante bisannuelle, qui croît sur les montagnes et dans les lieux exposés au nord, n'est pas dans ce pays d'un usage si familier qu'en Angleterre : Ray rapporte que les gens de la campagne s'en trouvent bien pour l'épilepsie : il faut être vigoureux et robuste pour s'en servir, parce qu'elle purge par haut et par bas avec violence. La manière de s'en servir est d'en faire bouillir deux poignées, avec quatre onces de polypode de chêne, dans suffisante quantite de bière pour une prise ; il faut en continuer l'usage pendant quelque temps, et en prendre deux fois la semaine, particulièrement quand l'épilepsie est invétérée. Parkinson assure aussi que l'onguent fait avec le suc de la digitale est propre pour les tumeurs scrophuleuses. Cette plante est vulnéraire ; on s'en sert beaucoup en Italie pour réunir les plaies et nettoyer les ulcères.

Dompte-venin (*Vincetoxicum*, Lin. 314. *Asclepias albo* *flore*, Tourn. 94). Plante qui pousse plusieurs tiges pliantes et flexibles ; qui croît dans les bois, aux lieux montagneux, rudes et sablonneux. En médecine on ne se sert guères que de sa racine, qui est chaude, hystérique, médiocrement dessiccative, atténuante, alexipharmaque et très-sudorifique. Son principal usage est dans la peste et les maladies venimeuses, dans l'obstruction des mois, dans la palpitation de cœur, la lipothymie. Sa décoction est efficace dans les maladies malignes, pour pousser la malignité dehors par les sueurs ; c'est aussi un spécifique incomparable dans l'hydropisie ascite et l'*anasarca*, et spécialement dans l'ascite, qu'elle guérit par les sueurs. La semence est recommandée contre le calcul. L'usage externe, tant des fleurs, que de la racine et de sa semence, est pour mondifier les ulcères sordides et malins, les morsures des bêtes venimeuses, et pour les ulcères des mamelles ; la prise de la racine est d'une drachme. On distille une eau de la plante entière, et on en fait un extrait avec de l'esprit-de-vin (*alcohol*).

DORONIC (*Doronicum radice scorpii*, Tourn. 187. *Doronicum pardalianches*, Linn.). Cette plante, qui croît sur les endroits élevés, est de peu d'usage dans la pharmacie ; il n'est pas même prudent de s'en servir intérieurement, car les chiens et les autres bêtes à quatre pieds n'en mangent point sans danger : cependant Gessner a osé en faire l'expérience sur lui-même ; et on peut, d'après le témoignage de ce philosophe, en user hardiment : il s'en servoit avec succès dans l'épilepsie et le vertige, la mêlant avec le gui, la gentiane et l'*astrantia*. Quelques-uns, d'après Mathiole, la croient propre aux morsures du scorpion, à cause de la figure de sa racine ; elle entre même dans la composition de quelques remèdes alexitères ; et Ray assure que les gens de la campagne s'en servent pour les vertiges.

On prétend que les danseurs de corde mangent souvent de la racine de doronic pour fortifier leur cerveau et se garantir du vertige. La racine de cette plante est employée dans la poudre de l'électuaire *diambra* de Mésué, dans celle *diamargariti frigidi*, dans celle *diamoschi dulcis* de Mésué, dans l'électuaire *de gemmis* du même, dans le *philonium persicum*, et dans la poudre de l'électuaire *lœtificans* de Rhasis...

DORONIC d'Allemagne, *ou* Arnica (*Doronicum*, *plantaginis folio alterno*, Tourn. 488. *Arnica montana*, Linn.). Cette plante est au nombre des vulnéraires apéritives, d'après Cartheuser, qui paroît en faire un grand cas dans les chutes et dans les contre-coups, lorsqu'il y a lieu de soupçonner du sang extravasé et épanché intérieurement. Il prétend que l'infusion de cette plante , et sur-tout des fleurs qui ont plus de vertu que les feuilles , est capable de diviser l'humeur épanchée, de la disoudre, et de la faire sortir , soit par les urines , soit par une sueur abondante. Il ajoute même que, dans le cas où le sang seroit extravasé et reporté dans l'estomac, il sortiroit par le vomissement ; et dans le cas où le sang seroit répandu dans les intestins , il sortiroit par le fondement ; enfin, qu'il pourroit sortir même par la partie blessée , si elle étoit ouverte.

Cette vertu , quelque merveilleuse qu'elle soit , n'est pas la seule ; l'*arnica ,* selon le même auteur , est encore très-salutaire dans un grand nombre d'autres maladies , dans la gravelle , la néphrétique , la douleur de côté opiniâtre , la goutte , la paralysie , l'hydropisie dans son principe , la cachexie, les fièvres quartes opiniâtres , les épanchemens qui ne cèdent point aux remèdes ordinaires , les obstructions de la matrice , de la rate et des autres viscères , et même dans l'asthme , etc.

Il est bon d'ajouter que l'auteur recommande fort au malade , au cas que ses forces le lui permettent, de marcher dans sa chambre , et de ne pas rester au lit lorsqu'il a pris le remède à dose entière , parce que les douleurs , qui ordinairement surviennent , sont moins vives en marchant qu'en restant couché.

Toute la plante est d'usage , la racine , les feuilles et la fleur ; mais la fleur a plus d'activité et de principes résineux , ce sont ses termes. Une once de fleurs donne un gros et demi d'extrait résineux , et deux gros et un scrupule d'extrait gommeux ; tandis qu'égale quantité de feuilles ne fournit qu'un gros et douze grains d'extrait résineux , et deux gros et demi d'extrait gommeux.

L'herbe et les fleurs se donnent à la dose d'une ou deux pincées en infusion ou en décoction , mais préférablement en infusion dans l'eau bouillante. Sitôt que ce remède est pris , les malades sentent de grandes douleurs dans la partie malade , et sur-tout dans la région de l'estomac, avec une forte envie de vomir, des tranchées si vives dans le ventre , que les malades qui ne sont pas avertis de cet effet croient leur dernière heure venue : enfin tout se calme par une grande évacuation d'urines, de sueurs, ou même par un vomissement et une évacuation par le bas.

Voilà ce qu'il y a d'essentiel sur l'usage de l'*arnica* dans le traité de Cartheuser. Nous croyons cependant qu'il faut rabattre beaucoup de cet éloge , et sur-tout de la dose du remède : puisqu'il abonde en principes actifs , qu'il excite des vomissemens, des tranchées , une grande agitation dans toute la machine, on doit en user avec prudence et commencer par une dose plus légère. Une plante sèche , sur-tout une plante aromatique âcre et chaude, doit se donner à petite dose , comme à celle de dix ou douze grains d'abord , en augmentant peu à peu. Les Allemands en général dosent un peu trop les remèdes , et sur-tout les purgatifs. On en donne dans les pertes de sang auxquelles les femmes sont sujettes , et véritablement la plupart de ces pertes viennent d'engorgement des viscères ; la circulation est interceptée , suspendue, ralentie ; les vaisseaux deviennent variqueux : et à quoi aboutiroient les remèdes astringens ? à augmenter l'engorgement , le resserrement , et par conséquent à augmenter l'hémorragie ou à produire un squirrhe, un dépôt , et bientôt un abcès , un ulcère , etc.

DOUBLE-FEUILLE (*Ophris ovata* , Linn. 1340). On trouve cette plante dans les bois humides : elle est vulnéraire , détersive ; les gens de la campagne l'estiment pour les vieilles plaies et les ulcères. Ils font infuser toute la plante , racine et feuilles dans l'huile d'olive, et s'en servent ensuite comme d'un baume : quelques-uns la pilent sans façons , et l'appliquent sur le mal.

DOUCE-AMÈRE , *ou* Morelle rampante (*Dulca amara, seu Solanum scandens*, Linn. 264). Espèce de morelle qui pousse des sarmens longs ordinairement de deux ou trois pieds. Elle est chaude , diurétique, anodine , fébrifuge , pulmonique , et tue les vers. Ses feuilles et ses baies sont dessiccatives, digestives , détersives , résolutives , propres pour les obstructions du foie, pour les hernies , pour ceux qui sont tombés de haut, pour dissoudre le sang caillé, étant prises en décoction, ou autrement. On l'emploie en forme de cataplasme sur la tumeur des mamelles causée par la coagulation du lait : le suc efface les taches du visage. Cette plante purge quelquefois violemment par les selles , et par les urines qu'elle rend noires.

E

EAUX DISTILLÉES. Comme la distillation des eaux est nécessaire dans la pharmacie ordinaire , il ne sera question que de celles qui en dépendent.

La distillation est une raréfaction et une exaltation des parties humides, et les plus essentielles des mixtes, réduites par le feu en vapeurs, lesquelles étant montées au chapiteau de la cucurbite, et y trouvant du rafraîchissement, se condensent en gouttes qui descendent dans le récipient.

On fait les distillations, afin de séparer les substances les plus pures des mixtes, et pour les conserver sans qu'elles se corrompent.

On divise les eaux distillées en *simples* et en *composées*; les simples sont celles qu'on tire de la plante sans addition, comme l'eau de plantain, l'eau de rose, l'eau d'oseille. Les composées sont celles où il entre plusieurs espèces d'ingrédiens, comme l'eau alexipharmaque, l'eau de mélisse magistrale, l'eau vulnéraire ou d'arquebusade et autres.

On doit, autant qu'on peut, employer les vaisseaux de verre ou de terre pour la distillation des eaux; mais quand ces vaisseaux ne sont pas assez grands pour beaucoup de matière qu'on veut distiller à la fois, il faut se servir de vaisseaux de cuivre étamés en dedans.

Il y a deux sortes de distillations, une qui se fait *per ascensum*, et l'autre *per descensum*. La première est la plus ordinaire, quand on échauffe la matière par dessous. La seconde est quand on met le feu sur la matière qu'on veut échauffer; alors la vapeur qui en sort ne pouvant point s'élever, se précipite au fond du vaisseau.

Comme les mixtes, dont on tire les eaux, sont de différentes substances, les unes volatiles et les autres fixes, les unes aqueuses ou flegmatiques, les autres séches ou salines, il faut se servir de moyens différens pour enlever par la distillation, autant qu'il se peut, de leurs parties essentielles.

Les eaux distillées peuvent être gardées plusieurs années sans qu'elles se corrompent, parce qu'on en a séparé par la distillation les substances fermentables qui pourroient les faire gâter; mais on doit les renouveler toutes les années, parce que la vertu qu'elles ont tirée de la plante se détruit beaucoup dans l'hiver.

Eau *alexipharmaque*, c'est-à-dire, *qui résiste au venin, en fortifiant la nature.* Ecraser dans un mortier, le mieux qu'il se pourra, deux onces de noix avec leurs écorces dans le temps qu'elles sont bien tendres, comme au mois de juin; choisir les herbes de chardon-béni, de mélisse, de rue, de scabieuse et de *scordium*, de chaque aussi deux onces, dans leur plus grande vigueur; les inciser, et les piler jusqu'à ce qu'elles soient bien en pâte. On les mêle avec les noix , et l'on met le mélange dans une cucurbite de verre ou de grès , on l'humecte avec ce qu'il faut de bon vin blanc, et l'on couvre la cucurbite avec son chapiteau ; on laisse la matière en digestion pendant vingt-quatre heures, puis on fait la distillation au bain-marie , et on garde l'eau dans une bouteille bien bouchée. Elle est propre pour résister au venin , à la malignité des humeurs, pour préserver de la corruption , pour chasser par la transpiration. La dose est depuis une once jusqu'à quatre.

EAU *alumineuse de Liébaut.* Suc de plantain , de pourpier et de verjus , de chacun deux onces : y mêler douze blancs d'œufs , et douze onces d'alun de roche pulvérisé ; mettre le mélange dans un alambic de verre , et en faire distiller l'humidité au feu de sable. Cette eau est très-bonne pour nettoyer les plaies et les ulcères ; comme il ne monte que le flegme de l'alun (*sulfate alumineux*) par cette distillation , si on veut rendre l'eau plus forte , on y dissout deux drachmes d'alun.

EAU *anti-néphrétique.* Deux livres de pariétaire cueillie à une vieille muraille , et une livre d'oignons blancs , hacher le tout ensemble , le mettre dans du vin blanc , le laisser en digestion dix ou douze heures , puis faire distiller le tout. Prendre trois matins de suite un demi-verre de cette eau à jeun , puis en prendre aussi une fois chaque mois à jeun dans le déclin de la lune. User ordinairement de bouillons rafraîchissans , et s'abstenir de manger trop salé.

EAU *d'absinthe.* D'une bonne qualité d'absinthe vulgaire verte , récemment cueillie pendant qu'elle est dans sa plus grande vigueur, prendre les feuilles qu'on coupe , et qu'on écrase bien dans un mortier ; on en emplit environ la moitié d'une grande cucurbite de cuivre étamé en dedans ; on fait cependant une forte décoction d'autre absinthe ; on la coule toute bouillante, et l'on en verse sur l'absinthe pilée , ou bien de l'eau distillée de la même plante de l'année précédente, ce qu'il en faut pour la bien humecter, de peur qu'elle ne s'attache au fond du vaisseau ; on bouche exactement la cucurbite, et on laisse la matière en digestion pendant deux jours , après lesquels on débouche le vaisseau, on le place dans un fourneau , on adapte dessus la tête de mort avec son réfrigérant, on y joint un récipient ; on lutte les jointures, et par un feu modéré on fait distiller environ la moitié de la liqueur ; on laisse alors réfroidir les vaisseaux, on les sépare, ou exprime ce qui est demeuré dans la cucurbite, et l'on y met distiller le suc comme auparavant , jusqu'à ce qu'il n'en reste que

deux ou trois livres , et on garde l'eau distillée dans des
bouteilles bien bouchées.

Elle est propre pour inciser , atténuer la pituite , fortifier
l'estomac , exciter l'appétit , aider à la digestion , provoquer
les mois , abbatre les vapeurs et tuer les vers. La dose est
depuis une demi-once jusqu'à quatre onces.

On peut faire sécher le marc exprimé, et le brûler avec
beaucoup d'autre absinthe. On met tremper les cendres dans
de l'eau chaude , pour en faire une lessive , laquelle étant
bien filtrée , on en fait évaporer l'humidité dans une terrine
de grés, ou dans un vaisseau de verre, au feu de sable ; il reste
un sel qu'on garde dans une bouteille bien bouchée , c'est le
sel d'absinthe.

Il est fort apéritif , propre pour lever les obstructions du
foie , de la rate , du mésentère, pour exciter l'urine , pour
la jaunisse, l'hydropisie , les mois retenus. La dose est
depuis six grains jusqu'à une demi-drachme , délayés dans de
l'eau d'absinthe.

On peut clarifier la liqueur demeurée au fond de la cucurbite après la distillation , et en faire évaporer l'humidité jusqu'à consistance de miel ; ce sera l'extrait d'absinthe, qui est
apéritif, et propre pour les maladies hystériques. La dose est
depuis un scrupule jusqu'à une drachme , délayé dans sa
propre eau , ou pris en bol.

On peut faire encore une eau d'absinthe plus spiritueuse, en
arrosant ou humectant l'absinthe pilée avec du vin blanc ,
et la mettant distiller au bain-marie ou au bain de vapeur.

Nota. Par les mêmes méthodes on tire les eaux , les essen-
ces , les extraits et les sels de toutes les plantes odorantes
suivantes : l'ache , l'armoise , l'aurone , le basilic , la bétoine , la camomille , le coq de jardin , le cerfeuil , le calament , le fenouil , le genièvre , l'hysope , le laurier , la
lavande , le marrube , la matricaire , le mélilot , l'origan , le
persil , le pouliot , le romarin , la sabine , la sarriette , le serpolet , la mélisse , la menthe , la marjolaine , la rue , la tanaisie , la sauge , le *scordium* , l'yèble.

Eau *de baies de genièvre.* On pile bien dans un mortier quatre
livres de baies de genièvre des plus grosses, mûres, nouvelles,
ou cueillies dans l'année , et on les met dans une grande
cucurbite de cuivre étamé ; on verse dessus six pintes d'eau
chaude , on place le vaisseau dans un fourneau , on y adapte
sa tête de mort étamée en dedans avec son réfrigérant et son
récipient , on lutte les jointures , et on laisse la matière en
digestion pendant trois jours : on la fait ensuite distiller par un

feu de charbon assez fort ; il sortira dans le récipient de l'eau spiritueuse , et un peu d'huile qui nagera dessus. Quand le récipient est plein, on le retire, et on sépare , par le moyen d'un petit coton, l'huile éthérée (*huile volatile*), qui nage dessus ; on la garde dans une bouteille bien bouchée.

Elle est propre pour fortifier le cerveau et l'estomac, pour atténuer la pituite grossière, pour la pierre, exciter l'urine , pour la douleur néphrétique , la colique venteuse , tuer les vers , résister à la corruption , et contre le scorbut. La dose est depuis une goutte jusqu'à six. L'eau a les mêmes vertus. Sa dose est depuis une once jusqu'à six.

On peut mettre à la presse ce qui est demeuré dans la cucurbite ; et ayant passé la liqueur exprimée au travers d'un blanchet , on en fait évaporer l'humidité à petit feu , jusqu'à consistance de miel épais ; c'est l'extrait (*extractif*) de geniè-vre , que quelques-uns appellent *theriaca Germanorum.*

Il est propre pour fortifier l'estomac , exciter l'urine et les mois , pour abattre les vapeurs et résister au venin. La dose est depuis un scrupule jusqu'à une drachme.

On peut encore faire une eau spiritueuse de genièvre , en humectant les baies concassées avec du vin blanc , ou avec de l'eau-de-vie , en mettant distiller la matière au bain-marie , ou au bain de vapeurs ; mais alors on ne retire point d'huile séparée , parce qu'elle aura été rectifiée et dissoute par l'es-prit-de-vin (*alcohol*).

Nota. On peut distiller de la même manière tous les mixtes secs odorans , comme baies , semences et bois. On fait aussi un ratafia de baies de genièvre dont on parlera.

EAU *de bluets , ophthalmique ,* dite *casse-lunettes.* Prendre trois livres de fleurs de *cyanus*, qu'on appelle *bluets,* ou *bar-beaux,* récemment cueillies en leur vigueur , les écraser avec leurs calices dans un mortier de marbre , avec ce qu'il faut d'eau de neige pour les bien humecter , les mettre dans une cucurbite de verre ou de grès ; et y ayant adapté un chapi-teau et un récipient, laisser digérer la matière par une cha-leur lente au bain-marie pendant un jour , puis en faire dis-tiller l'humidité ; on expose quelques jours au soleil l'eau distillée dans une bouteille débouchée , puis on la garde.

Elle est propre pour les inflammations et pour les autres maladies des yeux ; elle les rafraîchit, et elle en raffermit les fibres. On s'en sert pour les vieillards , et on l'appelle *eau de casse-lunettes,* parce qu'en éclaircissant la vue , elle em-pêche qu'on n'ait besoin de lunettes : il en faut faire souvent tomber quelques gouttes dans les yeux.

Eau *de canelle*. Choisir une demi-livre de bonne canelle bien piquante, la concasser, et la mettre dans une cucurbite de verre ou de grès, verser dessus trois chopines de bon vin blanc; adapter un chapiteau à la cucurbite avec son récipient, lutter exactement les jointures avec de la vessie mouillée, laisser la matière en digestion pendant deux jours, placer ensuite la cucurbite au bain-marie, et faire distiller toute l'humidité; on a une eau blanche qu'on garde dans une bouteille bien bouchée.

Elle est bonne pour fortifier le cœur, l'estomac et le cerveau; elle chasse et dissipe les vents, elle aide à la digestion, elle se prend depuis une drachme jusqu'à une once.

Eau *de casse simple purgative*. Concasser six onces de casse en bâton, et après en avoir rejeté le bois, en faire bouillir la moëlle et les noyaux dans une chopine d'eau commune ou de petit lait, jusqu'à réduction de deux verres. On passe ensuite la liqueur par un linge avec expression, et on la partage en deux prises, pour les donner tièdes à deux heures de distance l'une de l'autre, en intercalant un bouillon léger entre les deux.

Eau *de fraises*. Bien écraser dans un mortier de marbre, et les mettre dans une grande cucurbite de verre, qu'on place au bain-marie, quatre ou cinq livres de fraises mûres; y adapter un chapiteau et un récipient, lutter les jointures, et, par un feu assez fort, faire distiller ce qu'on peut de l'humidité du fruit, et c'est l'eau de fraises.

Elle est bonne pour fortifier le cerveau, le cœur, pour purifier le sang. La dose est depuis une once jusqu'à trois.

On fait de l'eau de fraises par plusieurs autres méthodes: Les uns laissent fermenter le fruit écrasé pendant trois ou quatre jours, afin que ses principes s'exhalent avant la distillation. Les autres humectent leurs fraises écrasées avec du vin blanc, pour rendre l'eau plus spiritueuse et plus apéritive. D'autres les humectent avec du lait d'ânesse, pour rendre l'eau plus propre à l'embellissement de la peau.

Nota. On peut tirer les eaux de tous les autres fruits succulens, à la manière de l'eau de fraises; savoir d'abricots, de baies de sureau, de cerises, de *berberis*, de citrons, de citrouilles, de coings, de concombres, de cornouilles, de courges, de melons, de mûres, de baies de morelle, de baies d'yèble, de nèfles, d'oranges, de pommes, de prunes, de pêches, de sorbes.

Eau *de frai de grenouilles*. On ramasse au printemps, vers le mois de mars, la quantité qu'on veut de frai de grenouilles bien pur, qui soit assez condensé ou épais, et qui ait peu d'odeur; on en fait distiller l'humidité au bain-marie, en la manière ordinaire, et on expose l'eau distillée au soleil pendant sept ou huit jours, puis on bouche la bouteille.

Crollius décrit une autre manière de distiller *l'eau de frai de grenouilles sans feu*. On remplit un ou plusieurs sacs de toile de frai de grenouilles bien conditionné, comme devant, on les suspend; en les attachant à quelque poteau, on les y laisse long-temps, et l'on y reçoit la liqueur claire qui en découle, jusqu'à ce qu'on en ait assez; on met cette liqueur dans des bouteilles de verre, et on l'expose au soleil, elle s'y purifie, et il s'y fait un sédiment mucilagineux; on sépare l'eau claire par inclination, jetant le sédiment, et on la remet au soleil pour la faire encore purifier; on continue de même jusqu'à ce qu'elle soit claire comme de l'eau commune, alors on la garde; mais elle ne se conserve pas si long-temps que celle qui est distillée par le feu; à la vérité, elle doit être meilleure pour le rafraîchissement et pour l'embellissement de la peau.

L'eau de frai de grenouilles est fort rafraîchissante, condensante, propre pour les hémorragies, pour calmer la douleur de la goutte, les cancers, les érysipèles et les autres rougeurs de la peau. On l'applique extérieurement avec des linges, on s'en sert aussi pour décrasser le visage.

Nota. On distille, comme le frai de grenouilles, le lait, la cervelle humaine, le sang, le miel, la manne, la fiente de vache au mois de mai, dont l'eau est appelée *millefleurs*; l'urine, l'eau de pluie, la rosée de mai.

EAU *de gentiane composée*. On coupe par petits morceaux une livre et demie de racine de gentiane bien choisie, et on la met dans une curcubite de verre ou de grés, avec cinq onces et demie de feuilles et de fleurs de petite centaurée écrasée, on verse dessus six pintes d'excellent vin blanc, on bouche bien le vaisseau, et on le place dans du fumier chaud, ou au bain-marie tiède, pour y laisser la matière en digestion pendant huit jours; ensuite on débouche la cucurbite, on adapte dessus un chapiteau de verre avec son récipient; et ayant lutté exactement les jointures, on fait distiller la liqueur au feu de sable, et on garde l'eau distillée dans une bouteille bien bouchée.

Elle est fébrifuge, propre pour résister au venin, pour purifier le sang. La dose est depuis demi-once jusqu'à trois onces.

EAU *de la Reine d'Hongrie simple*. De fleurs de romarin nouvellement cueillies en leur vigueur, remplir la moitié

d'une

d'une cucurbite de verre, on verse dessus de l'esprit-de-vin
jusqu'à ce qu'il surpasse de deux doigts les fleurs, on couvre
la curcubite de son chapiteau, et on laisse la matière en digestion pendant trois jours : ensuite, y ayant adapté un récipient
et lutté exactement les jointures, on fait la distillation au feu
de sable, et on garde l'eau distillée dans une bouteille bien
bouchée pour le besoin.

Elle est bonne pour la paralysie, l'apoplexie, la léthargie, les
palpitations, maux de cœur et d'estomac. La dose est depuis
une drachme jusqu'à trois. On s'en sert aussi extérieurement
pour le mal de dents, la brûlure, les humeurs froides, contusions, pour fortifier et raffermir les membres débilités,
pour les vapeurs, étant mise au nez, aux tempes, aux poignets, et pour la gangrène.

Nota. On mêle avec les fleurs des feuilles de romarin
pilées et écrasées, si on veut rendre l'eau plus forte. Il ne
faut pas pousser le feu trop fort dans cette distillation, de
peur que l'eau, qui est tout esprit, ne sorte par les jointures que les fleurs ne s'attachent au fond de la cucurbite,
et ne donnent à l'eau une odeur d'empyreume.

Quand on a fait distiller environ les deux tiers de la
liqueur, il est à propos de faire cesser le feu, de laisser refroidir les vaisseaux, de les séparer, de mettre à la presse
ce qui est demeuré dans la cucurbite, pour en tirer la liqueur,
qu'on remet distiller seule, comme devant. Cette dernière
eau, qui contient les parties les plus flegmatiques, n'a pas
tant de force que la première ; mais elle ne laisse pas d'avoir
beaucoup de vertu.

Eʌu *de limaçons.* On lave les limaçons vivans avec leurs
coquilles, puis on les écrase dans un mortier de marbre ;
on les met dans une grande cucurbite de verre, qu'on place
au bain-marie : on verse, sur trois livres de limaçons, une
pinte de lait d'ânesse nouvellement trait ; on brouille bien
le tout avec une spatule de bois ; et ayant adapté sur la
cucurbite son chapiteau avec son récipient, et ayant lutté
les jointures, on laisse la matière en digestion pendant douze
heures, puis on en fait la distillation ; on expose pendant
plusieurs jours au soleil l'eau distillée dans une bouteille de
verre débouchée, puis on la garde.

Elle est humectante, rafraîchissante, propre pour les
rougeurs, pour décrasser le visage, et adoucir les rides de la
peau ; on l'emploie avec de petits linges fins. On peut aussi
en donner intérieurement pour la phthisie, le crachement

de sang, la néphrétique, les ardeurs d'urine. La dose est depuis une once jusqu'à six.

Nota. Quelques-uns font distiller les limaçons écrasés sans addition d'humidité ; d'autres y ajoutent du vin blanc au lieu de lait, et prétendent que l'eau qu'on en tire par la distillation étant bue et continuée, sur-tout lorsqu'on a ajouté du vin blanc, peut dissoudre la pierre de la vessie. Il y en a qui préfèrent pour cette eau les limaces rouges ou grises nues, aux limaçons à coquilles ; mais les uns ne diffèrent pas beaucoup des autres en vertu.

Eau *de mélisse composée.* Prendre six poignées de mélisse nouvellement cueillie dans sa vigueur, pilée dans un mortier, et mêlée avec écorce sèche de citron, noix muscade et coriandre, de chaque une once ; girofle et canelle, de chaque une demi-once, tout bien concassé ; mettre le tout dans une cucurbite de verre, dessus vingt-quatre onces de vin blanc et six onces d'eau-de-vie, adapter le chapiteau et le récipient, lutter les jointures, et laisser digérer la matière pendant trois jours, ensuite faire distiller la liqueur par un feu de sable modéré, au bain-marie, et garder l'eau distillée pour le besoin.

Elle est propre pour l'apoplexie, la paralysie, la léthargie, l'épilepsie, les palpitations et les vapeurs hystériques ; elle fortifie le cerveau, le cœur et l'estomac. La dose est depuis deux drachmes jusqu'à une once. Cette eau est fort estimée et fort en usage.

Eau *de noix vertes.* Prendre une bonne quantité de chatons ou fleurs de noyers, nouvellement cueillies, quand elles sont en leur vigueur ; en piler dix livres dans un mortier, et les mettre dans une grande cucurbite de cuivre ; faire cependant une forte décoction d'autres chatons, la couler avec forte expression, et en verser environ douze livres toutes chaudes dans la cucurbite, ou autant qu'il en faut pour bien humecter les fleurs pilées ; placer le vaisseau sur un fourneau, y adapter sa tête de mort étamée en dedans, avec son réfrigérant et un récipient ; laisser la matière en digestion pendant vingt-quatre heures ; puis ayant mis du feu dans le fourneau, faire distiller environ la moitié de la liqueur ; laisser ensuite éteindre le feu, et les vaisseaux étant refroidis et séparés, exprimer ce qui est demeuré dans la cucurbite, remettre le suc exprimé seul dans l'alambic ; on en fait distiller environ les trois quarts, et on mêle cette eau avec la première.

On prend dix livres de noix, quand elles sont au tiers

de leur grosseur ordinaire et au quinze de juin , selon Fouquet ; on les écrase bien dans un mortier , on fait le reste comme en la distillation précédente , et on mêle les deux eaux distillées, qu'on garde.

Prendre six livres de noix entières , quand elles sont bonnes à confire , ou même en cerneaux , vers le dix de juillet , selon Fouquet, les bien piler dans un mortier , les mettre dans la cucurbite de cuivre , verser dessus l'eau de noix des distillations précédentes , laisser le tout en digestion vingt-quatre heures , puis les faire distiller comme devant. On a l'eau de noix , qu'on expose cinq ou six jours au soleil dans des bouteilles débouchées , pour en dissiper l'humeur empireumatique , puis on bouche ces bouteilles.

Cette eau est sudorifique , propre pour les fièvres malignes, pour la peste , la petite vérole , la colique venteuse , les vapeurs hystériques , pour fortifier l'estomac , pour l'hydropisie , le foie échauffé et les vers dans le corps. La dose est depuis une once jusqu'à sept.

Si après chaque distillation on veut ramasser la liqueur restée dans la cucurbite , il faut la passer par un blanchet , et en faire évaporer l'humidité jusqu'à consistance de miel épais , puis mêler ces trois sucs épaissis ensemble , on aura un fort bon *extrait de noix,* qu'on garde dans un pot.

Il est sudorifique, apéritif, fébrifuge ; il fortifie l'estomac, il résiste à la malignité des humeurs. La dose est depuis un scrupule jusqu'à une drachme en bol , ou délayé dans sa propre eau.

On peut aussi mettre sécher les marcs qui restent dans la presse, les brûler , et en tirer un *sel fixe* alkali par une lessive , en la manière ordinaire.

Il est apéritif et propre pour lever les obstructions. La dose est depuis six grains jusqu'à un scrupule.

Nota. On augmente considérablement la vertu de l'eau de noix , si , avant que de la faire prendre au malade , on y fait dissoudre un peu de l'extrait et du sel de noix ci-dessus.

Eau *de pétasite composée.* Prendre racines de pétasite récentes pilées, une livre et demie; d'angélique et d'impératoire, de chaque demi-livre ; les couper par morceaux et les mettre dans une grande cucurbite de cuivre étamé; verser dessus une pinte de forte bière faite sans houblon , couvrir le vaisseau de son chapiteau et réfrigérant, et après trois jours de digestion faire distiller la liqueur; verser l'eau distillée sur le marc , et la faire distiller de nouveau , réitérant les cohobations , jusqu'à ce que l'eau ait acquis un goût de racines assez fort, alors on la garde dans des bouteilles bien bouchées.

Elle est propre pour résister au venin, pour le scorbut, pour les fièvres malignes. La dose est depuis une once jusqu'à six.

Eau *de plantain*. Prendre une ou deux hottées de grand plantain, nouvellement cueilli quand il est dans sa plus grande vigueur; en piler dans un mortier ce qu'il faut pour en remplir à moitié une grande cucurbite de cuivre étamé par dedans, tirer par expression à la manière ordinaire dix-huit ou vingt livres de suc d'autre plantain, et le verser sur le plantain pilé pour le bien humecter, en sorte qu'il ne s'attache pas au fond du vaisseau pendant la distillation; placer la cucurbite sur un fourneau, la couvrir de sa tête de mort étamée en dedans, et garnie de son réfrigérant qu'on remplit d'eau fraîche; adapter à son bec un récipient, puis mettre un feu de charbon dans le fourneau pour faire distiller l'humidité modérément vîte, en sorte qu'une goutte ne tarde pas à suivre l'autre.

Quand on a tiré environ la moitié de la liqueur, on laisse éteindre le feu; et les vaisseaux étant refroidis, on exprime le marc de la plante, et on le rejette; on remet le suc exprimé dans le même vaisseau, et l'on recommence la distillation, qu'on continue jusqu'à ce qu'il ne reste plus guères de liqueur; on expose l'eau de plantain distillée quelques jours au soleil dans des bouteilles de grès ou de verre debouchées, pour faire dissiper l'odeur d'empyreume qui vient du feu, puis on bouche les bouteilles, et on la garde pour le besoin.

Elle est détersive, astringente, rafraîchissante, propre pour arrêter les cours de ventre, les hémorragies, les gonorrhées. La dose est depuis une once jusqu'à six. On s'en sert aussi extérieurement pour laver les yeux dans les opthalmies, pour les injections détersives et astringentes.

Nota. On peut faire distiller de la même manière les eaux de toutes les plantes qui abondent en flegme humectant et rafraîchissant; et si quelques-unes d'entre elles ne rendent pas leur suc aisément, on en fait une forte décoction, dont on humecte les herbes pilées. Celles qu'on distille de la même manière sont: l'aigremoine, l'argentine, la bugle, la buglose, la bourrache, le bouillon blanc, la grande consoude, l'alkékenge, la grande éclaire, la brunelle, le coquelicot, la mandragore, l'euphraise, la grande marguerite, la mauve, la morelle, la millefeuille, la jusquiame, l'orpin, le nénuphar, le pied de lion, la quintefeuille, la laitue, la joubarbe, le pourpier, la sanicle, la pervenche, la renouée.

Nota. Si les vaisseaux de cuivre par lesquels on fait distiller les plantes n'étoient pas étamés, ils communiqueroient aux eaux une impression de vert-de-gris qui leur seroit fort nuisible, parce que le cuivre est un métal des plus dissolubles. L'étain ne l'est pas tant ; il ne donne rien aux eaux, à moins qu'elles ne soient chargées d'acide ; mais si l'on avoit quelque répugnance à faire passer ces eaux par un alambic de métal, on peut faire distiller les sucs des plantes seuls au feu de sable dans des cucurbites de grès ou de verre des plus grandes, garnies de leurs chapiteaux de verre.

E**AU** *de Quercetan pour la gravelle et le calcul.* Prendre sucs de poireaux, d'oignons et de raifort, de chaque deux livres ; de limons, de pariétaire, de piloselle, de chaque demi-livre ; piler les herbes, chacune séparément, écraser les limons après en avoir séparé la peau ; laisser le tout en digestion quelques heures, et le mettre à la presse pour en avoir les sucs ; mêler ces sucs ensemble dans un grand matras ; on le bouche, et on laisse digérer et fermenter la liqueur pendant cinq ou six jours en un lieu chaud, ensuite on la fait distiller par un alambic de verre ou de grès au feu de sable, et l'on garde cette eau pour s'en servir au besoin.

Quercetan loue beaucoup cette eau pour la diminution du calcul, assurant qu'elle le brise insensiblement, qu'elle incise et dissout la matière mucilagineuse et tartareuse qui engendre la pierre tant dans les reins que dans la vessie, et qu'elle opère sans danger et sans douleur. On la donne depuis une once jusqu'à deux. On peut aussi s'en servir en injection.

E**AU** *de rose.* Prendre des roses nouvellement épanouies, pâles ou blanches, des plus odorantes, cueillies peu de temps après le lever du soleil, en temps sec ; les monder de leurs pédicules, les bien écraser dans un mortier de marbre, les mettre dans la cucurbite, verser dessus du suc d'autres roses semblables, tiré nouvellement par expression, pour les bien humecter, ou bien employer, en la place, du suc de l'eau de rose distillée de l'année précédente, si l'on en a ; placer le vaisseau au bain-marie, ou au bain de vapeur ; le couvrir de son chapiteau garni d'un réfrigérant ; y adapter un récipient, lutter exactement les jointures ; laisser la matière en digestion pendant deux jours, puis en faire la distillation par un bon feu, ayant soin de changer l'eau du réfrigérant à mesure qu'elle s'échauffe : quand on a distillé environ les deux tiers de la liqueur, on fait cesser le feu, et ayant séparé les vaisseaux, on met la matière restante à la presse pour en tirer le suc , qu'on remet distiller comme devant , et on a une bonne eau de rose , qu'il faut exposer quelques jours au soleil dans des bouteilles débouchées , afin d'exciter son odeur , puis les boucher et les garder pour le besoin.

Elle fortifie la poitrine , le cœur et l'estomac. La dose est depuis une once jusqu'à six. On s'en sert aussi dans les collyres pour les maladies des yeux , et pour les parfums.

Eau *de rose rouge.* Si à la place des roses pâles ou blanches on emploie les roses pourprées dans la distillation précédente , l'eau qu'on en tire est astringente , et propre pour arrêter le cours de ventre , le crachement de sang , pour les injections détersives ; elle est même meilleure que la précédente pour les coliques , mais elle n'a presque point d'odeur. Au reste , c'est l'eau de rose la plus convenable pour les maladies dans lesquelles on emploie ordinairement ce remède , et l'on en reçoit de meilleurs effets ; car, selon Lémeri , l'eau de rose bien odorante qu'on emploie par-tout comme la meilleure est laxative , quoiqu'on la donne à dessein de resserrer le ventre : il ne faut pas s'étonner de cette qualité , puisque les roses pâles sont purgatives.

On peut de la même manière tirer les eaux de toutes les fleurs ; mais comme un grand nombre d'entre elles sont trop peu succulentes , pour qu'on en puisse tirer le suc, il faut les humecter avant la distillation avec une infusion forte d'autres fleurs semblables , faite tantôt dans de l'eau chaude, tantôt dans du vin blanc , selon la qualité qu'elles ont.

Pour tirer facilement le suc des roses , il faut , les ayant bien pilées , les laisser fermenter quelques heures à froid, afin que leurs parties visqueuses se raréfient , et soient rendues plus coulantes , ensuite les mettre à la presse dans un linge. Si on les exprimoit dès qu'elles sont pilées , elles rendroient moins de suc , et le linge creveroit.

Eau de rose *per descensum.* Il faut avoir un grand pot de terre dont l'embouchure soit large ; le couvrir d'une toile nette , et le lier d'une ficelle autour du rebord , enfoncer le linge avec la main dans le pot pour y faire une cavité qu'on remplit de feuilles de roses ; poser sur ces roses le cul d'un plat ou d'une terrine qu'on a chauffé, lequel joigne bien avec le haut du pot ; mettre dans cette terrine des cendres chaudes avec un peu de braise pour échauffer les roses : la vapeur qui s'en élève est précipitée par le cul de la terrine , et elle distille au fond du pot ; continuer le même degré de feu , changeant les roses à mesure qu'elles sont sèches , jusqu'à ce qu'on ait assez d'eau de rose.

Eau *de pédicules de roses.* Prendre une bonne quantité de pédicules et de calices de roses qui restent après qu'on en a ôté la fleur , les piler dans un mortier , les humecter avec une forte décoction d'autres pédicules de roses , laisser le tout macérer un jour ou deux , puis faire distiller l'humidité en la manière accoutumée.

Cette eau est détersive, astringente, propre pour les maladies des yeux , pour les injections.

Nota. On distille comme les roses , les fleurs de bourrache, de buglose , de coquelicot , de féves , de jasmin , de lavande, de muguet , de nénuphar , d'orange dite *de naphe ;* de péone ou pivoine , de primevère , d'œillets , de romarin , de sauge , de thym , de tilleul, de tussilage , de violette.

Eau *d'oseille.* Cueillir dans le beau temps une bonne quantité d'oseille tendre , bien verte et dans sa vigueur , avant qu'elle ait monté en graine , la piler et l'écraser dans un mortier de marbre , en remplir environ la moitié d'une grande vessie ou cucurbite , verser dessus beaucoup de suc d'oseille nouvellement tiré par expression , en sorte qu'il surpasse la matière ; faire distiller l'humidité par une chaleur assez forte , en sorte que les gouttes se suivent de près : quand on en a tiré environ la moitié , laisser refroidir les vaisseaux ; mettre à la presse ce qui est resté dans la cucurbite, laisser reposer le suc, le passer par un blanchet , ou le mettre dans une terrine , et en faire évaporer sur un feu lent environ les deux tiers de l'humidité ; transporter ensuite le vaisseau en un lieu frais, et l'y laisser quelques jours en repos , il s'y fait autour de petits cristaux qui sont le *sel d'oseille* (*oxalate acidule de potasse*), on les sépare , et on les conserve.

Si on ne veut point se donner la peine de préparer le sel essentiel de l'oseille , on se contente de mettre évaporer le suc jusqu'en consistance de miel épais, c'est l'*extrait d'oseille.*

On fait sécher le marc qu'on a tiré de la presse , on le joint à beaucoup d'autre oseille séche , on brûle le tout, on en fait calciner les cendres, puis en ayant fait une lessive, on le filtre , on en fait évaporer l'humidité sur le feu ; il reste au fond du sel qu'on garde , c'est *le sel fixe d'oseille.*

L'eau d'oseille est estimée cordiale, rafraîchissante , propre pour les fièvres ardentes et bilieuses. La dose est depuis une once jusqu'à six.

Le sel essentiel d'oseille est incisif , pénétrant , raréfiant ;

il excite l'appétit, il est cordial. La dose est depuis un demi-scrupule jusqu'à une demi-drachme.

L'extrait d'oseille a la vertu approchante de celle du sel essentiel, mais la dose en doit être plus grande ; elle est depuis un scrupule jusqu'à une drachme.

Le sel fixe d'oseille est apéritif, pénétrant, propre pour lever les obstructions. La dose est depuis huit grains jusqu'à une demi-drachme.

Nota. On peut de la même manière faire par la distillation les sels et l'extrait des autres plantes non odorantes salines ; et si de leur nature elles sont trop sèches pour qu'on en puisse tirer le suc, il faut les humecter en les pilant avec une forte décoction de la même plante. On doit distiller ces eaux assez vîte, afin qu'elles puissent enlever avec elles quelque portion du sel essentiel de la plante ; car c'est dans ce sel que consiste toute la vertu des eaux qui n'ont point d'odeur ; par cette raison on ne doit jamais mettre distiller ces plantes au bain-marie, ni au bain de vapeur, qui ne pourroient faire élever qu'un flegme pur. Mais quelque méthode et quelque précaution qu'on puisse observer dans la distillation de ces plantes, il arrive toujours que la plus grande partie de leurs principes actifs et essentiels demeure dans le fond de la cucurbite : c'est pourquoi on feroit mieux de se servir du suc ou d'une forte décoction de la plante, pendant qu'elle est dans sa vigueur, que de son eau distillée : mais quand on n'a plus la plante dans sa force, l'eau distillée peut être mise en usage ; et afin de la rendre plus efficace, on y dissout, lorsqu'on veut la faire prendre, un peu de sel essentiel, ou de son extrait, ou de son sel fixe, et par ce moyen on supplée fort bien au défaut de la plante en vigueur.

Nota. On distille, de la même manière que l'oseille, les plantes suivantes ; savoir : l'alleluia, la *caryophillata*, le *chamepitis*, le cresson, le beccabunga, le chou, la fumeterre, le houblon, le gremil, la petite centaurée, *lapathum acutum*, la bardane, l'endive, le *chamedrys* ou germandrée, l'aunée, le mouron, la moutarde, le chardon-béni, la scabieuse, la pariétaire, la reine des prés, le *cochléaria*, la roquette, le tabac, le millepertuis, le *morsus diaboli*, la scrophulaire, les oignons, la pimprenelle, la scorsonère, le pas d'âne, la primevère, la verveine, la persicaire, le pissenlit, la chicorée, le souci, le raifort et autres semblables.

Il faut exposer ces eaux distillées pendant quelque temps au soleil, la bouteille débouchée, afin que leur odeur empyreumatique se dissipe.

Eau *pour les catarres*. Mettre une livre et demie de sciure de gaïac dans une cucurbite de verre ou de grès, verser dessus une pinte de bière récemment faite, et bien purifiée, boucher le vaisseau, et le placer sur les cendres chaudes pour y laisser la matière en digestion pendant trois jours, puis la faire distiller au bain-marie : garder l'eau distillée dans une bouteille bien bouchée.

Elle est sudorifique, dessiccative, propre pour les catarres, pour les rhumatismes, pour la goutte sciatique. La dose est depuis une once jusqu'à six.

Nota. Si l'on dissolvoit dans cette eau distillée une drachme et demie de sel de gaïac, on la rendroit encore plus salutaire.

Eau *pour les douleurs des gouttes chaudes.* Prendre fiente de bœuf séche, du frai de grenouilles, de chaque une livre, les mêler ensemble, et les mettre dans une cucurbite de verre ; y adapter un chapiteau et un récipient, lutter les jointures, et après quelques heures de digestion, faire distiller l'humidité au bain-marie, et garder cette eau en lieu froid.

Elle est estimée bonne pour appaiser les douleurs des gouttes chaudes où il se rencontre de l'inflammation ; on en imbibe des linges qu'on applique sur les endroits douloureux.

Eau *vulnéraire*, dite d'*arquebusade*. Prendre grande consoude, feuilles et racines ; feuilles de petite sauge, d'armoise et de bugle, de chaque quatre poignées, bétoine, sanicle, grande et petite marguerite, grande scrophulaire, plantain, aigremoine, verveine, absinthe et fenouil, de chaque deux poignées ; millepertuis, aristoloche longue, orpin, véronique mâle rampante, petite centaurée, millefeuille, tabac vert, piloselle, menthe ou baume de jardin ou hysope, de chaque une poignée ; hâcher le tout cueilli le plus en vigueur qu'il se pourra, et bien l'écraser dans un mortier de marbre, le mettre dans un grand vaisseau de terre, verser dessus six pintes de vin blanc, brouiller la matière avec un bâton, boucher le vaisseau, et le placer en digestion dans le fumier de cheval, ou dans un autre lieu chaud pendant trois jours, ensuite le faire distiller par le bain-marie ou de vapeur ; et quand on a tiré environ la moitié de l'humidité, laisser refroidir les vaisseaux, les séparer, et mettre à la presse ce qui est demeuré dans la cucurbite ; remettre distiller le suc exprimé comme devant ; et ayant mêlé la première et la seconde eau ensemble, la garder pour le besoin dans une bouteille bien bouchée. On l'appelle *eau d'arquebusade,* parce qu'elle a été employée avec succès pour les plaies d'arquebuse.

Elle est bonne pour les contusions, pour les dislocations, pour résoudre les tumeurs, pour nettoyer les ulcères, pour résister à la gangrène, appliquée extérieurement ; elle fait venir les chairs, elle fortifie, on s'en peut servir aussi contre les vapeurs. Si on tire le sel fixe du marc séché et brûlé, et qu'on le fasse dissoudre dans l'eau distillée, elle en sera plus détersive et plus résolutive.

Eaux préparées par coction, et par infusion.

Eau *bénite de Ruland.* On concasse demi-once de canelle, on la met avec une once de safran des métaux, (*oxide d'antimoine sulfuré, demi-vitreux*), subtilement pulvérisé, dans un matras ; on verse environ une pinte d'eau de chardon-béni distillée ; on bouche le vaisseau et on le place sur le sable un peu chaud, pour y laisser la matière en digestion deux ou trois jours, on filtre ensuite la liqueur et on la garde.

Elle fait vomir doucement, et purge par bas. La dose est depuis une demi-once jusqu'à deux onces.

Eau *contre la gangrène.* Mettre dans un pot de terre vernissé quatre onces de racines d'aristoloche ronde bien concassée, et huit onces de sucre ; verser dessus trois chopines de vin blanc, couvrir le pot, et laisser la matière en digestion pendant six ou sept heures, puis la faire bouillir à petit feu jusqu'à consomption du tiers de l'humidité, et couler la liqueur pour s'en servir.

Elle est propre pour résister à la gangrène, et pour déterger et fortifier. On en applique des linges imbus, et l'on en seringue dans les plaies ; elle atténue les humeurs grossières et visqueuses.

Eau *de colcothar.* Mettre dans une bouteille de verre double trois chopines d'eau commune avec le poids de douze grains de colcothar : remuer la bouteille bien bouchée de temps en temps, et au bout de dix ou douze heures on peut s'en servir ; cependant dans une nécessité pressante on peut en user, quoique le colcothar n'ait pas infusé si long-temps dans l'eau.

Lorsqu'on veut la mettre en usage, on remue bien la bouteille, on verse de cette eau dans une écuelle de terre qu'on fait chauffer tant que la main la peut souffrir, on applique sur les maux ci-après marqués, soir et matin, une compresse pliée en sept ou huit doubles trempée dans cette eau chaude.

Elle est éprouvée pour l'érysipèle, les contusions, brûlu-

res , chute de fondement et de matrice , pourvu que les ligamens ne soient point rompus, pour les dartres , dépôts d'humeurs sur les genoux, talons, et autres parties dont ils empêchent l'usage; aux enfans qui ne peuvent se soutenir, auxquels
on applique des compresses trempées dans cette eau chaude
sur les reins , sur les genoux et sur les chevilles des pieds ;
aux entorses , foulures et enflures des jambes , aux mains
percluses , aux maux des mamelles , jambes pourries et ulcères , nerfs foibles et engourdis , plaies même enflammées ,
panaris. Si les dartres et les érysipèles ne guérissent pas assez
promptement , on purge le malade avec casse , tamarin ,
rhubarbe , etc.

EAU-DE-VIE *purgative*. Prendre quatre onces d'eau-de-vie
rectifiée qui se connoît lorsqu'une goutte d'huile jetée dedans
va au fond , avec deux drachmes de jalap et autant de scammonée , le tout en poudre, qu'on met dans une fiole de verre
bien bouchée , tenue dans un lieu sec pendant vingt-quatre
heures. La dose est d'une ou deux cuillerées qui purgent
doucement.

EAU *d'extinction de cailloux*. Emplir une marmite de fer
à sec , à deux doigts près, de gros cailloux de pierres à fusil,
lavés auparavant ; la couvrir d'un couvercle aussi de fer qui
ne déborde point , sur lequel on met un poids de deux ou trois
livres , afin que les cailloux ne contractent point un goût de
fumée ; allumer autour de cette marmite un grand feu clair,
égal et de gros bois très-sec, qu'on entretiendra toujours également jusqu'à ce que les cailloux ne fassent plus de bruit ,
sans craindre que la marmite casse ; un demi-quart d'heure
après cette cessation du bruit des cailloux , retirer doucement la marmite de dessus le feu , de crainte de la casser,
et disperser promptement avec des pincettes les cailloux également dans deux ou trois terrines de terre vernissée , dans
lesquelles on a mis également vingt-huit ou trente pintes
d'eau la plus légère, si la marmite contient douze pintes ,
observant cette proportion.

Nota. Si cette eau s'échauffe, en sorte qu'on n'y puisse pas
tenir les doigts sans se brûler, elle sera excellente ; si au contraire elle est moins chaude , ce sera une marque que les
cailloux n'étoient pas assez chauds , et sa vertu sera plus
foible. L'eau étant refroidie dans les terrines qu'on aura couvertes pour empêcher la poussière ou autres ordures de la salir, on la verse par simple inclination dans des cruches de grès,
où elle se conserve mieux qu'en toute autre matière , qu'on
couvre simplement pour empêcher les ordures d'y entrer.

Il faut prendre le matin en se levant un verre de cette eau toute pure, contenant au moins huit onces ; et si entre le lever et le dîner on déjeûne, il en faut prendre encore un verre avec une cinquième ou sixième partie de vin, et continuer à en boire selon sa soif, dans et hors les repas, et pour lors avec un peu de vin quand on veut. Elle est souveraine pour dissoudre et chasser la gravelle, les sables et les glaires des reins, des uretères et de la vessie. Elle ne se corrompt point, elle fortifie l'estomac et ne fait que resserrer le bas-ventre ; ce qui oblige de deux en trois jours à prendre un lavement d'eau de rivière ou autre. Il ne faut user d'aucun autre remède ; la préparation de cette eau a été donnée par une personne qui en a ressenti de très-bons effets sur elle-même.

Eau *divine de Fernel*. Mettre dans une grande fiole, ou dans un matras, douze grains de sublimé corrosif (*muriate de mercure corrosif*) en poudre, et six onces d'eau de plantain ; placer le vaisseau sur le sable ; faire dessous un petit feu pour l'échauffer insensiblement, l'augmenter peu à peu pour faire bouillir doucement la liqueur jusqu'à diminution de la moitié ; retirer alors la fiole de dessus le feu, laisser reposer la liqueur, la filtrer par le papier gris, et la garder pour le besoin.

Elle déterge puissamment ; on l'emploie dans les ulcères vénériens et pour résister à la gangrène, on en lave la plaie avec de la charpie.

Eau *minérale artificielle de du Bé*. Faire fondre à froid dans dix pintes d'eau de fontaine ou de rivière une demi-once de nitre bien épuré ; on réserve cette eau pour l'usage. On connoît par expérience qu'elle produit les mêmes effets que l'eau de Sainte-Reine, laquelle n'emprunte point ses facultés d'autre minéral que du nitre, sans aucun mélange de mercure (*muriate mercuriel doux*), quoique quelques médecins aient soutenu que ce dernier minéral fût le dominant.

Cette eau prise à jeun chaque matin, à la quantité de trois ou quatre verres, lève les obstructions du ventre inférieur, ouvre les abcès du mésentère, des reins, de la vessie, de la rate ; les nettoie quand ils sont ouverts, et procure par ce moyen les mêmes bénéfices que l'eau de Sainte-Reine ; et afin qu'on en tire l'effet tout entier, tant pour les maladies du dehors, que pour celles du dedans, on augmente la dose du nitre, et on en met demi-once sur cinq pintes d'eau qui sert pour nettoyer les gales, gratelles, dartres, ulcères, et même toutes les infections de la peau, en fomentant et bassinant les parties affligées avec un linge trempé dans ladite eau, dont on verra un effet salutaire.

E_AU_ *minérale artificielle pour une personne d'une foible complexion.* Tartre martial soluble (*tartrite de potasse de fer*), sel de Glauber (*sulfate de soude*), de chacun un once ; eau de rivière ou de fontaine, cinq pintes. Faire bouillir le tout ensemble jusqu'à la diminution d'un cinquième : retirer ensuite le vaisseau du feu, et laisser reposer cette eau pendant trois heures ; passer par un linge plié en trois, et mettre la liqueur en bouteilles, qu'on gardera dans un lieu frais.

E_AU_ *minérale artificielle pour les personnes robustes.* Faire infuser vingt-quatre heures, dans une chopine de vin blanc, deux onces de limaille d'acier cru, bien lavée ; passer ensuite par un linge plié en deux au-dessus d'une cruche remplie de six pintes d'eau de rivière ; rejeter comme inutile ce qui sera resté sur le linge, et conserver cette eau dans des bouteilles bouchées et placées au frais.

E_AU_ *opthalmique de du Renou.* Prendre douze onces de vin blanc, autant d'eau rose, deux onces de tuthie préparée, et une once de macis en poudre ; mettre le tout dans une bouteille de verre double bien bouchée, qu'on expose au soleil pendant trois semaines.

Elle est très-efficace pour toutes rougeurs des yeux : elle dessèche leurs larmes et leurs ulcères, et fortifie leurs tuniques.

E_AU_ *phagédénique.* Faire éteindre dans une pinte d'eau de rivière ou de fontaine quatre onces de chaux ; y dissoudre, après qu'elle est claire, deux drachmes de sublimé (*muriate de mercure doux*) en poudre, avec deux onces d'eau-de-vie, et garder cette eau dans une fiole pour l'usage.

Elle est si avantageuse pour la guérison des ulcères, qui consiste toute dans la dessiccation, qu'on en trouve peu qui ne lui cèdent. On la rend plus ou moins forte, augmentant la quantité de l'eau, ou diminuant celle du sublimé ; et lorsqu'on la veut rendre plus efficace pour les gangrènes ou ulcères invétérés, on remue et on agite la fiole avant d'en prendre.

On peut faire l'eau suivante avec plus de facilité, et elle n'a pas moins de vertu. Prendre une pinte de la seconde eau de chaux, y mêler une drachme de sublimé (*muriate de mercure doux*) en poudre, et la garder dans une bouteille de verre pour l'usage, la rendant moins forte, en augmentant la quantité de l'eau selon l'intention.

Nota. On s'abstiendra de se servir de l'eau phagédénique pour les plaies des articles, parce qu'on a remarqué en plus d'une occasion qu'ayant été appliquée aux pieds, elle a causé le flux de bouche et ensuite la mort aux blessés.

EAU *stiptique de Jean-Corneille Weber.* Colcothar, alun (*sulfate alumineux*) brûlé et sucre candi, de chaque trente grains; urine d'une jeune personne, eau rose, de chaque demi-once; eau de plantain, deux onces; agiter le tout ensemble long-temps dans un mortier, puis renverser le mélange dans une fiole. Il faut verser la liqueur par inclination, quand on veut s'en servir.

Si on applique une compresse imbue de cette eau sur une artère ouverte, qu'on tienne la main dessus, elle arrête le sang. On en peut aussi mouiller un petit tampon, et l'introduire dans le nez lorsque l'hémorragie dure trop long-temps. Prise intérieurement, elle arrête le crachement de sang, les dyssenteries, les flux d'hémorroïdes et de matrice; elle est aussi vulnéraire.

La dose intérieurement est depuis une demi-drachme jusqu'à deux drachmes dans une eau de renouée. Quand le sang sort avec trop de vitesse, il faut redoubler la première compresse qu'on a mise sur la plaie, et appuyer un peu avec les doigts pendant une demi-heure. Lémery assure s'en être servi avec succès.

EAU *thériacale préparée sur-le-champ.* En cas qu'on n'eût pas d'eau thériacale dans le besoin, on peut suppléer à son défaut en dissolvant une drachme de thériaque dans trois onces d'eau-de-vie.

Elle est propre pour fortifier les parties nobles, résister au mauvais air, réveiller les esprits, chasser par transpiration les mauvaises humeurs. On s'en sert dans l'apoplexie, la paralysie, léthargie et épilepsie. La dose est depuis une drachme jusqu'à six.

EAU *végétale de frère Ange.* Il faut mettre deux onces de crême de tartre (*tartrite acidule de potasse*) en poudre, dans une terrine ou autre vaisseau de terre; verser dessus deux pintes d'eau bouillante, la remuer avec une spatule de bois l'espace de deux minutes, puis verser doucement de l'eau de tartre calciné ci-après décrite; il se fait une ébullition: continuer de verser jusqu'à ce qu'il ne s'en fasse plus, et que l'eau devienne insipide; quand elle est refroidie et passée, y ajouter pareille quantité de bonne eau simple pour en prendre tous les matins cinq ou six verres dans l'espace d'une heure, observant le régime habituel aux eaux minérales. Si ces eaux végétales ne produisent pas assez d'évacuation, on peut de quatre ou cinq jours y ajouter en infusion dans le premier verre le poids d'une drachme ou deux de séné. On

peut continuer l'usage de ces eaux végétales quinze ou vingt
jours, et même plus, s'il est nécessaire.

Elles sont propres pour le soulagement ou la guérison des
maladies qui dépendent des obstructions du foie et de la rate ;
elles corrigent l'intempérie des entrailles.

Pour calciner le tartre. Mettre dans les charbons ardens
deux livres de gros tartre de Montpellier, l'y laisser jusqu'à
ce qu'il soit blanc, mettre cette calcination dans une terrine,
verser dessus deux pintes d'eau bouillante ; étant refroidie
et passée, elle est disposée pour l'eau végétale.

Eau *végétale plus facile à faire que la précédente.* Faire
bouillir deux pintes d'eau dans un coquemar ; étant retiré du
feu, mettre dedans peu à peu une demi-once de crême de tartre
(*tartrite acidule de potasse*) en poudre, et le poids de deux
drachmes de sel de tartre ; il se fait une ébullition par la rencontre des deux sels, qui se passe à l'instant ; étant refroidie et passée, on en prend deux ou trois verres dans l'espace d'une heure, en observant le régime indiqué.

Eau *végétale en limonade.* Prendre trois verres de belle eau
fraîche, une once et demie de sucre fin en poudre, la moitié
d'un citron coupé menu sans le peler, le poids de deux ou
trois drachmes de sel végétal ; verser deux ou trois fois la limonade dans un autre vaisseau ; étant infusée une heure, la
passer pour la prendre le matin, ou le soir, cinq ou six heures
après le dîner ; on peut manger deux heures après. Si l'estomac des malades ne peut s'accommoder à la limonade, on
peut faire de l'eau de veau ou de poulet, où l'on fait fondre
le sel végétal (*tartrite de potasse*).

Pour faire le sel végétal (tartrite de potasse). Prendre demi-
livre de sel de tartre qu'on met dans une terrine avec une livre
de crême de tartre en poudre (*tartrite acidule de potasse*) ;
verser dessus autant d'eau bouillante qu'il est nécessaire pour
la parfaite dissolution des sels, qui seront filtrés au papier
gris, et évaporés dans une terrine de grès à petit feu ; on aura
un sel végétal très-blanc.

Eau *anti-pestilentielle.* Scabieuse, véronique, bourrache,
buglose, oseille, rue, souci, chardon-béni, de chacun deux
poignées et demie ; roses rouges, trois poignées et demie ;
écorce de citron, une once ; noix vertes, vinq-cinq : piler
le tout et distiller au bain-marie. On fait dissoudre dans
cette eau un gros, ou un gros et demi, d'un électuaire composé de diascordium, de chardon-béni pulvérisé, de sel de
la même plante et de sirop aigrelet de citron. On recommande
cette potion comme préservative contre la peste.

Eau *contre l'hydropisie*. Feuilles de pervenche, de tanaisie et d'eupatoire d'Avicène, de chacune trois poignées ; les piler un peu et les faire macérer pendant vingt-quatre heures dans trois pintes de lait de vache nouvellement trait. Distiller ensuite le tout suivant l'art jusqu'à la concurrence de deux pintes ; laisser le reste dans une cucurbite, et garder la liqueur dans des bouteilles bien bouchées. La dose est de quatre verres dans l'hydropisie formée.

ECLAIRETTE, *ou* petite Chélidoine (*Ranunculus vernus rotundis foliis minor*, Tourn. *Ranunculus ficaria*, Linn.). Cette plante vivace par sa racine croît dans les terrains humides. Ses feuilles et ses racines sont un peu âcres au goût. Les feuilles sont plus résolutives que les racines ; on la met au rang des anti-scorbutiques tempérés ; elle passe pour être émolliente et anti-hémorroïdale, pilée et appliquée sur le mal.

ECREVISSE, *ou* Cancre (*Cancer*). Poisson à écailles, dont il y a deux espèces générales, une de mer, et l'autre d'eau douce. Les écrevisses de mer sont appelées *homards* ; elles sont la plupart beaucoup plus grandes que celles de rivière ; leurs pattes noires, appelées en latin *chelae cancrorum*, sont fort apéritives, propres pour la pierre, pour la gravelle, pour exciter l'urine, pour purifier le sang. Les écrevisses d'eau douce ou de rivière sont connues. Il y en a de beaucoup d'espèces et de grandeurs différentes ; elles sont bonnes à manger et faciles à la digestion. Elles sont propres pour la phthisie, l'asthme, pour atténuer la pierre des reins et de la vessie, exciter l'urine, déterger les ulcères de la gorge, purifier le sang, prises en bouillon ou en substance. Les écrevisses pilées et appliquées tirent les balles et les corps étrangers des plaies, guérissent la brûlure et l'herpe. Les pierres qu'on vend sous le nom d'*yeux de cancres* sont rafraîchissantes, dessiccatives, abstersives, discussives, propres pour adoucir les humeurs trop âcres, pour arrêter le cours de ventre, les hémorragies, le vomissement, pour dissoudre le sang coagulé dans le corps après les chutes violentes, en les donnant en poudre jusqu'à une drachme dans un demi-verre de vin blanc ; auquel cas on doit ajouter des purgatifs et des diurétiques, afin que le sang dissous puisse être évacué par les voies convenables. On les estime aussi propres pour la pleurésie, pour exciter l'urine, pour briser la pierre des reins, pour purifier le sang, étant prises en poudre subtile dans un véhicule convenable. La dose est depuis demi-scrupule jusqu'à deux scrupules ; ou même une dragme en poudre donnée pendant quinze jours

dans

dans du vin blanc ; elles contribuent beaucoup à la guérison des jambes dans les ulcères malins rebelles aux remèdes.

Ecusson (*Scutum*) a pris son nom de sa figure ; c'est un médicament qu'on applique sur l'estomac en emplâtre ou en poudre, sur de la peau, ou dans un sachet fait en forme d'écusson, pour fortifier et échauffer ce viscère débilité, par privation d'esprits, ou par une pituite crasse et indigeste qui enduit sa membrane intérieure : on l'applique aussi sur le cœur.

Ecusson *composé de poudres.* Souchet long, sauge, bois d'aloès, *calamus aromaticus,* de chaque une drachme ; *schaenanthum,* canelle, girofle, noix muscades, de chaque demi-drachme ; roses rouges, marjolaine, absinthe et menthe, de chaque deux drachmes; pulvériser toutes les drogues ensemble grossièrement ; mêler la poudre dans du coton (musqué pour les hommes, et non musqué pour les femmes, de peur des vapeurs) qu'on aura formé en écusson assez grand pour couvrir la région de l'estomac ; envelopper le tout en la même disposition, dans de la toile ou dans du taffetas ; piquer cet écusson par petits carrés, y attacher des rubans aux coins pour le tenir en état, afin qu'étant porté, il reste toujours fixe sur l'estomac. Il fortifie et échauffe le ventricule débilité par trop de rafraîchissement, ou par des glaires qui tapissent ses membranes intérieures, ou par un défaut d'esprits ; il aide à la digestion, il provoque l'appétit, il arrête le vomissement.

Eglantier, *ou* Rosier sauvage (*Cynorrhodon, seu rosa canina,* Linn. 704). Rosier épineux dont il y a plusieurs variétés et couleurs, qui croît sans culture dans les haies et les buissons. Ses fleurs ont les mêmes vertus que les roses franches, excepté qu'elles ont plus d'astriction. On en tire par la distillation une eau propre pour les maladies des yeux. Les fruits, dits *grate-culs,* sont apéritifs par les urines, et astringens par le ventre : on les donne dans la colique néphrétique, pour atténuer la pierre des reins et de la vessie, pour arrêter le cours de ventre, en tisane ou en conserve. La semence est astringente et bonne pour la gravelle, donnée en poudre au poids d'une drachme dans du vin blanc, après y avoir infusé pendant la nuit. L'éponge qu'on trouve attachée aux branches de rosier sauvage, appelée *spongiola* ou *bedeguar,* donnée dans du vin blanc, est propre pour la pierre, la gravelle, pour exciter l'urine, pour le scorbut, pour le goître, pour les vers, pour la dyssenterie, dans du gros vin rouge, s'il n'y a pas de fièvre, ou dans du bouillon, s'il y a de la fièvre ; la dose en poudre est depuis un scrupule jusqu'à une

drachme. On fait sécher ces éponges dans un pot de terre bien
lutté , qu'on met dans le four après en avoir retiré le pain,
et qu'on réduit en poudre dans un mortier de marbre qu'on
passe par le tamis. On cueille ces éponges dans un temps
sec sur la fin de l'automne.

Tragus , Césalpin et plusieurs autres auteurs donnent la
racine de l'églantier comme un remède utile contre la rage ;
mais il ne faut le regarder que comme un préservatif. Cette
racine entre dans un fameux remède contre cette maladie.
On l'applique sur la morsure , avec un peu de sel , après
l'avoir lavée avec du vin et de l'eau. Des feuilles de rue ,
de sauge et de pâquerette , de chacune demi-poignée ; y
ajouter suffisante quantité de racines de scorsonère et d'églantier , avec un peu d'ail , et demi-poignée de sel qu'on mêle
ensemble , pour en faire un cataplasme qu'on applique sur
la morsure. Quelques auteurs attribuent cette vertu à l'écorce
moyenne de l'églantier , et Lister au tubercule ou éponge
qu'on appelle bedeguar.

Les fleurs de l'églantier sont purgatives comme les autres
roses ; mais le sirop qu'on en prépare est plus astringent ,
et s'emploie préférablement aux autres purgatifs , lorsqu'il
faut purger dans les pertes rouges ou blanches des femmes.

ELAN (*Alce , sive Alces*). Animal à quatre pieds , sauvage , grand comme un cheval , qui tient du cerf, de l'âne
et du bouc ; il se trouve en Pologne, en Suède , en Nor-
wège , au Canada. Il est sujet à tomber dans l'épilepsie ;
et l'on dit que quand il est dans l'accès , il s'en délivre en
fourrant l'ongle de son pied gauche dans son oreille ; c'est
pourquoi l'on estime en médecine le pied gauche de derrière
du mâle beaucoup plus que le droit. On se sert de son ongle
appelé en latin *ungula alces.* Il faut le choisir pesant , compact , uni , luisant , noir ; on l'emploie dans les remèdes anti-
épileptiques , qu'on prend intérieurement , on en pend un
petit morceau au cou , et l'on en fait porter des bagues
aux doigts annulaires pour préserver du même mal. *Hen-*
vincius à Brahe , au traité de médicamens pour l'épilepsie ,
dit qu'il a fait revenir plusieurs malades tombés du mal caduc ,
pour leur avoir gratté le dedans de l'oreille avec un morceau
de pied d'élan.

ELECTUAIRE (*Electuarium*). Médicament composé de
poudres et d'autres drogues incorporées avec du miel ou du
sucre. Il y en a de mous et de solides.

ELECTUAIRE *Cariocostin.* Trois onces de bon miel , un

verre de vin blanc, hermodactes en poudre déliée, clous
de girofle, *costus*, ou au défaut, de fine canelle et scammonée préparée, le tout en poudre, de chaque deux drachmes : mettre le miel et le vin dans une bassine fort nette sur
un petit feu sans fumée, pour y bouillir doucement jusqu'à
consomption du vin, ayant soin de bien ôter toute l'écume
pendant l'ébullition ; retirer la bassine du feu, et y jeter
petit-à-petit en remuant les poudres d'hermodactes, de
girofle, de *costus*, ou de canelle mêlées ensemble ; le tout
bien incorporé et presque froid ; y jeter enfin la scammonée
petit-à-petit en remuant bien, en sorte qu'elle soit mêlée également dans toutes les parties de l'électuaire, qu'on conserve
pour le besoin.

Il est propre à purger les sérosités bilieuses et mélancoliques. On s'en sert dans les cachexies et dans les maladies
qui proviennent de la viscosité des humeurs ; il débouche les
obstructions, et résout les tumeurs des viscères. On l'emploie
avec succès pour guérir les rhumatismes, les gouttes et la
sciatique. On le prend le matin à jeun, ou seul en bol, ou
dissous dans un peu de vin ou de bouillon maigre peu nourrissant, avalant par-dessus un verre de vin ou une demi-écuellée
de bouillon, et ne mangeant que cinq ou six heures après.
La dose, pour les hommes robustes, est d'une demi-once; pour
les femmes, de trois drachmes, et deux drachmes pour les
enfans de dix à douze ans.

Electuaire *de grande consoude de Fioraventi*. Faire cuire
dans l'eau jusqu'à ce qu'elles soient consommées, une livre de
racines de grande consoude ; et les ayant bien pilées dans un
mortier de marbre, et passées par le tamis renversé, y ajouter
le même poids de miel blanc qu'il y a de matière passée ; les
faire bouillir ensemble à petit feu jusqu'à ce qu'ils soient réduits en bonne consistance d'électuaire ; ensuite y ajouter girofle et safran en poudre, de chaque une drachme ; canelle
fine aussi en poudre, deux drachmes, et quatre grains de musc
du Levant dissous dans l'eau de rose, incorporant le tout ensemble, en remuant bien avec la spatule, la composition
étant encore chaude, et l'électuaire sera fait.

Avant d'en user, il faut se purger et faire diète. Il est bon
aux descentes, aux plaies qui pénètrent dans le corps, aux
ulcères du poumon ; il dessèche la rate. On en peut aussi
faire des emplâtres sur les blessures et sur les fractures d'os,
on le prend même par la bouche. Fioravanti dit avoir vu
guérir, par l'usage de cet électuaire, des hommes très-âgés

rompus par le bas, des plaies qui passoient de part en part, des os rompus et des meurtrissures.

ELECTUAIRE *de genièvre.* Passer au tamis des baies de genièvre séches en poudre, puis les incorporer dans du miel bien purifié, et les faire cuire ensemble ; lorsque l'électuaire se refroidit, incorporer, en remuant avec la spatule, de la poudre d'anis ou de canelle, pour le rendre meilleur et plus agréable au goût.

Cet électuaire, qu'on peut porter dans la poche dans une boîte, est bon à la douleur d'estomac, à la palpitation du cœur, au vertige, et il donne de l'appétit.

ELECTUAIRE *de noix.* Piler dans un mortier de marbre, séparément, quinze figues séches, et vingt noix aussi séches, séparées de leurs coquilles et de leurs entre-deux appelés *zestes*, les humecter avec un peu de miel écumé, pour les réduire en une pâte liquide, qu'on passe par un tamis de crin renversé ; on pulvérise subtilement une once de feuilles de rue séches, et une drachme de sel ; on fait cuire douze onces de miel écumé en consistance d'opiat, et on y mêle, hors du feu, les pulpes, puis les poudres, pour faire du tout un électuaire qu'on garde pour le besoin.

Il est sudorifique, stomacal et hystérique ; il résiste à la malignité des humeurs. La dose est depuis une demi-drachme jusqu'à deux drachmes.

ELECTUAIRE *de sorbes.* Peler une livre et demie de sorbes avant qu'elles soient mûres, et les faire cuire dans une forte décoction de roses rouges et d'écorces de grenades concassées, les écraser ensuite, et en tirer la pulpe par un tamis renversé ; on fait cuire dans la décoction des sorbes coulées une livre de miel écumé, ou de sucre blanc, jusqu'à consistance d'opiat, on y mêle la pulpe, et l'on fait dessécher le mélange à petit feu pour en faire un électuaire, ou une conserve qu'on garde pour le besoin.

Cet électuaire est propre pour arrêter le cours de ventre et les hémorragies. La dose est depuis deux drachmes jusqu'à une once.

Nota. On ne pourroit pas garder cette composition long-temps sans qu'elle se gâtât ; car il y entre trop peu de miel ou de sucre, et il en faudroit le double. *Voyez* Opiat.

ELÉPHANT (*Elephas, sive Elephantus*). Animal à quatre pieds, connu pour le plus grand et le plus gros des animaux terrestres. Il naît en Afrique, en Asie, aux Indes orientales, aux pays qui dépendent du Grand Mogol. On ne se sert en médecine que de ses deux grandes dents, qu'on appelle en français ivoire, et en latin *ebur*. On doit choisir l'ivoire le plus poli et le plus blanc. Il est dessiccatif, rafraîchissant, astringent, incisif ; il fortifie les viscères, il convient à la jaunisse et aux vieilles obstructions, il arrête les cours de ventre, fortifie le cœur, tue les vers ; il guérit les douleurs et les foiblesses d'estomac, l'épilepsie, la mélancolie, et résiste à la pourriture et au poison. On l'emploie en forme de limaille dans les infusions, et on le donne en substance en forme de poudre jusqu'à une demi-drachme. L'ivoire n'est pas moins alexipharmaque que la corne de cerf. On le donne contre les fièvres malignes, et aux enfans contre les vers, avec beaucoup de succès.

Nota. L'ivoire brûlé est une chaux, ou tête morte dépouillée de toute vertu active, qui n'est d'aucune utilité, prise intérieurement ; c'est ce qu'on nomme *spodium*. Il entre dans les collyres et dans les remèdes pour dessécher les plaies. On le doit choisir bien blanc dehors et dedans, net, en beaux morceaux faciles à rompre. *Voyez* Opiat.

Elixir (*Elixirium*). Liqueur spiritueuse, destinée à des usages internes, et qui contient la plus pure substance des mixtes choisis qui lui a été communiquée par infusion et par macération.

Elixir *d'aulx*. De vingt aulx des plus gros et des plus forts, séparer la première peau, les couper par morceaux, les écraser dans un mortier de marbre, et les mettre dans une cucurbite de verre ; verser par-dessus de l'esprit-de-vin (*alcohol*) rectifié jusqu'à la hauteur de quatre doigts ; couvrir la cucurbite de son chapiteau, lutter exactement les jointures, adapter un récipient au bec de l'alambic, et après douze heures de digestion à froid, faire distiller la liqueur au bain-marie, jusqu'à ce que l'ail demeure presque sec : délutter les vaisseaux, rejeter le marc des aulx qui sera demeuré au fond de la cucurbite, y en mettre pareille quantité d'autres préparés de même ; verser dessus la liqueur distillée, laisser encore la matière en digestion comme auparavant, afin que l'esprit ait le temps de pénétrer la substance des aulx, puis faire distiller toute la liqueur au bain-marie ; réitérer encore une fois la même digestion et distillation ; mais dans cette dernière ajouter une drachme de camphre lié dans un nouet : garder l'esprit distillé dans une bouteille bien bouchée ; c'est l'elixir d'aulx.

Il préserve de la peste ; on s'en sert contre les maladies épidémiques. La dose est depuis une demi-drachme jusqu'à deux drachmes.

Elixir *amer de Perilhe contre les écrouelles , scrophules ou humeurs froides.* Alcali fixe (*carbonate de potasse*) , depuis un gros et demi jusqu'à quatre gros ; gentiane jaune concassée , une once ; faire digérer et infuser pendant vingt-quatre heures dans une pinte d'eau-de-vie commune. La dose est d'une ou deux cuillerées à café passé la première enfance , et de trois cuillerées à bouche pour l'âge de dix ans. Si la fièvre survient , on suspend l'usage de ce remède , pour le recommencer au retour du calme.

Elixir *de camphre* ou *d'esprit-de-vin camphrée.* Mettre une once et demie de camphre brisé par petit morceaux dans un matras ; verser dessus douze onces d'esprit-de-vin rectifié, boucher le vaisseau exactement ; l'agiter de temps en temps , jusqu'à ce que tout le camphre soit dissout , verser la dissolution dans une bouteille , qu'on bouche exactement ; c'est l'élixir de camphre , ou l'esprit-de-vin (*alcohol*) camphré. Si on lui veut donner une couleur dorée , on enveloppe demi-scrupule de safran dans un nouet , qu'on attache avec un fil au col de la bouteille , et qu'on laisse infuser suspendu dans la liqueur.

Cet élixir est propre contre la peste , pour préserver du mauvais air , pour les maladies hystériques , l'apoplexie et l'épilepsie. La dose est depuis six gouttes jusqu'à vingt. Appliqué sur les articles , il appaise efficacement , et dissipe promptement les tumeurs et les douleurs de la goutte , en absorbant l'acide qui produit ces affections : il est spécifique contre la gangrène. Les linges trempés dans l'esprit-de-vin camphré , appliqués et entretenus toujours mouillés , guérissent les érysipèles : on en fomente aussi avec succès les endroits meurtris après les chutes , pour dissiper le sang caillé et extravasé , et les membres attaqués de rhumatismes.

Nota. On peut préparer sur-le-champ , dans le besoin , l'esprit-de-vin camphré , parce que le camphre se dissout en peu de temps dans l'esprit-de-vin (*alcohol*) ; on peut même faire cette dissolution en un moment dans un mortier avec le pilon. La couleur dorée que le safran lui donne n'est ni nécessaire ni essentielle.

Elixir *de citron.* Prendre six onces d'écorce extérieure de citron nouvellement séparée , et purifiée de sa partie blanche , qui est la moins spiritueuse ; la couper bien menu , et la mettre dans une cucurbite de verre ou de grès ; verser dessus trois chopines d'eau-de-vie ; couvrir le vaisseau de son chapiteau , y adapter un récipient , et après trois ou quatre jours de digestion , faire distiller l'humidité au feu de sable.

jusqu'à ce qu'il ne reste qu'environ le quart de la liqueur au fond de la cucurbite, ce qui est la partie la plus flegmatique ; mêler dans l'eau distillée le suc de citron à la quantité de trois onces, qu'on a auparavant bien dépuré et filtré, et demi-once de teinture de safran faite de l'esprit-de-vin ; et on a l'élixir de citron, qu'on garde dans une bouteille bien bouchée. Quelques-uns ajoutent du sucre pour le rendre plus agréable au goût, on peut même le parfumer avec quelques grains de musc et d'ambre.

Il réjouit et fortifie le cœur, il résiste au mauvais air et à la malignité des humeurs. On s'en sert dans le temps de peste. La dose est depuis une drachme jusqu'à six.

Nota. Quelques-uns retranchent de cette description le suc de citron, ce que Lémery approuve, parce que cet acide fixe en quelque manière les volatils du remède, et empêche qu'il n'agisse si bien qu'il le feroit; et il estime qu'on rendroit l'élixir au moins aussi salutaire, si l'on se contentoit de tirer une simple teinture d'écorce de citron dans de l'eau-de-vie sans la faire distiller, parce que la distillation enlève la partie la plus spiritueuse de la substance huileuse ou essentielle de l'écorce de citron.

Elixir *de propriété.* Pulvériser deux onces de myrrhe, et autant d'aloës succotrin, et les mettre avec une once de safran dans un matras ; verser dessus de l'esprit-de-vin (*alcohol*) rectifié à la hauteur d'un doigt, boucher exactement le vaisseau ; et l'ayant placé dans un lieu un peu chaud, laisser deux jours la matière en digestion, ensuite le déboucher, et y ajouter de l'esprit acide de soufre jusqu'à la hauteur de quatre doigts, bien reboucher le vaisseau, et le placer en digestion au soleil, ou au bain-marie tiède ; l'y laisser pendant quatre jours, après lesquels on filtre la liqueur, qui sera une forte teinture, et la garder.

Il fortifie le cœur et l'estomac, il aide à la digestion, purifie le sang, il provoque les sueurs, il abat les vapeurs hystériques, il excite les mois. La dose est depuis quatre jusqu'à seize gouttes.

Elixir *de vitriol.* Teinture aromatique, une chopine ; huile de vitriol (*acide sulfurique*), trois onces ; pour faire la teinture aromatique, on prend deux onces de poivre de la Jamaïque, et une pinte d'eau-de-vie ; on fait infuser à froid pendant deux jours et passer cette teinture ; on mêle peu à peu cette teinture avec l'huile de vitriol ; on laisse reposer ; lorsque le dépôt est formé, on passe à travers le papier à filtrer posé sur un entonnoir de verre ; on le conserve dans une bouteille bien bouchée. La dose est depuis dix jusqu'à quarante gouttes dans un verre d'eau ou de vin, ou d'infusion de plantes amères. On répète cette dose deux ou trois fois par jour.

Ce remède se prend dans l'instant où l'estomac est vide, c'est-à-dire, une demi heure avant de manger : il convient pour fortifier l'estomac (dans les cas où les amers n'ont aucun succès) des personnes hystériques et hypocondriaques, tourmentées par des vents, dont la cause est le relâchement de l'estomac et des intestins, dans la consomption ou pulmonie nerveuse, dans les fièvres malignes, putrides, à la dose de quelques gouttes dans une infusion de camomille ; lorsque les accidens du *cholera morbus* sont passés, acidulant légèrement une infusion de quinquina ou de toute autre amer, dans le vomissement occasionné par foiblesse d'estomac ; dans le flux excessif d'urine, à la dose de quinze à vingt gouttes dans du bon vin vieux, unies avec le quinquina ; pour prévenir le crachement de sang, dans de l'eau ; dans les douleurs d'estomac occasionnées par mauvaises digestions dans de l'eau, ainsi que dans le scorbut occasionné par le long usage d'alimens salés, lorsqu'on ne peut se procurer des herbes acides, etc.

ELIXIR *de Stoughton*, ou *grand élixir cordial*, ou *gouttes d'Angleterre.* Absinthe, gentiane, germandrée, écorce d'orange amère, une poignée de chacune ; quatre gros de rhubarbe, deux gros d'aloës : faire infuser le tout dans deux pintes d'esprit-de-vin (*alcohol*), durant quinze jours ; filtrer ensuite la liqueur et la conserver dans des bouteilles bien bouchées. Les drogues ci-dessus mentionnées doivent être employées sèches.

On prend cinquante à soixante gouttes de cet élixir, plus ou moins selon qu'on le juge à propos, dans un verre d'eau ou de bière, de vin de Canaries, de cidre, de vin blanc ou de thé, en tout temps et sur-tout à jeun. Il excite l'appétit, facilite la digestion, fortifie l'estomac, chasse les vents de l'estomac et des intestins ; guérit la débilité de l'estomac et ses nausées particulièrement, lorsque ces indispositions viennent d'avoir trop bu. On s'en sert pour les vapeurs des deux sexes, l'évanouissement, le tremblement, la mélancolie, dans les affections scorbutiques, contre les vers, contre l'infection de l'air et dans les maladies contagieuses ; trente à quarante gouttes de cet élixir, mises dans un verre d'eau claire avec un peu de sucre, font une liqueur saine et agréable.

Elixir *de longue vie.* Il faut en prendre sept ou neuf gouttes matin et soir, dans le double de vin ou de thé, ou de bouillon, ou d'eau.

Une once et un gros d'aloës succotrin ; zédoaire, agaric blanc, gentiane, safran oriental, et rhubarbe fine, un gros de chacun ; ou peut y ajouter un gros de thériaque de Venise et une once de manne. Pulvériser et tamiser les six premières drogues, les mettre dans une bouteille de gros verre, avec la thériaque et la manne ; y verser une pinte de bonne eau-de-vie ; boucher la bouteille avec un parchemin mouillé et ficelé. Quand le parchemin commence à devenir sec, le piquer de plusieurs trous d'épingle, pour que la fermentation ne casse point la bouteille ; la tenir à l'ombre pendant neuf jours, et avoir soin matin et soir de la bien remuer, afin de mêler le tout exactement ; le dixième jour, sans remuer tant soit peu cette liqueur, couler doucement l'infusion dans un autre vaisseau, tant que la liqueur viendra claire; boucher exactement cette colature, puis mettre dessus le marc de ces mêmes drogues une nouvelle pinte de bonne eau-de-vie, qu'on laisse également infuser pendant neuf autres jours. Au dixième jour couler de même. Dès qu'on s'aperçoit que la liqueur s'épaissit, on arrête et on verse cette liqueur épaisse, avec le marc ou sédiment de la première pinte, dans un entonnoir au fond duquel on a mis du coton, et on filtre cette liqueur jusqu'au clair-fin. Avoir soin de mettre un linge sur l'entonnoir, afin que la liqueur ne s'évapore point. Mêler les deux pintes de liqueur ensemble, et les serrer dans une ou plusieurs bouteilles bien bouchées.

Il restaure les forces, aiguise les sens, diminue les tremblemens de nerfs, les vives douleurs de la goutte, nettoie l'estomac, tue les vers, soulage les hydropiques, guérit les indigestions ; il provoque les mois, est utile dans les fièvres intermittentes, et facilite l'éruption de la petite vérole.

Suivant les circonstances on doit varier les doses. — *Pour les maux de cœur* ; une cuillerée à bouche d'élixir pur. — *Pour indigestion*; deux cuillerées dans quatre de thé. — *Pour l'ivresse* ; deux cuillerées de pur. — *Pour la colique* des entrailles et *colique venteuse* ; deux cuillerées dans quatre d'eau de-vie. — *Pour les violens accès de goutte ;* dans l'accès, sur-tout quand elle remonte, trois cuillerées de pur. — *Pour les vers* ; pendant huit jours, plein une cuiller à café, à jeun. — *Pour l'hydropisie ;* pendant un mois une cuillerée à café dans du vin blanc. — *Pour suppression ;* pendant trois jours consécutifs, une cuillerée à jeun dans trois cuillerées de vin rouge ; il faut se promener une demi-heure de suite avant de déjeûner. — *Pour fièvres intermittentes ;* une cuillerée de tout pur avant le frisson , et ainsi au second accès s'il survient. — *Pour la petite vérole ;* d'abord une cuillerée à café de pur, et pendant neuf jours, la même dose à jeun dans trois cuillerées de bouillon de mouton.

L'usage journalier qu'on peut en faire est de sept gouttes pour les femmes , et de neuf pour les hommes , dans le double de vin ou d'eau , ou de bouillon , etc.

ELIXIR *de Garus.* Myrrhe pulvérisée , trois drachmes ; girofle , noix muscade , le tout concassé , de chacun trois drachmes ; safran, une once ; canelle concassée, quatre drachmes ; esprit-de-vin, cinq pintes ; faire macérer dans la cucurbite du bain-marie , pendant douze heures ; distiller au bain-marie jusqu'à ce qu'il soit sorti neuf livres de liqueur. Faire macérer au bain-marie dans une autre cucurbite , feuilles de capillaire , quatre onces ; racine de réglisse divisée , demi-once ; figues séches divisées , trois onces ; eau de rivière filtrée, quatre pintes : passer sans exprimer , filtrer à travers le papier gris ; ajouter eau de fleurs d'oranger , demi-setier ; ensuite faire fondre dans trois pintes d'infusion douze livres de sucre blanc ; enfin , mêler quatre pintes et demie de la première liqueur avec neuf pintes de ce sirop, et on a l'élixir de Garus qu'il faut conserver dans des bouteilles bien bouchées. La dose est depuis une drachme jusqu'à deux onces.

On le donne dans les maladies de foiblesse par sérosités ; dans les douleurs d'estomac par indigestion et avec foiblesse ; dans le hoquet , le dégoût par matières séreuses , le vomissement par des matières pituiteuses et par foiblesse ; dans les coliques venteuses , les rapports nidoreux.

En général , toutes les personnes hautes en couleur , d'un tempérament chaud et bilieux , sujettes à la gravelle et aux hémorroïdes, doivent être très-sobres sur l'usage des élixirs , et particulièrement de celui de Garus qui échauffe beaucoup.

ELLÉBORE BLANC (*Elleborus albus , sive veratrum album,* Linn. 14-9). Plante dont il y a deux espèces, une qui a les fleurs de couleur herbeuse blanchâtre , et l'autre d'une couleur rouge brune ou noirâtre ; elles croissent toutes deux aux lieux montagneux et rudes, principalement aux pays chauds. On ne se sert dans la médecine que de leurs racines, qu'on apporte séches des départemens méridionaux de France. On doit les choisir grosses, garnies de longues fibres blanchâtres , d'un goût âcre. La racine d'ellébore blanc purge par haut et par bas ; mais avec une si grande violence et avec

tant d'âcreté, qu'on pourroit à juste titre la mettre au rang
des poisons. Elle est propre pour faire éternuer, étant mise
en poudre dans le nez; elle sert aussi à mondifier la gale, les
dartres et les démangeaisons; on en souffle dans le nez des
léthargiques pour les réveiller. Une ceinture d'ellébore blanc,
appliquée sur la région des reins et sur l'abdomen, est un
spécifique pour arrêter l'hémorrhagie de la matrice et de l'anus.

Au rapport de Tragus, l'ellébore blanc, infusé vingt-
quatre heures dans le vin ou dans l'oxymel, et séché ensuite,
puis donné à une demi-drachme dans un verre de vin blanc,
peut être utile aux maniaques et à ceux qui sont sujets aux vapeurs hypocondriaques. Gessner prétend que l'ellébore blanc,
macéré dans le vinaigre et cuit dans le miel en consistance
de sirop, est utile dans l'asthme humide, la difficulté de respirer, l'épilepsie et la maladie où la pituite domine. Jean-
Fabri de Castelnaudary propose pour la même fin des pilules
composées avec les espèces diarrhodon *abbatis*, l'extrait des
racines d'ellébore blanc, l'aloës, la canelle et le girofle à la
dose d'un demi-scrupule.

L'usage ordinaire de l'ellébore blanc est de le mêler avec
les poudres sternutatoires, pour en augmenter la violence,
et les rendre plus capables d'irriter les fibres nerveuses du
nez. On l'emploie en poudre par le nez, avec succès, dans
l'apoplexie, la léthargie et les autres affections soporeuses.

ELLÉBORE NOIR (*Elleborus viridis*, Linn. 85). Plante
dont il y a plusieurs espèces; mais celle à fleurs rouges est,
préférablement aux autres, en usage en médecine; on n'emploie que les racines qu'on envoie séches des Alpes et de plusieurs autres pays chauds. Elles doivent être choisies bien
nourries, grosses, récentes, garnies de longues fibres, nettes,
de couleur noirâtre. Elles purgent puissamment l'humeur
mélancolique, et conviennent par conséquent à toutes les
maladies qui lui doivent leur origine, qui sont la folie, le
mal hypocondriaque, la lèpre, l'herpe, le cancer, le vertige,
l'apoplexie, la gale.

On emploie indifféremment les racines des deux premières
espèces, pour faire l'extrait d'ellébore, qu'on ordonne depuis
un scrupule jusqu'à un demi-gros dans les affections soporeuses, l'épilepsie, la manie, la fièvre quarte et les autres maladies rebelles. L'usage de l'ellébore en substance ou en infusion est très-délicat; il porte à la tête, cause quelquefois des
convulsions et des irritations dans les parties nerveuses. Les
racines d'ellébore en poudre se donnent depuis quinze grains
jusqu'à un scrupule, et en décoction depuis une drachme jus-

qu'à deux ; son extrait préparé avec l'eau de pluie et la crême de tartre (*tartrite acidule de potasse*) , ou avec l'esprit-de-vin (*alcohol*) , est moins dangereux dans son opération.

Parkinson prétend que la meilleure préparation de l'ellébore est son infusion dans le suc de coing, ou sa coction dans un coing creusé exprès et cuit au four, comme on fait la scammonée : ainsi le suc ou le sirop de coing est un remède salutaire pour guérir les maux causés par l'ellébore.

La décoction de la racine d'ellébore noir, faite dans la lessive, nettoie la vermine des enfans : on leur en lave la tête, après l'avoir mise en poudre et mêlée avec du sain-doux en manière d'onguent ; elle est utile pour la gale, les dartres et les maladies de la peau. Les plus violentes fluxions des yeux cèdent quelquefois à la diversion de la sérosité qui se fait au bout du lobe de l'oreille percée, et lardée ensuite d'un brin de racine d'ellébore noir ou blanc ; d'autres y emploient la racine de pied-de-griffon ; c'est une troisième espèce d'ellébore, qui n'est pas moins caustique que les autres.

L'ellébore noir entre dans l'extrait catholique de Sennert, dans l'extrait panchymagogue de Crollius et d'Arthman, dans l'extrait catholique et cholagogue de Rolfinsius, dans les pilules tartarées de Quercétan, et dans le diabalsemer ou électuaire de séné.

EMBROCATION (*Embroche , seu irrigatio , vel aspersio*). Arrosement ou aspersion qu'on fait de quelques liqueurs par le moyen des étoupes ou des éponges sur plusieurs parties du corps, et principalement sur la tête, pour ouvrir les pores et pour fortifier.

EMBROCATION *pour exciter le sommeil.* Faire bouillir dans trois demi-setiers d'eau, à la consomption du quart de l'humidité, deux poignées de laitues, une poignée de nénuphar, autant de roses blanches, demi-poignée de fleurs de pavot, et autant de celles de bétoine : couler la décoction et s'en servir pour laver la tête chaudement avec une éponge ; elle excite le sommeil. Au lieu de fleurs de pavot, on peut substituer une tête de pavot rompue par petits morceaux, et des roses rouges au lieu de blanches.

EMPLATRE (*Emplastrum*). Composition la plus solide de toutes celles qu'on applique extérieurement ; il a été inventé en cette consistance, afin qu'en demeurant plus long-temps attaché sur les parties du corps, les drogues dont il est composé eussent assez de temps pour produire leur effet. Celles qui servent à donner le corps aux emplâtres sont ordinairement la cire, la résine, les poix, les gommes, les graisses, la litharge et les autres préparations du plomb.

Emplatres ; *remarques touchant leur composition et leur cuisson.* Tous les emplâtres dans lesquels entrent, ou des sucs ou du vinaigre, de l'eau, du vin, ou quelque autre liqueur ou décoction que ce soit, doivent être cuits plus long-temps que les autres, afin que l'humidité superflue qui est en eux soit consumée, et qu'elle ne prive point l'emplâtre de la viscosité, par le moyen de laquelle il adhère fortement aux parties du corps auxquelles on l'applique. Il est bien vrai qu'il ne faut pas toujours la faire consumer, et principalement lorsqu'elle est inséparablement jointe à sa vertu, parce qu'aussi elle fait mieux pénétrer la vertu des autres ingrédiens grossiers et terrestres.

On met de l'huile dans les emplâtres pour leur donner consistance, pour faire fondre la cire, pour rabattre la qualité âcre et mordante de quelques ingrédiens, et pour leur donner une vertu souple et anodine, comme aussi pour leur communiquer sa matière, et toute la faculté qu'elle pourroit avoir. La cire donne corps et consistance aux emplâtres.

Pour le mélange des emplâtres, il faut premièrement fondre la cire dans l'huile, s'il y en entre, ou, au lieu de la cire, de la litharge, ou de la céruse ; on doit après mélanger les mucilages, les sucs et les liqueurs dans ladite huile, quand elles sont requises, les faisant bouillir toutes ensemble jusqu'à l'entière exhalaison de leur humidité et partie aqueuse ; on y ajoute ensuite les résines, les graisses et les gommes, quelquefois telles qu'elles sont, et sans autres artifices ; mais le plus souvent après avoir été macérées et dissoutes dans du vin, huile ou vinaigre, et finalement après avoir été bien et dûement coulées ; puis on y ajoute quelquefois de la térébenthine, lorsque l'emplâtre est hors du feu, et presque comme cuit; et enfin tout étant bien mêlé, bien incorporé, et doué d'une bonne consistance, on jette doucement petit-à-petit dans ledit emplâtre toutes es poudres qui y doivent entrer, qu'on aura auparavant passées par le tamis en agitant et remuant toujours toute la masse avec une spatule de bois ou de fer, jusqu'à ce qu'elle ait la forme requise ; c'est-à-dire, ni trop molle, ni trop dure, mais médiocrement visqueuse, tenace et adhérente, sans toutefois qu'elle laisse aucune portion de soi dans la partie sur laquelle on l'appliquera ; et afin que lesdits emplâtres acquièrent une forme et une consistance encore plus louable, il faut se souvenir de diminuer la quantité d'huile, lorsqu'on y fait entrer ou graisse, ou moëlle, ou térébenthine ; au contraire, on augmentera sa dose, si on n'y met que des médicamens secs, tels que sont les larmes qui

ne sont pas grasses, les sucs friables, les résines, les plantes
sèches, les minéraux, et autres semblables mis en poudre.

Quant à la proportion de l'huile et des poudres les plus
sèches, il est certain que pour une once desdites poudres,
il faut trois onces d'huile, et pour trois onces d'huile, il faut
douze onces de cire, ou environ.

La parfaite cuisson des emplâtres se reconnoît, lorsqu'en
ayant mis refroidir une portion dans de l'eau fraîche, puis
maniée entre les doigts et étendue sur la paume de la main,
elle n'y adhère point et s'enlève net ; alors il faut les retirer
hors du feu, et les laisser refroidir à demi, pour en former
des rouleaux ou magdaléons, ayant les mains mouillées
d'eau fraîche, lorsqu'il entre de l'huile dans la composition
de ces emplâtres ; mais quand il n'y en entre point, on les
forme avec les mains ointes d'huile.

Pour réduire un emplâtre en onguent, on en coupe deux
onces en petits morceaux, et on les met dans une écuelle,
avec une once de telle huile qu'on veut, sur le réchaut avec
un peu de feu ; il se liquéfie et se réduit en consistance d'onguent ; c'est ainsi qu'on dissout l'emplâtre *diachalciteos*
(*diapalme*) avec l'huile rosat.

Emplatre *basilicum grand de Mésué.* Cire blanche, résine
de pin, suif de vache, poix noire, poix de Bourgogne, térébenthine, encens, myrrhe, de chaque une once ; huile d'o-
live, ce qu'il faut ; pulvériser subtilement la myrrhe, mettre
fondre ensemble toutes les autres drogues, avec environ une
once d'huile d'olive ; couler la matière fondue, y mêler la
myrrhe pour faire un emplâtre, qu'on garde pour le besoin.

Il aide à la suppuration, il réunit les plaies et il les guérit ;
il est appelé *basilicum*, à cause de ses grandes vertus.

Emplatre *basilicum petit*, ou *tetrapharmacum de Gallien.*
Poix noire, résine, cire et graisse de vache, de chaque une
once ; mettre toutes les drogues ensemble et couler la matière
fondue pour en séparer les impuretés ; puis quand elle est
presque froide, la former en magdaléons.

Il est propre pour faire suppurer les plaies et faire revenir
les chairs.

Emplatre *blanc de céruse.* Pulvériser subtilement une
livre de céruse de Venise (*oxide de plomb blanc par l'acide
acéteux*), en la frottant sur un tamis renversé ; la mêler avec
une livre d'huile rosat, et demi-setier ou ce qu'il faut d'eau
de fontaine, dans une bassine qu'on place sur le feu pour
faire bouillir la matière, l'agitant incessamment avec une

spatule de bois , jusqu'à ce qu'elle ait acquis une consistance d'emplâtre , et que l'eau soit consumée ; y mettre fondre alors , par une chaleur lente , deux onces et demie de cire blanche rompue en petits morceaux ; et quand l'emplâtre sera presque refroidi , le former en magdaléons avec les mains mouillées d'eau fraîche.

Il est propre pour dessécher les plaies enflammées , comme pour la brûlure ; on s'en sert pour cicatriser les plaies et les ulcères , pour dessécher les écorchures et exulcérations superficielles , et pour guérir les maladies de la peau.

EMPLATRE d'*André de la Croix*. Douze onces de résine de pin, quatre onces de gomme élémi, deux onces de térébenthine et autant d'huile de laurier ; après avoir brisé la résine et la gomme élémi, les avoir fait fondre ensemble sur un très-petit feu, et y avoir ajouté la térébenthine et l'huile de laurier ; lorsque le tout est bien incorporé , le passer par une toile, pour en séparer les ordures qui pourroient y être mêlées ; et ayant laissé refroidir l'emplâtre, le mettre dans un pot vernissé ; car si on le forme en magdaléons , il s'applatit entièrement.

On s'en sert pour les plaies de la poitrine avec succès, même sans tentes. Il est aussi très-propre pour mondifier et consolider les autres plaies et les ulcères , pour dissiper les contusions , fortifier les parties dans les fractures et dislocations des os , et pour faire sortir par les pores les humeurs séreuses , qui sont la cause de la sciatique et des rhumatismes.

Pour s'en servir, on en étend sur de la peau , en faisant un emplâtre qui couvre non seulement la plaie, mais quatre ou cinq doigts aux environs, lui faisant une ouverture au milieu pour donner passage aux matières étrangères ; il faut seulement panser les blessés une fois le jour en hiver, et deux fois en été.

Le même auteur loue aussi beaucoup , avec Gallien et Dioscoride , l'usage du *melicratum*, qui est fait de deux parties d'eau de rivière et d'une de miel ; car il incise et dissout le sang caillé , qui autrement ne pourroit sortir à cause de l'ouverture étroite de la plaie, pris en potion , ou bien injecté dans icelle avec une petite seringue.

EMPLATRE *de bétoine*. Prendre sucs de bétoine, de plantain et d'ache, de chaque une livre, et une poignée de chacune des trois herbes vertes pilées ; cire jaune, résine , poix noire et térébenthine, de chacune une demi-livre. Il faut faire cuire la cire, la résine et la poix noire avec les sucs et les herbes pilées dans une grande bassine , de peur qu'elles ne sortent dehors, en remuant toujours jusqu'à la consomption non entière des sucs, de peur que l'emplâtre ne se brûle, puis exprimer le tout chaudement sous la presse ; et on ajoutera à la colature la térébenthine, à laquelle on donne un ou deux bouillons, puis on forme des magdaléons, qu'on conserve pour le besoin.

Il a la vertu d'aider à la suppuration, quand la matière y est déposée, ou à la digérer et à la résoudre. Il fortifie la tête par une propriété particulière, et est propre à ses plaies et à ses ulcères, qu'il déterge et cicatrise. On peut s'en servir pour les plaies des autres parties, et pour faire sortir par les pores de la peau les sérosités qui s'arrêtent à certaines parties du corps, et entre autres celles des sciatiques et des rhumatismes. On s'en sert encore pour résoudre les contusions, pour ramollir les cors des pieds, et pour les nouveaux ulcères.

EMPLATRE *de charpie de Fouquet.* Prendre sept livres d'huile d'olive, deux livres de charpie de vieille toile de chanvre, une livre de céruse (*oxide de plomb blanc par l'acide acéteux*), cinq quarterons de litharge d'or, demi-livre de cire neuve, demi-livre de myrrhe en poudre, et deux onces d'aloës ; mettre la charpie dans une grande bassine de cuivre, verser l'huile sur toute la charpie, en sorte qu'elle en soit toute abreuvée ; mettre la bassine sur un feu de charbon très-modéré, de peur que le feu ne prenne à l'huile, et ne brûle ou ne calcine la charpie ; il faut toujours remuer avec une spatule de fer jusqu'à ce que la charpie soit toute consumée : ce qu'on connoît, lorsqu'en mettant de l'onguent sur une assiette, on ne remarque plus aucuns filamens de la charpie. Cela fait, retirer le vaisseau du feu, et quand il cesse de bouillir, y mettre petit à petit la céruse en poudre, en remuant toujours, puis mettre le vaisseau sur le feu environ une minute, ensuite le retirer, et y verser la litharge d'or en poudre de la même manière que la céruse ; faire après bouillir un peu le tout, et l'ôter de dessus le feu, pour y mettre la cire coupée par morceaux, ensuite de quoi faire un peu bouillir, et le retirer pour y mettre la myrrhe en poudre peu à peu, comme dessus, en remuant toujours ; faire encore bouillir un bouillon, et enfin le retirer pour y ajouter l'aloës en poudre, en remuant aussi toujours ; puis après encore deux ou trois bouillons, mettre un peu de l'onguent sur une assiette, et le laisser refroidir, pour voir s'il prendra ; s'il est trop mol, il faut le faire bouillir encore doucement, jusqu'à ce qu'il ait acquis la consistance

tance nécessaire ; cela fait, le retirer du feu, et le mettre avec une cuiller sur une table frottée d'huile ou de vinaigre, et quand il est froid, le mettre en rouleaux avec les mains mouillées d'eau.

Si par hasard, en faisant bouillir les drogues, le feu y prend, il faut avoir une couverture ou une serpillière toute prête, trempée dans de l'eau, et qu'on tord bien, afin qu'il n'y reste point d'eau, et qu'elle ne soit qu'humide pour couvrir d'abord le vaisseau, et par ce moyen étouffer le feu dedans ; et afin qu'il ne se perde rien de la matière, on met la bassine dans un autre vaisseau plus grand.

Cet emplâtre est bon aux ulcères et aux plaies. Si la plaie est à fleur de peau, il ne faut que mettre un emplâtre par-dessus, qui servira un jour ou deux, selon que la plaie purgera, plus ou moins, mais il le faudra essuyer le soir et le matin. Si la plaie est profonde, vieille, et qu'il y ait de la chair morte, il faudra faire fondre un rouleau de l'emplâtre avec environ la moitié de son poids d'huile rosat ou d'olive, puis prendre de la charpie à proportion, qu'on mettra dedans pour la faire toute imbiber, laquelle on conservera dans un pot bien bouché ; et quand on voudra s'en servir, on en prendra un peu, qu'on mettra dans la plaie, sans qu'elle y soit pressée, afin que le pus sorte aisément, avec un emplâtre par-dessus, qui durera toujours, mais la charpie doit être renouvelée soir et matin : quand même les os seroient découverts, on met la charpie ainsi préparée par-dessus ; et en cas que la plaie soit noire, elle ôte toute la noirceur sans que les os tombent. Si le trou de la plaie est trop petit, il ne faut pas mettre de charpie dedans, de peur que l'on ne l'en puisse pas retirer, mais verser seulement dans la plaie de l'emplâtre fondu dans l'huile, avec un emplâtre par-dessus.

EMPLATRE *de charpie plus simple.* Prendre six onces de charpie hachée menu, une livre et demie d'huile d'olive, douze onces de céruse en poudre, six onces de cire jaune en petits morceaux, et quatre onces d'oliban en poudre ; mettre l'huile et la charpie dans une grande bassine de cuivre, sous une cheminée, et les faire bouillir ensemble en remuant avec une spatule de fer, jusqu'à ce que toute la charpie soit entièrement consommée ; puis ajouter la céruse avec un peu d'eau, afin qu'elle cuise plutôt, puis la cire ; enfin la bassine étant retirée du feu, et la matière à demi-refroidie, y ajouter peu-à-peu l'oliban, en remuant avec la spatule, et le tout étant bien incorporé, en faire des magdaléons.

Cet emplâtre est bon aux plaies , aux ulcères, aux cancers , écrouelles , furoncles, charbons et maux de mamelles des femmes. Quelques-uns mettent de la litharge d'or au lieu de céruse dans la composition de cet emplâtre , mais l'une vaut l'autre.

EMPLATRE *vésicatoire*. Poix de Bourgogne , une once ; térébenthine de Venise, poudre de cantharides , de chacune trois gros ; *ou bien* , cantharides en poudre fine , demi-once ; levain , dix gros : délayer le levain dans un peu de vinaigre et le mêler exactement avec la poudre de cantharides , étendre ensuite le tout sur un morceau de peau , et appliquer l'emplâtre entre les deux épaules , jusqu'à ce que l'épiderme se lève en vessies.

EMPLATRE *vésicatoire adouci*. Emplâtre de céruse , dix gros ; emplâtre vésicatoire ordinaire , six gros : malaxer tout ensemble pour une emplâtre qu'on appliquera à la place du vésicatoire ordinaire : on le levera vingt-quatre heures après pour l'essuyer , et on le renouvellera tous les deux jours.

EMPLATRE *de Grasse*. Prendre seize onces d'huile rosat , résultat de plusieurs infusions réitérées ; quatre onces de cire neuve , huit onces de litharge d'or en poudre , et deux onces de céruse aussi pulvérisée ; faire fondre la cire avec de l'huile dans un poëlon de cuivre jaune ; étant fondue , retirer le poëlon du feu , y mettre peu-à-peu la litharge et la céruse , remuant toujours avec un bâton assez gros , ou une spatule de bois ; le tout étant bien mêlé et incorporé ensemble , remettre le poëlon sur un trépied ou sur un fourneau , sous lequel il y aura un petit feu de charbon , et remuer incessamment avec la spatule jusqu'à ce que l'emplâtre soit cuit en perfection ; ce qu'on connaît à voir élever de petites vessies dans le poëlon , et qu'il change de couleur , prenant celle d'écorce de châtaigne ; cela arrive après qu'il a demeuré neuf ou dix heures sur le feu de charbon qu'il faut toujours entretenir également.

Il est souverain pour toutes sortes de plaies , ulcères, fistules , furoncles ou clous , charbons , apostumes , meurtrissures , brûlures , feu volage , erysipèles et entorses. On l'applique sur la plaie lavée auparavant avec du vin chaud , étendu sur de la peau de gant dans l'épaisseur d'une carte , ou d'une feuille de gros papier. Cette recette a fait des cures merveilleuses.

EMPLATRE *de minium simple*. Pulvériser subtilement une livre et demie de *minium* (*oxide de plomb rouge*), le mêler dans une bassine avec trois livres d'huile rosat ou d'olive et environ une pinte d'eau commune, faire bouillir fortement la matière sur le feu, en l'agitant incessamment avec une spatule de bois, jusqu'à ce qu'elle soit en consistance d'emplâtre ; s'il n'y avoit pas assez d'eau pour achever la cuisson, en ajouter encore.

Il est dessiccatif et propre pour cicatriser les plaies et les ulcères, sur-tout ceux des jambes.

Quelques-uns mettent dix onces ou environ de cire jaune dans cet emplâtre, et alors on s'en sert pour chasser le lait des mamelles ; on en applique dessus.

EMPLATRE *contre le squirre.* Emplâtre de ciguë, de vigo, de diachylum, de chaque une demi-once : les malaxer ensemble pour en faire un emplâtre.

EMPLATRE *anodin calmant pour le squirre qu'on ne peut résoudre ni extirper.* Suc récemment exprimé et purifié des feuilles de jusquiame, de pavot de jardin, de ciguë aquatique, de chacun quatre onces : les faire cuire à petit feu, les laisser s'épaissir et sur la fin ajouter huit onces de cire blanche, une once d'huile infusée de roses, et faire un emplâtre selon l'art.

EMPLATRE *de Nuremberg.* Minium (*oxide de plomb rouge*), huit onces ; huile d'olives, quatre onces ; cire jaune, une livre ; camphre, suif de mouton, de chacun six gros ; eau, une quantité suffisante : faire cuire ensemble dans l'eau de minium l'huile d'olives et le suif de mouton ; on agite le mélange avec une spatule de bois, jusqu'à ce que l'emplâtre soit suffisamment cuit ; on y fait fondre la cire en remuant l'emplâtre jusqu'à ce qu'il soit à moitié refroidi, alors on y mêle le camphre, qu'on aura réduit en poudre en le triturant avec quelques gouttes d'esprit-de-vin (*alcohol*). On forme du tout un mélange exact qu'on réduit en magdaléon.

EMPLATRE *de savon.* Prendre une livre de minium (*oxide de plomb rouge*), en poudre, une demi-livre de céruse aussi en poudre, huile de chenevis ou d'olive, deux livres et quatre onces ; dix onces de savon de Gênes, ou du blanc en quartier, qui vaut mieux que celui qui est en table, et quatre onces de térébenthine ; mettre le minium et la céruse (*oxide de plomb blanc par l'acide acéteux*) avec l'huile dans une bassine sur le feu ; remuer toujours lesdites matières jusqu'à ce qu'elles soient bien incorporées et liées ensemble ; ensuite mettre dedans peu-à-peu le savon coupé en petits morceaux, remuant toujours ; le laisser cuire avec un feu médiocre jusqu'à ce que la matière soit grisâtre, ou de couleur de châtaigne, prenant bien garde qu'il ne s'en répande dans le feu en bouillant, d'autant que ces ingrédiens s'enflent beaucoup, et sur-tout remuer toujours jusqu'à ce que le tout soit bien cuit. Lorsqu'on connoît qu'il est de bonne consistance, le retirer du feu, et filer dedans, en remuant toujours, les quatre onces de térébenthine, continuant de remuer avec la spatule jusqu'à ce qu'il soit froid, en faire des rouleaux, et ne pas mouiller ses mains. Quelques-uns n'y mettent point de térébenthine.

Pour s'en servir on l'étend sur du linge, ou sur du cuir qui n'ait point d'odeur.

Il est bon *pour les maux de mamelles*; il n'y faut mettre ni tente, ni charpie depuis le commencement jusqu'à la fin du pansement du mal. — *Pour les loupes*, on ne change point l'emplâtre qu'il ne se détache de lui-même, à moins qu'elles ne s'ouvrent.—*Pour les abcès*, depuis le commencement jusqu'à ce qu'il soient ouverts, on change l'emplâtre le moins qu'on peut; et quand ils sont ouverts, on met une petite tente dans le trou qui ne va point jusqu'au fond, et qui ne le remplit point, et on met de l'onguent autour. — *Pour les douleurs de côté et de l'estomac*, on ne change point l'emplâtre qu'il ne tombe de lui-même; et *pour le mal de mère*, on le met au-dessus du nombril. — *Pour les maux de dents et pour les douleurs de tête*, on en met un emplâtre à chaque tempe. — Il est bon pour toutes sortes de plaies et blessures tant vieilles que nouvelles, écrouelles, ulcères invétérées, pourritures, et rognes malignes des jambes, grosse gale, dartres, brûlures, cloux, mules aux talons, écorchures des orteils, sciatique, genoux enflés qui semblent vouloir suppurer, pour lesquels il est souverain, car il attire les eaux par les pores, en sorte qu'en levant l'emplâtre, on le trouve tout mouillé, et pour lors il ne faut que l'essuyer et le remettre sur la partie. — Pour le flux de sang on l'applique sur le bas-ventre, et on en a vu des effets merveilleux.

EMPLATRE *de soufre de Ruland*. Mettre fondre une demi-once de cire, et trois drachmes de colophane, avec trois onces de baume de soufre de Ruland décrit parmi les baumes, sur un petit feu; puis y mêler trois onces sept drachmes de myrrhe subtilement pulvérisée; laisser le mélange sur le feu, le remuant toujours jusqu'à ce qu'il ait acquis une consistance d'emplâtre, environ au bout d'un quart-d'heure.

Il est certain et infaillible, dit son auteur, pour la guérison de toutes sortes de plaies et d'ulcères; il déterge et mondifie les plaies, résout et résiste à la pourriture. Il ne

peut acquérir une bonne consistance, parce qu'il n'y entre
pas assez de cire. L'auteur s'en servoit pour l'ordinaire conjointement avec son baume de soufre.

EMPLATRE *de tabac.* Faire fondre ensemble dans une bassine trois quarterons de cire jaune, dix-huit onces de poix
de Bourgogne, autant de résine, et autant de suif de mouton, y mêler trois livres de feuilles de tabac vert bien pilées,
faire bouillir doucement le mélange environ une demi-heure,
puis le laisser en digestion à froid pendant trois ou quatre
jours ; faire cependant dissoudre huit onces de gomme ammoniac bien concassée dans seize ou dix-sept onces de suc de
tabac, les mettant en digestion sur les cendres chaudes pendant quelques heures, et ensuite les faisant bouillir doucement environ un quart-d'heure, et jusqu'à ce que la gomme
soit dissoute ; la passer alors par une étamine en l'exprimant
fortement ; s'il y reste de la gomme qui n'ait point été dissoute, la faire bouillir de rechef avec de nouveau suc ; passer
la dissolution comme auparavant, la mêler avec la première,
et en faire évaporer l'humidité par une lente chaleur ; puis
quand elle est épaissie en consistance d'emplâtre, y mêler huit
onces de térébenthine ; après les quatre jours de digestion des
feuilles de tabac avec la cire et les poix, faire bouillir la matière jusqu'à ce que presque tout le suc dudit tabac soit consumé, la couler toute chaude, et l'exprimer fortement, puis
y mêler la gomme ammoniac et la térébenthine, pour faire
une masse qu'on roule en magdaléons.

Il est propre pour amollir et résoudre les tumeurs squirreuses du foie, de la rate et des autres parties, pour les loupes
et pour les écrouelles.

EMPLATRE *d'euphorbe.* Prendre quatre onces de cire jaune,
poix noire et térébenthine, de chaque deux onces ; euphorbe,
une demi-once ; pulvériser subtilement l'euphorbe et faire
fondre ensemble les autres drogues ; puis quand la matière
retirée du feu est à demi-refroidie, y mêler l'euphorbe, pour
faire un emplâtre qu'on roule en magdaléons.

Il est propre pour déterger et manger les chairs baveuses
qui se rencontrent dans les plaies et les ulcères.

EMPLATRE *diachylum ireatum de Mésué.* Faire ramollir
sur un peu de feu six onces d'emplâtre de *diachylum* blanc,
puis y mêler exactement une demi once d'iris de Florence
en poudre déliée, et le former en magdaléons.

Il digère, incise et mûrit avec plus de force que le *diachylum simple.*

EMPLATRE *du prieur de Cabrières pour les descentes.*
Prendre une drachme d'*hypocistis*, trois onces de poix noire.

une once de cire neuve jaune, une once de térébenthine, une demi-once de racine de grande consoude séchée, trois noix de cyprès séchées, trois drachmes de *labdanum,* une demi-once de mastic en larmes, et une drachme de terre sigillée ; pulvériser ensemble la racine de grande consoude, les noix de cyprès et le *labdanum ;* pulvériser à part le mastic en larmes et la terre sigillée, puis passer les poudres séparément à travers le tamis de crin ; et ensuite toutes les poudres étant mêlées, faire dissoudre l'*hypocistis* avec un peu d'eau sur un petit feu, y ajouter la poix noire, la cire et la térébenthine ; faire fondre le tout ensemble prêt à bouillir, retirer la bassine du feu, et y ajouter les poudres peu à peu en remuant sans cesse avec une spatule, jusqu'à ce que le tout soit réduit en consistance d'emplâtre, dont on forme des magdaléons.

Il est propre pour les descentes, il raffermit le péritoine, après que l'intestin a été replacé ; on l'applique à l'endroit de la relaxation, l'y tenant en état par le moyen d'un bandage, et le renouvelant de dix jours en dix jours. Cet emplâtre n'est point si composé, ni si embarrassant dans sa préparation que celui qu'on vend ordinairement chez les apothicaires ; mais il a du moins autant de bonnes qualités que lui pour arrêter les descentes.

EMPLATRE *anti-hystérique.* Prendre galbanum, trois onces ; gomme tacamahaca, poudre de castoréum, de chacune deux gros ; mêler le tout avec suffisante quantité d'huile de succin, et l'étendre sur une peau pour former un emplâtre qu'on appliquera au-dessous du nombril.

EMPLATRE *contre la fistule à l'anus.* Onguent de la mère, une livre ; poix grasse, quatre onces ; cire jaune, douze onces : faire fondre ensemble ces trois substances, et former du tout une masse qu'on divisera en magdaléons.

EMPLATRE *noir de céruse (oxide de plomb blanc par l'acide acéteux).* Pulvériser subtilement une livre de céruse, la mêler avec un poids égal d'huile d'olive dans une bassine de cuivre assez grande pour la poser sur un petit feu de charbon au commencement, et agiter toujours la matière, afin qu'elle se lie ; augmenter le feu, et quand elle est bien chaude, y verser une once de vinaigre, il se fait alors un pétillement et un bouillonnement considérables ; quand le vinaigre est consumé, la matière s'abaisse, jetant beaucoup de fumée puante, l'agiter en cet état quelque temps sur le feu, puis y mettre de nouveau vinaigre comme auparavant ; continuer ainsi à la faire cuire par un feu vigoureux, y ajoutant de temps en temps un peu de vinaigre, jusqu'à ce qu'elle ait acquis une consistance d'emplâtre et une couleur noire, puis la laisser refroidir à demi , et la rouler en magdaléons avec les mains mouillées d'eau. C'est l'emplâtre de céruse brûlée que plusieurs appellent *emplâtre noir ,* qui est différent d'un autre *emplâtre noir* bien plus composé.

Il est détersif, fort dessiccatif, propre pour les plaies et pour les vieux ulcères , particulièrement pour ceux des jambes.

Nota. On peut , au lieu de céruse , employer le *minium* (*oxide de plomb rouge*), ou une autre préparation du plomb : à la vérité le nom de *céruse* ne conviendra plus à l'emplâtre , mais il n'en aura ni plus , ni moins de vertu , pourvu qu'on observe dans la cuite les mêmes circonstances ci-dessus décrites.

EMPLATRE *polycreste.* Prendre huile d'olive et eau de fontaine , de chaque une livre et demie ; douze onces de litharge en poudre , quatre onces de céruse (*oxide de plomb blanc par l'acide acéteux*) , huit onces de cire jaune , et six onces de térébenthine : mêler dans une bassine l'huile, l'eau, la litharge et la céruse en poudre ; faire bouillir le mélange , l'agitant incessamment jusqu'à consistance d'emplâtre ; y mettre fondre la cire coupée par petits morceaux et la térébenthine ; continuer à remuer l'emplâtre jusqu'à ce qu'il soit froid ; puis le former en magdaléons.

Le nom de *polycreste* a été donné à cet emplâtre , parce qu'il sert à guérir plusieurs sortes de maux. Il est propre pour les plaies , la brûlure , les crevasses des mamelles , des mains et des autres parties , les engelures ; pour faire suppurer , dessécher et cicatriser , pour résoudre ; on peut en faire du sparadrap , ou toile gautier pour les cautères.

EMPLATRE *pour les loupes.* Prendre huit onces d'huile rosat , une once de litharge d'or en poudre , deux onces de poudre déliée d'albâtre calciné dans le feu ; les faire bouillir en remuant toujours avec la spatule ; sur la fin de la cuite ajouter céruse en poudre , bol d'Arménie aussi en poudre déliée , et mercure précipité (*muriate mercurielle par précipitation*) , de chaque une once et demie ; une once de vitriol (*sulfate*) en poudre , et une demi-once d'hermodactes ; et cuire le tout en consistance d'emplâtre dont on fait des magdaléons.

Il faut commencer la guérison par saigner et purger , et le lendemain de la purgation appliquer et couvrir entièrement la loupe d'un emplâtre étendu sur de la peau mince , mettre dessus une compresse , la serrer assez ferme avec une bande , et souffrir patiemment les démangeaisons sans lever l'emplâtre. Si les sérosités qui ont coutume de couler le faisoient tomber , il le faut essuyer , le rafraîchir du *même onguent* , et continuer l'application jusqu'à guérison. Cet emplâtre a réussi en plusieurs occasions.

EMPLATRE *triapharmacum de Mésué.* Pulvériser subtilement douze onces de litharge , la délayer avec autant de vinaigre , et une livre et demie de vieille huile d'olive dans une bassine : faire bouillir la matière , la remuant incessamment au fond avec une spatule de bois jusqu'à ce que l'emplâtre soit cuit en consistance raisonnable ; si la quantité de vinaigre marquée ne suffisoit pas pour achever la cuite , on y en ajouteroit d'autre.

Cet emplâtre déterge , arrête le sang , et consolide les plaies et les fistules. Le mot *triapharmacum* signifie *remède composé de trois sortes de drogues.*

Si l'emplâtre est presque cuit après la consomption du vinaigre , on en peut achever la cuite , quoiqu'il ne bouille plus , en le remuant toujours avec la spatule sur un petit feu pendant environ une heure ; mais s'il n'est encore qu'en consistance d'onguent , on fera mieux d'y ajouter de nouveau vinaigre pour le faire bouillir jusqu'à ce que la litharge soit bien dissoute , et que l'emplâtre soit dur.

EMPLATRE *vert.* Prendre cire , résine , térébenthine , de chacune quatre onces ; oliban , mastic , vert-de-gris (*oxide de cuivre vert*) , de chacun trois onces ; pulvériser subtilement l'oliban , le mastic et le vert de gris , faire fondre ensemble la cire , la résine et la térébenthine , y mêler le vertde-gris , et quand la matière est à demi-refroidie , y incorporer les autres poudres pour faire un emplâtre qu'on roule en magdaléons.

Il est propre pour déterger et consolider les plaies.

Emplâtres : vertus des plus communs qu'on trouve préparés.

L'EMPLATRE *contra rupturam* est propre pour les hernies ou descentes d'intestins ; il résout les duretés , et il raffermit les membranes après que l'intestin est repoussé ; il est bon aussi pour les fractures et les dislocations.

L'EMPLATRE *de ciguë* est fort résolutif , et recommandé pour les tumeurs squirreuses du foie et de la rate , pour les loupes et pour les écrouelles.

L'EMPLATRE *de gomme élémi* ramollit et résout les duretés de la rate , et toutes tumeurs dures.

L'EMPLATRE *de mélilot* ramollit, cuit , résout les vents , et est bon dans les squirres du foie et de la rate, et dans les tensions des hypocondres.

L'emplatre *de mucilage* ramollit, digère et mûrit comme le *diachylum* ; mais il ne fait pas suppurer les tumeurs qui peuvent être guéries par la seule résolution : en raison de cela, il est fort usité pour résoudre les contusions qui arrivent à la tête, aux mamelles et ailleurs, lorsqu'on en veut empêcher la suppuration, les matières n'y étant pas disposées ; il ne laisse pas néanmoins de mûrir celles qui doivent venir à suppuration.

L'emplatre de Vigo *cum mercurio*, qui a retenu le nom de son auteur Jean de Vigo, est fort résolutif. On l'emploie pour amollir et dissiper les humeurs froides, pour les loupes, les nodosités, les tumeurs vénériennes, et pour appaiser les douleurs.

L'emplatre *diabotanum*, ainsi appelé à cause de la grande quantité de plantes qui entrent dans sa composition, digère, amollit, résout. On s'en sert pour les loupes, pour les glandes, pour les tumeurs remplies d'humeurs pituiteuses et grossières, pour les squirres.

L'emplatre *diachalciteos* s'emploie dans les plaies, ulcères, contusions et tumeurs pestilentielles. Il est fort recommandé pour fortifier les jointures, si on le porte continuellement sur les parties affligées de gouttes.

L'emplatre *diachylum* simple, le composé sans gommes, et le composé avec les gommes, ramollissent les tumeurs dures du foie et de la rate. Le composé sans gommes ramollit plus fortement, mûrit et digère ; le composé avec les gommes attire puissamment, amollit et résout.

L'emplatre *diapalme* dessèche moins vîte que le *diachalciteos* ; il amollit, il résout, il déterge et il cicatrise. C'est l'emplâtre le plus usité pour les plaies et les ulcères ; on l'amollit en y mêlant le quart de son poids d'huile rosat, afin d'en faire plus facilement des emplâtres : c'est ce qu'on appelle *cérat de diapalme* ou *diapalme dissous*.

L'emplatre *diapompholigos* dessèche les plaies et les ulcères, en rafraîchissant aussi bien que l'onguent *pompholix*, dont il ne diffère qu'en consistance.

L'emplatre *divin* déterge, mondifie, cicatrise, amollit, résout, fortifie. On s'en sert pour toutes sortes de plaies et d'ulcères, pour résoudre les tumeurs, pour les contusions ; il a des vertus et des usages à peu près semblables à ceux du *manus Dei* ; il est néanmoins un peu plus mondicatif, et accompagné de quelqu'acrimonie, à cause du vert de gris (*oxide de cuivre vert*) qui entre dans sa composition ; cela n'empêche pas qu'on ne les emploie souvent l'un pour l'autre. Le surnom de *divin* lui a été donné à cause de ses grandes vertus.

L'EMPLATRE *manus Dei* est employé avec succès à la guérison de toutes sortes de plaies , d'ulcères , de tumeurs et de contusions. Il ramollit, digère, résout et mène à la suppuration les matières qui doivent prendre cette voie ; il ne fait pas suppurer celles qui peuvent être dissipées par transpiration ou autrement, et lorsqu'il a mûri et fait venir au dehors les matières étrangères , il n'en attire pas de nouvelles sur la partie , mais mondifie , cicatrise et consolide entièrement la plaie par où les matières sont sorties. Il guérit les nerfs coupés , le chancre, les fistules, les écrouelles, les morsures des bêtes venimeuses et enragées, attirant promptement le venin dehors, comme aussi le plomb, fer et esquilles des plaies ; pour la teigne des enfans, on rase les cheveux, et on met un emplâtre; pour le mal de dents, on l'applique sur la tempe ou derrière l'oreille ; pour le rhumatisme ou commencement de paralysie, on l'applique sur la nuque du cou , et même sur les épaules , bras ou autres parties où l'on sent des douleurs ; pour les fistules du coin de l'œil, on l'y laisse long-temps, aussi bien que sur les loupes ; pour guérir les taies des yeux qui empêchent de voir, on ferme les paupières et on y applique l'emplâtre qu'on y laisse pendant quinze jours ou davantage ; il guérit les fistules restées après la taille pour la pierre ; il arrête promptement le sang d'une coupure, en essuyant bien le sang, et appliquant aussitôt l'emplâtre chauffé au feu.

L'EMPLATRE *noir* est fort estimé pour la guérison de toutes sortes de plaies faites par ponction, incision, ou froissure. On l'emploie aussi heureusement pour toutes sortes d'ulcères, et particulièrement les vieux et les rebelles, étant fort propre à les modifier et consolider.

L'EMPLATRE *oxycroceum* ramollit, résout, fortifie les nerfs et les muscles, appaise les douleurs, est propre pour les fractures, pour les dislocations, pour les duretés de la matrice : on l'applique sur les parties malades.

Nota. On n'a point donné les compositions de ces emplâtres, parce qu'elles sont difficiles, et qu'on les trouve tout faits.

EMULSION (*emulsio*). Remède liquide et agréable, dont la couleur et la consistance approchent de celles du lait. Cette espèce de julep se fait d'amandes douces, de semences froides et autres qu'on pile dans un mortier et que l'on dissout ensuite dans des eaux distillées, ou dans des décoctions légères qu'on adoucit avec du sirop ou du sucre, après qu'on les a passées et exprimées.

EMULSION *commune*. Prendre des quatre semences froides majeures ; courge, citrouille, concombre et melon, de chacun un gros ; six amandes douces pelées : piler le tout dans un mortier de marbre, en y versant peu à peu une pinte de décoction d'orge mondé ; passer ensuite par un linge blanc, et ajouter à la colature une once de sirop de violette, *ou* de nénuphar, *ou* de guimauve : boire par verres la liqueur tiède.

EMULSION *astringente*. Prendre douze amandes douces pelées, semences de coton, de plantain, de thalitron, de pavot blanc, de coings et de sumac, de chaque une drachme et demie ; décoction d'orge, de racines de plantain et de grande consoude, une livre et demie ; sirops de roses sèches et de *berberis*, de chaque deux onces. Faire émulsion du tout pour quatre ou cinq prises.

Elle est propre pour arrêter le crachement de sang, la dyssenterie et les autres cours de ventre et hémorragies Si on la veut rendre plus astringente, on y peut mêler de la terre sigillée, du corail préparé et de la pierre hématite, de chaque deux scrupules.

EMULSION *pectorale*. Plonger un moment dans de l'eau chaude seize belles amandes douces, et en séparer la peau qui se levera aisément ; les mettre dans un petit mortier de marbre avec six drachmes des quatre grandes semences froides mondées, et une drachme et demie de semence de pavot blanc. Piler le tout ensemble avec un pilon de bois ; et quand la matière commence à prendre une consistance de pâte, y verser environ une demi-cuillerée d'une décoction faite avec de l'orge, des jujubes et des capillaires, continuer de battre la pâte, et la dissoudre peu à peu avec de la décoction jusqu'à ce qu'on en ait employé une livre et demie ; il se fait un lait qu'on passe au travers d'une étamine blanche, exprimant fortement le marc : mêler dans la colature des sirops de guimauve et de tussilage, de chaque une once et demie, et on aura une émulsion pour trois prises.

Elle est propre pour humecter et pour adoucir les âcretés de la poitrine, exciter le crachat, calmer la toux, provoquer le sommeil ; mais elle le provoquera encore bien plus sûrement, si on y ajoute une once et demie de sirop de pavot blanc. On en prend un verre pour chaque dose.

EMULSION *purgative pour un enfant de quatre à cinq ans*. Piler dans un mortier de marbre deux ou trois amandes douces pelées dans l'eau chaude, en versant dessus peu à peu un petit verre d'eau d'orge : y faire fondre une demi-once de manne. On passe le tout par un linge et on y ajoute trois grains de poudre de jalap, *ou* six grains de poudre cornachine, pour une dose à prendre froide le matin à jeun.

Autre. Faire fondre dans un petit bouillon au lait une once ou une once et demie de manne ; passer ensuite pour une dose à prendre le matin à jeun.

Emulsion *contre la pierre, la colique néphrétique et la suppression d'urine.* Piler six baies d'alkékenge, les faire infuser dans un grand verre de vin blanc, et prescrire la décoction.

Autre. Piler dans un mortier de marbre dix amandes douces pelées, semences de bardane, une demi-once : les arroser peu à peu avec cinq onces d'eau de bardane, et faire dissoudre dans la décoction une once de sirop des cinq racines apéritives.

Emulsion *contre la jaunisse.* Piler dans un mortier semences d'ancholie et d'alkékenge, de chacune demi-gros ; verser dessus peu à peu cinq onces d'eau de chélidoine et une once de sirop d'absinthe.

Emulsion *contre la toux, l'ardeur d'urine, la dyssenterie et la petite vérole.* Piler dans un mortier de pierre une douzaine d'amandes douces sans écorces ; semences de melons et de courges, de chacune un gros et demi ; une demi - once de semences de pavot blanc : verser peu à peu par-dessus cinq onces de la décoction d'orge ; délayer dans la décoction six gros de sirop de nénuphar, pour une émulsion à prendre le soir en se couchant, dans les toux et les affections de poitrine. Elle est aussi très-efficace contre les ardeurs d'urine, la dyssenterie, la petite vérole ; en un mot, dans tous les cas où il faut rafraîchir en adoucissant le sang, et calmer les douleurs qui viennent de son âcreté et de sa dissolution.

Emulsion *contre l'âcreté du gosier.* Piler dans un mortier de marbre trois onces d'amandes douces ; verser par-dessus, peu à peu, une livre de décoction d'orge et de réglisse. On y ajoutera deux onces de sirop de tussillage pour une émulsion à prendre en deux fois.

Emulsion *contre la rougeole et la petite vérole.* Prendre semences de melon, un gros ; semences d'ancholie, deux scrupules ; cinq onces de pavots rouges : faire une émulsion dans laquelle on délayera une once de sirop de capillaire.

Emulsion *contre la gonorrhée.* Broyer dans un mortier de marbre semences de chanvre et de pavot, de chacune un gros ; verser par - dessus cinq onces d'eau de nénuphar : dans la décoction clarifiée on délayera six gros de sirop de nénuphar et un scrupule de sel de prunelle, pour une émulsion à prendre le soir deux heures après le repas.

EMULSION *contre la pierre et la rétention d'urine.* Piler dans un mortier de marbre, en versant peu à peu de l'eau de pariétaire jusqu'à la quantité de six onces, des amandes de noyaux de cerises et de pin, de l'huile tirée par expression des susdits noyaux, de chacune deux gros : ajouter six gros de limon.

EMULSION *contre la pleurésie.* Piler dans un mortier de marbre six amandes douces pelées ; semences de chardon-béni, deux gros, en versant par-dessus peu à peu quatre onces d'eau de chardon-béni : ajouter à la décoction une once de sirop de coquelicot.

EMULSION *contre la toux invétérée.* Prendre une once d'amandes de noisettes pelées et lavées dans de l'eau chaude : les piler dans un mortier de marbre, en versant peu à peu par-dessus cinq onces de vin blanc : ajouter à la décoction une once de sirop de fleurs de tussillage.

EMULSION *contre l'apoplexie.* Piler dans un mortier de marbre seize amandes de pêcher, dépouillées de leur écorce : ajouter quatre onces d'eau de pouliot.

EMULSION *contre les tranchées des femmes en couches.* Prendre une douzaine d'amandes douces pelées ; semences de pavot blanc, une demi-once, qu'on pilera dans un mortier de marbre, en ajoutant peu à peu cinq onces d'eau de lis. Délayer dans la décoction une once de sirop de capillaire et une demi-once de sirop de pavot blanc.

EMULSION *contre la pierre.* Piler dans un mortier de marbre semences d'herbe-aux-puces, d'ortie et de cresson d'eau, de chacune un gros : ajouter peu à peu six onces d'eau de pariétaire et une once de sirop de nénuphar.

EMULSION *purgative dans la cachexie.* Prendre dix grains d'épurge et dix amandes douces pelées : les piler dans un mortier de marbre, en les arrosant peu à peu avec six onces d'eau de fontaine et une once de sirop de capillaire.

EMULSION *contre la rétention d'urine.* Piler dans un mortier de marbre, une once de semences de violettes : verser peu à peu par-dessus six onces d'eau de chiendent : délayer dans la décoction une once de sirop de violette.

EMULSION *à prendre dans le pissement de sang.* Prendre dix amandes douces dépouillées de leur écorce ; semences d'ortie, un gros : les piler dans un mortier de marbre, versant peu à peu par-dessus quatre onces de suc d'ortie et une once de sirop violat.

EMULSION *contre la phthisie.* Prendre des quatre semences froides majeures, un gros et demi ; deux amandes douces pelées dans l'eau chaude : piler le tout dans un mortier de marbre, en versant doucement dessus un grand verre d'infusion d'une pincée de véronique et d'une demi-pincée de lierre terrestre ou de tussilage. Ajouter à la décoction une demi-once de sirop de guimauve ou de violette, faire une émulsion à prendre en une dose, le matin à jeun et autant le soir, en se couchant.

EMULSION *propre dans les fièvres malignes et la petite vérole.* Prendre amandes douces pelées, une demi-once ; graines d'oseille, de melon, de chardon-béni, de chacune deux gros : piler dans un mortier de marbre, en versant peu à peu de l'eau de scabieuse, d'ulmaire et de scorsonère, de chacune quatre onces : faire une émulsion, pour deux doses, ajoutant à chacune une demi-once de sirop d'œillet, à prendre soir et matin.

EMULSION *contre la suppression d'urine.* Piler des quatre grandes semences froides, de chacune un gros, en versant peu à peu six onces d'eau de pariétaire. Sur la fin, ajouter et broyer cinq baies d'alkékenge ; délayer ensuite une once de sirop des cinq racines apéritives.

EMULSION *pour appaiser la soif.* Piler dans un mortier de bois une douzaine d'amandes douces pelées, en versant peu à peu une suffisante quantité de décoction d'orge, ou d'eau de pourpier, ou de laitue. Faire une émulsion pour deux prises, dans chacune desquelles on ajoutera une once de sirop de nénuphar.

EMULSION *contre l'ardeur d'urine et la gonorrhée.* Prendre amandes douces pelées, une demi-once ; des quatre grandes semences froides, de chacune un gros ; semences de guimauve, deux gros : piler le tout en versant peu à peu deux livres de décoction d'orge et de réglisse. Faire une émulsion dans laquelle on fera fondre sel de prunelle, un gros ; sirop de guimauve, deux onces : en prescrire l'usage de temps en temps.

Autre contre l'ardeur d'urine. Prendre amandes douces pelées, une douzaine ; des semences de pin, demi-once, qu'on pilera dans un mortier de marbre, en versant peu-à-peu par-dessus cinq onces d'eau de pariétaire. Ajouter à la décoction une once de sirop de limon, pour une émulsion à prendre matin et soir.

EMULSION *pour boisson ordinaire dans l'ardeur d'urine.* Prendre des quatre grandes semences froides majeures, une demi-once ; des semences de pavot blanc, deux gros, et quatre amandes douces pelées : piler le tout dans un mortier de marbre, en versant dessus peu à peu trois chopines de la décoction d'orge : édulcorer ensuite la décoction avec du sirop de nénuphar, une once et demie, et en prendre pour boisson ordinaire.

EMULSION *pour procurer le sommeil.* Prendre amandes douces et des quatre grandes semences froides, de chacune un demi-gros : les piler avec eaux de nénuphar, de laitue et de pourpier, de chacune deux onces, ajouter à la décoction sirop de nénuphar et de diacode, de chacun une demi-once, pour une émulsion à prendre en une fois, à l'heure du sommeil.

Autre. Prendre semences de courge, de citrouille, de concombre ou de melon, de chacune un demi-gros ; quatre amandes douces pelées dans l'eau chaude : piler le tout dans un mortier en y versant peu à peu un grand verre d'eau ; couler la liqueur et y ajouter ensuite sirop diacode, six gros, ou laudanum liquide de Sydenham, douze à quinze gouttes, pour une dose à prendre à l'heure du sommeil.

EMULSION *diurétique.* Prendre semences de bardane, trois gros, et faire une émulsion avec suffisante quantité de chiendent et de racines de persil.

EMULSION *sudorifique.* Piler dans six onces d'eau de mélisse semences de bardane, de chardon-béni, de chacune deux gros : faire, selon l'art, une émulsion, que l'on adoucira avec une once de sirop d'œillet.

Autre. Prendre semences de chardon-béni, trois gros, les piler dans trois pintes d'eau distillée de la même plante ; délayer dans la décoction une once de sirop de mélisse : faire une émulsion pour exciter la sueur dans la pleurésie, ou l'éruption de la petite vérole, ou de la rougeole.

EMULSION *adoucissante et rafraîchissante.* Faire cuire jusqu'à ce qu'il soit crevé orge mondé, une demi-once ; ajouter six amandes pelées, graine de melon, trois gros : piler dans une livre de décoction d'orge ; ajouter à la décoction deux onces de sirop de guimauve, de nénuphar, et deux gros d'eau de fleurs d'oranger ; faire une émulsion pour trois doses.

EMULSION *contre la pleurésie.* Prendre des quatre semences froides, six gros ; semences de pavot blanc, deux gros ; décoction d'orge, demi-livre ; eaux de laitue et de nénuphar, de chacune deux onces ; eau de roses, une once, pour une émulsion à prendre en deux prises : on ajoutera à chacune une once de sirop violat.

EMULSION *contre le flux hépatique.* Prendre amandes douces pelées, une douzaine ; des quatre grandes semences froides, des semences de pourpier et de plantain, de chacune un gros, qu'on pilera dans un mortier, en versant par-dessus des eaux de pourpier et de pavot blanc, cinq onces ; sirop de limon, une once, pour une émulsion à prendre tous les soirs.

EMULSION *pour faciliter l'éruption de la rougeole et de la petite vérole.* Piler doucement dans un mortier de marbre semence de navets sauvages, un gros, en versant peu à peu dessus huit onces d'eau de scorsonère ou de chardon-béni ; passer ensuite le tout par un linge, pour une émulsion à prendre dans les maladies ci-dessus. Elle convient aussi dans les fièvres malignes.

EMULSION *contre l'acrimonie de poitrine.* Prendre amandes douces pelées une douzaine ; semences froides, deux gros ; semences de pavot blanc, demi-once : piler le tout dans un mortier de marbre, en versant par-dessus, peu à peu, six onces d'eau de lis. Ajouter à la décoction une once de sirop de nénuphar pour une émulsion à prendre à l'heure du sommeil.

EMULSION *contre la toux.* Piler dans un mortier de marbre une once de semences de pavot blanc, en versant peu à peu par-dessus cinq onces d'eau de lis. Ajouter à la décoction une once de sirop de nénuphar, pour une émulsion à prendre à l'heure du sommeil.

EMULSION *rafraîchissante et apéritive.* Prendre grandes semences froides, une once ; semences de mauve et de pavot blanc, de chaque une drachme ; décoction de racines de guimauve et de nénuphar, de chaque une chopine et demie ; sirops de guimauve et de nénuphar, de chaque deux onces ; faire du tout une émulsion pour quatre ou cinq prises.

Elle est propre pour chasser doucement le sable des reins et de la vessie, tempérer et adoucir les âcretés d'urine. On peut ajouter dans ces émulsions une drachme d'yeux d'écrevisses préparés, et autant de cristal minéral (*nitrite de potasse mêlé de sulfate de potasse*), pour les rendre plus apéritives.

EMULSION *purgative,* très-agréable pour les malades qui ont de la répugnance pour les médecines ordinaires. Faire fondre dans six onces d'eau deux onces et demie de manne grasse et bien choisie ; passer la liqueur par une étamine bien serrée ; y ajouter six belles amandes douces et deux amères pelées à l'ordinaire, avec un gros des quatre semences froides. En pilant, verser peu à peu la solution de manne ; ayant passé le tout par un linge, ajouter à la colature une demi-once de fleurs d'oranger double, avec un gros d'*arcanum duplicatum* ou deux gros de sel de seignette (*tartrite de soude*), et passer le tout encore une fois. On retranche le sel pour les personnes d'un tempéramment délicat, et pour
les

les personnes robustes on ajoute encore cinq ou six grains de diagrède bien pulvérisé.

Autre. Prendre quatre amandes douces pelées dans l'eau chaude ; semences de courge, de citrouille, de concombre et de melon, de chacune un gros ; piler le tout dans un mortier de marbre, en y versant peu à peu un grand verre d'eau chaude où l'on aura fait fondre deux onces de manne ; passer ensuite par un linge blanc, et y ajouter poudre de comte, un scrupule ; eau de fleurs d'oranger, une cuillerée ou deux gros : pour une dose à prendre le matin à jeun, et un bouillon deux heures après.

ENCENS (*Thus*). Résine solide qui distille d'un arbre qui croît abondamment dans l'Arabie heureuse, principalement au pied du mont Liban. On l'apporte des Indes orientales et de la Turquie. Il y en a de deux sortes : l'un que l'on appelle *encens mâle* ou *oliban ;* c'est celui qui coule de l'arbre en larmes nettes et pures, de couleur blanche tirant un peu sur le jaune, se cassant facilement, odorant quand on le jette dans le feu, d'un goût amer et désagréable, rendant la salive blanche quand il est mâché.

L'encens femelle ou commun est celui qui tombe confusément à terre ; il est souvent mêlé avec des morceaux de l'écorce de l'arbre, ou avec quelques autres impuretés ; il est en masse, jaunâtre, mollasse, graisseux, fort inflammable et odorant. L'encens mâle est le meilleur.

L'encens est chaud, dessiccatif, un peu astringent, sudorifique, propre pour les maladies de la poitrine, pour la pleurésie, pour fortifier le cerveau, pour les cours de ventre, vomissement, crachement de sang et dyssenterie. On en avale le soir quelques morceaux. Son usage externe est d'entrer dans les parfums pour fortifier la tête et dissiper les catarres. Il remplit de chair la cavité des ulcères, les cicatrise et les agglutine, spécialement les plaies saigneuses de la tête ; mêlé avec du sain-doux ou de la graisse d'oie, il guérit les mules aux talons ou engelures ; mêlé avec du lait de femme en forme de liniment, il remédie aux ulcères cacoëtiques tant du siége que des autres parties. L'eau rose dans laquelle on a éteint plusieurs fois l'encens mâle, mêlée avec du lait de femme, est un excellent collyre liquide pour la rougeur et la chassie des yeux. Appliqué avec de la poix et du vinaigre, il guérit les dartres et les verrues qui commencent. Pour guérir la pleurésie, on fait un trou dans le cœur d'une pomme de reinette, on y met une drachme d'oliban, on fait cuire le tout devant le feu, et on fait manger au malade la pulpe mêlée avec l'encens après qu'elle est cuite, on le couvre bien, et on le fait suer. Forestus, pour rendre cette pomme encore plus efficace, y met une demi-drachme d'encens mâle et une drachme de fleurs de soufre, faisant cuire le tout comme ci-dessus. La même pomme est salutaire dans l'asthme, suivant Rivière, et même dans la dyssenterie, pour consolider les petits ulcères des intestins, et arrêter le flux de sang; en ce cas un coing vaut mieux qu'une autre pomme.

L'oliban est vulnéraire, détersif; on l'emploie dans plusieurs onguens, comme dans celui de bétoine, dans le divin et quelques autres. Il entre aussi dans la poudre de frai de grenouille de Grollius, dans la thériaque, dans le mithridat, dans les trochisques de karabé, dans les pilules de cynoglosse, etc.

Encre *à écrire*. Prendre deux livres et demie d'eau de pluie, noix de galle concassées, et vitriol romain, de chaque quatre onces; gomme arabique, une once; mettre infuser sur les cendres chaudes pendant vingt-quatre heures les noix de galle avec le vitriol dans l'eau; au bout de ce temps faire bouillir le tout doucement pendant un petit quart-d'heure, le remuant de temps en temps avec un bâton; ensuite de quoi verser l'encre dans une autre cruche, en la coulant doucement par inclination, ou par un tamis, ou gros linge clair, dans laquelle on met la gomme pilée, et on remet le tout sur les cendres chaudes pendant un quart-d'heure, en le remuant toujours avec un bâton pour faire fondre la gomme.

L'encre, appliquée promptement sur une brûlure non entamée, empêche qu'il ne se forme des vessies, et elle appaise la douleur sur-le-champ; elle appaise aussi la douleur des hémorroïdes et leur flux excessif, aussi bien que l'hémorragie du nez, si on introduit dans la narine une petite tente de linge usé, ou de coton trempé dans l'encre, et un peu exprimé.

Endive, *ou* Scariole (*Cichorium latifolium , sive endivia vulgaris* , Tourn. 479. *Cichorium endivia* , Linn. 1142). Chicorée de jardin, qui est de deux sortes; l'une a la feuille large, et c'est proprement l'endive; l'autre l'a étroite et amère, qui est la scariole. L'endive est hépatique par excellence, rafraîchissante, dessiccative, abstersive, apéritive, diurétique, et très-usitée dans les fièvres bilieuses. Les feuilles d'endive sont excellentes pour appliquer sur les inflammations et tumeurs érysipélateuses.

Ces deux plantes s'emploient aussi de même dans les remèdes, étant également propres à tempérer le sang et la bile, particulièrement l'espèce de chicorée qu'on appelle blanche, et qui ne devient telle que par la culture ; car alors elle est d'une saveur plus douce et moins amère que celle qui est verte. Cette dernière a les mêmes vertus que la chicorée sauvage. On met ordinairement les feuilles de chicorée dans les bouillons rafraîchissans, et dans ceux qu'on fait au bain-marie, qui sont des remèdes apéritifs tempérés, très-utiles dans les obstructions des viscères et dans les maladies causées par une bile épaissie. La semence d'endive est une des quatre mineures, et s'emploie comme les autres et à la même dose. Les feuilles de cette plante ont donné le nom au sirop de chicorée, dont l'usage est commun.

EPINARDS (*Spinacia vulgaris*, Tourn. 533. *Spinacia ole-racea*, Linn. 1456). Plante qu'on cultive dans les jardins potagers. Ses feuilles sont plus potagères que médicinales ; elles sont rafraîchissantes et humectantes, de bon aliment dans les maladies ; elles amollissent le ventre, adoucissent la toux et l'âcreté de la trachée-artère ; elles purifient le sang. On les applique sur le ventricule et sur le foie pour rafraîchir ce viscère ; elles engendrent à la longue un sang mélancolique. Le suc des épinards et leur eau distillée appaisent la chaleur des entrailles, les ardeurs d'un estomac irrité par une bile enflammée et procurent la génération du lait. La décoction est employée dans les lavemens purgatifs.

EPINE BLANCHE, *ou* Aubespin, (*Acuta spina, seu oxya-cantha vulgaris*). Arbrisseau qui naît dans les bois et dans les buissons. Son fruit appelé communément *senelles*, est sec et astringent, il est mûr à la fin de l'été. Ses grains mangés ou pris en breuvage arrêtent le cours de ventre. Ses noyaux pulvérisés, et bus dans du vin blanc, brisent et font rendre les pierres. On distille de son fruit une eau qui est bonne pour la gravelle. La racine appliquée tire hors de la chair toute épine, ou autre corps étranger qui y seroient demeurés. Tragus assure que l'eau distillée du ses fleurs, ou l'esprit que l'on en tire en les distillant avec le vin, dans lequel elles ont infusé pendant trois jours, soulage beaucoup les pleurétiques et ceux qui ont la colique.

EPINE - VINETTE (*Berberis dumetorum*, Tourn. *Berberis vulgaris*, 471). Arbrisseau épineux qui croît aux lieux incultes, dans les haies, dans les buissons. Son fruit seul, appelé *berberis,* est en usage en médecine. Il rafraîchit, humecte, resserre, ouvre l'appétit et fortifie l'estomac et le foie ; c'est pourquoi on l'ordonne dans les maladies où on a besoin de rafraîchissement et d'astriction, comme la diarrhée et la dyssenterie. Il est cordial, propre pour arrêter les hemorragies, pour désaltérer, pour calmer le trop grand mouvement de la bile.

L'écorce est astringente et détersive ; on l'emploie dans les décoctions pour le cours de ventre et la dyssenterie. Le fruit est plus usuel ; on en met une poignée pour chaque pinte de tisane dans les mêmes maladies, et pour appaiser la trop grande fermentation des humeurs, sur-tout lorsqu'elle est causée par des matières bilieuses que ce fruit corrige par son acidité.

On le prépare de plusieurs manières ; on le confit au sucre, on en fait du sirop, de la gelée, du rob, et on emploie toutes ces différentes préparations dans les juleps rafraîchissans et astringens. Le rob, fait avec une forte décoction des fleurs d'épine-vinette, est fort bon pour de vieilles toux occasionnées par relâchement des fibres et l'abondance de pituite froide et gluante. Dans l'ardeur d'urine et dans les inflammations internes, on fait dissoudre le nitre dans le suc d'épine-vinette pour le faire cristalliser. Simon Pauli enseigne ainsi la manière de faire le sel essentiel, qu'il appelle le tartre de *berberis*.

Faire évaporer doucement sur le feu deux livres de suc d'épine-vinette, deux onces de suc de limon ; passer ce mélange par une chausse, et le mettre cristalliser à la cave. Ces cristaux sont très-rafraîchissans, propres dans l'ardeur d'urine et dans les inflammations internes : la dose est d'un demi-gros ou d'un gros au plus. Tragus assure que le vin qu'on fait avec le fruit de cet arbrisseau, arrête les cours de ventre, la dyssenterie et les pertes blanches des femmes. Dans les maux de gorge, on mêle dans les gargarismes un peu de suc ou de sirop d'épine-vinette.

L'épine-vinette a donné le nom au sirop de *berberis*, au sapa de Mésué, et aux trochisques de *berberis* du même. On emploie son suc dans le sirop de corail pour en faire la dissolution ; on le préfère aux autres dissolvans, quoiqu'il soit bien foible. Ce suc entre dans le sirop de myrthe composé de Mésué, dans les trochisques de laque et dans le *diaprun*.

ÉPITHÈME (*Epithema*). Espèce de fomentation spiritueuse, ou remède externe qu'on applique sur les régions du cœur et du foie, pour les fortifier, ou pour les corriger de quelque intempérie. Il y en a de deux sortes, le liquide et le solide. L'épithème liquide est une espèce de fomentation plus spiritueuse que les autres. L'épithème solide est un mélange de conserves, de thériaque, de confection, de poudres cordiales, qu'on étend ordinairement sur un morceau d'écarlate ou sur de la peau.

ÉPITHÈME *pour l'intempérie froide du cœur*. Faire chauffer

un demi-setier de bon vin , tremper dedans de petits linges déliés, en deux ou trois doubles, en étuver la région du cœur, et les y appliquer exprimés et chauds, les changeant quand ils commencent à refroidir.

ÉPITHÈME *pour mettre sur la région du cœur dans les fièvres pourprées, malignes et pestiférées.* Couper en petits morceaux de l'écorce de citron nouvelle ou séche, la faire tremper une ou deux heures dans une chopine d'eau rose sur les cendres un peu chaudes, puis passer par un linge blanc, et dans la colature mêler le jus d'un citron ou d'un limon, et l'épithème sera fait : la région du cœur en sera fomentée tiédement trois fois le jour avec des linges doubles trempés qu'on renouvellera au besoin.

ÉPITHÈME *pour rafraîchir les parties intempérées de chaleur.* Mettre chauffer médiocrement sur un réchaud, une chopine d'oxycrat, puis tremper dedans des linges en double, et les ayant exprimés, les appliquer tièdes sur les parties intempérées, et par dessus un autre linge sec aussi en double, de peur de mouiller la chemise et les draps, rechangeant lesdits linges, et en remettant d'autres trempés dans ledit oxycrat, quand ils commencent à sécher et à refroidir.

Cet épithème, quoique simple, est de grande efficacité ; il est meilleur et plus naturel que ceux qu'on fait avec des eaux distillées et des poudres qui, sans être utiles, sont bien chères.

L'oxycrat se fait en mêlant une partie de vinaigre commun sur six parties d'eau, ou en mêlant autant de vinaigre avec l'eau, qu'il se puisse boire, ne laissant aucune saveur âcre à la bouche et à la gorge, ce qui semble être le meilleur.

ÉPITYM , *ou* Barbe de moine (*Epitymum , seu cuscuta minor*). Espèce de cuscute ou plante filamenteuse, semblable à des cheveux, qui croît et s'entortille autour du thym, dont elle tire la vertu. On apporte l'épitym sec de plusieurs pays chauds, comme de Candie, de Venise. Celui qui vient de Candie est en filamens longs ; et celui qui vient de Venise en filamens courts et frisés ; l'un et l'autre sont usités en médecine. On le doit choisir nouveau, net, entier, d'une odeur forte. Il est apéritif, arthritique ; il purge doucement les humeurs mélancoliques ; il est chaud et dessiccatif, et sert principalement à la gale, aux ulcères, aux affections mélancoliques et hypocondriaques, aux obstructions de la rate, au vertige, à l'épilepsie, aux rhumatismes, aux gouttes. C'est l'ingrédient ordinaire de tous les nouets purgatifs. On pile toute la plante, puis on la met infuser. La dose est d'une demi-once à six drachmes dans du vin. On ne l'emploie guères qu'en infusion, parce que la subtilité de ses sels ne souffre point la coction ; par cette raison Forestus a observé qu'il est inutile de l'ordonner dans les sirops et dans les apozèmes.

EPURGE, *ou* Catapuce (*Tithymalus latifolius, cataputia dictus*, Tourn. *Euphorbia latyrus*, Linn.) Espèce de tithymale toute remplie d'un suc laiteux, de même que les autres tithymales. Cette plante croît en tout pays, fréquemment dans les jardins. Les grains et les feuilles de l'épurge évacuent violemment par haut et par bas les humeurs séreuses, bilieuses et flegmatiques. On peut s'en servir dans l'hydropisie, car ils purgent particulièrement les sérosités. La dose des grains est de six à douze mondés de leur écorce, et pilées dans un œuf à la coque. Quand on les prend en substance, il faut les bien mâcher, si on veut être bien purgé, sinon il faut les avaler entiers, ou légèrement concassés ; au reste ce remède est trop violent, et on ne doit l'ordonner que rarement. Les feuilles, au nombre de quatre ou cinq, purgent aussi ; mais on ne s'en sert guères. Le suc laiteux de la plante est caustique et dépilatoire, si on en humecte la partie velue.

ERRHINES (*Errhina, seu Nasalia*). Remèdes qu'on introduit dans le nez pour faire moucher et éternuer. On leur donne diverses formes ; on les fait en poudre, en liqueur, en onguent, ou en masse solide, dont on forme de petits bâtons pyramidaux.

ERRHINES, ou *Sternutatoire en forme de poudre.* Mêler ensemble racines d'ellébore blanc, d'iris de Florence, de feuilles de tabac, de chaque deux drachmes ; fleurs de muguet, feuilles de bétoine, de marjolaine et de sauge, de chaque une drachme ; les piler dans un mortier de bronze, les passer par un tamis de crin ordinaire, pour en faire une poudre grossière, laquelle, aspirée par le nez, excite l'éternuement et décharge le cerveau.

Nota. Ceux qui sont sujets aux défluxions sur la poitrine doivent éviter de s'en servir.

ERRHINE, ou *Sternutatoire en forme de poudre.* Pulvériser grossièrement feuilles séches de bétoine, de marjolaine, de sauge, de fleurs de muguet, de *stoechas*, de racine d'iris de Florence, de chaque une demi-once ; racine de pyrèthre, d'ellébore blanc, et feuilles de tabac, de chaque deux drachmes ; écorce d'orange séche, une drachme ; garder la poudre pour le besoin.

Elle excite l'éternuement sans grande violence, et elle fortifie le cerveau. On s'en sert dans la paralysie , l'apoplexie , la léthargie , et autres maladies du cerveau , provenant d'humeurs pituiteuses et grossières. On l'aspire par le nez , ou on en souffle dans les narines avec un chalumeau à ceux qui ne ne sont point en état de l'aspirer.

Nota. Lorsqu'on attire par le nez des errhines liquides , telle que le suc de bette , on remplit auparavant sa bouche d'eau , de peur qu'il n'y passe de l'errhine.

Errhine *contre l'enchifrenement.* Faire infuser dans un grand verre de vin blanc, feuilles de marjolaine , une pincée ; semences de nielle , un gros ; le malade tirera de temps en temps quelque peu de cette infusion par les narines.

Errhine *contre la migraine.* Mêler suc de marjolaine , trois onces ; suc de menthe , une once ; pour une errhine à respirer matin et soir par le nez.

Errhine *pour procurer l'expectoration du mucus des narines.* Broyer ensemble feuilles récentes de choux , de bétoine , de mouron rouge , une quantité suffisante ; eau distillée de marjolaine , une once ; en exprimer le suc. Sur quatre onces de ce suc ajouter une demi-once d'esprit de muguet. Tirer ce suc matin et soir par les narines ce qu'on en peut tenir dans le creux de la main.

Errhine *contre l'apoplexie.* Pulvériser et mêler exactement feuilles séches de bétoine , de marjolaine , de lis de vallée , de chacune un gros : on en fera usage en guise de tabac.

Errhine *contre le catarre et l'apoplexie.* Prendre feuilles de bétoine , de marjolaine et de nicotiane , séchées à l'ombre , de chacune deux gros ; les mettre en poudre et les passer par un tamis.

Errhine *contre les maux de tête.* Racine d'iris commun , un gros ; feuilles de bétoine , d'hysope, de nicotiane , de chacune une demi-poignée ; fleurs de muguet, une pincée : mettre le tout en poudre, pour une errhine à prendre de temps en temps en guise de tabac.

Errhine, ou *sternutatoire contre le coryza ou enchifrenement.* Suc de racines de bette , un gros ; eau de marjolaine , deux gros ; miel de romarin , un demi-gros : en faire un sternutatoire dont on usera dans ces maladies.

Autre. Du sucre blanc pulvérisé et des feuilles de coquelourde séchées et mises en poudre , de chacun un gros ; de l'huile de lavande ou de marjolaine, quatre gouttes. Garder cette poudre pour l'usage.

Errhine *en forme d'onguent.* Prendre racine séche de concombre sauvage, pyrèthre , staphisaigre , poivre noir , de chaque une drachme ; huile de laurier , une once et demie ; pulvériser ensemble toutes les drogues , mêler la poudre dans l'huile de laurier , et en faire un onguent propre pour les douleurs de tête , qui proviennent d'une pituite crasse , pour l'apoplexie , paralysie , épilepsie , maladie des yeux. On en introduit dans les narines pour faire éternuer et moucher.

ERRHINE *en forme liquide.* Mettre une poignée de mar-jolaine , et un peu de racine d'ellébore blanc dans une cho-pine d'eau , la réduire en bouillant à moitié , mettre de cette liqueur dans le creux de la main , et l'attirer par le nez.

Nota. L'usage des remèdes qui sont reçus par le nez est suspect , lorsque cette partie est travaillée de quelque mala-die , comme polype et autres , ou que le malade est sujet à l'hémorragie , au vertige , à l'épilepsie , et aux fluxions sur les yeux ; et que l'usage des remèdes qui tirent l'humeur du cerveau par la bouche , appelés *masticatoires* , est moins dan-gereux , si ce n'est à ceux qui , ayant la poitrine foible , re-çoivent facilement les influences des humeurs du cerveau sur cette partie.

ESCARBOT (*Scarabaeus*). Insecte dont il y a plusieurs sor-tes , qui sont le cerf-volant (*cervus volans* , *seu scarabaeus cornutus*) , le fouillemerde (*scarabaeus stercorum* , *seu pillu-laris*) , l'escarbot onctueux (*scarabaeus unctuosus* , appelé *cantarellus* par les Italiens) ; ces trois sortes d'escarbots ser-vent en médecine. Le hanneton est aussi un escarbot dont nous parlerons ci-après. Le cerf-volant est gros comme un hanne-ton ; il est ainsi appelé , parce qu'il porte sur sa tête deux cornes branchues , et de la figure de celles du cerf. On en trouve quelques-uns qui n'en ont qu'une. On estime cet insecte propre pour appaiser les contusions et la douleur des nerfs , étant écrasé et appliqué , ou cuit dans un onguent , ou dans une huile appropriée. Son huile par infusion appaise les douleurs d'oreilles et ôte la surdité. Le fouillemerde prend son nom de ce qu'il se plaît dans les fientes , sur-tout dans celle de cheval. La poudre de cet insecte saupou-drée est spécifique contre le relâchement des fibres , ou ligamens des yeux , et contre la chute de l'*anus* ou fondement. L'huile de lin , dans laquelle on a fait bouillir et consommer des fouillemerdes , appliquée chaudement avec du coton sur les hémorroïdes aveugles et douloureuses , en fait passer la douleur. Voici la meilleure manière de les réduire en poudre. On les met dans un vaisseau de verre bien bouché , puis on les expose au soleil pour les laisser sécher , et ensuite les réduire en poudre.

L'escarbot onctueux est ainsi nommé, parce qu'il enduit les mains d'une liqueur grasse et jaunâtre lorsqu'on le manie. On le trouve en mai et en juin le long des chemins et dans les bois. Il est de la nature des cantharides, car il fait uriner jusqu'au sang; il remédie à la morsure du chien enragé et à la goutte vague, suivant Wierus : on le donne en poudre. Borel dit qu'il faut prendre cet escarbot avec un papier pour ne se pas salir les mains et le faire sécher au feu, en ayant ôté auparavant les pieds, les aîles et la tête, et donner le poids de quatre ou cinq grains de sa poudre avec un peu de celle de girofle dans du vin, trois jours de suite à jeun, si une ou deux prises ne suffisent pas, pour la goutte, et pour la pierre dans la vessie. La liqueur de cet escarbot sert à guérir les plaies; elle entre dans les emplâtres contre les bubons et les charbons pestilentiels ; on la mêle avec les antidotes. L'huile, dans laquelle on a mis infuser de ces insectes vivans, vaut l'huile de scorpions.

ESPÈCES: *de quelques remèdes connus sous le nom d'espèces.* On donne dans les officines le nom *d'espèces* à la réunion de plusieurs simples coupées menues, dont on ne fait usage qu'en infusion théiforme.

ESPÈCES *vulnéraires connues sous le nom de vulnéraires de Suisse et de faltranck.* Véronique, sanicle, bugle, millepertuis, pervenche, lierre terrestre, chardon-béni, scordium, aigremoine, bétoine, millefeuille, scolopendre, fleurs de pied de chat, de tussilage, de chacune parties égales. On coupe et on incise selon l'art : on prend une pincée de ce mélange pas tasse d'eau bouillante, qu'on adoucit avec un peu de sucre. Ces espèces sont vulnéraires, détersives, cordiales, stomachiques, propres pour prévenir les dépôts sanguins à la suite de coups ou de chutes.

ESPÈCES *toniques.* Feuilles de mélisse, sommités de caillelait jaune, fleurs de bétoine, de tilleul ; racines de grande valériane, de bardane, de patience sauvage, de réglisse, de guimauve, de polypode ; feuilles de scolopendre, de chaque parties égales. Couper et inciser selon l'art. Ces espèces sont très-propres pour donner du ton aux fibres ; elles sont céphaliques, vulnéraires, hystériques, cordiales et légèrement sudorifiques. On les prend en infusion. La dose est d'une pincée par tasse d'eau bouillante, qu'on adoucit avec du sucre.

ESPÈCES *pectorales.* Capillaire du Canada, feuilles de scolopendre, fleurs de tussilage, de pied de chat et de millepertuis, de chacune parties égales. Couper et inciser suivant l'art. On les prend en infusion comme les précédentes ; elles

conviennent dans la toux : elles sont adoucissantes et légèrement vulnéraires.

ESPÈCES *pour les fumigations humides dans les maladies
de poitrine.* Racines de pétasite, d'énula campana, de réglisse, de guimauve, lichen de chêne ; feuilles de pulmonaire,
de scabieuse, de véronique, d'aigremoine, de bouillon blanc,
de guimauve, de mauve, de pervenche, de lierre terrestre
et d'éresymum ; bourgeons de sapin et de peuplier ; fleurs
de primevère, de marguerite, de pas-d'âne, de bouillon
blanc, de mauve, de pied-de-chat, de marrube blanc et de
matricaire, de chacune parties égales. On coupe et on contuse
les racines ; on hache les feuilles et on mêle bien le tout.

ESPÈCES *anti-asthmatiques.* Racines d'énula campana, de
pétasite, de réglisse ; feuilles séches d'hysope, de lierre
terrestre, de pervenche, de scolopendre, de marrube blanc,
de cataire, de céterach ; fleurs de pied-de-chat, de pas-d'âne,
de coquelicot ; feuilles d'oranger, de chacune parties égales.
On coupe et on contuse les racines ; on hache les feuilles et
on mêle le tout.

ESPÈCES *béchiques et pectorales.* Feuilles de mauve, de
guimauve, de scabieuse, de véronique, de lierre terrestre,
de pulmonaire ; fleurs de mauve, de guimauve, de bouillon
blanc, de coquelicot, de pas - d'âne et de pied-de-chat, de
chacune parties égales. On hache bien les feuilles et on mêle
le tout.

ESPÈCES *anti-hystériques.* Racines d'énula campana ; feuilles d'oranger, de mélisse, de menthe ; sommités de marrube
et de caillelait jaune ; fleurs d'oranger et de tilleul. On mêle
le tout ensemble ; on coupe les racines par petits morceaux
et on hache les feuilles : on prend de chacune parties égales.

ESPÈCES *stomachiques.* Feuilles de petite sauge, sommités
d'absinthe, de marrube blanc, de petite centaurée ; feuilles
de menthe, de scordium et d'oranger ; fleurs d'oranger, de
violettes, de bourrache et de buglose ; graines de genièvre
concassées. On hache les feuilles et on mêle le tout ensemble :
on en prend de chacune parties égales.

ESPÈCES *anti-néphrétiques.* Racines de guimauve, de
calcitrappe ; feuilles de doradille d'Espagne, de mauve, de
pariétaire, de scolopendre, de bousserole ou *uva ursi* ; cosses de haricot, de chacune parties égales. On coupe les racines et on hache les feuilles : on mélange le tout.

ESPÈCES *anti-apoplectiques.* Feuilles de petite sauge ;
sommités d'hysope, d'absinthe et d'origan ; fleurs de tilleul,

de primevère et de caillelait jaune, de chacune parties égales. On hache les feuilles et on mêle bien le tout ensemble.

ESPÈCES *anti - catarreuses*. Racines de bétoine, feuilles d'eupatoire d'Avicenne, de capillaire, d'aigremoine, de lierre terrestre, de cresson de roche ; fleurs de lavande, de pied-de-chat et de coquelicot, de chacune parties égales. On hache les feuilles et racines et on mêle le tout.

ESPÈCES *contre le sang coagulé et extravasé, même dans les cas de chutes*. Le milieu de la racine de fougère et d'osmonde, les feuilles et fleurs d'arnica, les feuilles et fleurs de petite marguerite, bugle et sanicle, fleurs de verge-d'or, de chacune parties égales. On mêle le tout ensemble après avoir haché les feuilles.

ESPÈCES *contre toutes sortes d'hémorragies*. Racines de guimauve, de grande consoude ; feuilles de pervenche, de pied-de-lion, de saule, de pulmonaire, de plantain, de centinode, de presle ; fleurs de bugle, de brunelle, de ronces, de coquelicot, de pied-de-chat, de chacune parties égales. On mêle le tout après avoir coupé et haché les feuilles et les racines.

ESPÈCES *anti-dartreuses et contre toutes sortes de maladies de la peau*. Racines de patience, de bardane et de saponaire, feuilles de scabieuse des prés, de scordium, de fumeterre ; fleurs de genêt, écorce d'orme, tendons de houblon, de chacune parties égales. Hacher les racines, écorces, tiges, feuilles et mêler le tout ensemble.

ESPÈCES *anti-dyssentériques*. Racines de bistorte, de tormentille ; feuilles de vigne, de pervenche, de renouée, de bouillon blanc ; feuilles et fleurs de bugle, de brunelle, de salicaire ; fruits de sumac, de chacun parties égales. Mêler et hacher. Il faut faire prendre les remèdes généraux avant d'en faire usage.

ESPÈCES *anti-fiévreuses*. Racines de bétoine, de grande gentiane, seconde écorce de saule, de putiet ; feuilles de plantain, d'aigremoine, d'absinthe, de chardon-roland ; sommités de petite centaurée ; fleurs de camomille des champs, de chacune parties égales. Couper et hacher.

ESPÈCES *contre les fleurs blanches*. Racines de filipendule ; fleurs de pyrole, de plantain, de trèfle, de romarin, de nummulaire, de pervenche, de ronces ; fleurs d'ortie blanche, de mélilot, de romarin, de chacune parties égales. On coupe et on hache les racines et feuilles, comme il est d'ordinaire.

Espèces *contre la goutte.* Racines de bardane, de sceau de Salomon, de houblon ; sommités de caillelait, de germandrée, de scordium, d'ivette ; feuilles de trefle d'eau, de frêne ; fleurs d'arnica, de chacune parties égales. Mêler et hacher.

Espèces *contre les tremblemens.* Bétoine, lavande, chamœdris, chamœpytis, millepertuis, sauge, feuilles et fleurs, parties égales. Mêler le tout ensemble.

Essence *d'Hypocras.* Concasser canelle fine, cinq onces ; santal citrin et poivre blanc, de chaque deux drachmes ; macis, galanga et gingembre, de chaque une drachme ; graine de paradis, une once ; clous de girofle, six drachmes : infuser le tout dans l'esprit-de-vin (*alcohol*), et dans un vaisseau bien bouché, pendant sept ou huit jours, au soleil ou à un feu bien violent, puis l'exprimer et y ajouter, si l'on veut, huit grains de musc et vingt grains d'ambre gris.

Pour s'en servir, il faut mettre sept ou huit onces de sucre dans une pinte de vin, et quatre, cinq ou six gouttes de ladite essence.

Autre essence d'Hypocras. Piler et mettre dans une bouteille de verre double eau-de-vie ou esprit-de-vin, cinq onces ; canelle, deux onces ; poivre, gingembre, girofle, graine de paradis, de chaque deux drachmes ; ambre gris et musc, de chaque trois grains ; bien boucher la bouteille, puis l'ayant exposée au soleil pendant quelques jours, couler trois ou quatre fois dans un linge, rejetant toujours la colature dessus le marc, puis le mettre dans une bouteille bien bouchée avec cire et parchemin.

Pour s'en servir, mettre trois quarterons de sucre pilé dans une pinte ou trois chopines de vin, et quand le sucre sera fondu, y mettre deux ou trois gouttes de l'essence, et l'hypocras sera fait.

Estragon (*Dracunculus esculentus, lini folio,* Tourn. 459. *Arthemisia dracunculus,* Linn. 1189). Plante qu'on cultive dans les jardins potagers. Elle est cordiale, stomacale, incisive, détersive, apéritive, sudorifique ; elle excite l'urine, elle chasse les vents, elle provoque l'appétit, elle résiste au venin, elle est bonne pour le scorbut, elle fait cracher étant mâchée ; elle est encore bonne dans les foiblesses d'estomac, les indigestions et les envies de vomir, prise en infusion comme du thé, avec du sucre.

Esule (*Tithymalus cyparassias,* Tourn. 86. *Euphorbia cyparassias,* Linn. 661). Herbe qui ressemble à la linaire, et qu'on ne distingue que par le lait dont l'ésule est remplie, et que la linaire n'a point. Elle croît dans les champs, sur les chemins, et dans les jardins.

On emploie ordinairement les racines d'ésule, sur-tout leur écorce ; l'ésule purge vigoureusement la pituite, et on l'appelle ordinairement *rhubarbe des paysans*. Elle est âcre, chaude et corrosive ; on ne la donne jamais en substance, mais en infusion. Elle purge violemment par les selles la pituite, les sérosités, l'humeur mélancolique. On la fait macérer dans de bon vinaigre pendant vingt-quatre heures ; on la donne ensuite depuis un scrupule jusqu'à une drachme en substance, et au double en infusion. On s'en sert avec succès dans l'hydropisie, la léthargie, la frénésie, la jaunisse, les obstructions des viscères, les maladies produites par des humeurs grossières, les fièvres opiniâtres et les maladies rebelles. On prépare l'extrait des racines d'ésule avec du vin blanc ou l'esprit-de-vin (*alcohol*), en y ajoutant quelques gouttes d'esprit de soufre ou d'huile d'anis ; la dose est d'un scrupule. On tire aussi l'extrait des feuilles dans le vinaigre, dans la solution de crême de tartre (*tartrite acidule de potasse*) ou dans les sucs de coing, d'oseille, de limons, ou autres acides ; elles agissent avec moins de violence que la racine. Le suc laiteux de toute la plante, mis en digestion avec le sel de tartre (*carbonate de potasse non saturé*), et puis épaissi, fournit une matière qui vaut bien la scammonée de Smyrne, laquelle est souvent altérée par des sucs de plantes âcres et mal préparées. Les semences d'ésule sont d'un usage familier dans la campagne ; les paysans en prennent dix ou douze. C'est un violent purgatif, s'il n'est corrigé par la coction avec le sel d'absinthe ou quelque autre sel fixe.

On distribue à Paris depuis quelque temps un remède qu'on dit spécifique pour les fièvres, et que l'on a nommé par excellence *la poudre fébrifuge*. Ce n'est autre chose que la racine de cette plante mise en poudre, et donnée dans un bouillon trois jours de suite. La dose est d'un demi-gros à un gros pour chaque prise, suivant la force ou la foiblesse du malade. Ce remède purge avec violence par haut et par bas ; ainsi il n'est pas surprenant qu'il guérisse la fièvre. Il ne convient pas aux femmes grosses, et encore moins aux personnes dont la complexion est tendre et délicate. On peut faire le magistère d'ésule avec de l'esprit-de-vin (*alcohol*), et en précipiter la résine avec de l'eau froide.

Garidel estime le bol de Tournefort, que voici : Un demi-gros ou deux scrupules de racine d'ésule, autant de crême de tartre (*tartrite acidule de potasse*), vingt grains de mercure doux (*muriate mercuriel doux*), avec suffisante quantité de conserve d'absinthe, ou de marmelade de fleurs d'oranger, pour en faire un bol auquel on peut ajouter quelques gouttes de baume du Pérou ; c'est un purgatif assez bon.

Schroder, Hoffman et Ettmuller conviennent que la véritable ésule des anciens est le *tithymalus foliis pini* , *forté Dioscoridis pitiufa.*

La racine d'ésule a donné le nom aux pilules *de esula* de Fernel , dont la dose est d'un demi-gros. Cette racine entre aussi dans la composition de la bénédicte laxative, dans celle de l'extrait catholique et cholagogue de Rolfinsius , et de l'hydragogue merveilleux de Du Renou.

EUPATOIRE D'AVICENNE (*Eupatorium cannabinum,* Tourn. 455. Linn. 1173). Grande plante très-commune le long des ruisseaux , dans les bois et dans les prés ; la ressemblance de ses feuilles avec celles du chanvre , et la propriété qu'elle a d'emporter les obstructions du foie et des autres viscères , ont autorisé le sentiment de ceux qui la croient l'eupatoire d'Avicenne. Cette plante peut produire de bons effets , et l'expérience les a confirmés. Cette plante, de l'aveu des meilleurs praticiens , est hépatique , chaude , dessiccative , atténuante , astringente , apéritive , hystérique , béchique et vulnéraire. Schroder l'estime propre dans la cachexie, dans la toux , le catarre , pour pousser les mois et les urines, et pour l'appliquer sur les plaies. On la mêle avec la fumeterre dans le petit-lait pour les maladies de la peau , et pour les pâles-couleurs. Le suc de ses feuilles à deux onces , son extrait à un gros , et la tisane qu'on prépare avec une poignée de ses feuilles dans une pinte d'eau bouillies légèrement , y ajoutant un peu de sucre ou demi-once de réglisse pour en corriger l'amertume , sont des remèdes capables de lever les embarras des viscères qui succèdent aux longues maladies , sur-tout aux fièvres intermittentes , et qui font tomber les malades dans des bouffissures et des enflures qui les conduisent quelquefois à l'hydropisie : lors même qu'elle est confirmée , et après qu'on a fait la ponction aux malades, l'usage de cette plante prise comme le thé, ou dans les bouillons , leur est utile : on bassine aussi avec succès leurs jambes avec la décoction ; trois personnes enflées considérablement, ont été guéries par la seule tisane de cette plante. Les feuilles bouillies et appliquées en cataplasme sur les tumeurs , particulièrement celles des bourses , les dissipent aisément ; des hydrocèles ont été guéries sans ponction , par la seule application de cette herbe. Gessner assure avoir éprouvé par lui-

même que cette plante purge la pituite par haut et par bas
assez abondamment, et plus sûrement que l'ellébore ; il employoit les fibres de sa racine en décoction dans le vin.

ÉUPATOIRE DE MÉSUÉ (*Ageratum foliis serratis,* Tourn.
Achillea ageratum, Linn). On emploie cette plante comme
l'espèce de menthe qu'on appelle *coq,* et plusieurs auteurs
lui en ont donné le nom : les feuilles et les fleurs s'ordonnent
en infusion et en décoction de la même manière et pour les
mêmes maladies. Mésué l'estime pour les maladies du foie,
et pour emporter les obstructions des autres viscères ; c'est
pour cette raison qu'il l'a appelé *eupatoire.* L'huile d'olive,
dans laquelle on a fait infuser cette plante, est bonne pour
faire mourir les vers ; on en frotte le nombril des enfans avec
du coton qui en est imbibé, et on le laisse quelque temps sur
cette partie.

L'eupatoire de Mésué a donné le nom au sirop et aux trochisques d'eupatoire du même auteur ; il entre aussi dans le
dialacca magna et dans le *diacucurma* du même. Fernel le
prescrit dans son catholicon simple.

EUPHORBE (*Euphorbia antiquorum,* Linn.). Gomme jaune
en petits morceaux, très-âcre, ou brûlante à la bouche, qui
sort par incision d'un arbre, ou d'une espèce de férule qui
porte le même nom, et qui croît dans la Lybie sur le mont
Atlas et en Afrique. On doit choisir l'euphorbe en larmes
nouvelles, nettes, séches, friables, de couleur jaune tirant
sur le blanc. Il faut qu'il ait au moins un an, son acrimonie
s'adoucit avec le temps. Quand il est plus frais, il a trop de
violence, et doit être regardé comme un poison suspect. Il
est d'une âcreté si excessive, que, pour le mettre en poudre
il faut prendre des précautions sans lesquelles on auroit long-
temps la gorge, le nez et les yeux enflammés. On ne l'emploie en médecine que dans les maladies extrêmes, comme
dans la léthargie, l'apoplexie, etc. On le donne à la dose de
cinq ou six grains dans les poudres sternutatoires qu'on souffle
dans le nez des malades. Il purge vigoureusement les sérosités
et les eaux, mais avec trop de violence et de mauvais effets ;
car outre la malignité de sa substance, il cause de terribles
inflammations, étant chaud au quatrième degré. Il n'est rien
de meilleur que la poudre d'euphorbe pour faire tomber la
carie des os, parce qu'il absorbe et consomme, par son sel
volatil âcre, l'acide corrosif qui est la cause de la carie. La
meilleure méthode de s'en servir à cet effet, est de mêler la
poudre avec de l'esprit-de-vin (*alcohol*), pour appliquer
sur l'os carié. Comme l'esprit-de-vin seul est bon à la carie,

étant joint avec l'euphorbe qui a la même vertu, l'un et l'autre mêlés ensemble font merveille. L'euphorbe est encore souverain contre la piqûre du nerf, qui arrive souvent dans la saignée du bras, et cause des symptômes dangereux. L'onguent de Scultet est pareillement bon en ce cas ; il est composé d'un scrupule d'euphorbe, de demi-once de térébenthine, et d'un peu de cire ; on étend le tout sur un linge, puis on l'applique sur la piqûre. Hélidée de Padoue a remarqué qu'un homme qui avoit une grande douleur au bras à la suite d'une saignée, pour avoir été piqué au nerf, fut guéri dès qu'on lui eût appliqué de l'euphorbe.

Quelques-uns s'en servent pour purger les sérosités dans l'hydropisie, après l'avoir corrigée comme on fait la scammonée : pour cela ils la mettent en poudre dans un citron ou un coing, enveloppé de pâte, qu'on fait cuire ensuite dans le four : d'autres font dissoudre l'euphorbe dans le vinaigre, le suc de limon, de grenade, ou quelque autre acide : on en donne ainsi, corrigée, cinq à six grains en pilules. On en prépare les pilules d'euphorbe de Quercétan, dont la dose est d'un scrupule jusqu'à un demi-gros, pour les fièvres intermittentes les plus rebelles. Cette gomme entre aussi dans les trochisques alhandal, avec quelques autres gommes purgatives qui y sont employées : on les conseille dans l'hydropisie et la cachexie. L'euphorbe entre pareillement dans la composition des pilules de nitre de Trallian, celles d'hermodactes de Mésué, les fétides, et le philonium romain.

EUPHRAISE (*Euphrasia officinarum* , Tourn. 174. Linn. 884). Petite plante qui croît aux lieux incultes, au bord des chemins, dans les lieux sabloneux, et exposés au soleil. On se sert de l'herbe avec les fleurs. L'euphraise est par excellence ophtalmique et céphalique, chaude et sèche, astringente, discussive, et d'une saveur un peu âcre. Elle est usitée dans les cataractes, dans les obscurités des yeux et dans la diminution de la mémoire. On tire une eau, par distillation, de toute la plante cueillie en juin, excellente pour les maux des yeux, et pour éclaircir la vue. On avale aussi de la poudre de la plante dans les alimens, ou dans un œuf cuit mollet, ou on la fume avec la pipe à même intention. On en fait une conserve et une essence préparées avec l'esprit-de-vin (*alcohol*). Aruault de Villeneuve, dans son *Traité des vins médicinaux* , loue beaucoup celui d'euphraise préparé dans le temps des vendanges avec cette plante qu'on met dans du moût ; mais Pena au contraire assure qu'un malade, qui n'avoit qu'une légère fluxion sur

les

les yeux, a pensé perdre tout à fait la vue, ayant usé pendant trois mois de ce vin; ainsi il est plus sûr d'user de la poudre de l'herbe dans un œuf à la coque, ou de sa décoction sans vin. On l'ordonne en poudre intérieurement, depuis un gros jusqu'à trois dans un verre d'eau de fenouil ou de verveine; il faut en continuer l'usage pendant quelques mois: on en tire l'eau par la distillation, qu'on donne à cinq ou six onces aussi intérieurement. Cette plante est un fondant propre à déboucher les viscères, et à rétablir la fluidité des liqueurs. On a été dans l'usage de la fumer, comme on fait le tabac, pour les fluxions des yeux : cela ne réussit pas si bien que la poudre. L'euphraise entre dans les pilules optiques de Mésué.

Garidel fait sur l'usage de cette plante une observation fort utile, et reconnue très-véritable par l'expérience; que cette plante ne convient pas dans toutes les maladies des yeux ; qu'il est nécessaire d'en examiner la cause, et le tempéramment des malades ; car son usage est pernicieux à ceux qui souffrent des fluxions chaudes sur les yeux, et dont la masse des humeurs, et sur-tout la lymphe, est chargée d'un sel âcre, comme il arrive dans cette espèce d'ophtalmie sèche où il ne découle sur les yeux qu'un peu d'humeur âcre et brulante, de même que dans ceux dont les esprits animaux sont dissipés, et la masse du sang est appauvrie ; car, dans cette dernière circonstance, il faut des remèdes tempérans et rafraîchissans.

Extrait (*Extractum*). Partie la plus pure des végétaux qui a été séparée des grossières, et dissoute dans quelque menstrue propre, par le moyen de la digestion, et enfin réduite à une consistance épaisse et humide par la distillation ou évaporation de l'humidité du menstrue.

Extrait *d'absinthe de Bauderon*. Il faut faire sécher l'absinthe romaine en quelque lieu à l'ombre, puis la couper très-menue, la mettre dans un matras étroit d'embouchure, en versant dessus de l'esprit-de-vin (*alcohol*) rectifié, jusqu'à ce qu'il surnage l'absinthe de trois doigts, bouchant l'orifice du vaisseau avec de la vessie de porc mouillée, la laissant en digestion l'espace d'un jour et d'une nuit à la chaleur lente du fourneau de cendres, jusqu'à ce que l'esprit-de-vin ait tiré la teinture, laquelle il faudra verser par inclination ; remettre d'autre absinthe, boucher l'orifice du vaisseau, comme la première fois, et réitérer la digestion comme dessus ; après l'extraction de la teinture, séparer la

I.   18

liqueur , la filtrer , et la garder dans une bouteille de verre étroite d'embouchure , exactement fermée.

Cet extrait est propre aux indispositions d'estomac, qu'il fortifie ; il aide à la coction et à la digestion , il provoque l'appétit , et a aussi quelque vertu pour tuer les vers. On le prend le matin à jeun dans un peu de vin blanc , y dissolvant quelques gouttes dudit extrait. Il 'ny a point d'absinthe qui l'égale en vertu.

Extrait *de genièvre*. Cueillir des baies de genièvre bien mûres au mois de septembre , et pendant qu'elles sont nouvelles et succulentes , en choisir un boisseau des meilleures , les broyer dans un mortier jusqu'à ce qu'il n'y en ait plus d'entières , les mettre alors dans un grand chaudron , et les y faire bouillir en suffisante quantité d'eau jusqu'à ce qu'on juge qu'elles y pourront avoir quitté toute leur force et leur vertu ; ôter le chaudron de dessus le feu , passer le tout par de bons et fort linges , et les serrer dans des sachets entre deux presses ; couler après cette expression deux ou trois fois , afin que toutes les parties terrestres demeurent dans les couloirs ; et quand elle sera ainsi purifiée , la faire de rechef cuire à petit feu dans une terrine vernissée, jusqu'à ce qu'elle soit épaissie en consistance de miel, et ait acquis une couleur comme pourprée.

Il y a des personnes qui ne pilent point les baies de genièvre dans le mortier avant de les faire bouillir dans l'eau , et qui ne les pressent point après qu'elles y ont bien bouilli, mais qui coulent simplement la liqueur au travers d'un linge clair sans expression, et ensuite qui la font épaissir en consistance de miel dans une terrine vernissée, en la faisant cuire à petit feu ; leur extrait n'en a pas moins de vertu , et est beaucoup plus agréable au goût.

L'extrait de genièvre est un remède très-souverain pour prévenir et pour guérir plusieurs grandes et fâcheuses maladies, principalement la gravelle, la colique , les défluxions, l'oppression de poitrine , la toux , la crudité ou indigestion d'estomac , la peste , les défaillances de cœur , les vertiges, l'épilepsie , les douleurs d'yeux , la surdité, la puanteur de la bouche , l'hydropisie , les abcès internes , le tremblement des membres ; il fortifie aussi l'estomac et le cerveau, il préserve merveilleusement bien de l'infection de l'air et de toute maladie contagieuse , en sorte qu'on l'appelle à bon droit *la thériaque des Allemands*. On peut en user en automne , en hiver et au printemps , mais non en été , si ce n'est quand le mal presse.

Il en faut prendre une petite cuillerée soir et matin une ou deux fois la semaine. Si cet extrait est bien fait, il se pourra conserver dix ou douze ans dans sa bonté.

EXTRAIT *de mélisse.* Prendre telle quantité de mélisse qu'il plaira, la hacher fortement, et la mettre dans une grande bouteille de verre avec autant d'esprit-de-vin (*alcohol*) qu'il en faudra pour surnager toute l'herbe de deux doigts ; bien boucher la bouteille, la laisser au bain tiède ou au soleil pendant quelques jours, au bout desquels on passe l'esprit-de-vin par un linge fin, et on met l'herbe entre les presses pour en tirer toute la liqueur, qu'on mêle avec l'esprit-de-vin coulé ; ce qui étant fait, on jette le marc comme inutile, et on met infuser d'autre herbe nouvelle dans la liqueur, réitérant le reste comme dessus trois ou quatre fois davantage, selon qu'on désire que l'extrait soit plus ou moins efficace : et lorsqu'on juge que l'esprit-de-vin a assez attiré à soi la vertu de la mélisse, on distille toutes ces expressions au bain-marie ; car quand l'esprit-de-vin est tout monté, on trouve l'extrait au fond de la courge, en consistance du miel, qu'on conserve pour l'usage dans un pot de faïence bien bouché. A l'égard des vertus de la mélisse, *voyez* ce mot.

EXTRAIT *de soufre.* Mettre sur le feu, dans une écuelle de terre vernissée par dedans, deux parties de soufre, et quand il sera fondu, y ajouter une partie de sel de tartre, et bien mêler le tout ensemble avec une spatule sur un feu médiocre jusqu'à ce qu'il s'épaississe, et devienne comme rougeâtre; et si on veut connoître s'il est assez cuit, en faire tomber quelques gouttes sur du bois mouillé; s'il y adhère, le faire encore cuire, sinon on le verse sur un marbre ; puis quand il sera raffermi, il le faut mettre en poudre, et le faire infuser pendant une nuit dans de bonne eau-de-vie, puis le séparer le matin par inclination ou le garder dans un vaisseau de verre à part ; si on y prend garde, aussi-tôt qu'on aura versé l'esprit-de-vin (*alcohol*) dessus cette poudre, elle deviendra saffranée ; et quand elle y aura infusé la nuit, elle paroîtra rouge comme un vrai rubis.

C'est un remède unique contre tous les ulcères chancreux, caverneux et corrosifs.

AUTRE *extrait de soufre.* Mettre demi-livre de soufre jaune dans une écuelle de terre vernissée, le laisser fondre à petit feu, mêler avec, peu à peu, une demi-livre de tartre calciné réduit en poudre très-déliée, le remuant toujours jusqu'à ce qu'il se refroidisse ; mettant ce mélange dans un mortier de pierre, ou sur quelque marbre poli, en lieu humide, un peu penché, et un vaisseau dessous, le tout se résoudra en huile ou eau dont on se servira pour laver et bassiner les os pourris et corrompus par la vérole, ou autre cause, et elle les mondifiera et les guérira. De plus, elle ronge et mange la chair des fistules, si on lave auparavant le mal avec du vin et de l'eau rose, et puis qu'on applique dessus l'herbe de grande éclaire pilée.

Exutoire. On appelle ainsi une plaie artificielle qu'on fait à la peau, ou au tissu cellulaire, et dont on entretient la suppuration par le moyen d'un excitant.

Exutoire; *fonticule à pois*, ou *Cautère*. Faire une plaie à la peau avec un bistouri, soit au bras, soit à la cuisse, et y mettre des bourdonnets de charpie pour en tenir les lèvres écartées. Lorsque la suppuration est établie, on l'entretient en mettant dans la plaie des pois, de petites boules d'iris de Florence, ou de petites oranges desséchées, selon l'idée du malade. Comme ces corps sont sujets à se gonfler par l'humidité du pus, on peut y substituer de petites boules de cire-vierge, dont on proportionne la grosseur à l'étendue ou à la profondeur de la plaie.

Exutoire, ou *Séton qui se fait ordinairement à la nuque du cou*. Soulever la peau et former un pli, qu'on traverse avec un bistouri dont la lame doit être longue et étroite, ou avec une aiguille tranchante des deux côtés de la pointe, dans le chas de laquelle on passe un linge effilé sur les bords, ou une longue mèche composée de brins de coton, de soie ou de charpie, et qu'on nomme *séton* : c'est ce corps étranger qui est destiné à entretenir la suppuration de la plaie, et qu'on rend plus ou moins excitant, en le recouvrant de digestif ou d'un autre onguent. Chaque fois qu'on panse le malade, on fait avancer un peu le séton. *Voyez* Cautère.

F

Fenouil (*Fœniculum dulce, majore et albo semine,* Tourn. 501. *Anethum fœniculum,* Linn.). Plante qu'on cultive dans les jardins. Le fenouil est une plante chaude, sudorifique, stomacale, pectorale et fébrifuge. Les sommités de fenouil sont chaudes, dessiccatives, apéritives, résolutives, diurétiques, carminatives et béchiques ; elles fortifient l'estomac, augmentent le lait des nourrices, aiguisent la vue, adoucissent la trachée-artère et les âcretés de la poitrine. Les racines sont apéritives; elles s'emploient dans les bouillons et les tisanes. Plusieurs auteurs, entre autres Simon Pauli, estiment la décoction de ses racines et de ses graines dans la fièvre maligne, la petite vérole, et dans la rougeole; on fait boire le suc des racines depuis trois jusqu'à six onces, au commencement de l'accès des fièvres intermittentes. Zacutus s'en servoit comme d'un bon sudorifique. Arnauld de Ville-neuve recommande l'usage de la graine du fenouil pour conserver et pour rétablir la vue : Tragus est de ce sentiment. L'eau distillée est en usage dans les collyres, pour en bassiner les yeux. L'huile essentielle de la graine de fenouil, prise à douze ou quinze gouttes dans un verre de lait coupé, ou de tisane pectorale, soulage les asthmatiques, et calme la toux opiniâtre : elle est aussi très-utile dans la colique, à six ou huit gouttes. La fenouillette, qui n'est autre chose que l'esprit-de-vin imbu de cette huile essentielle, fait le même effet à une ou deux cuillerées sur-tout dans la colique venteuse et dans les indigestions.

On emploie la semence de fenouil concassée avec les semences résolutives pour les fomentations. Les feuilles et les racines, bouillies dans de l'eau d'orge ou de riz, font venir le lait aux nourrices.

La racine est une des cinq apéritives, et la semence une des quatre grandes chaudes; on la fait infuser, lorsqu'elle est encore verte, dans l'eau-de-vie : cette liqueur est estimée pour chasser les vents et guérir la colique : la dose est d'une ou deux onces : on appelle improprement cette graine *anis d'eau*, et cette eau-de-vie *eau d'anis*. La semence fortifie l'estomac, aide à la digestion, donne bonne bouche étant mâchée, et a coutume d'être ajoutée aux purgatifs pour les corriger et pour chasser les vents.

La racine de fenouil entre dans le sirop d'armoise, dans celui de bétoine, dans celui d'eupatoire et d'hysope de Mésué, dans celui *de prassio* et dans les cinq racines du même auteur. On emploie la graine dans le sirop de chicorée composé, dans celui d'épithyme, dans le lok de poumons de renard de Mésué, dans sa poudre *diagalanga*, dans le mithridat, dans la thériaque, dans la confection hamech, dans les pilules optiques de Mésué, et dans les pilules de rhubarbe. Les feuilles entrent dans la composition de l'eau vulnéraire.

On apporte séche la semence de l'espèce qu'on appelle *fenouil doux*, des départemens du Midi, où l'on cultive la plante avec grand soin; c'est la même qu'on faisoit venir

autrefois d'Italie, et qu'on appeloit *fenouil de Florence.* On la
doit choisir nouvelle, nette, bien nourrie, d'un goût doux,
agréable. On prépare une eau ophtalmique excellente contre
plusieurs maladies des yeux en cette sorte. On coupe les têtes
du fenouil, puis on remplit de poudre de sucre le creux des
tiges, lequel se résout en eau durant la nuit, et on ramasse
cette eau le matin.

FÉNU-GREC, *ou* SÉNEGRÉ (*Fœnum graecum sativum*, Tourn.
Trigonella fœnum graecum, Linn. 1095). Plante domestique
ou sauvage ; la première est la plus usitée. On ne se sert que
de sa semence, qui est chaude, séche, résolutive, émolliente,
digestive et anodine ; elle mûrit, résout, et est si usitée,
qu'il ne se fait point de cataplasme où le fénu-grec, ou son
mucilage qui se fait en mettant tremper cette semence dans
de l'eau chaude, n'ait coutume d'entrer. Il entre spécialement
dans les clystères émolliens, pour émousser l'acrimonie des
humeurs et adoucir l'érosion des intestins. Le même mucilage, appliqué sur les contusions des yeux, les dissipe puissamment ; il faut choisir cette semence nouvelle, grosse, bien
nourrie, de couleur jaune ; car si on la garde long-temps,
elle devient obscure ou brune.

La farine de fénu-grec, mêlée dans les cataplasmes, dissipe
la dureté des mamelles : elle appaise la douleur de la sciatique
et de la goutte, employée de cette manière :

Prendre miel et vinaigre, la quantité qu'on veut, y faire
bouillir la graine de fénu-grec jusqu'à parfaite dissolution,
en la malaxant de temps en temps : on passe la matière par
un linge et on la fait ensuite cuire encore avec du miel seulement, puis on l'applique en cataplasme sur les parties souffrantes. Sa décoction est aussi détersive qu'adoucissante : on
l'emploie utilement dans les cours de ventre et dans la dyssenterie, dans les tranchées de coliques et lorsqu'il y a ulcère
dans les intestins. Tragus assure, sur le rapport de Pline,
que la décoction de la farine de cette plante est utile aux
phthisiques et dans la toux invétérée. Le mucilage de semence
de fénu-grec est un grand ophtalmique. On ne prend guère
la décoction de cette graine par la bouche, mais seulement
en lavement dans les maladies dont nous venons de parler,
et sur-tout pour adoucir les hémorroïdes ; il n'en faut donner
qu'une chopine à la fois, afin que le malade le garde plus
long-temps, car alors ce remède est une fomentation intérieure. Les femmes, dans quelques pays, se servent ordinairement de la poudre de fénu-grec, dont elles saupoudrent un
oignon ouvert cuit sous la cendre, pour appliquer sur le creux

de l'estomac. Elles s'en servent, disent-elles, pour guérir le *morfondement* qui survient après de violens exercices ou efforts de travail.

Le fénu-grec entre dans le sirop de marrube et dans le *lok sanum* de Mésué; il est aussi employé dans l'onguent *dialthaea*, dans le mondificatif de résine de Joubert, dans le *martiatum*, dans le *diachylon*, dans l'emplâtre de mucilage et dans celui de mélilot.

FER (*Ferrum, seu Mars*). Métal très-dur, sec et le plus difficile à fondre de tous les métaux. Le fer, de quelque manière qu'il soit préparé, est toujours astringent, et il ne devient apéritif que par accident et en absorbant l'acide. L'eau dans laquelle les forgerons éteignent le fer est bonne, par sa qualité astringente, dans la diarrhée et la dyssenterie; et, par sa vertu apéritive, elle convient au squirre de la rate et au mal hypocondriaque; elle restreint essentiellement par le moyen des particules du fer dont elle est imprégnée, et elle ouvre par accident en absorbant l'acide squirreux. Quelques-uns prennent l'eau qui tombe de la meule des rémouleurs, lorsqu'ils aiguisent les couteaux; ils y éteignent plusieurs fois de l'acier rougi au feu, et ils font de cette eau une médecine excellente presque dans toutes les maladies chroniques, comme le mal hypocondriaque, le scorbut, la suppression des mois, l'obstruction du ventre, le squirre, la jaunisse jaune et noire, la cachexie et les autres affections où le fer a lieu, tant pour absorber l'acide, que pour corriger et tempérer l'acrimonie. La limaille d'acier est propre pour lever les obstructions, pour la jaunisse, pour les maladies de la rate. La dose est depuis un scrupule jusqu'à une drachme. L'eau, dans laquelle on a éteint l'acier ou le fer rougi au feu, est appelée *aqua chalybeata*; elle est astringente et propre pour arrêter le cours de ventre.

FER DE CHEVAL (*Ferrum equinum. Hippocrepis unisiliquosa*, Linn. 1049). Cette plante dont il y a deux espèces, l'une vivace, l'autre annuelle, croît dans les pays chauds, aux lieux incultes. Elle est estimée comme vulnéraire, stomachique et alexipharmaque.

FÉVE (*Faba rotunda oblonga*, Tourn. *Vicia faba*, Linn.). Plante qu'on cultive dans les jardins et dans les champs. La féve est rafraîchissante, emplastique, dessiccative, incrassante, abstersive, utile intérieurement dans la diarrhée et la lienterie; la farine est une des quatre résolutives. La décoction des gousses vertes est bonne en injection contre l'acrimonie de l'urine. Une drachme de la poudre de ces mêmes gousses séchées au four, prise à jeun dans un verre de vin blanc, dans lequel elle aura infusé pendant la nuit, continuée, est un remède excellent pour la gravelle et la pierre de la vessie, dans les cours de ventre lorsqu'il est permis de les arrêter ; la bouillie faite avec le lait et la farine de féve de marais est un excellent remède. Le sel, tiré des cendres de la paille ou tige, et des gousses des féves, est un excellent diurétique, célèbre dans l'hydropisie, le calcul et la rétention d'urine. L'eau distillée des fleurs est un bon cosmétique propre à nettoyer les taches et les rousseurs du visage. La farine des féves, cuite avec du vinaigre et de l'eau ou oxycrat en consistance de cataplasme, est un remède éprouvé dans l'inflammation et la tumeur des testicules, causées par des coups, des chutes et des contusions. Faber recommande le même cataplasme contre les tumeurs dures et squirreuses du *scrotum*. Prendre farine de féves et de semences de cumin, ce qu'il faut de chaque, vinaigre distillé, vin blanc, ce qu'il faut de chaque, pour faire un cataplasme suivant l'art, qu'il faut appliquer sur la tumeur des testicules. L'eau distillée des gousses de féves est néphrétique et pousse puissamment par les urines.

FEUILLE D'INDE, *ou* Malabatre (*Folium, aut malabathrum, aut laurus cassia*). On apporte cette feuille des grandes Indes ; elle ressemble à celle du laurier : elle n'a guère d'odeur ni de saveur ; cependant les anciens la font entrer dans la composition de la thériaque. On n'ordonne point ses feuilles seules, mais seulement dans quelques compositions alexitères, entre autres dans la thériaque et dans le mithridat : elles entrent aussi dans l'*hiera-diacolocynthidos*.

FIÈVRE INTERMITTENTE : *remède sûr contre elle.* Prendre du café torréfié et passé par le moulin ordinaire, la quantité suffisante pour deux tasses, c'est-à-dire, six drachmes qu'on fera bouillir dans une *seule* tasse d'eau commune jusqu'à la consomption de moitié. Laisser reposer ; verser ensuite la décoction doucement et par inclination dans une tasse à café qui se trouvera à demi-pleine ; exprimer du jus de citron ou de limon jusqu'à ce que la tasse soit bien remplie ; mêler le tout ; la faire boire au malade chaudement le jour de l'intermission, le matin à jeun, si cela se peut, ou à une heure convenable, pour que le remède ne trouve pas l'estomac occupé à la digestion des alimens. Une heure après, le malade prend un bouillon, demeure tranquille dans son lit le reste de la journée, et il observe une diète légère.

Les effets apparens de ce remède sont une abondante éva-

cuation par les selles , mais sans tranchées , ou souvent une
sueur très-abondante , pendant laquelle le pouls est élevé ,
et peu après devient ondulent. Il faut observer que , si l'on
a fait précéder les remèdes généraux comme purgation , saignée , etc. le remède agit moins bien.

FIGUIER (*Ficus sativa,* Tourn. *Ficus carica* , Linn.). Arbre
qu'on cultive dans les jardins. Il y en a aussi une espèce sauvage. On se sert en médecine des figues désséchées au four ou
au soleil, qu'on appelle *caricae,* elles sont chaudes et humides,
pectorales et béchiques ; elles remédient au sable des reins ,
de la vessie, résistent au venin , et sont spécifiques dans la
petite vérole et la rougeole pour pousser les pustules dehors,
les mûrir et ramollir ; et Forestus écrit dans ses Observations,
que dans un temps ou la rougeole régnoit si universellement,
qu'aucun enfant n'en étoit exempt, il les guérissoit tous avec
la décoction des figues. Si on y dissout du sirop de scabieuse
ou de fenouil, la boisson en sera plus agréable , et ces sirops
pectoraux empêcheront les malades de tomber dans la phthisie , qui suit ordinairement , lorsque la petite vérole se jette
sur le poumon : comme elles sont outre cela vulnéraires, elles
empêchent que l'acide ne fasse de trop grandes fosses. Les
figues vertes ou séches conviennent toutes deux aux maux de
la poitrine et des reins ; la première ayant tant de sympathie
avec les derniers', que les remèdes propres à la poitrine sont
également propres aux reins.

Les figues s'emploient dans les tisanes pectorales ; on en
met cinq ou six sur chaque pinte d'eau , qu'on fait bouillir
légèrement. On s'en sert aussi dans les fluxions sur la gorge
et sur la luette, en gargarisme , et bouillies dans du lait. Elles
sont propres à adoucir la toux et les rhumes opiniâtres. Pour
l'enrouement et l'extinction de voix, on laisse macérer les figues
séches dans de bonne eau-de-vie : on en exprime la teinture
pour y mettre le feu , et laisser brûler à l'ordinaire : cette
liqueur est alors excellente, prise par cuillerées. Les sommités
d'hysope , jetées dans la décoction des figues toute bouillante , et infusées ensuite, font une boisson excellente pour
l'asthme. L'eau où les figues ont macéré est utile dans les
douleurs de reins, soupçonnées de gravelle. Chéneau assure
que les tiges de figuier , découpées au poids d'une livre , et
bouillies dans une chopine de vin mêlé avec trois demi-setiers
d'eau , sont un bon sudorifique pour les hydropiques, à prendre le matin à la dose de quatre onces.

Baglivi , dans sa Pratique , donne les feuilles de figuier sauvage pour un spécifique dans la colique : un demi-gros de la

poudre des feuilles séches de ce figuier qui croît dans les champs, et non de celui qui vient dans les murs, mêlé avec un scrupule de feuilles d'orme séches, donné au malade dans un peu de bouillon, calme aussitôt la douleur.

Lorsque les figues sont appliquées extérieurement, elles sont résolutives et émollientes, on en fait un sirop propre pour les maladies du poumon.

Ettmuller, Sennert, Forestus et A. Mynsicht confirment, par leurs observations, que la décoction des figues et des raisins secs soulage dans la petite vérole et la rougeole ceux qui ont mal à la gorge. Les figues rôties et mises en poudre, avec un peu de miel, font un onguent excellent pour les engelures; étant appliquées sur les hémorroïdes, elles en appaisent la douleur et l'inflammation. Le suc laiteux des feuilles du figuier est très-caustique et dangereux.

FILARIA *ou* Phylaria (*Phyllirea latifolia*, Linnée 10). Arbrisseau de moyenne grandeur toujours vert, originaire des provinces méridionales. Ses feuilles et ses baies sont astringentes, et les fleurs pilées dans du vinaigre et appliquées sur le front sont céphaliques.

FILIPENDULE, *ou* Saxifrage rouge (*Filipendula vulgaris*, *seu Saxifraga rubra. Spiraea filipendula*, Linn. 702). Plante dont les feuilles ressemblent à la pimprenelle. La saxifrage croît dans les lieux pierreux, rudes, secs ; on la cultive dans les jardins. Cette plante est chaude et dessicative, atténuante, abstersive, astringente, résolutive et diurétique ; elle est en usage dans le mucilage tartareux des poumons, des reins, de la vessie et des articles, dans la colique venteuse. On l'applique extérieurement sur les tumeurs des hémorroïdes. La prise est d'une drachme, tant de la racine que des feuilles, qui sont en usage dans le calcul et contre les écrouelles, en décoction ou en poudre, sur tout la racine, et on y ajoute aussi celles de scrophulaire et de petit houx.

On fait sécher et réduire en poudre, qu'on donne à une drachme dans un verre de vin blanc, ou d'eau de pariétaire, pour la gravelle, la racine de cette plante, particulièrement ses petits tubercules. Taberna-Montanus, après Sylvaticus, Peyrus et Lobel, recommandent ce remède pour l'épilepsie ; et quelques autres ont comparé les vertus de cette racine à celles de la pivoine. Simon Pauli loue la poudre de la racine pour les fleurs blanches, Mercatus et Prœvotius pour la dyssenterie ; elle est estimée pour l'asthme. Sennert en donnoit la poudre pour les écrouelles ; mais il ajoutoit la grande scrophulaire et quelques autres drogues propres à fondre : d'autres la louent

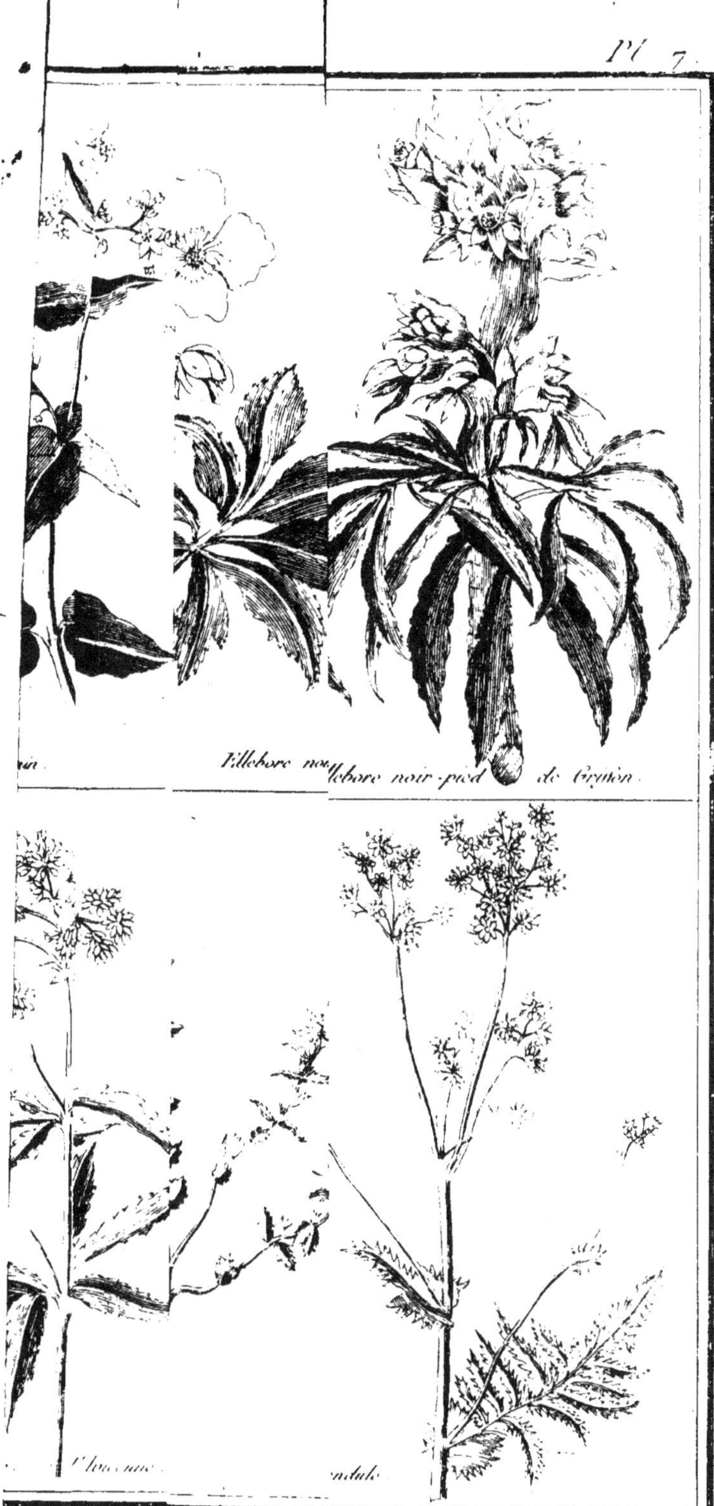

Ellebore noir
Ellebore noir pied de Griffon
l'Avoine
G. Bernard Direxit

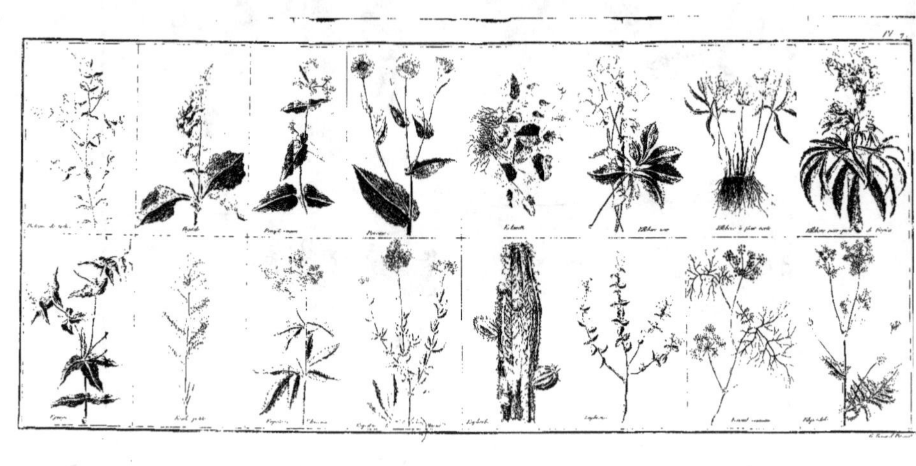

pour la dyssenterie et pour les fleurs blanches. C'est un excellent diurétique.

FOMENTATIONS (*Fomenta*) se font ordinairement de décoctions d'herbes émollientes et rafraîchissantes, pour ramollir quelques duretés qui se sont faites dans le bas-ventre, ou de liqueurs astringentes, pour fortifier et resserrer les fibres. On trempe des linges dans ces fomentations chaudes, et on les étend sur les parties malades, ou bien on enferme les herbes dans des sachets de toile ; et après les avoir fait bouillir, on les applique.

On fait encore des fomentations sèches sur diverses parties du corps ; comme quand après avoir fricassé du son ou de l'avoine, on l'applique chaudement entre deux linges pour les douleurs du rhumatisme. On fricasse de la verveine pour la douleur de côté dans la pleurésie, de la pariétaire pour appliquer à la région de l'uretère dans la colique néphrétique. On remplit de lait chaud une vessie de cochon, on l'applique sur les duretés du bas-ventre. On fait calciner du sel et des cendres, et on les applique chaudement sur le col pour dessécher et faire dissiper les catarres.

FOMENTATION *contre le racausis et pour raffermir les mamelles.* Feuilles de pied-de-lion de et bistorte, de chacune deux poignées ; roses rouges, demi-poignée ; les faire cuire dans une pinte de vin rouge.

FOMENTATION *contre les tumeurs œdémateuses des pieds.* Racine de bryone récente, deux onces ; des écorces d'yèble et de sureau, de chacune demi-once ; des sommités de camomille et de mélilot, de chacune une poignée ; les faire cuire dans une pinte de vin blanc, jusqu'à consomption du quart.

Autre, contre les tumeurs œdémateuses de l'enflure des jambes. Sommités de lavande, d'origan, d'absinthe, de thym, de sauge, d'hysope, de romarin, de chacune demi-poignée : verser sur le tout deux pintes d'eau bouillante, et laisser infuser pendant deux heures dans un vaisseau couvert : ajouter à la colature une chopine de vin rouge. Bassiner ensuite la partie chaudement et y appliquer le marc ; réitérer le remède plusieurs jours de suite, s'il est besoin. *Nota.* La camomille et le mélilot pourroient remplacer chacune des plantes ci-dessus.

FOMENTATION *contre la goutte et les rhumatismes.* Feuilles de germandrée et d'yvette, de chacune une poignée ; fleurs de millepertuis et de primevère, de chacune une pincée ; les faire cuire dans une suffisante quantité de petit lait, dont on fomentera les parties attaquées.

FOMENTATION *contre les brûlures.* Des oignons coupés par morceaux, des feuilles d'yèble, de chacune une poignée; les faire cuire dans une chopine de vin, pour en fomenter les parties brûlées.

FOMENTATION *contre l'hydrocèle.* Sommités d'origan et de marjolaine, de chacune deux poignées; fleurs de stachis, de romarin et de roses rouges, de chacune demi-poignée: les faire cuire dans trois chopines de vin blanc; ajouter à la décoction une once d'esprit-de-vin, pour une fomentation sur le *scrotum.*

FOMENTATION *contre les hémorroïdes externes.* Racines de grande cousoude et de guimauve, de chacune une once; feuilles de bouillon blanc et de jusquiame, de chacune une poignée: les faire bouillir dans trois chopines d'eau pour une décoction, dont on fomentera la partie douloureuse.

FOMENTATION *pour déterger les ulcères sordides.* Sommités d'*androsæmum*, de millepertuis et de petite centaurée, de chacune une poignée; semences d'*androsæmum*, de millepertuis, de chacune deux gros; étant pilées, les faire bouillir pendant une demi-heure dans une pinte d'eau: on se servira de cette décoction pour laver les ulcères.

FOMENTATION *balsamique pour les plaies et les ulcères.* Feuilles de prunelles, de pyrole, de sarriette et de bugle, de chacune demi-poignée; des roses rouges et des sommités de millepertuis, de chacune une pincée; de l'huile d'olive et du vin rouge, de chacun demi-setier: après avoir fait cuire le tout légèrement, le faire infuser l'espace de vingt-quatre heures. Ajouter à la décoction une once de térébenthine dissoute dans un jaune d'œuf.

FOMENTATION *pour appaiser les douleurs de ventre après l'accouchement.* Sommités de camomille romaine, de mélilot, de chacune une poignée; semences de fénu-grec, deux gros; faire bouillir dans deux pintes d'eau qu'on réduira à trois chopines: y tremper un morceau de flanelle qu'on exprimera bien, et qu'on étendra sur le bas-ventre le plus chaudement possible, ayant soin de réitérer cette fomentation toutes les fois qu'elle se refroidira.

FOMENTATION *contre les gerçures et excoriations des enfans à la mamelle.* Faire tiédir une chopine de lait de vache, et en fomenter plusieurs fois le jour les parties excoriées. Quand l'inflammation et la douleur seront passées, on se servira de la fomentation composée d'une once d'eau de chaux et de quatre onces d'eau de plantain mêlées.

FOMENTATION *émolliente.* Feuilles de mauve, de pariétaire, de violettes, de bouillon-blanc, de chacune une poignée ; les faire bouillir dans trois chopines de lait et autant d'eau jusqu'à la consomption du tiers ; y tremper un morceau de flanelle, qu'on exprimera fortement, pour l'appliquer le plus chaudement qu'il sera possible sur la partie malade, ce qu'on réitérera plusieurs fois le jour. Cette fomentation convient dans les maladies aiguës, lorsque le ventre est tendu et douloureux ; dans les tranchées qui suivent les accouchemens, lorsqu'elles menacent de suppression ; enfin, dans toutes les coliques qui ne cèdent point aux lavemens adoucissans.

Autre. Prendre feuilles de seneçon, de mauve et de bouillon-blanc, de chacune une poignée ; les faire bouillir dans une pinte de lait et autant d'eau, jusqu'à la réduction de trois chopines : y tremper un morceau de flanelle, qu'on exprimera ensuite fortement, et qu'on appliquera sur les parties douloureuses.

FOMENTATION *contre les entorses.* Dissoudre une demi-once de camphre dans une chopine d'eau-de-vie ; tremper des compresses dans cette dissolution, et les appliquer sur les articulations foulées.

FOMENTATION *aromatique contre l'enflure des jambes et les tumeurs œdémateuses.* Prendre sommités de lavande, d'origan, d'absinthe, de thym, de sauge, d'hysope et de romarin, de chacune une demi-poignée ; verser sur le tout deux pintes d'eau bouillante, et laisser infuser pendant deux heures dans un vaisseau couvert. Ajouter à la décoction une chopine de vin rouge ; bassiner ensuite la partie chaudement et y appliquer le marc, ce qu'on réitérera plusieurs fois de suite.

Autre. Racines d'iris, deux onces ; feuilles d'hyèble, cinq poignées ; les faire cuire dans trois chopines de vin blanc : étuver deux ou trois fois le jour les jambes et les pieds œdémateux avec cette décoction.

FOMENTATION *contre la gangrène.* Prendre feuilles de persicaire douce, deux poignées ; deux onces de quinquina grossièrement concassé : faire bouillir dans une pinte de gros vin rouge, à la consomption du tiers : passer ensuite par un linge avec forte expression ; tremper dans le vin des compresses qu'on appliquera sur les parties gangrenées, ce qu'on renouvellera de trois en trois heures. Le malade prendra aussi intérieurement de cette décoction.

Autre. Eau de mer ou saumure, trois chopines ; absinthe, deux poignées ; faire bouillir l'absinthe dans l'eau, pour en fomenter la partie gangrenée plusieurs fois le jour , en la couvrant ensuite de compresses trempées dans cette décoction.

FOMENTATION *contre la contusion de l'œil.* Enfermer trois pincées de feuilles d'hysope dans un nouet qu'on fera bouillir dans un demi-setier de vin rouge, à la réduction de la moitié : fomenter l'œil avec le vin tiède , et appliquer dessus le nouet en cataplasme , ce qu'on réitérera trois fois par jour.

FOMENTATION *contre les marques que les enfans apportent en naissant.* Faire distiller , sur la fin de mai , toute la plante appelée *bétoine ,* et laver les marques avec cette eau : elles se dissiperont.

FOMENTATION *contre les rhumatismes.* Prendre des sommités fleuries de tamarisc , telle quantité qu'il plaira : les mettre dans une bouteille de verre , qu'on achevera de remplir avec de l'eau-de-vie , en sorte qu'elle surnage de deux doigts sur l'herbe : laisser infuser le tout pendant un mois , la bouteille exposée au soleil et restant exactement bouchée. On fera usage , après le temps, de cette infusion , dans les rhumatismes , ayant soin de frotter à sec la partie douloureuse , et d'appliquer ensuite dessus un linge plié en quatre trempé dans cette liqueur , ce qui se réitérera pendant quelque temps.

Autre. Faire infuser dans un vase de terre vernissée, avec de bon vin rouge qui surnage d'un demi-doigt , deux pincées de fleurs de passe-rose , séchées à l'ombre ; et laisser évaporer jusqu'à ce qu'il reste peu de vin : en bassiner la partie , et étendre le marc sur une compresse qu'on appliquera deux fois le jour sur la partie malade.

FOMENTATION *contre l'érysipèle.* Prendre farines de fénugrec et de lin ; racine de guimauve , oignons de lis , de chacun deux onces ; feuilles de mauve, de sureau et de bouillon-blanc , de chacune deux poignées : faire bouillir dans suffisante quantité d'eau réduite à moitié ; ajouter à chaque chopine de cette décoction deux onces d'esprit-de-vin : faire des fomentations sur la partie malade avec cette liqueur chaude.

Autre. Faire infuser dans une pinte d'eau bouillante deux poignées de feuilles de sureau , et en fomenter les parties deux ou trois fois par jour.

FOMENTATION *émolliente chaude.* Prendre racines de guimauve , de bryone , de sceau-de-Salomon et d'oignons de lis , de chacune une once ; feuilles de mauve, de pariétaire , de chacune une poignée ; graine de lin et de fénu-grec , de chacune une demi-once; fleurs de mélilot, une poignée : faire bouillir dans suffisante quantité d'eau ; se servir de la décoction pour faire des fomentations.

FOMENTATION *dans la pleurésie.* Prendre mélilot fleuri, pariétaire, de chacun deux poignées ; bétoine, une poignée ; guimauve, une poignée et demie ; fleurs de camomille, une demi-poignée : mêler, faire bouillir dans l'eau et appliquer de temps en temps sur la poitrine.

FOMENTATION *contre la paralysie, les maux de tête et la migraine, provenant de pituite froide et visqueuse.* Prendre feuilles de sauge, feuilles et fleurs de primevère, fleurs de camomille, de tilleul et de romarin, de chacune une poignée : verser sur le tout deux pintes d'eau bouillante, et laisser infuser pendant deux heures sur des cendres chaudes dans un vaisseau couvert. Passer par un linge avec une forte expression, et fomenter la tête deux ou trois fois le jour avec cette liqueur chaude.

FOMENTATION *contre le tremblement des membres.* Avec son urine, ou celle d'une personne saine, il faut les fomenter plusieurs fois le jour. Cette fomentation fortifie les membres à cause des sels que l'urine contient.

FOMENTATION *dans les débilités de nerfs, du tendon et dans les rhumatismes œdémateux.* Prendre sommités de lavande, d'origan, de sauge, de menthe, de romarin, d'hysope, de thym, d'absinthe, de marjolaine, de chacune une demi-poignée : faire bouillir le tout dans trois chopines d'eau jusqu'à la diminution du quart ; passer la liqueur par un linge, avec une forte expression, et s'en servir pour fomentation.

FOMENTATION *contre les pertes.* Appliquer sur le pubis des linges trempés dans l'eau froide, à laquelle on aura ajouté un quart de vinaigre, et les renouveler plusieurs fois dans la journée.

FOMENTATION *contre la paralysie.* Prendre sommités d'origan, de lavande, d'absinthe, de sauge, de thym, d'hysope, de romarin, de chacune une demi-poignée : verser sur le tout trois chopines d'eau bouillante, et laisser infuser dans un vaisseau couvert. Bassiner ensuite chaudement la partie malade et appliquer le marc en cataplasme, ce qu'on réitérera selon le besoin.

FOMENTATION *contre le squirre.* Racine de patience, cinq onces ; feuilles de pariétaire, de mauve, de laitüe, d'oseille et de violettes, de chacune une poignée ; fleurs de camomille et de mélilot, de chacune une pincée ; semences de lin, une once, qu'on fera bouillir dans trois demi-setiers d'eau de fontaine : ajouter ensuite un petit verre de vinaigre pour une fomentation.

FOUGÈRE, *ou* Feugère (*Filix*). C'est une plante dont il y a beaucoup d'espèces, parmi lesquelles trois sont principalement en usage en médecine ; savoir le mâle, *Filix mas non ramosa, dentata,* Tourn. *Filix mas,* Linn. 1551) ; et la femelle, *Filix ramosa major. Pteris aquilina,* Linn. 1533) ; et la fougère aquatique, autrement dite osmonde, ou fougère fleurie : (*Osmunda vulgaris et palustris,* Tourn. 947. *Osmunda regalis,* Linn. 1521). La fougère mâle est celle dont les feuilles sortent de plusieurs queues ; et la femelle, dont les feuilles ne partent que d'une seule queue ; elles croissent dans les bois, aux endroits les plus ombragés, elles aiment les terres sabloneuses.

Toute la plante s'emploie, mais spécialement la racine : les feuilles peuvent se substituer aux capillaires dans les maladies de poitrine, et on en peut faire un sirop. La racine s'ordonne en décoction avec succès dans les obstructions du bas-ventre, une once dans une pinte d'eau. L'eau distillée de la racine de fougère mâle est estimée pour faire mourir les vers : c'est un remède très-bon pour cette maladie ; un gros de la racine fait le même effet ; elle pousse les urines, et désopile le foie. Simon Pauli faisoit prendre jusqu'à une demi - once de cette poudre dans de l'eau salée à ceux qui avoient des vers. Le mucilage qu'on tire des racines fraîches pilées est excellent extérieurement pour la brûlure. Sennert et Forestus recommandent la décoction de fougère dans le gonflement de la rate. Rouyer, très-habile chirurgien, s'est bien trouvé du cataplasme fait avec cette racine pilée, appliqué sur la rate. Le sel de fougère est un grand fondant.

La troisième espèce de fougère est appelée *fougère fleurie,* parce qu'elle porte ses graines en manière de bouquet au sommet des feuilles. Cette espèce est reconnue par les meilleurs auteurs pour être très-propre aux enfans noués : on en fait prendre la tisane et la décoction de la racine ou la racine des jeunes pousses ; on en fait aussi avec la racine de la fougère mâle, et même celle de la langue de cerf et de cétérach, suivant le rapport de Ray, lesquelles sont également utiles pour le *rachitis.* Les gens de la campagne font coucher les enfans noués sur des paillasses faites de feuilles de fougère. Lobel assure que la racine de l'osmonde est utile dans les descentes, pour la colique, et pour les maladies du foie. Dodonée estime le milieu de la racine, qui est blanchâtre, comme très-efficace dans les blessures, pour les descentes, les chutes et les contusions, soit qu'on l'ordonne en décoction, ou broyée et infusée dans quelque liqueur.

On

On calcine la racine de fougère , et on la donne à la dose
d'un demi-gros, et d'un gros dans du vin blanc pour chasser les vers. Ce n'est point une méthode à mépriser de brûler
les plantes, et de les donner de cette façon. Le genêt se
donne sous cette forme dans l'hydropisie. On peut encore
composer une poudre purgative avec de la gratiole, les feuilles de pêcher , de nicotiane et autres plantes purgatives , qui
s'adouciroient par la calcination , et qu'on donneroit à la dose
d'un gros ou un gros et demi en poudre.

Quercétan a donné la description d'une eau pour la brûlure, où il mêle une demi-livre distillée de feuilles de fougère avec autant de flegme de vitriol et d'alun, dans lequel
il fait macérer une poignée de feuilles de bouillon-blanc,
avec autant de lierre et dix écrevisses de rivière , autant de
grenouilles et de limaçons rouges. Il distille le tout, et en
fait bassiner la partie brûlée.

Une poignée de racines de fougère mâle , ratissée et concassée, infusée dans une pinte de vin blanc pendant vingt-
quatre heures, passée ensuite, fournit un excellent remède
pour l'enflure qui menace d'hydropisie ; on en fait prendre
un verre le matin à jeun , et en même temps on fait user au
malade d'une tisane faite avec la racine d'oseille et le chiendent , et sur chaque verre on met six gouttes d'esprit de sel
dulcifié.

On se sert aussi avec succès de la racine de fougère mâle
en décoction, pour guérir les descentes , ou on avale de sa
poudre infusée dans du vin.

FRAISIER (*Fragaria vulgaris* , Tourn. 295. *Fragaria
vesca*, Linn. 708). Petite plante qui croît aux lieux sombres dans les bois , et qu'on cultive aussi dans les jardins
pour ses fruits. Les feuilles et les racines du fraisier sont
rafraîchissantes et séches , un peu astringentes , diurétiques
et usitées en décoction, sur-tout dans la jaunisse , dans les
gargarismes , les bains et les cataplasmes. Cette plante est
salutaire dans la corruption du sang , ce qu'on appelle intempérie du foie ; car elle est hépatique , et on a coutume de
l'ordonner pour cette raison dans la cachexie , la jaunisse ,
et les autres maladies de cette nature. Les fraises sont rafraîchissantes et humides, spléniques et néphrétiques ; elles fortifient le cœur et le cerveau, elles résistent au venin , mais
elles se corrompent facilement.

La racine de cette plante est fort en usage dans les tisanes
ordinaires rafraîchissantes et apéritives , et dans celles qu'on
appelle le bouillon-rouge , parce que la racine d'oseille

I.   19

qui y entre, lui donne cette couleur. Le fraisier est utile dans les longues maladies, sur-tout lorsqu'on soupçonne quelque altération dans le foie. Rulandus faisoit la boisson ordinaire de ses malades de la décoction de la racine de fraisier, bouillie avec les raisins secs et la réglisse, et un peu de canelle. Cette boisson est utile dans l'asthme et dans la vieille toux. La fraise fournit une eau distillée, également propre intérieurement pour tempérer l'ardeur des entrailles, qu'extérieurement pour embellir et décrasser la peau; elle entretient le cours des urines, adoucit l'âcreté de la bile, et convient dans les fièvres. Pour empêcher les engelures de revenir, on frotte en été les endroits qui en sont affligés pendant l'hiver, avec les fraises, et on les applique dessus pendant la nuit. On emploie les feuilles de fraisier dans le mondificatif d'ache, et dans le *martiatum.*

F RAMBOISIER (*Rubus Idaeus, spinosus, fructu rubro,* Tourn.). Espèce de ronce. Il y a des framboisiers épineux, et d'autres qui ne le sont pas, et portent des fruits blancs ou rouges. Les framboises ont les mêmes vertus que les mûres sauvages qui croissent sur les ronces, mais elles sont plus cordiales; elles fortifient le cœur et l'estomac, elles humectent, elles purifient le sang, elles donnent bonne bouche, et elles rafraîchissent. Les framboises sont spécifiques dans les fièvres et maladies malignes pour réveiller les forces, et chasser la malignité. Le sirop de framboises, qui se fait avec moitié de leur jus et moitié sucre, entre par cette raison dans les juleps cordiaux. Ce sirop se donne seul, ou se mêle avec la boisson dans les maladies malignes et pétéchiales. Le vinaigre fait par l'infusion des framboises est un bon préservatif contre la peste; on l'applique aux deux poulx avec des linges qu'on y a trempés. Les sommités et les feuilles du framboisier sont détersives, et moins astringentes que celles de la ronce ordinaire; elles sont propres pour les gargarismes dans les maux de gorge et des gencives.

Les feuilles du framboisier sont détersives et astringentes, et peuvent être substituées à celles de ronce pour les gargarismes qu'on emploie dans les maux de gorge et des gencives. L'infusion des fleurs dans l'eau d'orge est utile pour les érysipèles et les inflammations des yeux : il faut la faire tiédir, et en bassiner souvent la partie.

On fait avec le vinaigre, la groseille et la framboise, un sirop excellent en été pour calmer la soif, et utile dans les fièvres putrides, bilieuses et vermineuses.

F RAXINELLE, *ou* Dictame blanc (*Fraxinella,* Tourn. 430.

Dictamus albus, Linn. 548). Plante à fleur blanche ou rouge, qui croît dans les pays chauds : on la cultive aussi dans les jardins. Sa racine est d'usage en médecine ; on l'envoie séche. On doit la choisir récente, bien nourrie, grosse, blanche partout, bien mondée ; c'est ce qu'on appelle *dictame blanc*, ou *racines de dictame*. On doit la cueillir au printemps. Elle est cordiale, alexipharmaque, utérine, céphalique, amère, chaude, dessiccative et apéritive ; elle résiste aux maladies malignes et aux autres affections de la tête ; elle est bonne pour la peste.

Elle pousse les sueurs, les urines, et même les mois ; elle fait aussi mourir les vers. L'expérience confirme ces vertus. Elle fit jeter un ver de cinq à six pieds de long à un homme qui souffroit des douleurs d'entrailles excessives, avec une faim canine, et cela, en lui faisant user pendant quelques jours d'un sirop fait avec l'infusion de la racine de fraxinelle. Un autre jeta par la bouche, avec deux écuellées de sang, deux crapauds, dont l'un étoit déjà corrompu et assez gros, et l'autre vivant et de la grosseur d'une noix ; ce malade fut guéri en même-temps des syncopes et des foiblesses dont il avoit été affligé, après avoir pris pendant quinze jours d'une tisane faite avec la racine de fraxinelle, et avoir été purgé ensuite avec un émétique. Les fleurs et les feuilles de cette plante, prises comme le thé, soulagent les personnes sujettes aux vapeurs : on l'emploie en poudre à une drachme, ou en infusion dans six onces de vin blanc jusqu'à demi-once : quelques-uns l'estiment pour l'épilepsie et pour les maladies du cerveau. La racine de dictame entre dans plusieurs compositions cordiales, entre autres dans l'orviétan, dans l'opiat de Salomon et dans quelques autres antidotes. L'eau distillée de toute la plante est cosmétique.

Zwelfer et Charas ont raison de substituer la fraxinelle aux orobes pour les trochisques de scille, qui entrent dans la thériaque.

FRÊNE (*Fraxinus excelsior*, Tourn. 577. Linn. 1509). Gros et grand arbre qui croît aux lieux humides, aux bords des rivières, dans les prés, où il profite davantage qu'aux lieux secs. Les feuilles de frêne sont dessiccatives : pour les morsures et piqûres de serpens, on en avale du jus, et on applique le marc sur la plaie. L'écorce ou le bois sont dessiccatifs et atténuans, spécifiques pour ramollir les duretés de la rate, diurétiques et lithontriptiques en décoction.

L'écorce et le bois de frêne sont employés en décoction dans du vin, pour les obstructions du foie et de la rate, et pour vider les sérosités superflues : on l'ordonne avec succès dans les bouillons, les potions et les tisanes pour les pâles-couleurs. Césalpin estime la décoction du bois de frêne, employée comme celle du gaïac, comme un sudorifique propre pour la vérole. Les cendres de son écorce sont caustiques et peuvent servir de cautère dans le besoin; le sel tiré des cendres du bois est admirable contre les plaies tant extérieurement qu'intérieurement. Lobel conseille le parfum des feuilles, de la graine et de l'écorce de cet arbre pour la surdité : ce parfum est constamment résolutif. L'eau qui coule par les extrémités des branches mises au feu a la même vertu ; il faut la scringuer dans l'oreille, qu'on bouche ensuite avec du coton trempé dans la même liqueur. On appelle sa semence *langue d'oiseau*, à cause de sa figure; elle est chaude, dessiccative, aussi apéritive et aussi hépatique que l'écorce : on confit cette semence quand elle est verte, comme on fait les câpres, dans le vinaigre. Le sel fixe de frêne pousse par les urines, et s'ordonne depuis un scrupule jusqu'à un demi-gros. On loue l'usage de ce sel dans l'eau de chardon-béni, mêlée avec du sirop de grenade ou de framboise, pour la petite vérole et la rougeole.

Froment. *Voyez* Blé.

Fronteau, *ou* Frontal (*Frontale*). Remède qu'on applique sur le front pour diminuer un peu le mal de tête et provoquer le sommeil.

Fronteau *en forme de cataplasme.* Feuilles récentes de jusquiame, fleurs de coquelicot, de chacune deux gros; têtes récentes de pavots de jardin avec leurs semences, trois; les broyer et en faire un cataplasme avec suffisante quantité de vinaigre rosat ; enfermer le tout dans un linge et l'appliquer sur le front pour le mal de tête.

Fronteau *pour douleur de tête causée par le froid.* Feuilles de sauge, de romarin, de bétoine et de mélisse, de chaque demi-poignée ; les faire bouillir dans du vin blanc, ou dans moitié eau et moitié vin; puis le tout étant bouilli, le piler dans un mortier, l'envelopper entre deux linges, et en faire un bandeau pour appliquer chaud sur le front et sur les tempes.

Fronteau *pour faire reposer.* Prendre un pain de roses distillées, en couper avec des ciseaux un morceau du moins brûlé, de la largeur et de la longueur d'un bandeau qui s'étende sur le front et sur les tempes ; le faire tremper dans un plat sur les cendres chaudes, avec environ la moitié d'un demi-setier d'oxycrat; après le mettre entre deux linges blancs, et l'appliquer tiède sur le front et sur les tempes en se couchant.

Fronteau *pour faire reposer dans les fièvres aiguës.* Un jaune d'œuf frais et autant de gros sel ; les battre ensemble en forme d'onguent qu'on appliquera sur le front entre deux linges et compresses. Il ne morfond point le cerveau, ni ne cause point d'accidens comme font la conserve de roses et l'oxyrrhodin, et soulage davantage.

Fumeterre, *ou* Fiel de terre (*Fumaria officinarum*, Tourn. 421). Plante un peu amère, très-commune dans les champs, dans les vignes, dans les jardins. Elle est splénique et hépatique ; elle atténue et purge les humeurs séreuses, bilieuses et recuites ; elle désopile et fortifie les entrailles, et purifie le sang. On l'emploie infusée dans du petit lait après l'avoir concassée, pour faire sortir la rougeole et la petite vérole, contre le scorbut, les affections du mésentère et de la rate, et toutes sortes de gales.

On l'emploie en décoction et en infusion ; on en tire le suc et on en fait le sirop ou simple ou composé ; on la fait sécher aussi et on en donne la poudre : toutes ses préparations sont excellentes pour déboucher les obstructions des viscères, pour ouvrir le ventre et faire couler la bile ; elles poussent les urines, elles calment et adoucissent considérablement les vapeurs mélancoliques et l'affection hypocondriaque. Dans la cachexie, la jaunisse et les maladies chroniques, la fumeterre est d'un grand secours ; on donne son suc depuis deux onces jusqu'à six ; on la fait infuser ou bouillir un bouillon dans de l'eau, ou dans du bouillon de veau, mais plus communément dans du petit lait, une poignée sur une chopine de liqueur.

Dans les maladies de la peau, cette plante passe pour un bon remède ; car elle est très-propre à purifier le sang, et à détruire les principes vicieux qui l'altèrent. Son eau distillée est sudorifique, détersive et vulnéraire.

On fait un onguent du suc de fumeterre, mêlé avec parties égales de suc de patience sauvage et de celui d'aunée, que l'on fait épaissir sur le feu avec du sain-doux. On fait aussi une conserve de fumeterre pour les maladies de la peau.

Le sirop de fumeterre simple se donne depuis une once jusqu'à deux, dans une chopine de tisane apéritive, pour deux ou trois prises. Les myrobolans, les tamarins, la casse et les autres drogues qui entrent dans le composé, le rendent plus purgatif que le sirop simple. Cette plante entre dans l'électuaire *de psyllio*, l'électuaire de séné, la confection hamech, dans le sirop de chicorée composé, dans le sirop d'épithyme

de Mésué, dans sa *triphera persica ;* et elle a donné le nom
au pilules de fumeterre d'Avicenne.

F U M I G A T I O N *contre le flux excessif des hémorroïdes.*
Il faut recevoir sur une chaise percée la fumée de la raclure
du sabot d'un pied de cheval.

F U S A I N , *ou* Bonnet de prêtre (*Evonymus europeus ,* Linn.
286). Arbrisseau qui croît dans les haies aux lieux rudes et
incultes. On l'appelle *bonnet de prêtre ,* parce que le fruit
a une figure à quatre angles comme un bonnet carré. Ce fruit
et ses feuilles sont un poison mortel aux brebis et aux chèvres
qui en mangent , à moins qu'elles n'en soient purgées par
haut et par bas. Si un homme avale trois ou quatre de ces
fruits, il en est purgé par le vomissement et par les selles. Ce
même fruit répandu sur la tête réduit en poudre , tue les poux
et les lentes ; appliqué extérieurement en décoction, il guérit
la gratelle ; comme aussi la gale des chiens et des chevaux ,
étant bouilli dans du fort vinaigre.

G

G A L A N G A. Il y a deux sortes de galanga ; le grand, *galanga
major,* et le petit, *galanga minor.* Le grand a la racine grosse,
rouge et peu odorante ; elle est fort peu en usage en médecine ; il est appelé mal-à-propos *acorus ,* parce qu'on la substitue à cette racine. Le petit est plus estimé , on l'emploie
de préférence ; il a la racine menue, remplie de nœuds, rouge
dedans et dehors , dont la saveur pique comme le poivre , et
l'odeur en est fort douce. Elle est stomachique , céphalique et
utérine, chaude, dessiccative, âcre, incisive et apéritive. Elle est
usitée dans la crudité et enflure de l'estomac , dans le vertige ,
et dans toutes les maladies causées par les vents et les humeurs
froides : elle entre extérieurement dans les errhines pour
fortifier la tête.

Ces deux sortes de galanga sont des racines qui nous sont
apportées des Indes, de Malabar et de la Chine. L'une et
l'autre se donnent en infusion dans du vin blanc jusqu'à deux
gros , coupées par petits morceaux : cette infusion est utile
dans les maladies du cerveau , de l'estomac et de la matrice.
Cette racine abonde en sel âcre , huileux et aromatique : c'est
pourquoi elle réveille les esprits , rétablit le levain de l'estomac et pousse les mois. Elle entre dans l'orviétan , la bénédicte laxative , les tablettes courageuses, la poudre aromatique

rosat, dans la poudre réjouissante et les errhines pour fortifier la tête.

GALBANUM (*Ferula africana galbanifera ,* Tourn. *Bubon
galbanum ,* Linn.). Gomme qui coule naturellement ou par
incision, d'une plante qui croît dans l'Afrique , dans l'Arabie
et dans la Syrie. Celui qui est en larmes jaunes, doré, luisant
et un peu transparent , est préférable à celui qui est en masse
brune , grasse et visqueuse, remplie d'ordures et de pierres.
Ces gommes sortent toutes deux par incision de la racine
d'une espèce de férule appelée *ferula galbanifera ;* elle croît
en Arabie , en Syrie , et aux grandes Indes. Le *galbanum* est
chaud , dessiccatif, émollient, attractif. Par dehors il est bon
aux nœuds de la goutte , aux furoncles et aux écrouelles. On
s'en sert dans les emplâtres et dans les onguens.

On dissout le galbanum dans l'eau , dans le vin , et dans
le vinaigre , comme la gomme ammoniac : on l'ordonne pour
pousser les mois , les vidanges , et même l'enfant mort dans
les entrailles de sa mère : la fumée de cette gomme, sur une
pelle chaude , soulage les femmes dans l'accès des vapeurs
hystériques , par son odeur aussi désagréable que pénétrante.
La dose en substance est depuis un scrupule jusqu'à un
demi-gros , en bol ou en opiat ; on en donne un gros lorsqu'il
est dissous : l'emplâtre de galbanum , ou le galbanet de Paracelse , s'applique sur le ventre dans les mêmes maladies : on
en frotte aussi la région ombilicale dans la colique , et les
parties paralytiques en reçoivent du soulagement. Le galbanet
de Paracelse se fait avec une livre de galbanum , une demi-
livre d'huile de térébenthine , deux onces d'huile de lavande ;
on fait distiller le tout dans la cornue avec suffisante quantité
de chaux vive en poudre , et l'on conserve la liqueur pour
l'usage.

Le galbanum est un puissant résolutif ; on l'emploie avec
succès dans les tumeurs squirreuses et invétérées , et dans
les bubons vénériens. Il entre dans la thériaque, le mithridat , le diascordium , l'onguent des apôtres , l'emplâtre diachylum avec les gommes , le divin , *l'oxycroceum* , et l'emplâtre pour la matrice.

GALEGA , ou *Ruta Capria.* Plante qui croît aux lieux
humides et gras proche des ruisseaux ; on la cultive aussi
dans les jardins. Cette plante est un célèbre alexipharmaque
et sudorifique, propre sur-tout à dissiper le venin pestilentiel.
On s'en sert dans les pustules pétéchiales , dans les maladies
pestilentielles, dans la peste , la rougeole , les fièvres malignes , l'épilepsie des jeunes personnes au-dessous de vingt-

cinq ans, infusée dans du vin blanc, ayant été broyée auparavant, ou en décoction dans de l'eau pour les morsures des serpens et des vers : on donne aussi une cuillerée ou environ de son suc. On distille cette plante quand elle est en pleine fleur, on la pile dans un mortier, on la met dans un pot avec du vin par-dessus ; et ayant fermenté six ou sept jours dans la cave, on la distille au sable, qui est plus fort que le bain-marie. Cette eau est très-sudorifique, et chasse tout le venin de la maladie. Au défaut de l'eau, on peut donner de la plante en décoction et en tisane. Dans le transport du cerveau on applique sur la tête le jus de l'herbe, et le marc par-dessus, avec grand succès.

GALLIUM blanc et jaune. *Voyez* Caille-lait.

GARANCE GRANDE (*Rubia tinctorum sativa*, Tourn. 114. Linn. 158). Plante qui aime les terrains gras ; on la cultive dans plusieurs pays de l'Europe. On tire sa racine de terre au mois de mai et de juin, on la fait sécher pour la garder et la transporter. Elle est chaude et dessiccative, apéritive, discussive, dissolutive, astringente et vulnéraire. Mangée, elle rend l'urine rouge, comme la rhubarbe la rend jaune, sans pourtant la changer dans sa substance ; elle entre dans les potions vulnéraires. La décoction de cette racine, faite dans du vinaigre et de l'eau, est salutaire dans les chutes et les contusions.

Les racines de cette plante poussent également les règles et les urines ; on les emploie en infusion à une once sur un demi-setier de vin blanc, ou en décoction dans une pinte d'eau. Elles font le même effet en poudre, au poids d'un scrupule avec douze grains de succin. Le remède suivant est très-utile dans l'hydropisie naissante, dans la jaunisse et pour les obstructions du bas-ventre. Une drachme de poudre de racines de garance, douze grains de safran de mars apéritif, et six grains d'aloës succotrin ; en faire un bol avec le sirop des cinq racines.

La racine de garance cuite dans la bierre est d'usage en Hollande pour les chutes considérables, étant prise intérieurement. Elle entre dans le sirop d'armoise de Fernel, et dans le sirop apéritif et purgatif du même auteur.

GARGARISME (*Gargarismus*). Remède liquide destiné pour les maladies de la bouche, des gencives et du gosier, dont on lave ces parties sans l'avaler, et qui se fait avec du miel, des sels, des esprits, des sirops, du vinaigre, des eaux et décoctions, qui guérit en gargarisant et en nettoyant la bouche.

GARGARISME *contre la toux, l'esquinancie et les âcretés*

du gosier. Orge entière , une poignée ; feuilles de capillaire , d'aigremoine , de chacune demi-poignée ; réglisse, deux gros ; fleurs de millepertuis et de tussilage , de chacune une pincée ; les faire cuire dans une chopine d'eau de fontaine ; dissoudre dans la décoction deux onces de miel blanc , et s'en gargariser. On peut aussi s'en servir pour déterger les ulcères des gencives , sur la fin de la salivation des vérolés.

Autre. Faire bouillir dans trois pintes d'eau , qu'on réduira à moitié , huit navets de moyenne grosseur et autant de carottes ; ensuite passer et y ajouter une once de sel végétal (*tartrite de potasse*). Se gargariser plusieurs fois le jour avec cette décoction tiède , dont le marc sera appliqué sur la gorge entre deux linges , le plus chaudement possible.

GARGARISME *contre l'esquinancie et l'âcreté du gosier.* Feuilles de joubarbe , une poignée ; douze figues ; fleurs de mauve et de nénuphar , de chacune une pincée : les faire cuire dans de l'eau d'orge jusqu'à la réduction d'une chopine. Délayer dans la décoction une once de sirop de joubarbe , pour se laver souvent la bouche.

Autre , contre l'esquinancie. Faire bouillir du plantain , des roses de Provins et de l'orge , de chacun une poignée , dans une pinte d'eau qu'on réduira aux deux tiers , et s'en gargariser.

GARGARISME *contre la douleur des dents.* Prendre de la seconde écorce de sureau , une demi-once ; fleurs de romarin , une pincée : les faire cuire dans une chopine d'eau.

Autre , contre la douleur des dents. Prendre feuilles de lierre , une poignée ; roses rouges , une demi-poignée : faire bouillir le tout dans un demi-setier de vin rouge.

GARGARISME *anti-scorbutique et à prescrire sur la fin de la salivation.* Une once de racines de *frangula* ou aune noir , faire bouillir dans six onces de vinaigre , pour servir de gargarisme dans le scorbut et sur la fin de la salivation des vérolés.

GARGARISME *contre le relâchement de la luette.* Sommités de ronces , une poignée ; feuilles de plantain et de roses rouges, de chacune une demi-poignée : les faire cuire dans une pinte d'eau de fontaine jusqu'à la réduction d'une chopine. Faire dissoudre dans la décoction une once de sirop de mauve.

GARGARISME *rafraîchissant et un peu astringent.* Faire bouillir deux pincées d'orge mondé dans trois chopines d'eau , à réduire à une pinte ; passer et ajouter une once et demie de sirop de mûres , un gros de cristal minéral (*nitrate mêlé de sulfate de potasse*) pour un gargarisme qu'on réiterera plusieurs fois le jour.

GARGARISME *pour aider à la salivation*. Feuilles de guimauve, deux poignées ; feuilles de mauve, fleurs de coquelicot et de bouillon-blanc, de chacune une poignée ; racines de réglisse, une once : faire cuire le tout pendant un quart-d'heure dans une suffisante quantité de petit lait frais. Ajouter à une pinte de cette décoction deux onces de miel pur ; gargariser continuellement avec cette liqueur tiéde toute la cavité de la bouche.

GARGARISME *pour déterger les ulcères de la gorge*. Feuilles d'aigremoine, de véronique et de sauge, de chacune une poignée ; fleurs de millepertuis, de bétoine, de coquelicot, de chacune une demi-pincée : les faire infuser dans trois demi-setiers d'eau bouillante pendant une heure, dans un vaisseau fermé. Ajouter à la décoction deux onces de miel rosat pour s'en gargariser.

GARGARISME *contre la paralysie de la langue*. Feuilles de mélisse, de bétoine, de romarin, de chacune une poignée ; fleurs d'œillet, de muguet, de chacune une pincée : faire infuser le tout sur des cendres chaudes, dans trois demi-setiers de bon vin rouge, pour s'en gargariser plusieurs fois dans la journée.

GARGARISME *contre le scorbut*. Feuilles de ronces et d'aigremoine, de chacune une poignée ; les faire bouillir dans une pinte d'eau qu'on réduira à trois demi-setiers : mettre un instant, avant de retirer le vaisseau du feu, une poignée de cochléaria. Ajouter à la décoction du miel rosat, pour s'en gargariser souvent.

GARGARISME *contre les aphtes et ulcères du gosier*. Faire bouillir dans trois chopines d'eau de fontaine jusqu'à diminution de moitié, qnatre onces d'écorce intérieure d'un jeune orme : ajouter à la décoction du sirop de framboises et de mûres, de chacun une once et demie.

Autre. Faire bouillir six figues grasses dans une chopine de lait, et autant d'eau commune, qu'on réduira à moitié pour un gargarisme dont on fera usage plusieurs fois le jour : on peut y ajouter une once de miel commun ou de miel rosat, pour le rendre plus détersif.

GARGARISME *contre l'inflammation de la gorge*. Eau de plantain, six onces ; suc d'épine-vinette, une once ; miel rosat, une demi-once ; sel de prunelle, un gros.

GARGARISME *pour les ulcères de la bouche, des gencives et pour raffermir les dents*. Fruits de ronces en maturité, deux onces ; les faire bouillir dans trois demi-setiers de vin rouge , à la consomption du tiers : couler ensuite le tout par un linge, et s'en servir plusieurs fois le jour.

Gargarisme *contre l'inflammation des amygdales.* Faire bouillir légèrement dans trois chopines de lait, qu'on réduira à une chopine, une demi-poignée de roses rouges ; couler la liqueur pour un gargarisme à répéter plusieurs fois le jour.

Gargarisme *détersif.* Orge entière, une once ; feuilles d'aigremoine et sommités de ronces , de chacune une poignée ; de la graine de lin , deux gros : faire bouillir le tout dans une pinte d'eau jusqu'à la diminution de la moitié : dissoudre ensuite dans la décoction une once de miel rosat.

Gargarisme *pour l'inflammation du gosier.* Faire bouillir une once d'orge entière dans trois demi-setiers d'eau , puis y mettre sommités de ronces, feuilles de plantain et d'aigremoine , de chaque une demi-poignée, pour faire une forte decoction , qu'on coule, et sur douze onces de cette décoction , dissoudre une once et demie de miel rosat , et une drachme de sel de Saturne (*acétite de plomb*). Il est propre pour éteindre l'inflammation du gosier , dessécher et guérir les petits ulcères qui peuvent s'y être formés , pour affermir la luette relâchée. On peut substituer , en place de miel , le sirop de roses sèches , ou celui de mûres. On fait aussi des gargarismes pour la même maladie avec de l'oxycrat, ou avec du verjus et de l'eau.

Garou , *ou* Thymélée (*Thymelaea*). Les feuilles et les fruits de cette plante sont si âcres , qu'on ne s'en sert plus comme on faisoit ; ses fruits ou baies sont appelés *cocca gnidia,* ou *grana gnidia.* Il faut les laisser macérer long-temps dans le vinaigre avant de s'en servir ; sans cette précaution, leur usage est pernicieux. La décoction des feuilles du garou , au poids de demi-once dans de l'eau , excite des vomissemens et des syncopes très-dangereux.

Schroder donne , depuis six grains jusqu'à quinze , la poudre des feuilles ou de l'écorce , après l'avoir fait infuser dans le vinaigre ou le suc de coings pendant vingt-quatre heures.

La racine du garou est apportée sèche ; on l'emploie comme un vésicatoire , pour attirer les sérosités dans les migraines et dans les fluxions violentes. Après avoir percé l'oreille , on passe un petit morceau de cette racine de la même manière qu'avec la racine de l'ellébore. Ces sortes de caustiques sont de mauvais remèdes , et augmentent souvent l'inflammation.

Gaude , *ou* Vaude , *ou* Herbe à jaunir. (*Luteola herba , salicis folio*, Tourn. *Reseda luteola foliis simplicibus*, Linn. 643). Cette plante, estimée en médecine pour résister au venin, croît sur les bords des chemins, dans les terrains légers et qui ont du fond. Sa racine est apéritive, prise en décoction.

GAYAC, *ou* Bois Saint (*Guajacum, seu lignum sanctum, guyacum officinale*, Linn.). Grand arbre qui croît aux Indes et en Amérique. On se sert en médecine de son bois, de son écorce et de sa gomme, mais assez rarement. On doit choisir le bois net, compacte, dur, pesant, brun ou noirâtre, résineux, mondé de son cœur, ou de sa partie blanche, qu'on appelle *aubier*, d'un goût âcre. On le fait râper pour l'employer dans les tisanes ; mais il faut prendre garde qu'on y mêle l'*aubier*, ou quelque autre bois. L'écorce doit être choisie unie, pesante, difficile à rompre, de couleur grise au dehors, blanche en dedans, d'un goût amer. La gomme doit être choisie nette, luisante, transparente, de couleur rouge-brune, friable, rendant beaucoup d'odeur fort agréable quand on l'écrase, ou d'un goût âcre quand on la met sur du feu. L'écorce et le bois de gayac sont sudorifiques, aperitifs, dessiccatifs ; propres pour purifier le sang, pour résister au venin, pour fortifier les jointures, pour la goutte, pour la sciatique, pour les rhumatismes, pour l'hydropisie, pour les catarres, et autres maladies qui naissent des flegmes, du tartre mucilagineux, ou des vents, et pour la vérole.

L'écorce est moins chaude que le bois ; on en fait une décoction en la manière qui suit. Une livre de gayac haché, six pintes d'eau de fontaine ; laisser infuser le tout pendant vingt-quatre heures, après quoi le faire bouillir jusqu'à ce qu'il soit réduit à trois pintes ou environ de liqueur, qu'on coule pour l'usage. On fait bouillir les féces ou marc avec encore autant d'eau pour la boisson ordinaire. On prend tous les matins six ou huit onces de la première décoction pour suer copieusement. Cette décoction est également bonne pour guérir l'hydropisie anarsaque, et les catarres par les sueurs ; elle convient aussi à la phthisie causée par une lymphe trop acide ou âcre, sur-tout si elle est compliquée avec le scorbut.

La décoction de Lindanus est fort estimée par Ettmuller. Bois de gayac et de tamaris, de chaque trois onces ; bois de roses, sassafras gommeux, de chaque deux onces ; absinthe vulnéraire, deux poignées ; scolopendre, eupatoire, menthe, hysope, de chaque demi-poignée ; racines d'aunée, de grande centaurée, de zédoaire, de canelle, de chaque une drachme ; mettre infuser le tout dans quatre pintes de bon vin. La dose

est d'un verre avant le repas dans les maladies catarreuses
et dans la phthisie.

La décoction de gayac, ou sa teinture tirée avec l'esprit-
de-vin (*alcohol*), est recommandée contre la douleur des
dents ; on tient la décoction dans la bouche, et on applique
la teinture avec un linge sur la dent malade, et la douleur
cesse bientôt après ; la gomme de gayac a les mêmes vertus
que l'écorce et le bois , mais elle agit plus fortement. On en
donne en substance depuis huit grains jusqu'à deux scrupules, ou bien on en met infuser dans du vin blanc , et l'on fait
prendre l'infusion aux malades.

La décoction de gayac pousse par les sueurs , et quelquefois par les urines : elle convient dans les ulcères véroliques,
dans la goutte , les catarres, les fièvres chroniques et dans
l'asthme : on en râpe une once qu'on fait infuser vingt-quatre
heures dans deux pintes d'eau ; on les fait bouillir ensuite ,
et réduire à la moitié : quelques-uns y ajoutent deux onces
d'antimoine cru (*sulfure d'antimoine*), enveloppé dans un
linge : on en fait prendre deux ou trois verres pendant le
jour , à distances à peu près égales , observant qu'il y ait
trois heures qu'on n'ait pris de nourriture. La racine de gayac
se donne en bol à un scrupule , y ajoutant quinze ou vingt
grains de mercure doux (*muriate mercuriel doux*) , et quelques gouttes d'huile de gayac ; ce remède réussit dans la
gonorrhée. Le gayac entre dans la tisane sudorifique ordinaire : il faut y ajouter du vin blanc pour en tirer la teinture.
On fait une eau-de-vie de gayac très-bonne pour les gencives , en infusant une once de son bois râpé dans une chopine d'eau-de-vie.

G E L É E (*Gelatina*). Ordinairement la gelée est faite de
sucs tirés par expression , ou par décoction , de plusieurs
fruits ou de leurs parties. On la fait aussi par une longue
cuisson de différens animaux, ou de leurs parties. On doit
dépurer ces sucs ou décoctions par clarification , ou autrement , et les adoucir avec du sucre, pour les rendre plus
agréables. On les doit aussi cuire jusqu'à la consistance que
doit avoir une gelée , qui est de n'être pas fluide lorsqu'elle
est refroidie , et de se séparer nettement de l'assiette , lorsqu'on y en a mis quelques gouttes pour en connoître la
consistance. La gelée est ainsi nommée, parce qu'elle est
transparente comme la glace, et parce qu'elle se congèle au
froid , et qu'elle se liquéfie à la chaleur.

G**ELÉE** *de coing,* ou *cotignac.* Six livres de poires de coing
qui n'aient pas encore atteint une parfaite maturité , afin

qu'elles soient plus astringentes ; les essuyer avec un linge, les couper par morceaux sans en séparer la peau, ni les semences, les faire bouillir dans l'eau jusqu'à diminution de la moitié, c'est-à-dire, quinze livres réduites à sept et demie, couler la décoction avec forte expression, y mêler quatre livres et demie de bon sucre, clarifier le tout avec un blanc d'œuf, et l'ayant passé par un blanchet, ou par une chausse de drap, le faire cuire jusqu'à consistance de gelée; ce qu'on connoît en mettant refroidir un peu de liqueur sur une assiette. Verser alors cette gelée chaude dans des boîtes de bois plates, un peu mouillées auparavant, ou dans des vases de verre ou de porcelaine, c'est ce qu'on appelle *cotignac*. On le peut aromatiser, en y jetant sur la fin de la cuisson un nouet de linge rempli d'une demi-once de canelle, et de deux drachmes de girofle concassé, et retirer ce nouet quand on est prêt à verser le cotignac dans les boîtes, ou autres vaisseaux destinés pour le garder.

Il est propre pour fortifier le cœur et l'estomac, pour arrêter les cours de ventre, les hémorragies, pour aider à la digestion, arrêter le vomissement. La dose est de la grosseur d'une aveline et davantage, si l'on veut. C'est une confiture agréable au goût, qu'on mange autant pour le plaisir que pour la santé. — Les gelées de pomme de reinette et d'abricot se font de la même manière. — On peut rendre le cotignac laxatif, en y ajoutant une suffisante quantité de rhubarbe mise en poudre. Ce cotignac purge fort promptement, en fortifiant l'estomac et le foie. Au lieu de rhubarbe, on peut mettre quelque autre laxatif, comme séné, agaric, et autres semblables. Le cotignac de Lyon est composé avec la scammonée.

GELÉE *de corne de cerf*. Faire bouillir à petit feu dans un pot de terre vernissé une demi-livre de raclure de corne de cerf, dans deux pintes et demie d'eau de fontaine, jusqu'à la consomption des deux tiers de l'eau ; couler la décoction en exprimant bien la corne de cerf, puis clarifier avec un blanc d'œuf ce qui a été coulé, y ajoutant huit onces de sucre fin, cinq onces de vin blanc, et dix drachmes de suc de citron; après quoi faire cuire à petit feu la liqueur clarifiée jusqu'à une consistance de gelée, plutôt moins que trop ; on la vide chaudement dans des tasses ou des pots, et on l'y laisse refroidir. On peut aromatiser cette gelée avec quelques gouttes d'essence de citron, de girofle et de canelle incorporées avec un peu de sucre en poudre.

La gelée de corne de cerf ne se prépare que dans le besoin,

parce qu'elle ne peut se garder que quatre on cinq jours en hiver, et deux en été, et encore faut-il alors la tenir dans la cave. Il y en a qui attendent, pour couler la gelée mêlée parmi le sucre et le vin, jusqu'à ce qu'elle ait acquis sa consistance, pour ne la plus remettre sur le feu. — On peut appeler la gelée de corne de cerf *un aliment médicamenteux;* car étant de bonne nourriture, elle fortifie le cœur et l'estomac. Elle est fort usitée dans toutes sortes de fièvres, et particulièrement dans les putrides et dans toutes les maladies épidémiques. Elle est aussi fort estimée contre tous les dévoiemens de l'estomac et des intestins. — On peut préparer de même la gelée de vipères et celle des différentes parties des autres animaux.

GENÊT (*Genista tinctoria germanica,* Tourn. 643). Arbrisseau qui croît dans les bois, aux lieux sablonneux et montagneux. Sa fleur et sa semence sont en usage dans la médecine. Le genêt est splénique, néphrétique, hépatique, chaud, dessiccatif, apéritif, atténuant et détersif; il pousse la pierre des reins, et purge les humeurs séreuses, tant par le vomissement que par les selles et les urines. On dit que la semence de genêt, appliquée sur les écrouelles, les consume. Prise au poids d'une drachme en poudre à jeun, ayant infusé du soir au matin dans un demi-verre de vin blanc, elle guérit l'hydropisie, et nettoie si bien les reins, qu'il n'y reste aucun sable; elle pousse par les selles, par les urines et quelquefois par haut. Quand elle fait vomir les goutteux, elle les soulage. Ses fleurs sont bonnes pour purger les ordures et les sucs ramassés par le vice de la rate, soit qu'on les donne en décoction, ou en infusion, ou en forme d'essence et d'élixir. Ces mêmes fleurs, mêlées et consommées dans du beurre frais exposé au soleil ou au-dessus d'un four, fournissent un liniment excellent pour frotter les membres paralytiques. Leur eau distillée fait vider le sable et le calcul des reins et de la vessie.

On tire par expression des branches tendres le suc qui, donné à une once, purge par haut et par bas. La conserve des fleurs s'ordonne à demi-once, et les semences en poudre à un ou deux gros. On prépare le sirop des fleurs, ou leur infusion, dans de l'eau qu'on fait bouillir légèrement avec les sommités de menthe ou de sarriette : on les ordonne depuis une once jusqu'à deux dans l'hydropisie, la goutte, le rhumatisme, les catarres, et dans les maladies du foie, de la rate et du mésentère. La fumigation de ses fleurs est utile aux hydropiques pour désenfler les jambes. Les deux espèces de genêt sont très apéritives et diurétiques : les cendres du genêt commun, infusées dans du vin blanc, soulagent les hydropiques. Dodonée, qui recommandoit ce remède, ordonnoit aussi l'infusion des tendrons de genêt, pour faire passer les eaux et les urines des hydropiques. Claudius y ajoutoit du sel d'absinthe, et il a publié ce remède comme un grand secret pour l'hydropisie. L'extrait des feuilles de genêt a les mêmes vertus. Les fleurs du genêt commun, infusées dans du lait chaud, sont propres pour les dartres et pour les maladies de la peau, en fomentation. Dans plusieurs endroits on mange en salade les fleurs de cette espèce, qui ne sont aucunement purgatives, non plus que leurs boutons qu'on confit au vinaigre, et qui, de cette manière, sont stomachiques et excitent l'appétit. La conserve et l'extrait des fleurs sont propres pour les maladies de l'estomac ; on les emploie dans les pilules balsamiques que l'on fait prendre au commencement du repas.

Les fleurs de genêt entrent dans la décoction apéritive, hépatique, et dans le sirop hydragogue de Charas.

GENIÈVRIER, Pétron, Pétrot (*Juniperus, vulgaris arbor,* Tourn. 588). Arbrisseau toujours vert qui croît dans les champs et dans les bois. Son bois est chaud et sec, odorant, spécialement si on le coupe au printemps. On emploie sa râpure à faire des cucuphes, à cause de ses vertus céphaliques et nervines. Le bois, les sommités des branches et les baies sont en usage. La décoction du bois est presqu'aussi sudorifique que celle de sassafras ; on en coupe une once par petits morceaux qu'on fait bouillir dans trois chopines d'eau, et réduire à une pinte ; on la fait boire ensuite par verre dans les maladies où il est nécessaire de purifier le sang par l'insensible transpiration : il est bon, quand cela est possible, d'y ajouter une petite poignée de baies bien mûres et un peu concassées. On prépare avec la décoction du bois un demi-bain qui soulage les goutteux. Les sommités du genièvre, bouillies dans du vin, le rendent propre à faire uriner ; et quelques auteurs assurent avoir soulagé des hydropiques par l'usage de ce vin. Tragus, Mathiole et Simon Pauli sont de ce sentiment, et Tournefort en a vu guérir avec les pilules faites avec deux parties d'aloës et une de baies de genièvrier.

Les baies de cet arbuste fournissent à la pharmacie plusieurs excellens remèdes : on en tire par la transpiration une eau spiritueuse et une huile essentielle qui nage dessus, et qu'on sépare : l'eau se donne depuis deux onces jusqu'à six. Elle est sudorifique, cordiale, hystérique, stomachique, carminative, apéritive et béchique. L'expérience fait connoître que le
genièvre

genièvre est propre à rétablir les fonctions de l'estomac, qu'il dissipe les vents et les matières qui causent les tranchées, qu'il décharge les poumons d'une lymphe grossière qui cause souvent la difficulté de respirer, qu'il emporte les obstructions des viscères, qu'il provoque les mois, et qu'il fait passer les urines. Un demi-gros d'un mélange fait en forme d'opiat, avec les baies vertes de genièvre pilées et du beurre de mai, et pris tous les matins à jeun, soulage les asthmatiques.

Pour la paralysie, une livre de baies de genièvrier des plus nouvelles et encore vertes, autant de vers de terre noyés dans l'eau de beurre, autant d'eau-de-vie qu'on laisse infuser vingt-quatre heures dans un pot de terre neuf ; on le presse ensuite et on tire le suc dont on frotte la partie paralytique.

La graine de genièvrier bien pilée et mêlée avec de la graisse de porc, puis bouillies ensemble dans un pot de terre bien bouché, fait un onguent admirable pour la teigne des enfans ; il faut purger souvent avec trois ou quatre grains de diagrède, et autant d'*aquila alba* en bol dans un peu de confitures. Il y a peu de plantes en Europe qui soient d'un plus grand usage que le genièvrier. On en fait un extrait qu'on peut appeler la *thériaque des pauvres*, parce qu'elle est facile à faire, et coûte peu ; la dose est depuis un gros jusqu'à deux. Quelques-uns l'appellent la *thériaque des Allemands* : on l'emploie dans la thériaque réformée dans laquelle on la préfère au miel. On fait une teinture, un vin, un ratafia, un élixir, un miel, une conserve avec le genièvre : on en mange trois ou quatre grains après le repas, pour les vents, et pour aider à la digestion. On le couvre de sucre, et on en fait des dragées ; enfin on le brûle pour chasser le mauvais air, et on enveloppe les jambes enflées des convalescens avec des linges exposés à sa fumée ; cette fumigation les fortifie, et facilite la transpiration.

Le genièvrier entre dans plusieurs confections cordiales, comme dans l'élixir de vie de Fioraventi, dans l'élixir *de tribus*, dans l'élixir pestilentiel de Sennert, dans celui que Zwelfer a nommé l'*élixir asthmatique*, l'électuaire de Justin, dans l'opiat de Salomon de Joubert, dans l'huile de scorpion de Mathiole et dans plusieurs autres compositions.

La gomme de genièvrier que les Arabes nomment *sandarax*, est chaude, sèche et discussive ; on l'emploie dans la résolution, froideur, rétraction et autres affections des nerfs, aux maladies froides de la tête. Le vernis liquide se fait avec cette gomme dissoute dans de l'huile de lin. Il est bon pour la brûlure et pour appaiser les douleurs, sur-tout celles des

I.   20

hémorroïdes. Il ne faut pas confondre le sandarax des Arabes dont on parle ici, qui est le vernis, avec le sandarax des Grecs, qui est l'arsenic rouge.

GÉNISTELLE , *ou* Spargelle (*Genistella herbacea*). Cette plante, haute d'un pied et demi, qui croît aux endroits montagneux et dans les bois, ressemble un peu au genêt, elle est bonne en fomentation ; ses fleurs sont détersives et apéritives.

GENTIANE (*Gentiana major lutea*, Tourn. 80. *Gentiana lutea*, Linn. 329). Plante qui croît par-tout, mais principalement sur les montagnes ; on se sert en médecine de sa racine qu'on apporte séche des Alpes et des Pyrénées où elle est très-commune. Il faut la choisir de moyenne grosseur, récente, nette, jaune en dedans, très-amère. Elle est chaude, dessiccative, alexipharmaque, apéritive et atténuante ; son principal usage est dans les pestes, dans les maladies malignes, les opilations de la rate et du foie, l'hydropisie, la suffocation de matrice, la foiblesse d'estomac, les vers et les fièvres intermittentes, donnée avant l'accès. Comme elle est très-amère, on l'ordonne plutôt en poudre, en opiat ou en bol, qu'en infusion ; sa dose alors est d'un gros au plus ; et en infusion, elle est d'une demi-once dans de l'eau ou dans du vin : on y ajoute une drachme de cristal minéral (*nitrite de potasse mêlé de sulfate de potasse*). On tire l'extrait de la racine par le moyen du vin blanc ; la dose alors est depuis un gros jusqu'à quatre. Cet extrait entre dans les pilules tartarées de Schroder, et dans la plupart des opiats fébrifuges composés. Avant la découverte du quinquina, on se servoit communément de cette plante. Les habitans des Alpes et des montagnes d'Auvergne s'en servent cependant dans leurs fièvres, et presque toujours avec succès. Tournefort prétend que l'eau distillée de toute la plante au bain-marie guérit plutôt les fièvres que la racine : la dose en est d'un verre de quatre en quatre heures ; et dans l'intervalle on fait manger les malades selon leur appétit, comme dans l'usage du quinquina. Palmarius recommande la gentiane dans les fièvres malignes épidémiques; sa lotion est vulnéraire et détersive. La gentiane est aussi cordiale, hystérique et stomachique : on donne son infusion dans les pâles couleurs, et pour fortifier le cœur et l'estomac ; on l'emploie extérieurement pour mondifier et rafraîchir les plaies.

Le vinaigre dans lequel on a fait infuser cette racine, est bon dans les maladies contagieuses ; on le boit par cuillerées dans les Alpes.

La racine de gentiane est employée dans le vinaigre thériacal, dans la thériaque d'Andromaque, la thériaque réformée de Charas, la thériaque *diatesseron*, dans le mithridat, l'orviétan, le diascordium, l'opiat de Salomon, dans la poudre contre les vers, et dans le sirop de longue-vie. Elle est propre pour dilater les ulcères sinueux, et elle produit le même effet que l'éponge préparée avec de la cire.

GERMANDRÉE, *ou* petit Chêne (*Chamaedris major, repens,* Tourn. 204. *Teucrium-chamaedris*, Linn. 790). Petite plante basse qui croît aux lieux incultes, pierreux et montagneux. Elle est chaude et séche, splénique, hépatique, amère, incisive, atténuante, apéritive, diurétique et sudorifique ; elle est souveraine dans les fièvres intermittentes les plus opiniâtres, dans le scorbut, dans la coagulation du sang, au commencement de l'hydropisie, dans la suppression des mois, et spécialement dans la goutte.

La germandrée réussit également, soit en poudre, en infusion, en décoction et en extrait, à la même dose que la petite centaurée. Des fièvres qui avoient résisté au quinquina ont cédé à la germandrée et à la petite centaurée mêlées ensemble, et prises en infusion ; d'où elle est appelée *l'herbe des fièvres*. Cette décoction, prise avec un peu de miel écumé chaudement comme un bouillon, est un très-bon remède pour la vieille toux, sur-tout pour les personnes d'un tempérament froid et humide. Elle est salutaire extérieurement dans les ulcères errans, dans la gale et les démangeaisons.

La germandrée entre dans les sirops hydragogue, apéritif et cachectique de Charas, dans l'huile de scorpion composée, dans l'onguent *martiatum*, dans le mondificatif d'ache, dans la thériaque, dans l'*hiera-diacolocynthidos*, dans le sirop d'armoise de Rhasis, et dans le sirop de chamædrys de Bauderon.

GINGEMRBE (*Amomum zinziber*, Linn.). Racine d'un goût piquant, âcre et un peu aromatique, originaire des grandes Indes, qu'on apporte séche des îles Antilles où on la cultive aussi. Elle doit être choisie récente, grosse, bien nourrie, bien séchée, non vermoulue, ni cariée, de couleur grise, rougeâtre en dehors, blanche en dedans ; on en mêle dans les épices, principalement quand le poivre est cher. Cette racine est puissamment chaude, mais elle ne paroît pas telle d'abord, car elle a des parties grossières, aqueuses, non terrestres et humectantes.

Elle ouvre, incise et atténue les humeurs ; elle convient à l'estomac, à la poitrine et aux autres viscères ; elle réveille l'appétit, et résiste à la corruption et à la malignité des humeurs ; elle atténue les matières grossières des poumons , et tempère la lymphe trop âcre et trop tenue ; elle est excellente contre la toux invétérée, et principalement contre l'asthme.

La racine de gingembre lâche le ventre lorsqu'elle est fraîche ; on la confit dans le pays avec du sucre : après l'avoir dépouillée de son écorce , on la laisse tremper une ou deux heures dans du vinaigre , puis on la séche au soleil , et on la confit ensuite. Lorsqu'elle est ainsi préparée , sa dose est depuis une demi-once jusqu'à une once dans le scorbut , dans la colique , dans les indigestions et pour les vents. Le gingembre confit aux Indes est un excellent stomachique , et bon pour dissiper les nuages de la vue qui proviennent de l'estomac. On la trouve ordinairement séche en ce pays , et on l'emploie en poudre dans les mâchicatoires , au poids de huit ou dix grains.

La racine de gingembre entre dans la thériaque , dans le mithridat , le diascordium , l'électuaire *de satyrio,* le diaphénic , la bénédicte laxative , l'électuaire caryocostin , la confection hamech , l'électuaire diacarthami , celui *de citro,* les trochisques d'agaric , les polycrestes , etc.

GIROFLES , *ou* Gérofles (*Cariophyllus aromaticus,* Tourn. 661. Linn.). L'arbre qui porte les clous de girofle est assez semblable au laurier , et croît dans les îles Moluques , sous l'équateur. Les Hollandais le cultivent avec grand soin dans l'île de Terre-Neuve. Les calices de ses fleurs s'appellent *clous de girofle,* à cause de leur figure ; le petit bouton qui se trouve dans la partie supérieure est le bouton de la fleur, et s'épanouit lorsqu'on le fait tremper dans l'eau tiède : ces calices deviennent les fruits qui sont de la grosseur et de la figure des olives. On les confit dans le pays , et on les appelle *antophylli,* ou *mères de girofles,* ou *clous matrices.* Les meilleurs clous de girofle sont les plus noirs , les plus pesans, dont l'odeur est plus pénétrante , la saveur plus piquante , ceux enfin qui , pincés avec les ongles , paroissent les plus huileux.

Le clou de girofle est cordial , céphalique , stomachique ; il échauffe , desséche , dissipe : il est avantageux dans l'apoplexie , la paralysie , les vertiges , la léthargie , les mouvemens convulsifs , les syncopes , défaillances et vomissemens , dans la foiblesse de l'estomac et les indigestions. On le donne en substance et en poudre à la dose de huit ou dix grains , et en infusion jusqu'à un demi-gros. L'huile distillée *per des-*

censum n'a pas seulement les mêmes vertus, elle est propre aussi pour le mal de dents et la carie des os.

Les clous de girofle entrent dans la poudre contre l'avortement, dans la poudre dyssenterique et dans l'orviétan. Leur huile est employée dans l'électuaire *de satyrio*, le baume apoplectique, et dans la bénédicte laxative.

GIROFLIER, *ou* Violier jaune (*Leucoïum luteum et vulgare, vulgo cheiri*, Tourn. 221. *Cheirantus cheiri*, Linn. 924). Plante très-commune qui croît sur les murailles, et qu'on cultive aussi dans les jardins. On se sert en médecine de ses fleurs et quelquefois de ses feuilles et de sa semence. Elles sont cordiales, céphaliques, nervales; elles appaisent les douleurs, elles excitent les urines et les mois aux femmes; une poignée infusée dans une chopine de vin blanc hâte l'accouchement. Elles entrent dans les remèdes céphaliques et apoplectiques. Le suc des feuilles et des fleurs, ou leur eau tirée par la distillation, bue à jeun à la quantité d'un demiverre, avec autant de vin blanc, le malade se tenant au lit bien couvert pendant trois heures pour suer, au bout duquel temps il boira un peu de vin blanc pur, se donne aussi avec succès pour la pierre et la gravelle des reins et de la vessie, et pour exciter l'urine. La semence de cette plante prise au poids d'une drachme, réduite en poudre dans un véhicule convenable, arrête la dyssenterie. L'infusion ou macération à froid des sommités entre fleur et graine, est utile aux personnes sujettes aux étourdissemens, aux mouvemens convulsifs et aux engourdissemens de quelque partie du corps, et à ceux qui sont menacés de paralysie.

On fait une conserve des fleurs; on distille une eau des feuilles avec les fleurs, et une huile par infusion desdites fleurs dans de vieille huile qu'on appelle communément *huile de chiéri*. Elle est bonne pour les contusions, et pour adoucir les douleurs des nerfs et des autres parties du corps, entre autres celles du rhumatisme.

GLAITERON, *ou* petit Glouteron, *ou* petite Bardane, *ou* Grappelles (*Xanthium*, Tourn. *et Strumarium*, Linn. 1400). Plante annuelle qui croît dans les terres grasses, contre les murailles, le long des ruisseaux, dans les décombres des bâtimens, et dans les fossés dont les eaux sont taries. On ne se sert en médecine que de ses fleurs et de ses fruits. On tire le suc des feuilles pour guérir les écrouelles, les dartres, la gratelle, et pour purifier le sang. Sa semence, infusée dans du vin blanc, fait un bon remède pour débarrasser le gravier des reins. On l'appeloit autrefois *plante à jaunir*, parce qu'on s'en servoit à teindre les cheveux en jaune ou en blond.

Glayeul jaune de marais, *ou* Acorus bâtard (*Iris palustris lutea , seu acorus adulterinus*). Espèce de glayeul à fleur jaune, croissant dans les marais. On ne se sert en médecine que de sa racine qui dessèche, échauffe, atténue, resserre, fortifie et résout. On la recommande pour les affections du genre nerveux et du cerveau, pour arrêter la dyssenterie, les flux de ventre et les mois des femmes. Sa décoction faite dans de l'eau avec des pois chiches, bue pendant huit jours, guérit la jaunisse. La décoction de cette racine est très-salutaire aux pleurésies accompagnées de fièvre continue ; la même décoction fait puissamment uriner, elle est bonne aussi aux apostèmes et aux opilations de la rate et du foie. Pour le rhumatisme et la goutte, on amortit des feuilles de cette plante au feu, et étant chaudes, on enveloppe la partie malade ; elles font transpirer l'humeur, et les douleurs cessent.

Glayeul puant (*Iris faetida*). Plante qui croît aux lieux humides, entre les vignes, dans les jardins. Ses feuilles ressemblent à l'iris de jardin, mais sont plus étroites, et d'une odeur de punaise puante. Sa racine et sa semence sont purgatives, hydragogues, apéritives, propres pour les convulsions, pour les rhumatismes, pour les obstructions, pour l'hydropisie, étant prises en décoction. Pour la goutte et la jaunisse, on mâche doucement, le matin à jeun, jusqu'à guérison, une fois tous les cinq à six jours, la grosseur d'une noisette de cette racine fraîchement cueillie, et on l'emploie après l'avoir mâchée.

La racine sèche et en poudre se donne au poids d'une drachme ou environ dans un verre de vin blanc, dans les vapeurs hystériques et dans les affections hypocondriaques, dans la difficulté de respirer, dans l'asthme ; on l'ordonne de la même manière dans les écrouelles : on l'applique encore en cataplasme sur les tumeurs scrophuleuses.

Gomme adragant (*Trogacantha gummi , seu trogacanthum*). Gomme blanche, luisante, légère, en petits morceaux longs, menus et entortillés en manière de vers, insipide au goût. Elle sort par incision de la racine d'un petit arbrisseau épineux appelé du même nom *trogacantha* ou *spina hirci*, en français *barbe de renard* ou *épine de bouc*. Cette plante croît en Syrie, en Candie, et en plusieurs autres lieux ; les botanistes la cultivent dans les jardins. On fait du mucilage en mettant infuser cette gomme dans de l'eau, où elle se dissout et se congèle en une manière de

colle ou de belle gelée, luisante et transparente ; on l'emploie
à corporifier plusieurs remèdes ensemble.

Elle est humectante, rafraîchissante ; elle bouche les pores
de la peau, tempère l'acrimonie, et incrasse. Son principal
usage est dans la toux invétérée, l'âpreté de la gorge, l'extinction de la voix, et les autres affections de ces parties.
On en forme un lok avec du miel, qu'on laisse fondre sous
la langue. On en donne dans du bouillon contre la douleur
des reins, les érosions de la vessie, la stranguric, dysurie et
dyssenterie ; on la donne aussi dans les lavemens pour la
dyssenterie ; et dissoute dans de l'eau rose et dans du lait,
elle remédie aux rougeurs et distillations âcres qui tombent
sur les yeux, et aux rougeurs des paupières. Sa prise par
dedans est d'une drachme. Plus elle est vieille, plus elle
échauffe. On la mêle crue avec la poudre de sympathie, qui
est le vitriol romain calciné au soleil en blancheur, quand on
veut s'en servir pour les plaies accompagnées de contusions,
ou fractures d'os, ou d'autres symptômes semblables.

Celle qu'on appelle *froide* est d'un usage très-utile pour
la toux opiniâtre, pour les âcretés de la poitrine, pour les
personnes d'un tempérament vif et bilieux, dont elle tempère la vivacité : sa dose est d'un demi-gros dans un bouillon
rafraîchissant.

GOMME AMMONIAC (*Gummi ammoniacum*). Gomme qui
distille en larmes des branches et de la racine incisée d'une
espèce de férule appelée *ferula amonifera*, qui croît abondamment dans les sables de la Lybie. La meilleure gomme
ammoniac est en belles larmes nettes, figurées comme celles
de l'oliban, séches, blanches, cassantes, s'amollissant au
feu ; se réduisant facilement en poudre blanche, d'un goût
un peu amer, d'un odeur désagréable. On en vend aussi en
masse, mais elle est chargée de beaucoup de graines de l'arbre
et d'autres impuretés ; on l'emploie dans les emplâtres : il
faut la choisir la plus chargée de larmes, et la moins sale. La
gomme ammoniac est chaude, dessiccative, émolliente, atténuante, résolutive, digestive, maturative, et si attractive,
qu'elle tire les épines enfoncées dans la chair ; elle est encore
purgative et splénique. Son principal usage est dans les douleurs de la goutte, pour résoudre le mucilage tartareux,
grossier et visqueux des poumons et du mésentère, dans les
obstructions opiniâtres de la rate et du foie, de la matrice,
et dans le calcul des reins.

C'est un bon apéritif et un fondant assez efficace : on la
donne en bol, en pilules, ou sous telle autre forme solide,

mêlée avec les ingrédiens qui ont la même vertu, sur-tout avec la myrrhe, la scammonée et le mercure doux (*merçuriate mercuriel doux*), dans les opiats mésentériques : on y ajoute quelques préparations de mars pour les suppressions des mois : la dose est depuis douze jusqu'à vingt-quatre grains. La gomme ammoniac est utilement employée dans l'asthme ; c'est un puissant résolutif, appliqué extérieurement pour les loupes, les écrouelles et pour les autres tumeurs squirreuses.

Herman dit qu'en donnant la gomme ammoniac à une dose un peu forte, elle ouvre le ventre : il l'ordonne à une drachme, dissoute dans deux onces et demie d'eau de canelle, de menthe ou de pouliot. La gomme ammoniac en larmes purge, à un scrupule. L'emplâtre de gomme ammoniac, avec partie égale d'emplâtre de ciguë, est bon pour la sciatique et les douleurs de reins, en l'appliquant sur les lombes. On emploie avec succès cette drogue dans les vapeurs hystériques et hypocondriaques, dans le scorbut et dans la plupart des maladies longues et opiniâtres. Emmanuel Kœnig assure que l'huile fétide et noire, tirée de cette gomme par la distillation, dissout les écrouelles.

Elle entre dans les pilules puantes, dans les tartarées de Quercétan ; elle a donné le nom aux pilules d'ammoniac. Elle entre aussi dans la composition de l'électuaire apéritif cathartique de Charas, et celui contre l'hydropisie du même auteur, dans la plupart des onguens, entre autres dans le divin, celui de mélilot, celui des apôtres, le diachylum avec les gommes, l'emplâtre de ciguë, etc.

GOMME ANIMÉE (*Gummi animata*). Gomme ou résine blanche qu'on apporte d'Amérique. Elle sort par incision d'un arbre moyennement grand, dont les feuilles approchent de celles du myrte. La meilleure doit être blanche, sèche, friable, de bonne odeur, se consumant facilement quand on la jette sur des charbons allumés. Elle est chaude et humide, atténuante, résolutive, astringente, discussive et céphalique. Son usage externe est dans les affections froides et douloureuses de la tête et des nerfs, dans les catarres, la paralysie, rétraction, luxation, contusion, et les autres affections des articles. Vornius la met au nombre des baumes naturels ; elle convient aux plaies de la tête, étant mêlée avec les emplâtres céphaliques ; c'est un des principaux ingrédiens des parfums contre les catarres, et la fumée seule de cette liqueur est éprouvée contre le *coriza*, ou bien son huile distillée présentée à l'odorat.

GOMME ARABIQUE (*Gummi arabicum*). Gomme tirée par

incision d'un petit arbre épineux nommé *acacia aegyptiaca*, qui croît abondamment en Egypte, dans l'Arabie heureuse, et en plusieurs autres lieux ; mais la plus grande partie de la gomme surnommée *arabique* que l'on trouve, ne vient point d'Arabie ; c'est une gomme presque semblable en figure et en vertu, qu'on apporte du Sénégal, ou bien un ramas de plusieurs gommes aqueuses qu'on a trouvées sur des pruniers, des amandiers, des cerisiers, qui ont toute une même qualité. On la doit choisir sèche, blanche, claire, transparente, nette, polie, de substance massive, d'un goût insipide. Elle est pectorale, humectante, rafraîchissante ; elle épaissit les humeurs trop séreuses, elle les agglutine et les adoucit. Elle est propre pour le rhume, pour exciter le crachat, pour arrêter les cours de ventre et les hémorragies, pour les inflammations des yeux : on l'emploie en poudre et en infusion. Dans la pleurésie, on creuse une pomme pour la remplir de gomme arabique, on la fait cuire devant le feu, et on la fait manger au malade : d'autres mettent une drachme d'oliban dans la pomme, au lieu de gomme arabique, et la font manger avec succès au pleurétique qui guérit par la sueur. La gomme arabique entre dans la thériaque des anciens. En poudre, à la dose d'un gros, prise dans un verre d'eau de graine de lin, elle est très-bonne dans la suppression d'urine.

Gomme bdellium (*Bdellium*). Elle découle d'un arbre épineux appelé *bdella*, croissant en Arabie, en Médie et aux Indes. Cette gomme est apportée en morceaux de différentes grosseurs et figures ; mais les plus beaux sont ordinairement ovales, ou en façon de pendans d'oreilles, nets, clairs, transparens, rougeâtres, s'amollissant aisément, odorans, d'un goût tirant sur l'amer. Quelques-uns croient que la gomme animée est le véritable *bdellium*. Cette gomme est chaude, dessiccative, digestive, sudorifique et discussive. Son principal usage interne est dans la toux et l'apostème des poumons, pour briser la pierre, provoquer l'urine. L'usage externe est utile pour discuter les hernies et ramollir les duretés et les nœuds des nerfs ; elle entre dans les emplâtres stiptiques. Pour dissoudre le *bdellium*, on le pile, puis on verse dessus du vin, de l'eau chaude, ou du vinaigre. On prépare avec les mirobolans les pilules de *bdellium*, qui sont éprouvées contre le flux immodéré des hémorroïdes et des mois des femmes. La prise est d'une drachme ; si on y joint la fumée de *bdellium* à recevoir par le fondement, le remède en est plus efficace.

Elle entre dans la composition des trochisques odorans

appelés par les Arabes *cyphi*, dans le mithridat, et elle donne le nom aux pilules de *bdellio* de Mésué.

GOMME CARAGNE *ou* carègue (*Caranna*). Cette gomme vient de la nouvelle Espagne et du Mexique ; sa couleur et son odeur approchent assez de celle du tacamahaca : elle est plus verdâtre et plus mollasse, car elle s'attache aux doigts comme un emplâtre à demi-cuit. On l'emploie comme la gomme tacamaque dont elle a les vertus, et même dans un degré plus éminent ; car elle résout plus promptement toutes sortes de tumeurs : elle soulage en peu de temps la goutte, la migraine, le rhumatisme et les autres fluxions. Cette gomme-résine, bien pure et nouvelle, est assez rare.

GOMME COPAL (*Resina copal*). La gomme copal est une résine dure, d'un jaune pâle, tirant quelquefois sur le doré, transparente, et semblable au karabé ou ambre jaune ; elle se fond au feu, et son odeur est comme celle de l'encens. Quoiqu'elle ait les vertus des gommes animé et élémi, on ne s'en sert guère que pour faire du vernis : elle est apportée du Malabar et du Mexique.

GOMME ÉLÉMI (*Gummi, seu resina elemi*). Espèce de résine blanche qu'on apporte d'Ethiopie, en pains de deux ou trois livres, enveloppés dans des feuilles de canne d'Inde ; elle découle par incision d'une espèce d'olivier sauvage. On la doit choisir sèche en dehors, mollasse en dedans, nette, de couleur blanche tirant sur le vert, assez agréable à l'odeur. La gomme élémi est tempérée, émolliente, digestive, résolutive, maturative, anodine, spécifique dans les affections de la tête et des nerfs, aux plaies des mêmes parties, et aux contusions des articles. Elle excite l'urine ; elle se dissout dans les liqueurs oléagineuses, comme les autres résines. Elle est spécifique dans les affections, et spécialement dans les plaies de la tête, mêlée avec l'emplâtre de bétoine, et appliquée ; elle convient pareillement aux plaies des autres parties, surtout à celles faites avec une pointe. Arcæus donne un baume ou liniment simple en apparence, mais excellent en effet contre toutes sortes de plaies, dans lequel cette gomme entre ; appliqué au commencement du mal, il produit des effets merveilleux. On l'a décrit parmi les baumes. Pison l'estime même beaucoup pour les douleurs internes, et la préfère à tous les autres topiques, en l'appliquant en forme d'emplâtre sur les parites souffrantes, entre autres sur l'estomac, et pour dissiper les vents. On peut l'appliquer de même, pour appaiser le mal de dents, sur la tempe qui est du côté de la douleur. La gomme élémi est employée dans l'emplâtre d'André de la Croix et dans celui de Paracelse. Ce qui est dit des plaies de la tête se doit étendre aux plaies des nerfs, des parties nerveuses et des tendons, où la gomme élémi est préférable à tous les baumes ; elle est outre cela salutaire aux contusions des parties nerveuses.

GOMME-GUTTE *ou* Gutte-gomme (*Gummi gutta, seu gutta hamba*). Gomme résineuse qu'on apporte de Siam et de la province appelée *Cambodia* , voisine du royaume de la Chine, en morceaux assez gros, figurés le plus souvent en sauciscons, durs, mais cassans. Elle sort liquide par incision d'une espèce d'arbrisseau épineux, et s'épaissit en peu de temps au soleil. Elle doit être choisie sèche, dure, cassante, nette, haute en couleur jaune. C'est un très-violent émétique et purgatif ; il évacue les sérosités, et approche par son âcreté de l'euphorbe. On ne l'ordonne guère sans préparation, soit en extrait, soit en magistère : l'extrait se fait en dissolvant la gomme-gutte dans le vinaigre, l'esprit de soufre ou celui de vitriol (*acide sulfurique étendu d'eau*), et ensuite l'évaporant en consistance d'extrait ordinaire ; le magistère se fait en dissolvant cette gomme dans l'esprit-de-vin (*alcohol*), versant ensuite de l'eau sur cette solution ; une poudre jaune dorée se précipite au fond, laquelle séchée s'ordonne comme l'extrait, depuis cinq grains jusqu'à dix ou douze. Son principal usage est dans l'hydropisie, la fièvre, la gale, les démangeaisons, et les autres maladies semblables.

La gomme-gutte est un remède qui n'est pas aussi redoutable que le croient plusieurs médecins, et qu'il ne faut cependant pas donner aussi fréquemment que le prétendent certains charlatans : on l'a vu souvent suivi de fort bons effets. La poudre hydragogue du *codex* a souvent réussi, en ajoutant, sur dix-huit grains, trois grains de gomme gutte, pour des hydropisies ascites confirmées, où le foie n'étoit point squirreux ; car s'il y avoit une forte obstruction, la gomme-gutte, à la plus petite dose, seroit pernicieuse. Il ne faut pas s'y fier aveuglément.

La gomme-gutte entre dans l'extrait catholique de Sennert et de Rolfinsius, dans les pilules hydragogues de Bontius, dans l'électuaire anti-hydragogue de Charas. On prépare aussi des pilules de gomme-gutte de la pharmacopée de Londres.

GOMME LAQUE. (*Lacca*). Espèce de résine rouge qui se trouve fortement attachée autour des petites branches de certains arbres qui croissent dans les Indes orientales, principalement dans la province du Bengale et du Pégu. Cette résine est dure, transparente, d'un rouge foncé, d'une superficie inégale et raboteuse, sans saveur sensible, fondant sur le feu, s'enflammant aisément, et dont l'odeur est assez agréable. Mâchée, elle doit teindre la salive en couleur rouge, et faire un beau rouge, bouillie dans de l'eau avec quelque acide. On trouve trois sortes de gomme laque chez les droguistes ; la première et la plus naturelle est en bâtons ; la seconde est plate ou en masses, parce qu'elle a été fondue et jetée sur un marbre, où elle prend cette figure en refroidissant ; la troisième enfin est en grains : elle est de moindre valeur, et comme le rebut de la première dont on a tiré la plus pure pour la teinture rouge.

La laque est modérément chaude ; on s'en sert particulièrement dans les obstructions de la rate, de la vésicule du fiel, du foie et des poumons, parce qu'elle est incisive, atténuative et détersive de toutes matières crasses et visqueuses ; elle est bonne aussi dans l'hydropisie, dans l'asthme, dans l'apostème des poumons, pour faire sortir la rougeole et la petite vérole, et pour servir de remède à toutes les maladies malignes, surtout à la peste.

La gomme laque se dissout dans l'esprit-de-vin (*alcohol*), et dans l'huile de térébenthine. Son usage dans la médecine, et sa préparation la plus ordinaire, est sa teinture tirée avec l'esprit-de-vin (*alcohol*), qui est excellente pour nettoyer les gencives, et les préserver de la pourriture qui les menace dans le scorbut : on en mêle une once avec dix ou douze gouttes d'esprit de vitriol, dans cinq ou six onces d'eau de cochléaria ou de beccabunga. Cette teinture se donne intérieurement jusqu'à une drachme dans cinq ou six onces d'eau de chicorée, ou dans quelque autre eau apéritive.

On prépare aussi des trochisques auxquels la gomme laque a donné son nom. Mésué qui en est l'auteur y a employé plusieurs autres drogues, la plupart apéritives ; leur dose est depuis une drachme jusqu'à une et demie. La poudre *dialacca* est à peu près la même préparation ; on ordonne l'une et l'autre avec succès dans les obstructions des viscères, dans la jaunisse, le scorbut, et dans quelques autres maladies longues et opiniâtres.

Gomme tacamaque (*Tacamahaca*). Il y a deux sortes de gomme *tacamahaca* ; la première surnommée *sublime*, parce qu'elle est la plus forte, la plus essentielle, et aussi la plus odorante, sort par incision de l'écorce de l'arbre. On l'apportoit autrefois dans de petites courges séchées, ce qui la faisoit appeler *tacamahaca en coque* ; mais elle est présentement très-rare. Elle doit être séche, nette, de couleur rougeâtre, transparente, d'une odeur forte, agréable, tirant sur celle de la lavande, d'un goût tant soit peu amer, et aromatique. La seconde est la gomme *tacamahaca* ordinaire ; elle est apportée en petites masses jaunâtres ou rougeâtres, parsemée de larmes blanches. Elle doit être choisie nette, la plus garnie de larmes, la plus odorante, et la plus approchante de la première. La gomme tacamaque est très-chaude et dessiccative, elle a beaucoup d'astriction, elle est résolutive, maturative, digestive, émolliente, anodine et carminative, utérine, vulnéraire, nervine et céphalique.

Cette drogue est une sorte de gomme-résine rougeâtre, semée de veines blanches et luisantes, d'une odeur qui n'est pas désagréable, et d'une saveur un peu amère : elle coule par incision et naturellement d'un arbre semblable au peuplier, qui croît dans les Indes occidentales, dans la nouvelle Espagne, et dans l'île de Madagascar. Cette résine est astringente et vulnéraire ; on l'emploie dans plusieurs emplâtres pour la réunion des chairs, et pour avancer la cicatrice. Elle est d'un grand usage chez les Indiens pour les maladies de la matrice ; on l'applique en emplâtre sur le nombril pour les vapeurs hystériques, et pour la suffocation utérine : on en fait aussi recevoir la fumée en la brûlant sur les charbons ; elle fortifie l'estomac en l'appliquant dessus, au rapport de Clusius. Cet auteur ajoute la troisième partie du styrax et un peu d'ambre, pour en former un emplâtre qui aide à la digestion, réveille l'appétit, chasse les vents. Cette gomme est fort résolutive, propre pour dissiper les tumeurs, pour appaiser les douleurs de la goutte et du rhumatisme, appliquée sur la partie souffrante : elle soulage aussi dans les fluxions de la tête et dans les maux de dents, lorsqu'elle est mise en forme d'emplâtre derrière les oreilles ou sur les tempes, même dans le creux de la dent gâtée, pour préserver le reste de la corruption. Elle est d'une grande efficacité contre les douleurs des articles, contre la sciatique et les autres gouttes, et contre les plaies des jointures et des nerfs, qu'elle fait suppurer, et préserve des convulsions. Les Américains l'emploient contre toutes sortes de douleurs, pourvu qu'il n'y ait point une trop grande inflammation.

La gomme tacamahaca entre dans les emplâtres céphaliques et stomachiques, pour la matrice et pour les loupes ; on l'emploie aussi dans la poudre céphalique odorante.

GRAINE DE BAUME (*Balsami veri fructus*). Le fruit de baume est une graine de la grosseur et de la figure des cubèbes, qu'on lui substitue à cause de sa rareté ; on l'emploie dans quelques compositions cordiales et alexitères.

GRAINE D'ÉCARLATE, kermès (*Chermes, kermes, granum tinctorium*). Cette drogue est une sorte de tubercule ou petite coque rouge et luisante, de la grosseur d'un grain de genièvre ; elle se trouve sur les feuilles de l'espèce suivante de chêne vert (*Ilex aculeata cocciglandifera*).

On a cru long-temps que cette graine étoit une baie ou une espèce de fruit ; mais on a découvert que c'étoit un tubercule attaché aux feuilles de cet arbre : son origine vient de la piqûre des insectes, à l'occasion de laquelle le suc nourricier de l'arbre étant extravasé, s'épaissit, et forme de petites vessies par le gonflement et la dilatation de l'écorce déliée des feuilles : ces vessies deviennent par la suite dures, rondes et semblables à des fruits : l'insecte déposant assez ordinairement quelques œufs, après s'être nourri de ce suc, il s'en trouve d'enveloppés dans cette liqueur, et enfermés dans la vessie qui leur sert de matrice, dans laquelle, après être éclos, ils consomment la substance qui s'y étoit amassée ; de sorte qu'il ne reste qu'une eau vide et légère. Ces arbres sont communs dans les départemens méridionaux de la France. On a soin de ramasser le kermès sitôt qu'il est mûr et d'un beau rouge ; on l'arrose de vinaigre avant de le laisser sécher : on fait mourir par ce moyen les vers, et on conserve ainsi le suc de ces tubercules.

La graine d'écarlate est utile à la médecine : on prépare dans le pays un sirop avec son suc exprimé et reposé, et partie égale de sucre : ce sirop a donné le nom à la *confection d'alkermès*, qu'on ordonne avec succès dans les syncopes, les palpitations de cœur et les défaillances ; la dose est d'une once, et d'un gros pour la confection. Les grains ou le sirop conviennent pour prévenir l'avortement ; on en donne aux femmes grosses lorsqu'il leur est arrivé quelque accident qui les menace d'un accouchement prématuré. Le kermès s'emploie aussi en poudre à quinze ou vingt grains dans deux ou trois cuillerées de vin rosé ; il est astringent, et retient cette vertu de l'arbre sur lequel il a pris naissance : on le donne dans les foiblesses d'estomac et les vomissemens. Le sirop et la confection d'alkermès font encore mieux que la poudre. On substitue la cochenille, et avec raison ; elle est supérieure en vertus.

GRAINE DE PARADIS. *Voyez* Cardamome.

GRATIOLE (*Gratiola officinalis*, Linn. 24). Petite plante qui croît dans les prés, dans les marais. Ses feuilles sont un remède efficace pour évacuer les humeurs aqueuses, rebelles et bilieuses des parties les plus éloignées, tant par haut que par bas. On peut employer cette plante avec succès dans l'hydropisie, la jaunisse et les autres maladies de ce genre. Comme elle est douée d'une grande amertume, elle purge efficacement les vers et la vermine du corps ; on la corrige avec la canelle, la semence d'anis, la réglisse, etc. La prise des feuilles en poudre est depuis un scrupule jusqu'à deux. Appliquée extérieurement, elle est vulnéraire. Pour faire l'extrait de gratiole, on exprime le suc de ses feuilles cueillies au mois de mai, on le clarifie, puis on l'épaissit. La dose est d'un scrupule à demi-drachme. On fait aussi une conserve et un sel fixe tiré des cendres de cette plante, qui, quoique dépouillé de sa vertu purgative, est fort recommandé dans l'hydropisie ; la conserve se donne depuis une drachme jusqu'à trois. Chomel conseille de ne se servir des feuilles de cette plante, qui purgent avec violence par haut et par bas, que pour des corps robustes. On en met demi-poignée au plus sur un demi-setier d'eau en infusion ; il ajoute qu'il a vu des personnes délicates souffrir des tranchées et des superpurgations dangereuses, pour en avoir usé inconsidérément ; et que l'on court moins de risque à s'en servir en lavement ; une poignée suffit dans chaque chopine d'eau ou de lait. On l'appelle *herbe à pauvre homme*, parce qu'elle coûte peu.

GRATTERON, herbe à bouton, ou rièble (*Aparine vulgaris*, Tourn. 114. *Gallium aparine*, Linn.). Plante qui jette plusieurs tiges carrées, pliantes, s'attachant aux haies ou aux plantes voisines, où elle croît aussi bien que dans les jardins potagers. Elle est détersive, résolutive, sudorifique ; elle résiste au venin. Le jus de toute la plante pris en breuvage est bon, selon Dioscoride, contre les morsures de vipères, et les piqûres des araignées phalanges. Son eau distillée est excellente pour la pleurésie, et autres douleurs de côté ; au défaut de l'eau, on donne un verre de jus au malade au commencement du mal qui guérit par la sueur. Cette eau distillée est aussi très-bonne pour la dyssenterie, pour la jaunisse, et pour éteindre l'ardeur des chancres ; les feuilles fraîches pilées et appliquées guérissent les loupes, arrêtent le sang des plaies, et les guérissent aussi ; incorporées avec de la graisse de porc, elles fondent les écrouelles. On se sert intérieurement du gratteron pour la petite vérole, et pour les fièvres malignes. La décoction de cette plante faite dans l'eau, ou trois ou quatre onces de son jus, se donnent avec succès aux graveleux, aussi bien qu'une drachme de sa graine en poudre infusée pendant la nuit dans un petit verre de vin blanc, pris le matin à jeun.

GRÉMIL, *ou* herbe aux perles. (*Lithospermum majus erectum* , Tourn. *Lithospermum officinale* , Linn.). Plante qui croît aux lieux incultes, et qu'on cultive aussi dans les jardins, à cause de sa semence qui est en usage dans la médecine. Elle est chaude et dessiccative : on s'en sert pour briser et faire sortir la pierre des reins, pour les déterger et pousser les urines dehors. La prise est d'une drachme à deux, réduite en poudre déliée. Quelques-uns donnent plusieurs fois de cette semence dans les fièvres quotidiennes avant l'accès, pour les guérir infailliblement ; d'autres assurent que la décoction de toute la plante faite dans du vin blanc, bue à jeun, sept ou huit jours de suite à la quantité d'un verre, rompt la pierre et pousse les urines.

Mathiole donnoit un demi-gros de la graine dans du lait de femmes, à celles qui étoient en travail ; et Freitagius en faisoit prendre jusqu'à deux onces en pareil cas : on la recommande pour l'inflammation des prostates ; alors on fait boire aux malades cinq ou six onces d'eau de laitue ou de plantain, dans laquelle on délaye un gros et demi de cette graine en poudre, un demi-gros de semence de cétérach, ou deux scrupules de karabé.

La graine de grémil entre dans l'électuaire de Justin, et dans l'électuaire lithontriptique de Nicolas d'Alexandrie, dans la bénédicte laxative, et dans les pilules arthritiques de Nicolas de Salerne.

GRENADIER (*Malus punica , seu Granata punica. Granatum* , Linn. 676). Arbrisseau dont il y a deux sortes ; le domestique qui porte des fruits appelés *grenades* , et le sauvage qui ne porte que des fleurs nommées *balaustes.* Ces grenades sont de trois sortes ; savoir , douces , aigres et vineuses. Les grenades sont de bon suc, et conviennent à l'estomac , mais elles nourrissent peu. Les douces sont bonnes contre la toux invétérée : on les défend dans les fièvres, parce qu'elles enflent l'estomac. Les grenades aigres sont plus estimées en médecine que les autres ; elles sont froides, astringentes et stomacales ; on les ordonne dans les fièvres bilieuses, dans le dégoût des femmes grosses , la corruption de la bouche , et les autres maladies semblables. On s'en sert pour fortifier le cœur , pour arrêter le vomissement et le cours de ventre ; pour précipiter la bile , on fait sucer ses grains au malade. La grenade entière enfermée dans un pot de terre neuf bien couvert, et lutté d'argile, mise au four,

et

et si bien desséchée, qu'elle puisse se réduire en poudre , prise au poids d'une demi-drachme avec du vin rouge, est très-bonne pour la dyssenterie. Les grenades vineuses , c'est-à-dire , qui sont moyennes entre l'aigre et le doux , sont plutôt froides que tempérées ; elles sont cordiales et céphaliques , et en usage dans la syncope et dans le vertige.

Les fleurs appelées *balaustes* doivent être choisies nouvelles , grandes , belles , bien fleuries , hautes en couleur , et d'un rouge purpurin. Celles qu'on vend viennent du Levant. Les graines du grenadier sauvage et celles du cultivé ont des parties terrestres fort astringentes , incrassantes , rafraîchissantes et dessiccatives ; c'est pourquoi les balaustes ont lieu dans toutes sortes de fluxions, comme la diarrhée , la dyssenterie , le crachement de sang , les pertes de sang des femmes , l'hémorragie des plaies , le relâchement des gencives et des hernies ou descentes de l'intestin. Les fleurs intérieures de grenadier, préparées en forme de conserve avec du sucre , ont une vertu incroyable pour arrêter tout flux de matrice , soit blanc ou rouge, la dyssenterie , le flux lientérique et le céliaque , prises au poids d'une demi-once , avec du jus de grenades aigres , du vin rouge, ou de l'eau ferrée.

On prépare avec le suc de grenade un sirop , qui est excellent pour appaiser l'ardeur de la soif dans les fièvres continues ; sa dose est d'une once dans une chopine d'eau ; il adoucit la bile et les humeurs âcres par son agréable acidité. Les pepins ou semences de la grenade sont aussi astringens ; on s'en sert comme des fleurs pour arrêter les gonorrhées : on les mêle quelquefois avec les semences rafraîchissantes dans les émulsions.

L'écorce de grenade appelée en latin *malicorium*, comme qui diroit *cuir de pomme*, doit être choisie nouvelle , bien séchée sans être moisie ; assez haute en couleur , d'un goût astringent : elle est beaucoup plus astringente que les fleurs, et sert principalement pour arrêter le flux des hémorroïdes, l'hémorragie du nez et celle de la matrice. Le vin bouilli dans une écorce de grenade , tenu chaud dans la bouche, appaise les douleurs des dents. Les grains de grenade sont rafraîchissans et astringens , spécialement ceux des grenades aigres ; on les emploie dans les injections.

GRENOUILLE AQUATIQUE (*Rana aquatica*). Animal aquatique , terrestre et amphibie. La grenouille aquatique est la meilleure , sur-tout la verte qui vit dans les rivières et dans les fontaines ; celle des marais est regardée comme pernicieuse ; la terrestre vaut moins que l'aquatique , et celle qui

J.   21

a des mouchetures sur la peau passe pour venimeuse. Les grenouilles , selon Dioscoride , mangées avec du sel et de l'huile , ou du beurre , sont l'antidote du venin de tous les serpens ; on prend aussi leur bouillon , qui est salutaire aux hectiques , aux phthisiques , et à ceux que de longues maladies ont desséchés , comme aussi dans les toux invétérées ; ces bouillons humectent , adoucissent et font dormir. Le vin dans lequel on a étouffé une grenouille , étant bu , donne du dégoût ensuite pour le vin. Une grenouille vivante, appliquée et laissée sur un charbon pestilentiel jusqu'à ce qu'elle y soit morte , en attire tout le venin ; plusieurs auteurs disent qu'il faut continuer cette application jusqu'à ce qu'il y en reste une vivante. Appliquée de la même manière sur les parties attaquées de la goutte , elle en calme les douleurs, comme aussi les tranchées , si on l'applique sur le ventre. La décoction de grenouilles faite dans de l'eau ou du vinaigre, tenue dans la bouche, appaise la douleur des dents. Les foies des grenouilles aquatiques vertes sont recommandés comme un bon spécifique contre l'épilepsie par Hartman et Pétrucius ; Sennert assure qu'une épilepsie invétérée et rebelle en a été guérie par le remède suivant. Il faut au printemps ouvrir quarante grenouilles, en tirer les foies , les sécher à un petit feu , étendus sur des feuilles de choux mises dans un pot de terre neuf vernissé , les réduire en poudre , qu'on divisera en six prises égales , dont on donnera la première dans du vin au malade à jeun , qui ne prendra rien que deux heures après ; la seconde prise, le soir en se couchant , long-temps après avoir soupé , continuant ainsi les quatre autres prises.

La semence ou frai de grenouilles , appelée en latin *sperniola ,* est réfrigérative , constipative , incrassante , anodine ; elle ôte la gale des mains , si on s'en lave en mars , elle guérit le panaris , l'herpe , l'érysipèle , la brûlure et les autres inflammations , étant appliquée dessus ; elle remédie à la rougeur du visage , aux flux des hémorroïdes, introduite dans l'anus. On trempe plusieurs fois un linge dans cette semence , puis étant desséchée , on le garde pour l'usage. La cendre des grenouilles calcinées dans un pot arrête l'hémorragie du nez et des plaies.

GRENOUILLE VERTE DES BOIS (*Rana sylvestris*). On la trouve sur les feuilles des arbres , ou sur les ronces ; elle est beaucoup plus petite que l'aquatique. Elle est propre pour tempérer les ardeurs de la fièvre , pour modérer les trop grandes sueurs des mains ; on l'y fait tenir vivante pendant quelque temps, quelques-uns même l'y laissent mourir. Ces grenouilles, mangées ou prises en bouillon, sont bonnes pour les inflammations de la poitrine ; elles arrêtent le sang d'une plaie, étant écrasées et appliquées dessus. Elles ont les mêmes vertus que les grenouilles aquatiques, et leur cendre saupoudrée sur les plaies en arrête promptement l'hémorragie.

GRILLON, *ou* Criquet (*Gryllus*). Insecte aîlé du genre des sauterelles, semblable à la cigale. Il habite les terres séches et arides, proche les fourneaux et autres lieux où l'on fait de grands feux, et crie presque toujours. Il y en a de deux sortes : le domestique et le sauvage ; l'un et l'autre sont apéritifs, propres à la gravelle, étant desséchés et pris en poudre. La dose est de demi-scrupule à un scrupule. On s'en sert pour fortifier la vue, étant écrasés et appliqués sur les yeux ; ils sont résolutifs, propres pour les parotides, et pour les autres tumeurs.

GROSEILLER ÉPINEUX (*Grossularia spinosa sylvestris*, Tourn. *Uva crispae*, Linn. 292). Arbrisseau dont il y a deux espèces, un sauvage, et l'autre cultivé ; celui-ci est moins épineux que l'autre ; on le cultive dans les jardins, et il a le fruit plus gros que celui du sauvage. Les groseilles, principalement avant leur maturité, sont astringentes et rafraîchissantes, propres pour les fébricitans ; elles calment la soif, elles arrêtent le crachement de sang, les cours de ventre. Elles conviennent aux femmes grosses, dans la diarrhée. Leur acidité en fait toute la vertu. Lorsqu'elles sont mûres et beaucoup plus douces, elles humectent, rafraîchissent et sont moins astringentes que quand elles sont vertes.

GROSEILLER BLANC, ROUGE ET NOIR DE JARDIN (*Grossularia, sive ribes vulgaris fructu rubro et nigro. Ribes rubrum*, Linn. 290). Arbrisseau dont il y a trois espèces qui portent des fruits de différentes couleurs, savoir rouges, blancs et noirs, qu'on appelle *groseille en grappe*. Les rouges et les blanches ont le même goût et la même vertu ; on se sert cependant plus ordinairement en médecine des rouges que des blanches. Elles sont astringentes, dessiccatives, de parties tenues, rafraîchissantes, fortifiantes, stomacales ; elles éteignent et précipitent la bile, elles tempèrent les ardeurs du sang, elles arrêtent le venin. Leur usage principal est dans le flux de ventre, la dyssenterie, le crachement de sang, *le cholera morbus*, les fièvres bilieuses et putrides, et pour étancher la soif. Les feuilles sont fort astringentes. Les groseilles remédient aux vomissemens et aux diarrhées qui surviennent aux fièvres malignes et ardentes, pourvu que leurs préparations ne soient pas trop récentes ; car alors elles exciteroient des

21..

fermentations et augmenteroient ou donneroient la diarrhée plutôt que de l'arrêter.

On prépare avec leur suc et du sucre une gelée et un sirop qui sont très-propres pour modérer les ardeurs de la fièvre, causée par une bile trop exaltée. L'agréable acidité de ce fruit appaise la soif des malades et leur donne bonne bouche. La boisson faite avec le sirop de groseilles, battu dans de l'eau, est d'un usage familier en été, et est aussi utile et agréable que la limonade ; le citron et la groseille ayant à peu près les mêmes qualités. Pour faire le sirop de groseilles, il faut laisser fermenter trois ou quatre jours le suc qu'on en a exprimé ; autrement il se mettroit en gelée. Le *sapa ribesii* de Mésué n'est autre chose que la gelée de groseilles. Dans les diarrhées et les coliques bilieuses, cette gelée et le sirop sont utiles : il faut s'en abstenir lorsque les malades sont affligés de la toux.

Le suc de groseilles, mêlé avec égale quantité de suc de verjus, de suc de citron et d'eau, est un des meilleurs gargarismes pour les maux de gorge, de quelque nature qu'ils soient. Dans les maux de gorge gangréneux des enfans, le sirop de groseilles est l'acide qui a toujours le mieux réussi, parce que les groseilles sont aussi cordiales que rafraîchissantes. Le citron pinceroit un peu trop la gorge délicate de ces malades. La groseille ne resserre pas tant la bile, et ne coagule pas comme l'acide du citron. *Voyez* Cassis.

GRUAU (*Grutum*). Avoine mondée de sa peau et de ses extrémités, et réduite en une farine grossière par un moulin fait exprès. Il est pectoral, adoucissant, humectant, propre pour les âcretés de la poitrine, du sang, de l'urine, pour calmer le trop grand mouvement des humeurs, pour provoquer le sommeil. On le prend en décoction dans du lait ; il est bon pour restaurer dans les maladies de consomption.

GRUE (*Grus*). C'est un des plus grands oiseaux ; on estime en médecine sa graisse pénétrante et résolutive, elle convient en friction dans la paralysie et les rhumatismes ; on la croit utile dans certaines surdités.

GUI DE CHÈNE (*Viscum baccis albis*, Tourn. Linn. 1451). Cette plante naît sur l'écorce de la plupart des arbres, entre autres sur le chêne, le pommier, le poirier, le châtaignier, l'aubépine, etc. On préfère le gui qui vient sur le chêne à tous les autres. On emploie dans la médecine son bois et ses fruits ou baies. Le bois se met en poudre, et s'ordonne depuis un gros jusqu'à deux, ou coupé par morceaux et mis en infusion dans du vin blanc, à demi-once sur six onces de liqueur. Les baies sont remplies d'un suc visqueux, dont les anciens se servoient pour faire de la glu ; celle que nous employons présentement est faite avec l'écorce du houx : on choisit celle du milieu qui est la plus tendre et la plus verte ; on la laisse pourrir dans la cave ; on la bat ensuite dans des mortiers, pour la réduire en une pâte qu'on lave et qu'on manie dans l'eau. Cette drogue est très résolutive et très-émolliente, appliquée extérieurement : elle a produit de bons effets dans la goutte : on l'étend sur des étoupes, dont on enveloppe la partie souffrante ; ce cataplasme adoucit les douleurs et diminue l'inflammation. Le gui passe pour un spécifique dans les maladies du cerveau : on estime celui qui est apporté d'Italie : il entre dans la poudre de Guttète.

Simon Pauli prétend que la poudre de gui est un excellent remède pour la pleurésie, fondé sur l'expérience de Schenkius et d'Hoffmann. Ray le confirme après le docteur Boyle : la dose est d'un gros dans l'eau de chardon-béni : ce remède provoque les sueurs : la même quantité, prise à jeun dans un verre de vin blanc, après avoir préalablement saigné et fait vomir, guérit l'épilepsie, si le remède est continué long-temps.

Quelques auteurs prétendent que le gui, pris de même dans du vin blanc, guérit la fièvre quarte.

GUIMAUVE (*Althaea Dioscoridis*, Tourn. *Althaea officinalis*, Linn. 966). Espèce de mauve dont les feuilles et la tige sont velues ; elle croît aux lieux humides ; on la cultive dans les jardins. Cette plante est chaude et humide ; la racine est chaude, émolliente, laxative, résolutive et anodine. Elle est d'un grand usage dans les affections de la vessie et de la poitrine, comme dans la pleurésie. Cette racine est apéritive, et propre pour les maladies des reins et de la vessie, pour les ardeurs d'urine, pour la colique néphrétique, pour la toux, pour les âcretés qui descendent sur la poitrine. Si on se frotte les mains du jus de mauve ou de guimauve, on sera préservé et même guéri des piqûres de guêpes et de mouches à miel.

Toutes les parties de cette plante sont utiles, comme on le voit ; mais on emploie plus ordinairement la racine dans la plupart des tisanes adoucissantes et pectorales, avec la précaution de ne la mettre que sur la fin sans la laisser bouillir, de peur qu'elle ne rende la liqueur gluante et pâteuse, ce qui arrive lorsqu'on la ratisse et qu'on la laisse trop long-temps dans l'eau bouillante ; car lorsqu'on la lave simplement pour la nettoyer sans la ratisser, on la peut faire bouillir sans craindre qu'elle rende la tisane plus épaisse : la dose est d'une once sur deux pintes d'eau, avec les autres plantes convenables à la maladie qu'on veut guérir. Dans la néphrétique et la rétention d'urine, on ajoute la racine de nénuphar, la graine de lin, etc. ; dans chaque pinte de tisane on dissout un gros de cristal minéral (*nitrite de potasse mêlé de sulfate de potasse*), ou de salpêtre (*nitre*) rafiné. Dans les maladies du poumon, la toux opiniâtre, les maux de gorge, les fièvres ardentes et les inflammations des parties du bas-ventre, la tisane de guimauve est fort utile, sur-tout lorsqu'elle est accompagnée de la saignée. On emploie les feuilles de cette plante dans les lavemens adoucissans et émolliens, dans les cataplasmes et fomentations ; on les ajoute souvent aux farines résolutives pour appliquer sur les plaies et sur les tumeurs, lorsqu'il y a une disposition inflammatoire. Les fleurs et les semences de guimauve s'ordonnent de même, et dans les mêmes maladies : leur dose est d'une drachme pour une chopine d'eau. Le mucilage, tiré de la racine et de la semence avec l'eau rose, est un grand adoucissant pour les fentes et les crevasses des mamelles, si on y ajoute un peu de sucre. On peut s'en servir dans les excoriations. Cette plante est d'un grand secours pour ramollir les tumeurs et les faire suppurer.

On prépare un sirop, une pâte, des tablettes ou conserves, et un onguent avec la guimauve. Le sirop se peut faire simplement avec l'infusion des racines et des fleurs, et parties égales de sucre : celui qu'on prépare ordinairement est plus composé, il entre dans sa composition plusieurs plantes apéritives et béchiques, qui le rendent également propre à pousser les urines et à faire cracher. C'est par cette raison que le sirop d'*althaea* de Charas est le meilleur ; car le chiendent, l'asperge et la pariétaire qu'il emploie, aiguisent la guimauve, et rendent ce sirop plus apéritif. La dose est d'une once dans six onces d'eau distillée, ou dans un verre de tisane.

Les tablettes de guimauve sont aussi simples et composées ; les premières se font avec la moëlle ou pulpe des racines bouillies, et le sucre cuit dans l'eau rose : chacun fait les tablettes composées à sa manière. La dose de ces tablettes est d'une demi-drachme, ou d'une drachme au plus, qu'on laisse fondre dans sa bouche pour adoucir l'âcreté de la toux, faciliter le crachement, et pour cuire les sérosités qui coulent dans la poitrine et qui picotent la gorge. Les tablettes composées sont préférables aux simples, la guimauve ayant besoin d'être animée par quelque autre drogue.

C'est par cette raison que l'onguent de guimauve composé, dans lequel la térébenthine, le fénu-grec, la scille et le galbanum sont employés, est plus résolutif et plus utile que celui qui est simple et sans gommes. On peut y ajouter l'esprit-de-vin (*alcohol*) camphré, ou l'esprit de sel ammoniac, quand on le veut appliquer pour la sciatique ou le rhumatisme. L'usage de cet onguent est d'en frotter les parties affligées par le rhumatisme, par la sciatique, et par quelque fluxion douloureuse. Cet onguent est estimé pour le mal de côté qui accompagne les maladies de la poitrine. On le rend plus pénétrant et plus efficace, en y ajoutant l'esprit-de-vin (*alcohol*) camphré ; mais ce n'est que dans le rhumatisme ou la sciatique, et lorsqu'il n'y a ni fièvre ni inflammation à craindre. Quercétan a eu raison d'ajouter à la guimauve les fleurs de soufre, la poudre *diaireos* dans le lok qu'il a décrit, pour le rendre plus utile aux asthmatiques, et plus capable de diviser cette lymphe épaissie qui enduit les vésicules du poumon de ces malades.

On peut substituer avec succès aux deux plantes dont je viens de parler, l'alcée qui n'est différente de la guimauve que par la découpure de ses feuilles ; ses vertus d'ailleurs sont les mêmes, et des auteurs célèbres la préfèrent, en ce qu'elle est moins gluante et plus résolutive.

Les racines de guimauve ont donné le nom au sirop, aux tablettes et à l'onguent de guimauve ; elles entrent dans le *martiatum*, dans l'emplâtre de *Vigo pro fracturis*, dans celui de mucilage, et dans celui de mélilot de Mésué. Les graines sont employées dans le sirop d'*althaea* de Fernel, dans le sirop d'hysope de Mésué, dans celui de jujubes, *de prassio*, de pavot composé, les trochisques de Gordon, le lok sain, et le sirop anti-néphrétique de Charas.

H

HANNETON (*Scarabaeus stridulus*). Espèce d'escarbot, ou grosse mouche, qu'on voit paroître au printemps dans les haies et sur les arbres. Le hanneton est fort apéritif, propre pour la pierre, la gravelle et la goutte, étant séché au soleil dans un bocal de verre bien bouché, pulvérisé, et pris intérieurement depuis un demi-scrupule jusqu'à un scrupule dans un véhicule convenable. L'huile qu'on en tire par infusion est semblable en vertu à celle des scorpions, dont on frotte le pubis et les reins dans la difficulté d'uriner.

HARENG (*Harengus*, seu *Halec. Clupea harengus*, Linn.). Petit poisson de mer très-commun. Les vésicules argentées, appelées vulgairement *ames de harengs*, avalées au nombre de huit ou neuf, purgent puissamment par l'urine. Le hareng salé, appliqué entier aux plantes des pieds dans les fièvres ardentes, rafraîchit beaucoup et prévient le délire. Fendu par le milieu en long, et appliqué sur l'épine du dos, il passe pour un remède éprouvé contre les fièvres intermittentes, et pour appaiser la douleur de la goutte, si on l'applique sur la partie malade. La cendre du hareng calciné, prise jusqu'au poids d'un gros, dans du vin blanc, brise et détache le calcul des reins. La saumure entre dans les remèdes pour la sciatique et pour l'hydropisie ; elle mondifie les ulcères fétides, carcinomateux et malins ; elle passe pour un bon remède pour résister à la gangrène causée par le froid, on en lave les parties ; elle dissipe les écrouelles, et guérit l'esquinancie, enduite avec du miel. Palmarius dit qu'il est certain, et confirmé par plusieurs expériences incontestables et très-avérées, que quand les premiers harengs frais sont apportés en abondance au port, l'air contagieux et pestilentiel se dissipe aussitôt, sans qu'on sache pourquoi.

HARICOT, *ou* Féverole (*Phaseolus*). Plante dont il y a plusieurs espèces qu'on cultive, qui porte des gousses longues qui renferment des semences, ayant la figure d'un petit rein, qu'on appelle *haricots*. Ils sont apéritifs, amollissans, résolutifs. On en fait de la farine qu'on emploie dans les cataplasmes. Mangés verts, ils sont bons aux déliaques et aux vomissemens : ils sont difficiles à digérer et venteux, si on les mange avec de la moutarde, ou graine de carvi : ils guérissent la morsure des chevaux, si on les applique sur la blessure après les avoir mâchés. L'eau distillée des haricots verts au bain-marie est bonne pour la gravelle, prise le matin à jeun à la quantité de trois ou quatre onces.

HÉLIANTHÈME, *ou* Fleur du soleil, *ou* hysope des garrigues (*Helianthemum vulgare*, *flore luteo*, Tourn. *Cistus helianthemum*, Linn. 744). Plante vivace qui croît ordinairement dans les lieux incultes. Les racines et les feuilles de cette plante sont estimées vulnéraires, et avoir les mêmes propriétés que la consoude pour arrêter toutes espèces de flux, et sur-tout les flux de sang. On s'en sert encore avec succès pour laver les parties de la génération qui sont ulcérées.

HÉPATIQUE DE FONTAINE (*Lichen petrus, sive hepatica fontana. Polymorpha*, Linn. 1605). Espèce de mousse écaillée, grasse, qui croît aux lieux ombragés, humides et pierreux ; on lui donne pour substitut la mousse qui croît sur les arbres en forme de croûte. Cette plante est rafraîchissante, dessiccative, abstersive, apéritive, et très-propre au foie, à la rate, à la gravelle des reins, et à ceux qui sont mélancoliques. Son usage interne est en tisane, dans l'obstruction de ces parties et de la vessie, dans la fièvre hectique et la jaunisse, et pour la gravelle, pilée et infusée dans du vin blanc pendant quelques heures, pour la gale et les dartres ; desséchée, elle est éprouvée pour arrêter les hémorragies des plaies ; elle purifie le sang. On la prend en décoction pour les maux ci-dessus. Elle entre dans la composition du sirop de chicorée. Son jus répandu sur terre sert de semence pour la multiplier.

HÉPATIQUE NOBLE (*Hepatica trifolia, seu trifolium nobile. Anemone hepatica*, Linn. 758). Espèce de trèfle qu'on cultive dans les jardins à cause de la beauté de ses fleurs qui paroissent avant les feuilles au commencement du printemps. Il y en a à fleurs incarnate, blanche, et bleue ; cette dernière espèce est en usage par ses feuilles et par ses fleurs. Cette plante, chaude selon les uns, et froide selon les autres, a une légère astriction, purifie le sang, lève les obstructions du foie et de la rate, pousse par les urines, déterge les reins et la vessie, et remédie aux hernies ; elle est vulnéraire. On joint les fleurs de l'hépatique au nouet laxatif qu'on a coutume de donner au printemps.

HERBE A COTON *ou* velue (*Filago, seu impia*, Tourn. 454). Plante molle, cotonneuse, qui croît aux lieux stériles, sablonneux, dans les champs négligés. Elle est dessiccative et astringente. On en donne la décoction faite dans du gros vin rouge pour la dyssenterie, pour les règles trop abondantes et pour les cours de ventre. On se sert beaucoup de son eau distillée pour les cancers des mamelles ; on applique dessus tous les jours des linges trempés dans cette eau, pour empêcher que les occultes ne s'ouvrent. L'huile dans laquelle on a fait macérer, et ensuite bouillir l'herbe écrasée, est bonne pour les contusions causées par chutes, ou par coups reçus ; donnée en clystère, elle est bonne pour le ténesme ; l'herbe pilée et appliquée guérit les ulcères pourris.

HERBE AU CHAT (*Cataria major vulgaris*. Tourn. *Nepeta cataria*, Linn. 796). Espèce de menthe que les chats aiment ; elle croît aux bords des chemins, aux lieux humides ; on la cultive aussi dans les jardins. Elle est chaude, dessiccative, de parties ténues et apéritives ; son usage est pour découper le tartre des poumons ; elle est propre pour résister aux venins, pour exciter les mois aux femmes, pour hâter l'accouchement, pour aider à la respiration ; car elle est très-propre aux affections de la poitrine, prise en forme de sirop ou de tisane ; dans les chutes violentes, on la pile en l'humectant avec du vin, et en ayant exprimé du jus, on le fait boire au blessé ; elle est vulnéraire, et bonne contre les morsures et piqûres venimeuses.

On emploie les feuilles et les sommités de cette plante dans les décoctions et les infusions hystériques, comme on fait le marrube blanc, la matricaire et les autres. Taberna Montanus dit que cette plante guérit la jaunisse et la toux violente, si on la fait bouillir dans de l'hydromel : on l'emploie comme les autres dans les lave-pieds pour les pâles-couleurs et pour les vapeurs.

Scroder dit que cette plante est très-propre pour diviser et fondre les humeurs glaireuses et visqueuses des bronches du poumon ; ainsi on peut s'en servir dans les tisanes et apozèmes qu'on ordonne aux asthmatiques. Hoffmann l'estime autant que la mélisse pour les vapeurs hystériques.

HERBE AUX CUILLERS, *ou* Cochléaria (*Cochlearia folio subrotundo*, Tourn. 215. *Cochlearia officinalis*, Linn. 903). Plante basse qui pousse de sa racine des feuilles grassettes presque rondes, qui croît ordinairement aux lieux humides et ombragés, et qu'on cultive dans les jardins. Ses feuilles écrasées ont une odeur pénétrante, et mâchées elles ont un goût âcre ; elles sont meilleures fraîches que sèches, parce que le sel volatil, en quoi leur vertu consiste, se dissipe en desséchant. Cette herbe est chaude et dessiccative, apéritive, splénique et diaphorétique : elle est volatile et spiritualise les humeurs fixes et crues, et elle résiste à la corruption. On s'en sert intérieurement et extérieurement pour la corruption des gencives qu'elle déterge et raffermit, et en forme de bain pour la résolution des articles. Elle excite l'urine, elle atténue la pierre, elle est vulnéraire. On fait prendre le suc ou la décoction.

On emploie toute la plante en infusion et en décoction ; on en tire l'eau et l'esprit par la distillation, et l'extrait par l'évaporation du résidu. Toutes ces préparations sont d'un usage très-utile et très-ordinaire dans le scorbut, dans l'hydropisie, et dans les obstructions du foie et des glandes du mésentère ; on en met une poignée dans un bouillon de veau ; on en fait une tisane, ou plutôt une infusion légère dans l'eau bouillante. Ray remarque, avec raison, que les principes volatils, en quoi consiste la principale vertu de cette plante, se dissipent aisément par la coction ; ainsi il préfère le suc exprimé de la plante ou son infusion : ce suc se peut donner à deux ou trois onces, ou son eau distillée. L'esprit qui se tire des feuilles fer-

mentées avec un peu de levain, et arrosées d'eau de pluie, ou
bien infusées pendant vingt-quatre heures dans du vin blanc,
est beaucoup plus pénétrant ; aussi n'en ordonne-t-on qu'un
demi-gros au plus. L'eau de cochléaria distillée, et repassée
deux ou trois fois sur de nouvelles feuilles, est excellente dans
les obstructions des viscères, ainsi que dans l'hydropisie : mais
sa préparation la plus efficace se fait avec du miel fermenté
dans l'eau : on ajoute à ce mélange toute la plante pilée grossièrement, et on tire ensuite, par la distillation, un esprit
qu'on fait prendre dans du petit lait, ou dans quelque liqueur
appropriée, à la dose de vingt ou trente gouttes. Le suc de
cette plante est très-résolutif; et ses feuilles pilées et arrosées d'eau-de-vie s'appliquent avec succès sur les contusions.
L'extrait se donne à deux gros ; il n'a pas, à beaucoup près,
la vertu des autres préparations.

L'huile d'olive dans laquelle on a fait infuser les feuilles
est merveilleuse, selon Hildanus, pour guérir les tumeurs
squirreuses de la rate, étant enduite sur la partie. Dans le scorbut de la bouche, dans la tumeur et l'inflammation des gencives, et dans le branlement des dents, maladies qui viennent
du sel scorbutique dont la salive est infectée, on fait en ces
cas des gargarismes avec la décoction légère de *cochléaria*
seule, ou avec de la sauge, ou bien on frotte fortement les
parties avec du suc de *cochléaria* ; et si on le trouve trop âcre,
on peut l'affoiblir avec de l'eau.

Herbe aux écus, *ou* Nummulaire, *ou* Herbe aux deniers (*Lysimachia humifusa, folio rotondiore, flore luteo,*
Tourn. 141. *Nummularia*, Linn. 211). Plante dont les branches rampent et serpentent sur terre, portant des feuilles
presque rondes opposées l'une vis-à-vis de l'autre. Elle croît
aux lieux humides, au bord des chemins et proche des ruisseaux. Les feuilles sont réfrigératives, dessiccatives, un peu
astringentes et vulnéraires, on en donne la décoction dans
de l'eau ou dans du lait. On s'en sert principalement dans
l'exulcération du poumon, ou de quelques veines rompues ou
rongées, dans la toux sèche, sur-tout des enfans, dans le flux
de ventre, la dyssenterie, les pertes de sang et les fleurs blanches, le crachement de sang et le flux des hémorroïdes, elles
sont bonnes aussi contre le scorbut, la descente des enfans,
données en poudre dans de l'eau ferrée et appliquées à toutes
plaies récentes et invétérées, sales et pourries, tant au dedans
qu'au dehors, et à tous ulcères, cuites avec du vin blanc, sur-
tout à ceux des jambes appelés *loups* ; car elle approche des
vertus de l'élatine, ou véronique femelle pour le dehors. On

appelle cette plante *nummulaire*, ou *herbe aux deniers*, parce que ses feuilles ressemblent, par leur figure, aux pièces de monnoie qui portent ce nom.

HERBE AUX POUX, *ou* Staphisaigre, *ou* Herbe à la pituite (*Delphinium, platani folio, Staphisagria dictum*, Tourn. 428. Linn.). Plante qui croît aux lieux sombres dans les pays chauds, d'où la graine est apportée séche. On doit la choisir récente, bien nourrie, nette. Elle est purgative, mais on ne la donne jamais par la bouche. Son principal usage est externe, en forme de mâchicatoire ou de gargarisme avec du vinaigre dans les maux de dents ; elle entre ausi dans les remèdes détersifs pour les ulcères, les gales et la maladie pédiculaire. On la pile seule pour en saupoudrer les cheveux pour détruire la vermine, ou on la mêle avec du beurre frais pour en oindre la tête.

HERBE AUX PUCES (*Psyllium*, Linn. 167). Il y en a de trois sortes ; celle des Indes à feuilles dentelées, la grande et la petite. Ces deux dernières espèces croissent naturellement aux lieux incultes, dans les champs, aux bords des vignobles ; on les cultive aussi dans les jardins pour avoir leur semence en médecine. Il faut la choisir récente, bien nourrie, nette, douce au toucher. Elle évacue la bile jaune, et émousse, par son mucilage, l'acrimonie des humeurs ; elle est spécifique dans la dyssenterie, le crachement de sang, l'érosion des intestins. La prise est de deux drachmes à six pour en tirer le mucilage, en la faisant infuser dans une eau appropriée chaudement pour faire boire, ou pour donner en lavement dans la dyssenterie et dans l'inflammation des reins. Cette semence a cela de particulier sur les autres purgatifs, qu'elle rafraîchit en purgeant, contre l'opinion de Mésué ; mais elle n'est pas pour cela exempte de répréhension ni de malignité.

Le mucilage, tiré de la semence du petit *psyllium*, s'emploie dans les inflammations de la gorge, l'esquinancie, l'ardeur et la sécheresse de la langue, pour appaiser les inflammations des érysipèles, et toutes les maladies flegmatiques, pour appaiser l'ardeur des reins, appliqué dessus, et l'ardeur de la fièvre, appliqué sur la tête et sur les poignets. Ce mucilage, tiré avec du vinaigre, éteint le feu volage et les dartres : appliqué sur la tête ou sur le front, il en appaise la douleur ; il ôte aussi la rougeur des yeux, appliqué dessus. L'herbe, répandue par la chambre, en chasse les puces.

Un frontal avec la graine de *psyllium*, pilée et animée avec l'eau-rose, est propre pour les rhumes de cerveau : on fait tirer le même mucilage par le nez, après l'avoir délayé avec du suc de poirée et l'eau-rose. Cette semence donne le nom à l'électuaire *de psyllio*, dans lequel elle sert plutôt pour adoucir l'âcreté des purgatifs qui font la principale partie de cette composition, que pour en augmenter l'effet.

HERBES AUX VERRUES, *ou* Héliotrope (*Heliotropium europaeum*, Linn. 187). Cette plante est annuelle ; il y en a deux espèces principales, la grande et la petite ; elle croît aisément dans les terres sèches, aux bords des chemins et des blés. Son suc est corrosif, et fait tomber les poireaux appelés *verrues*, d'où vient son nom : avant de l'appliquer dessus, il faut avoir la précaution d'en couper une partie. Ce suc est aussi très-utile pour le commencement du cancer, pour résister à la gangrène, pour les écrouelles, pour la goutte, pour les ulcères carcinomateux et les ambulans, pour les dartres vives et les vieilles plaies, cette plante étant très-détersive. Dioscoride prétend que la décoction d'une poignée dans l'eau purge assez bien la bile et la pituite : des auteurs modernes assurent qu'elle pousse les urines et les mois. L'infusion de ses feuilles fait mourir les vers, selon quelques rapports : on dit aussi qu'étant malaxée avec de l'huile de vers, elles fond les tumeurs les plus dures. Des gens dignes de foi assurent que cette plante, écrasée et mise sous la plante des pieds, arrête les pertes de sang.

HERBE BRITANNIQUE, *ou* Patience aquatique, *ou* Parelle de marais (*Herba britannica. Lapathum. Aumex aquaticus*, Linn. 479). Patience ou parelle qui a les feuilles longues d'une grande coudée, et qui croît dans les étangs et dans les marais. Muntingius, médecin et professeur de botanique à Groningue, a composé un ample *Traité* touchant cette plante, qu'il prétend être la vraie britannique, dont les anciens se servoient si heureusement contre le scorbut ; et il rapporte dans son livre plusieurs guérisons qu'il a faites de cette maladie, en se servant de cette plante. Les feuilles de la parelle, ou patience de marais, sont fort styptiques, un peu amères ; la racine est aussi fort styptique et très-amère. Muntingius assure avoir guéri, avec la décoction suivante, le scorbut et les autres maladies qui en dépendent, la paralysie, l'hydropisie commençante, l'esquinancie, et les autres maux de la gorge ; la pleurésie, la dyssenterie, la diarrhée, les hémorroïdes, les maladies de la peau, dartres, érysipèles, rougeurs, gale. Prendre deux poignées de feuilles et quatre onces de la racine de l'herbe britannique, ou en hiver qu'elle n'a point de feuilles, six onces de la racine, deux drachmes de réglise , une drachme de gingembre , quatre onces de sucre , et deux pintes de bon vin ; couper et piler grossièrement les ingrédiens , et les ayant fait tremper pendant une nuit dans le vin dans un vaisseau bien bouché, faire bouillir le tout au bain-marie sur un petit feu jusqu'à la consomption du tiers du vin , ou pendant une heure et demie , et ensuite passer le tout par un linge , et conserver la colature dans une bouteille bien bouchée pour l'usage. La dose est de trois onces qu'on fera boire au malade à jeun quatorze ou quinze jours de suite. Pour la douleur des dents , on se gargarise avec le jus de cette plante bouilli avec du vin vieux et du vinaigre , à la consomption de la troisième partie. Une femme qui avoit la bouche perdue de scorbut a été très-soulagée pour avoir tenu dans sa bouche pendant une nuit de la racine de la plante. Pour les ulcères , même des jambes , les plus mauvais , il faut appliquer dessus une fois chaque jour les feuilles vertes pilées , ou bien du jus exprimé de toute la plante , épaissi sur un petit feu en consistance de miel. La décoction de la racine avec le double de celle de tormentille faite dans du petit-lait , guérit le flux d'urine dans les troupeaux.

Sa décoction en forme de tisane , ou son infusion , sont les préparations les plus simples : celle qui suit est en usage pour préserver de la goutte. On fait infuser sur les cendres chaudes pendant trois jours , dans six pintes de vin blanc , six onces de racine de patience de marais , trois onces de celle de gentiane , autant de réglisse , de canelle et de macis , et deux onces de safran ; on bouche le pot qu'on expose à une chaleur si modérée , que le vin ne puisse bouillir ; on passe cette infusion par la chausse , on y ajoute un demi-setier d'esprit-de-vin (*alcohol*), et on en boit pendant quinze jours deux ou trois onces. Muntingius , dont ce remède est tiré , y joint trois jaunes d'œufs , trois onces de poivre noir , et une pinte de vinaigre de sureau.

HERBE DE SAINTE-BARBE , *ou* Roquette de marais (*Eruca lutea, latifolia,* Tourn. 227. *Brassica eruca ,* Linn.) Espèce de roquette qui croît aux lieux humides , le long des petites rivières ; on la cultive aussi dans les jardins. Elle est chaude et sèche , détersive et vulnéraire , elle excite l'urine , elle est fort bonne pour le scorbut , pour l'hydropisie naissante , pour les maladies de la rate , pour la colique néphrétique ; on l'emploie pour ces maladies dans les bouillons , dans les tisanes , dans les apozèmes. Sa semence qui est fort âcre , chaude et sèche , est apéritive , bonne pour exciter l'urine , et nettoyer les reins de toute gravelle. Sa dose est d'un gros ,

concassée et prise dans du vin blanc ou quelque liqueur apéritive. L'herbe est très-propre pour les plaies et ulcères sales
et malins , où il y a des chairs baveuses et pourries , pour les
plaies fraîches et récentes pour les nettoyer et les consolider ;
c'est pourquoi les habitans de la campagne l'appellent communément l'*herbe aux charpentiers*. Ils pilent la plante légèrement , la font macérer dans l'huile d'olive pendant un mois
de l'été , et s'en servent avec succès comme d'un baume
excellent pour les blessures.

HERBE A ÉTERNUER , *ou* Ptarmique (*Ptarmica vulgaris ,
folio longo , serrato , flore albo ,* Tourn. *Achillia ptarmica ,*
Linn. 1266). Cette plante vivace croît dans les lieux incultes,
humides ou marécageux. Ses feuilles et ses fleurs , séchées et
mises en poudre dans le nez, font éternuer : elle font le même
effet, fraîches broyées entre les droigts : on peut aussi les
mâcher pour faire cracher dans la douleur des dents ; la racine
produit le même effet.

HERBES VULNÉRAIRES ; *leur usage et leurs vertus.* Ces
herbes sont la pyrole , le pied de lion , l'angélique sauvage ,
la verge d'or , la sanicle , les blettes rouges , l'armoise et la
petite pervenche ; quelques-uns y en ajoutent encore d'autres.

Il les faut cueillir au mois de juillet , depuis la pleine lune
jusqu'à la nouvelle , chacune séparement , les faire ensuite
sécher à l'ombre entre deux linges , et les conserver pour
l'usage chacune à part bien pressées dans des sacs de papiers
et dans un lieu sec.

Il ne faut point mettre de sanicle , lorsque l'on met de l'armoise et de la petite pervenche ; ces deux herbes ne doivent
servir que lorsqu'il y a du sang caillé , et pour la pleurésie ,
ou les chutes. Il faut prendre une drachme de chaque herbe, les
mettre dans un linge blanc que l'on noue bien , et avec deux
pintes de vin blanc , dans un coquemar bien bouché , les
faire bouillir l'espace de quatre minutes environ, puis laisser
refroidir la liqueur jusqu'à ce qu'on puisse la boire sans se
brûler , à la quantité d'un demi-verre à jeun, et deux heures
après prendre un bouillon ; si l'on en veut prendre deux fois
le jour , il faut avoir soin de ne prendre aucune nourriture
deux heures avant et deux heures après la prise de la décoction.

Pour les plaies , il faut appliquer dessus des linges trempés
dans la décoction , après l'avoir fait chauffer ; elle est aussi
très-propre à tous ulcères , abcès , contusions , tant internes
qu'externes, et à la gangrène. Lorsque le malade a la fièvre ,
on fait cette décoction dans de l'eau , qui est bonne aussi

pour les fièvres malignes , et après les chutes violente s po
dissoudre le sang caillé dans le corps. S i on croit que la maladie soit un abcès interne , on en prendra tous les jours un
demi-verre le plus chaud qu'on pourra , restant deux heures
avant et deux heures après sans prendre de nourriture. Pour
un abcès externe , on en prend comme dessus , et on en bassine la plaie pour la nettoyer , mettant dessus une compresse
trempée dans la liqueur , qu'on remouille quand elle est
sèche. Dans le besoin , on prend cette décoction à toute heure ,
comme après une chute violente.

Hérisson (*Erinaceus , seu echinus terrestris*). Petit animal terrestre , armé de pointes , qui se cache dans le creux
des arbres , et se nourrit de souris , de pommes , de poires ,
de noix , et de fruits semblables ; il est à museau de chien , et
à museau de cochon. Le hérisson en décoction , ou réduit en
cendres , empêche d'uriner involontairement ; il est agréable
à l'estomac , et pousse par les selles. Son foie desséché et pulvérisé , est propre pour les maladies des reins , pour la cachexie , pour l'hydropisie , pour les convulsions , pour l'épilepsie et pour les catarres. Un médecin , sujet à une incontinence d'urine depuis plus de vingt ans , s'est guéri en prenant de la poudre de hérisson depuis un scrupule jusqu'à une
drachme. *Voici la poudre de Montagnana , si recommandée
pour cette incommodité.* Prendre gésier de poule , spécialement la tunique interne charnue , réduite en poudre , une
demi-once ; aigremoine qui est ici spécifique , sur-tout sa
semence, une once ; hérisson calciné trois onces ; mettre le tout
en poudre : la dose est d'une drachme dans du vin ou dans du
bouillon. *Autre composition également éprouvée.* Prendre
la gorge d'un coq rôtie et pilée , cendres de hérisson , de
chaque deux drachmes ; moëlle de pierre , quatre drachmes ;
mêler le tout ensemble : la prise est d'une drachme. Le gosier
de coq est très-recommandé par Solenander et Hartman ; Hoëfferus remarque que ce remède convient particulièrement à l'incontinence d'urine après un accouchement difficile. La graisse
de hérisson est bonne pour oindre les lombes dans les hernies , pour retirer et retenir les intestins. On l'emploie seule ,
ou avec la graisse de lièvre.

Hermodactes (*Hermodactylus*). Racine tubéreuse ou bulbeuse , grosse comme une petite châtaigne , ayant la figure
d'un cœur , qu'on apporte sèche d'Egypte et de Syrie ; on
n'est pas encore bien sûr de l'espèce de plante qu'elle porte ;
la commune opinion veut que ce soit une espèce de colchique ;
les autres croient que c'est une espèce d'iris tubéreux. On
doit

doit choisir les hermodactes grosses , nouvelles , bien nourries et bien séches , entières , sans vermoulure à quoi elles
sont fort sujettes , rougeâtres en dehors , blanches en dedans.
Elles purgent assez doucement la pituite grossière et les autres
humeurs gluantes, et spécialement celles des jointures, et sont
par cette raison spécifiques aux maladies des articles, savoir : à
la goutte et à la chiragre, à la sciatique , à la paralysie , au
tremblement des nerfs , lorsqu'il est besoin de purger. La
prise est d'un demi-scrupule à une demi-drachme en substance , et de deux drachmes à une demi-once en infusion :
on l'ordonne rarement seule.

Les hermodactes entrent dans la poudre arthritique de Paracelse , dans la poudre panchymagogue de Quercétan , dans
le sirop hydragogue de Charas , dans le sirop apéritif cachectique du même , dans la bénédicte laxative , dans l'électuaire
diachartami , et dans les pilules fétides ; ils donnent aussi le
nom aux pilules des hermodactes de Mésué.

Herniaire, *ou* Turquette (*Herniaria , seu herba turca*).
Espèce de renouée basse qui pousse plusieurs petits rameaux
qui se répandent et s'étendent en rond sur la terre ; elle croît
aux lieux sablonneux. On se sert en médecine de toute la
plante ; elle est rafraîchissante et dessiccative , utile dans
la cure des hernies, d'où lui vient son nom, dans la rétention
d'urine, à briser la pierre des reins et de la vessie , à découper et purger le mucilage de l'estomac et des autres parties ,
à pousser la bile et les eaux , et à guérir la jaunisse. La décoction d'herniaire appaise la douleur des dents ; il faut s'en
laver la bouche lorsqu'elle est encore chaude. Mathiole
est le premier qui ait découvert sa vertu que l'expérience
a toujours confirmée depuis. Cet auteur l'appelle *petite renouée,* d'autres la nomment par son effet *herniaire* , parce que,
prise en breuvage, elle est bonne aux hernies ou ruptures des
intestins ; Gabriel Fallope de Mutine en a guéri plusieurs par
le moyen de cette seule herbe. Toute la plante réduite en
poudre, et prise dans du vin , est non seulement bonne à la
difficulté d'uriner, mais de plus elle tire la gravelle des reins ,
et la fait sortir dehors , et même quelques-uns assurent qu'elle
est souveraine pour rompre la pierre de la vessie , la faisant
sortir peu à peu, si l'on prend tous les jours une drachme de sa
poudre dans du vin blanc. Hollier assure que le suc de l'herniaire , tiré par expression, bu dans du vin blanc , est un remède incomparable et infaillible qui guérit les descentes en
neuf jours ; on peut en même temps l'appliquer extérieurement sur la partie en forme de cataplasme , ou bien faire des

I.   22

onguens de son suc pour raffermir la rupture, après avoir remis l'intestin ou l'épiploon. Cette herbe est pareillement excellente dans toutes les plaies tant internes qu'externes en
qualité de vulnéraire; et comme ces plantes sont diurétiques,
celle-ci est admirable pour pousser l'urine et les sables arrêtés
dans les canaux des uretères, et ne manque guère de réussir
dans la cure des coliques néphrétiques.

Un journalier, âgé de quarante ans environ, se trouvant très-altéré après un exercice forcé, eut l'imprudence de
boire de l'eau fraîche à discrétion : il lui survint un rétention
d'urine et il enfla peu à peu par tout le corps ; il fut parfaitement guéri en moins de quinze jours par le seul usage de
la tisane d'herniaire qui rétablit le cours des urines, et deux
ou trois purgations faites avec l'eau-de-vie allemande, dont
la composition est à l'article du jalap, en y ajoutant la scammonée à demi-dose du poids du jalap.

Cette plante entre dans la poudre de Bauderon, pour les
descentes des enfans.

HÊTRE, ou Fau (*Fagus sylvatica*, Linn. 1416). Grand et
gros arbre rameux qui croît dans les champs, dans les plai-
nes, aux lieux montagneux un peu humides. Ses feuilles sont
détersives, astringentes, rafraîchissantes, propres pour les
maux de bouche ou de gorge, en gargarismes. Appliquées
chaudes sur les enflures, elles y sont bonnes, et les résolvent.
On les mâche quand on a mal aux gencives et aux lèvres.
Pilées et appliquées, elles fortifient les membres engourdis ;
les noyaux du fruit, mangés, sont propres pour adoucir les
âcretés des reins, pour faciliter la sortie de la pierre et du
gravier. L'eau qui se trouve dans le creux des troncs du fau
sert à la rogne, à la gratelle ou feu volage, tant des hommes que
des chevaux, bœufs et brebis, si on les en lave ; ce que Tragus écrit avoir expérimenté pour les hommes et les brebis. La
décoction des feuilles, quand elles sont tendres, arrête le flux
de ventre, car elles sont astringentes. L'infusion de la cendre
de fau, faite dans du vin blanc, est propre à faire sortir la
pierre et la gravelle des reins.

HIÈBLE. *Voyez* Yèble.

HIRONDELLE (*Hirundo*). L'hirondelle est spécifique contre
l'épilepsie ; elle convient à la lippitude et à la foiblesse de la
vue, calcinée et enduite avec du miel ; elle remédie à l'esquinancie et à l'inflammation de la luette, mangée en substance,
ou calcinée et avalée en forme de cendres. Le cœur guérit
l'épilepsie, fortifie la mémoire, et quelques-uns l'avalent
contre la fièvre quarte. Le sang passe pour être bon aux maux

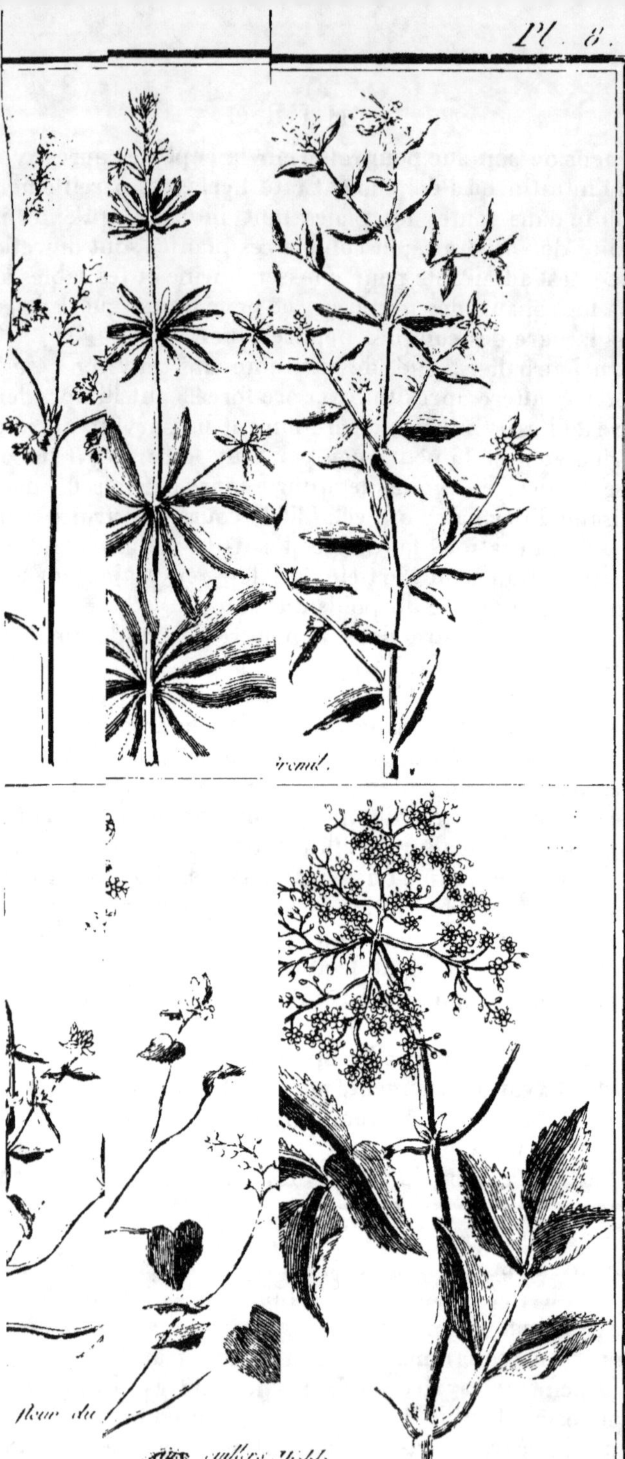

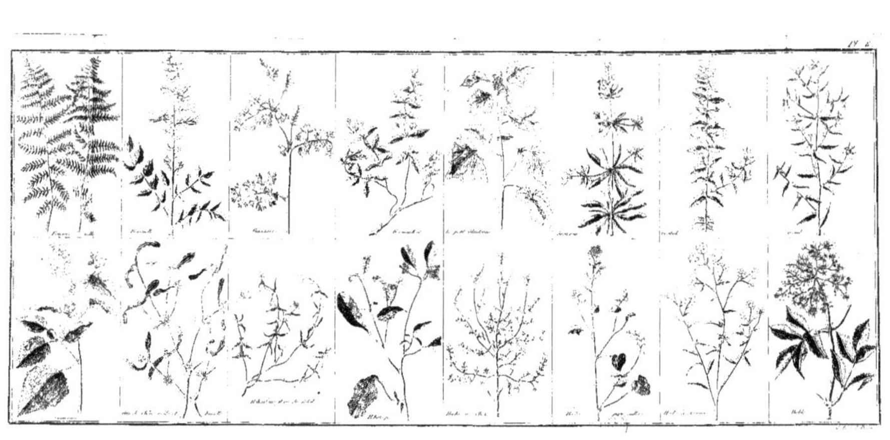

des yeux ; celui qui se tire sous l'aile droite est le meilleur.
Le nid d'hirondelles est spécifique contre l'esquinancie et
l'inflammation des amygdales ; on en fait un cataplasme en la
manière suivante : prendre un nid d'hirondelles comme il se
trouve plaqué, avec les petits s'il y en a ; piler le tout, le
faire cuire, puis le passer par un tamis pour en faire un cataplasme qu'il faut appliquer sur la région de l'inflammation. Ce
cataplasme s'applique seul avec quelques huiles. Amatus Lusitanus en a guéri plusieurs esquinancies. En voici un autre
de Minsicthus : prendre deux nids d'hirondelles, verser
dessus une suffisante quantité d'eau, piler le tout, le faire
cuire, passer la pulpe par un tamis, y ajouter une once
d'huile de camomille, et autant de celle de fleurs de lis blanc
avec un jaune d'œuf, faire du tout un cataplasme pour appliquer sur la partie. La poudre d'hirondelles calcinées, et spécialement leurs fumées mêlées avec du miel, et enduites,
sont souveraines contre l'esquinancie et l'inflammation des
amygdales, pour résoudre avant la suppuration, ou pour
rompre l'abcès quand la suppuration est faite. On peut pareillement faire ce liniment à la luette enflammée. Les fumées
de l'hirondelle sont extrêmement chaudes, discussives, âcres
et apéritives. Leur principal usage est contre la morsure d'un
chien enragé, tant intérieurement qu'extérieurement, contre
la colique néphrétique, prises intérieurement, et pour lâcher
le ventre, en forme de suppositoires.

Homme (*Homo*). Ses cheveux sont propres pour abattre
les vapeurs, si, en les brûlant, on les fait sentir aux malades.
On en tire par la distillation un sel très-volatil et pénétrant,
qui a la même vertu que celui du crâne humain. On en distille une eau dont on oint la tête avec du miel, pour faire venir
et croître les cheveux : réduits en cendre, et saupoudrés sur
la tête, ils remédient à la léthargie et aux autres affections
soporeuses ; on boit cette cendre contre la jaunisse.

L'haleine d'un homme à jeun arrête l'opthalmie, dissipe
les inflammations des yeux, et les rétablit, au rapport de
Burrhus. Les nourrices, pour éclaircir la vue de leurs enfans,
mâchent, le matin à jeun, de la semence de fenouil, puis
elles leur soufflent doucement aux yeux.

Les ongles des doigts et des pieds sont vomitifs, étant râpés
et donnés intérieurement en substance, au poids d'un scrupule, ou bien infusés dans du vin au poids de deux scrupules. Knophelius, pour purger les soldats à l'armée par
haut et par bas, faisoit infuser les rognures de leurs propres
ongles dans du vin chaud durant la nuit. Schroder les pré-

pare ainsi : une drachme de rognures d'ongles , et douze
onces de bon vin, mettre macérer le tout jusqu'à ce qu'il se
fasse un mucilage , filtrer la liqueur et ajouter à la filtration
une once d'esprit-de-vin (*alcohol*), puis garder le tout pour
l'usage. La prise est d'une drachme à six , ou une once au plus.

La salive d'un homme à jeun est estimée contre les
morsures venimeuses des serpens, des chiens enragés , les
ulcères , les dartres, les démangeaisons et les autres infections
de la peau. Un grain d'orge mâché à jeun et appliqué sur
l'orgeolet , petite tumeur de la paupière , sert à le mûrir ,
l'ouvrir et le résoudre. On applique aussi avec succès sur les
clous les grains de froment , mâchés long-temps à jeun.

Les ordures des oreilles qu'on appelle *cereuma* , étant avalées , sont un remède souverain contre la colique : appliquées
extérieurement , elles guérissent la piqûre du scorpion, les
piqûres des nerfs , consolident les plaies , les fissures et les
crevasses de la peau. On les fait cuire avec de l'huile de noix
tirée par expression , et l'on en compose un baume très-bon
pour les plaies récentes.

Le lait de femme est rafraîchissant, adoucissant, maturatif,
pectoral, propre pour la phthisie et pour les autres maladies
de consomption ; mais pour bien faire , il faut que le malade
le tète. On en met aussi dans les yeux pour en adoucir les
âcretés et tempérer les inflammations.

L'urine est chaude, dessiccative, abstersive , discussive ,
mondificative ; elle résiste à la pourriture et est d'un grand
usage dans l'obstruction du foie, de la rate, de la vésicule du
fiel , pour préserver de la peste , soulager la goutte , guérir
l'hydropisie , la jaunisse et dissiper les vapeurs , prise intérieurement ; et plusieurs personnes, selon Zacutus Lusitanus ,
ont été guéries des morsures des vipères , pour avoir bu quelques onces d'urine. L'urine du mari, bue par sa femme en
travail, facilite l'accouchement , selon l'expérience journalière.
Les clystères de l'urine d'un jeune garçon vierge, bien sain ,
sont spécifiques dans la cure de l'hydropisie tympanite , soit
qu'on les donne d'urine seule , soit qu'on y fasse cuire des
plantes carminatives : si on y fait cuire des semences de *daucus*, de fenouil et de cumin , la même urine sera bonne à boire
dans la même maladie. Appliquée extérieurement , elle dessèche la gale , résout les tumeurs , mondifie les plaies empoisonnées, guérit les plaies faites par le fer , empêche la gangrène ; lâche le ventre , en clystère ; nettoie les ordures de la
tête, mêlée avec du salpêtre ; elle appaise la fièvre , appliquée
au pouls ; elle guérit les ulcères des oreilles et remédie aux

rougeurs des yeux , distillée dedans ; elle ôte le tremblement des membres, en lotion ; elle dissipe la tumeur de la luette, en gargarisme ; elle appaise la douleur de rate , en forme de cataplasme avec de la cendre. Lorsqu'on la prend intérieurement , il faut la boire toute récente , à la quantité de cinq ou six onces.

La fiente humaine est appelée par Paracelse le *soufre occidental* , et fort à propos , selon Glauber , puisqu'elle contient un soufre semblable au soufre minéral. Elle est digestive , amollissante, maturative , anodine , résolutive. On s'en sert pour mûrir les charbons pestilentiels , clous et autres tumeurs, pour guérir le flegmon de la gorge ou l'esquinancie , étant desséchée , pilée et enduite , mêlée avec du miel , et pour appaiser les inflammations des plaies ; quelquefois on l'ordonne intérieurement dans l'esquinancie , brûlée et ajoutée à quelque potion ; on la donne de la même manière dans les fièvres pour arrêter l'accès. La prise est de deux drachmes. Elle calme la douleur de la goutte , si on l'applique toute chaude sur la partie. Mise sur les charbons et bubons pestilentiels, elle appaisse la douleur, attire le venin , fait suppurer et mûrir promptement. On en a fait plusieurs expériences dans la peste. Cette fiente est un bon remède pour les morsures des animaux venimeux et enragés ; et on dit qu'il y a un certain serpent dans l'Inde orientale si venimeux , que ceux qui en sont piqués meurent en huit heures , s'ils ne mettent de leur fiente sur la piqûre avant ce temps-là.

Le sang sortant du nez , enduit au front , ou soufflé dans le nez , desséché sur une pelle chaude, ou pris en même temps dissous dans du vin , arrête l'hémorragie du nez.

Les vers qui s'engendrent dans les intestins par les crudités se donnent en poudre par dedans, pour chasser les vers des enfans ; un auteur moderne croit , au contraire , que cette poudre est plus capable d'en engendrer de nouveaux et d'augmenter leur nombre , que de le diminuer.

Les poux vivans, mis dans l'urètre , font pisser dans les suppressions d'urine. Après avoir parlé de l'utilité que la médecine tire de l'homme vivant, il est à propos de rapporter celle qu'il lui procure après sa mort.

La mumie est un cadavre d'homme , de femme ou d'enfant, qui est embaumé et desséché. Les premières mumies ont été tirées des sépulcres des anciens Egyptiens sous les pyramides , dont on voit encore de beaux restes en quelques lieux du Grand Caire. La commune qu'on nous apporte n'est point cette véritable mumie d'Egypte , qui est très-rare ; et ceux qui en ont quelque partie , la gardent dans leurs cabinets

comme une grande curiosité. Celle qu'on trouve chez les droguistes vient des cadavres de diverses personnes qu'on embau-
me, après les avoir vidés de leurs entrailles et de leur cervelle, avec de la myrrhe, de l'aloës, de l'encens, du bitume
de Judée et plusieurs autres drogues ; on met sécher au four
ces corps embaumés pour les priver de toute leur humidité
flegmatique, et pour y faire pénétrer les gommes, afin qu'ils
puissent se conserver. Il faut choisir la mumie nette, belle,
noire, d'une odeur assez forte sans être désagréable.

Elle résout le sang caillé après les chutes, purge la tête,
soulage les points de la rate, guérit la toux ; elle convient aux
affections froides de la tête, à l'épilepsie, au vertige, à la
paralysie. La prise est de deux drachmes. Elle résiste à la
gangrène, consolide les plaies ; elle est propre pour les contusions et pour empêcher que le sang ne se caille dans le corps.

La graisse humaine fortifie, dissout, adoucit les douleurs,
remet les contractions, ramollit les duretés des cicatrices,
remplit les cavités de la petite vérole ; elle est salutaire aux
affections paralytiques, au tremblement, à la relaxation des
tendons, à la contraction et aux duretés des fibres, aux contractions subites et endurcissemens des tendons, de la paralysie
et du tremblement. On la mêle avec du baume du Pérou et de
l'huile d'aspic, pour la rendre plus pénétrante et plus émolliente. Le liniment de graisse humaine, bien mêlée avec l'esprit
de vitriol, est très-pénétrant et usité dans l'aridité des membres, à cause de sa grande pénétration.

Les os humains sont dessiccatifs, discussifs, astrictifs,
et par conséquent propres à arrêter toutes sortes de flux, aux
catarres, à la dyssenterie, à la lienterie, etc. Ils calment
outre cela les douleurs des articles ; ils se préparent par la
méthode ordinaire en les broyant avec un eau convenable.

Le crâne humain est une boîte osseuse, qui renferme le
cerveau de l'homme. On doit choisir celui d'un jeune homme
d'un bon tempérament, qui soit mort de mort violente,
et qui n'ait point été inhumé. Il faut se contenter de le râper,
et de le mettre en poudre sans le calciner ; car la calcination
fait dissiper le sel volatil, en quoi consiste sa principale
vertu. Il est propre pour l'apoplexie, l'épilepsie, et pour les
autres maladies du cerveau. On doit choisir les crânes des enfans pour les enfans épileptiques ; on les mêle avec de l'eau
de fleurs de tilleul, ou quelque autre eau anti-épileptique.
La dose est depuis un demi-scrupule jusqu'à deux scrupules.
Ettmuller dit avoir connu un paysan qui, avec la simple
râpure de crâne humain, préservoit et guérissoit de l'épi-

lepsie plusieurs malades jeunes et adultes ; elle est éprouvée contre la peur nocturne , qui est l'avant-courrière de
l'épilepsie.

L'usnée humaine est une petite mousse verdâtre qui naît
sur les crânes des cadavres d'hommes ou de femmes pendus ,
lesquels ont été fort long-temps exposés à l'air ; il naît aussi
quelquefois de l'usnée sur les os des cadavres humains qui
ont demeuré long-temps exposés à l'air ; mais elle n'est pas
estimée si bonne que celle du crâne. L'usnée est fort astringente , propre pour arrêter l'hémorragie du nez, si on la met
dans les narines.

Houblon, *ou* Vigne du Nord (*Lupulus mas aut femina* ,
Tourn. *Humulus lupulus* , Linn. 1457). Plante qui monte
en serpentant. Il y en a deux espèces , une mâle et l'autre
femelle. La mâle porte fleurs et fruits ; et la femelle , qui est
plus basse , et moins belle que lui , ne porte que rarement
des fruits. L'un et l'autre croissent dans les haies , le long des
chemins , au bord des ruisseaux. La fleur et le fruit sont employés dans la composition de la bierre ; c'est pourquoi on
cultive le houblon avec un grand soin dans les pays où elle
est en usage. Les fleurs de houblon sont chaudes , dessiccatives , amères , anodines et discussives. Leur principal usage
en décoction est dans l'obstruction de la rate et du foie , dans
la jaunisse , le mal hypocondriaque , la rétention d'urine et
des mois. L'usage externe est pour appaiser la douleur ,
et guérir les contusions. Le houblon , mangé au printemps
eu forme d'asperges , ou en salade , purifie le sang , préserve
de la gale. La cendre des tiges , aussi bien que la graine ,
sont propres contre les vers des intestins. Les fleurs , macérées dans du petit lait de chèvre , sont recommandées pour
purifier le sang ; elles sont admirables dans le scorbut , le
mal hypocondriaque , et celui de la rate , la gale , l'herpe et
les autres infections de la peau ; leur décoction éteint entièrement le levain morbifique , qui est comme implanté dans la
masse du sang. Le sirop de houblon purifie pareillement le
sang , ainsi que le suc des sommités , et celui de la fumeterre.

Le houblon a donné le nom au sirop *de lapulo* ; il entre
dans le sirop bysantin simple de Mésué , dans le sirop de
chicorée composé, dans les *triphera persica* de Mésué.

Houx (*Aquifolium, sive Agrifolium vulgò* , Tourn. *Ilex
aquifolium* , Linn. 181). Les racines , l'écorce et les baies
de cet arbre sont utiles ; d'après Mathiole la décoction des
racines est très-émolliente et résolutive. Dodonée assure que
dix ou douze de ses baies ou fruits, avalés, guérissent la

colique ; et Ray dit avoir connu une personne qui , après avoir inutilement essayé plusieurs remèdes , fut enfin guérie en buvant du lait et de la bierre dans lesquels on avoit fait bouillir des pointes de feuilles de houx. On fait de la glu avec l'écorce de cet arbre , qu'on laisse pourrir dans l'eau pendant un certain temps ; on la pile ensuite , et on la lave pour en faire de la glu. On lui attribue beaucoup de propriétés , entre autres celle d'amollir , de résoudre et de conduire à suppuration les tumeurs , les parotides , et les dépôts d'humeurs qui doivent abcéder ; il en ordonne un cataplasme fait avec parties égales de résine et de cire. Un goutteux ne trouve pas de meilleur remède qu'un cataplasme de glu étendue sur des étoupes , pour calmer ses douleurs.

HOUX PETIT, Housson , Fragon , Houx Frelon , Buis piquant , (*Ruscus myrtifolius aculeatus* , Tourn. 79. *Ruscus aculeatus* , Linn. 1474). Petit arbrisseau dont les feuilles sont semblables à celles du myrte , mais plus rudes , pointues et piquantes , qui sont toujours vertes ; il croît aux lieux rudes et pierreux dans les bois. On se sert en médecine de ses baies et de sa racine , qui est chaude et dessiccative , et une des cinq apéritives , d'une saveur austère , un peu amère , incisive , atténuante. Son principal usage est dans l'obstruction du foie , de la rate et des autres viscères , et spécialement dans les cachexies ; elle est outre cela recommandée en tisane dans l'hydropisie, l'ischurie, la strangurie , la dysurie, et la pierre des reins. Les os qui sont dans le fruit du petit houx , pris en poudre dans du vin blanc , sont bons contre la pierre et la gravelle , aussi bien que la décoction de sa racine , qui convient aussi spécifiquement , en forme de poudre , suivant tous les auteurs, à la cure des écrouelles. La prise est d'une drachme tous les matins seule dans du vin , ou avec la racine de scrophulaire , ou de filipendule. La racine , et sur-tout les baies réduites en forme de conserve avec du sucre , sont propres à la gonorrhée. La dose est de deux drachmes à une demi-once.

HUILE (*Oleum*). Liqueur onctueuse, grasse, inflammable , qu'on tire ou qui sort de plusieurs corps naturels. On peut diviser les huiles en naturelles et en artificielles. Les naturelles sont comme le liquidambar , la térébenthine , qui sortent par les incisions qu'on a faites aux arbres ; l'huile de pétrole qui découle des fentes des rochers. Les artificielles sont les huiles qu'on tire par expression ou par distillation, ou qu'on prépare par coction ou par infusion. Voici des exemples de celles qu'on prépare par coction , par infusion et par

expression : celles qu'on tire par la distillation regardent la
chimie , on n'en parlera point.

*Proportion de l'huile avec la cire dans la composition des
onguens , des cérats et des linimens.* La proportion ordinaire
de l'huile et de la cire dans la composition des onguens , est
de trois onces de cire sur douze onces d'huile ; et si l'on doit
y mêler des poudres , on peut y en mettre depuis une once
jusqu'à deux , et même quelquefois on excède cette proportion. On met quatre onces de cire sur douze onces d'huile
dans la composition des cérats , au lieu qu'on se contente de
deux onces de cire sur douze onces d'huile , lorsqu'on veut
faire un liniment. On doit néanmoins avoir égard à la saison ,
et mettre tant soit peu plus de cire en été qu'on ne feroit en
hiver. Parce que bien souvent les descriptions des onguens
contiennent des résines, des axonges ou des suifs, et même des
gommes qui tiennent en partie lieu de cire ; il est très-néces-
saire que le pharmacien y porte une attention particulière ,
et qu'il sache si bien proportionner les uns et les autres, et si
bien faire le mélange de tous les médicamens , que l'union
et la consistance en puissent être louables. Il faut aussi qu'il
sache bien employer et ménager son feu , et même quelquefois s'en passer tout-à-fait , suivant la nature des onguens.
La cire blanche est la meilleure pour les onguens froids , et
la jaune est meilleure que la blanche aux onguens chauds.

Cuisson des huiles au bain-marie. On prend un chaudron
assez grand , au fond duquel on met une tuile suffisamment
large , sur laquelle on pose le vaisseau où est l'infusion , qu'on
lie par en haut avec une petite ficelle aux deux tenons de l'anse
du chaudron , afin qu'il ne vacille ni d'un côté ni d'autre. Il y
en a qui mettent de la paille sous le vaisseau au lieu de tuile ,
et tout à l'entour. Le vaisseau doit être seulement plein
de ladite infusion à quatre bons doigts près du bord , et on
la fait bouillir doucement sur le fourneau de feu de charbon clair et allumé , jusqu'à ce que presque toute l'humidité soit exhalée , ce qu'on reconnoît , quand quelques
gouttes jetées dans le feu s'enflamment sans pétiller , ou faisant bien peu de bruit ; alors on la retire du feu ; lorsqu'elle est
un peu refroidie , on la passe par une forte toile avec médiocre
expression. Si pendant l'ébullition on est obligé de remettre
d'autre eau dans le chaudron , la précédente étant ébouillie
en bonne partie , il faut la faire chauffer auparavant de l'y
verser, parce que si on l'y mettoit froide , le vaisseau se cas-
seroit , et l'infusion se perdroit.

Manière commode de communiquer aux huiles les vertus

des plantes. Mettre les herbes sèches et en poudre dans le mortier de fonte, et jeter dessus de l'huile d'olive, en les incorporant ensemble avec le pilon ; ensuite les faire digérer au bain-marie pendant vingt-quatre heures, puis exprimer et passer par un linge ; mettre la colature au soleil, dans une bouteille de verre double, ou au bain-marie, jusqu'à ce que les féces étant précipitées, l'huile soit clarifiée ; on la retire par inclination pour le besoin dans une bouteille de verre bien bouchée.

Huiles, *ou* Baumes ; *marque de leur parfaite cuisson.* Dans chaque livre d'huile on met communément infuser cinq ou six onces de fleurs ou de feuilles ; l'infusion des huiles faite, on les met bouillir dans la bassine sur le fourneau de charbon allumé à petit feu égal. On connoît que presque toute l'humidité des simples est exhalée, lorsqu'en prenant avec la spatule un peu du fond de la bassine, et le jetant au feu, aussitôt il s'enflamme, faisant bien peu de bruit ; alors on l'ôte du feu, et étant un peu refroidie, on la passe par une forte toile avec médiocre expression, et on la met dans des bouteilles de verre double qu'on bouche d'un papier double, et d'un parchemin mouillé par dessus, pour la conserver.

Huiles préparées par coction.

Huile *d'aunée.* Râper une livre de racines d'aunée des mieux nourries, récemment cueillies, les faire bouillir à petit feu avec un demi-setier de vin rouge et deux livres d'huile d'olive, jusqu'à la consomption de l'humidité aqueuse, et couler la liqueur par forte expression. Elle est propre pour guérir la gratelle, les dartres ; elle est résolutive ; on en frotte les parties malades.

Huile *de baies de morelle.* Choisir une livre de baies de morelle mûres, des plus grosses, les bien écraser dans un mortier, et les faire bouillir à petit feu avec trois livres d'huile d'olive, presque jusqu'à consomption du suc ; couler l'huile, exprimant fortement le marc, la laisser dépurer ; puis l'ayant versée par inclination, la garder pour le besoin. Elle est rafraîchissante, et propre à condenser et arrêter les humeurs. On s'en sert pour les plaies enflammées ; elle entre dans l'onguent Pompholix.

Huile *de baies d'yèble.* Mettre des baies d'yèble dans une bouteille de verre double, l'enfoncer dans du fumier d'une étable à brebis, et l'y laisser quarante jours sans y toucher ;

retirer la bouteille au bout de ce temps , et on y trouvera une huile qui se sera faite de ces baies. Elle guérit les gouttes , si on en frotte la partie douloureuse.

HUILE *de câpres simple*. On peut préparer une huile de câpres simple avec une partie de boutons de câprier nouvellement cueillis et écrasés , et deux parties d'huile , qu'on fera cuire à petit feu jusqu'à consomption de presque toute l'humidité , et ensuite on la coulera. Elle est estimée propre pour les douleurs et pour les obstructions de la rate ; elle est résolutive, et par conséquent bonne pour ramollir les squirres et les autres tumeurs grossières. On en frotte les parties malades.

HUILE *de courge pour la pleurésie*. On prend des courges ni trop longues ni trop peu mûres , qui aient acquis leur grosseur naturelle , et assez tendres pour qu'on y puisse faire entrer l'ongle : on les ratisse à la façon des navets ou des raves, en sorte qu'on n'en ôte que la petite peau extérieure , et que l'écorce paroisse verte. On les coupe de toute leur longueur , de la largeur d'un doigt, et de l'épaisseur d'une ligne , la pulpe blanche ne sert à rien ; on prend pareil poids de vieille huile d'olive que d'écorce de courge : on les met dans un pot de terre neuf le plus fort qu'on peut trouver , et qui ait un couvercle de la même matière, qui joigne bien , et on fait bouillir l'huile et l'écorce de courge à feu modéré de charbon ou autre braise sans flamme, jusqu'à ce que les écorces de courge soient toutes séches ; on les ôte avec une écumoire de fer , et on passe l'huile à travers un gros linge ; ensuite on remet cette huile dans le pot nettoyé, on le porte chez un maréchal ou serrurier où il y ait une forge ; et si on n'a pas cette commodité , on fait assez de feu chez soi pour faire rougir du fer. On fait couper d'une barre de fer pur , qui n'ait point encore servi , six petits carreaux de la largeur de deux travers de doigts et de la longueur de la moitié de la main ; on les fait bien rougir , on met ledit pot dans une terrine , afin que s'il se casse , l'huile ne soit point perdue ; on éteint dans l'huile un des carreaux de fer rougi , et on met le couvercle sur le pot ; l'huile étant un peu refroidie , on y en met un autre , et on fait rougir de nouveau celui qu'on a tiré , et ainsi de tous les autres qui doivent être aussi rougis et éteints dans l'huile chacun trois fois , et on aura l'huile dans sa perfection et en état de guérir la pleurésie. Cette extinction de carreaux de fer se doit faire à l'air dans un jardin ou dans une cour, à cause de la puanteur qu'elle rend. Cette huile se peut garder plusieurs années ; elle est néanmoins meilleure faite tous les ans.

Pour s'en servir , on en fait bien chauffer la quantité dont

on a besoin , et on l'applique sur la partie douloureuse le plus
chaudement que le malade le peut souffrir ; on y met un peu
d'étoupes chaudes , et un linge qui ait servi , plié en quatre ,
bien chauffé par dessus , et une bande pour bien contenir le
tout en état , afin que le malade , en se remuant , ne puisse
rien déplacer ; et s'il y a douleur de plusieurs côtés , comme
il arrive souvent , on fait l'onction par-tout , et si elle change
de lieu , on change l'onction , et on la fait par-tout où la
douleur se fait sentir. Si dans cinq ou six heures le malade
ne crache pas après la première onction , ce qui arrive rarement , on vient à une seconde qui ne manque point d'ouvrir
l'abcès , et de rendre la santé. Ce remède a guéri des mil-
liers de malades désespérés , et a été rendu public par une
personne qui en avoit fait une infinité d'expériences dans les
hôpitaux.

Huile *de foin.* Enflammer une quantité de foin , puis
l'éteindre incontinent , le mettre après sur des charbons ,
et pendant qu'il se résout en fumée , l'étendre sur une pla-
que de fer ; il s'y amasse une liqueur oléagineuse , qui est
appelée *huile de foin.*

Elle est bonne pour les dartres , feu Saint-Antoine , rogne ,
et âcreté de la peau.

Huile *de grenouilles.* Prendre dix ou douze grenouilles
vivantes , les couper en morceaux et les mettre dans un pot
de terre vernissé ; verser dessus aussitôt dix-huit onces d'huile
de lin , couvrir le pot exactement , et le placer au bain-marie .
bouillant , l'y laisser sept ou huit heures ; ensuite couler
l'huile , exprimant fortement les grenouilles , la laisser reposer , et la verser par inclination pour la dépurer de ses féces.

Elle adoucit , elle tempère les inflammations , elle excite
le sommeil , étant appliquée aux tempes ; elle appaise la douleur de la goutte , si on en frotte les parties douloureuses.

Nota. On peut faire de la même manière les huiles de
crapauds , d'écrevisses de rivière , et des autres animaux
aquatiques.

Huile *de mastic.* Pulvériser grossièrement et mettre
dans un pot de terre vernissé six onces de mastic bien pur ,
verser dedans une livre et demie d'huile rosat , et deux onces
de bon vin ; couvrir le pot , et le placer sur un feu médiocre
pour faire bouillir doucement la matière jusqu'à ce que le
mastic soit dissous , ce qui arrive en peu de temps ; couler
l'huile , et la garder.

Elle fortifie le cerveau , les nerfs , les jointures , l'estomac;
elle arrête le vomissement; on en frotte les parties affoiblies;

on en met aussi dans les lavemens pour la lienterie , pour la dyssenterie , depuis une demi-once jusqu'à une once et demie. Le mastic etant une résine , il se dissout fort aisément dans l'huile.

HUILE *de petits chiens.* Mettre dans un pot de terre vernissé deux petits chiens nouvellement nés , avec douze onces de vers de terre vivans bien lavés et dégorgés de leur terre ; verser dessus trois livres d'huile d'olive , couvrir le pot exactement , le placer au bain-marie , mettre du feu dessous pour faire bouillir l'eau pendant douze heures , ou jusqu'à ce que les petits chiens et les vers soient bien cuits ; couler alors l'huile avec forte expression , la laisser dépurer , la séparer de ses féces , la versant par inclination dans un autre vaisseau, y mêler trois onces de térébenthine claire et une once d'esprit-de-vin (*alcohol*).

Elle est fort bonne pour fortifier les nerfs, pour la sciatique, pour la paralysie , pour dissoudre et résoudre les catarres qui viennent de pituite froide et visqueuse; on en frotte les épaules , l'épine du dos et les autres parties malades. Si les chiens sont petits , on en peut mettre trois ou quatre.

HUILE *de peuplier.* Bien piler dans un mortier une livre d'yeux de peuplier récemment cueillis , les mettre dans une cruche , verser dessus trois livres d'huile , boucher la cruche et l'exposer huit jours au soleil , ou en un autre lieu chaud ; puis faire bouillir la matière à petit feu jusqu'à consomption du vin , couler l'huile avec forte expression.

Elle adoucit en rafraîchissant , elle est bonne pour les inflammations et pour la brûlure entamée ; elle est résolutive.

HUILE *de tabac simple.* Piler des feuilles de tabac mâle, quand la plante est dans sa vigueur , en tirer le jus par expression , le mêler avec une égale quantité d'huile d'olive , faire bouillir ce mélange jusqu'à ce que le suc de tabac soit consommé, et le couler.

Elle est résolutive : on peut s'en servir pour fondre et pour dissiper lss squirres et les autres tumeurs; elle est aussi très-bonne pour les plaies , ulcères , dartres , brûlures et autres infections de la peau.

Nota. On peut préparer de la même manière l'huile de ciguë , de bugle , de brunelle , de mille-feuille , et autres semblables.

HUILE *d'euphorbe simple.* Mettre douze onces d'huile d'olive dans une bassine sur le feu , et quand elle est bien chaude , y mêler dix drachmes d'euphorbe en poudre , qui s'y fond en un instant ; couler la dissolution.

Elle est résolutive, propre pour dissoudre les humeurs glaireuses froides, pour le rhumatisme, pour la paralysie, pour la léthargie; on en frotte les parties malades.

HUILE *d'oignons.* Prendre une livre d'huile d'olive et deux ou trois oignons pesant environ un quarteron, qu'il faut peler et couper par rouelles, et mettre l'huile et les oignons ensemble dans un chaudron sur le feu, et les faire bouillir jusqu'à ce que l'oignon soit bien cuit; retirer le chaudron du feu, et y verser environ une once de chaux vive pilée, remuer le tout avec une spatule ou bâton, de peur que la chaux ne fasse surmonter l'huile; pour l'éviter, il sera bon de mettre le chaudron dans quelque plat ou terrine, afin que rien ne se perde; le tout étant un peu reposé, le passer dans une toile et le verser dans un pot.

Elle est bonne pour toutes les plaies nouvellement faites, pourvu qu'il n'y ait point d'os offensé; elle est bonne aussi pour foulure, écorchure, tumeur, enflure, pour toutes sortes de brûlures, pourvu qu'elle y soit appliquée de bonne heure; et pour s'en servir, il ne faut qu'en frotter le mal, et l'envelopper d'un linge trempé dans l'huile.

HUILE *verte vulnéraire.* Faire bouillir ensemble dans une poële, sur du feu de charbon, une demi-livre d'huile d'olive et autant d'huile de lin, retirer la poële du feu, bien laisser refroidir le mélange et y filer une livre de térébenthine commune, remuer le tout pendant une demi-heure avec une spatule de bois, remettre la poële un peu de temps sur le feu, puis y verser petit à petit une once de vert-de-gris (*oxide de cuivre vert*) en poudre subtile, en remuant bien le tout un peu sur le feu, et mettre ensuite l'huile dans une cruche de grès.

Elle est excellente pour les plaies, blessures, meurtrissures, foulures ou chutes; on en frotte la partie, l'ayant fait chauffer auparavant, avec un linge bien chaud trempé dans ladite huile; et avant de l'appliquer, on lave la plaie avec du vin tiède. On laisse le premier et le second appareil chacun vingt-quatre heures sur le mal, et après on y met un emplâtre de diapalme.

Huiles préparées par infusion et coction.

HUILE *de castor simple.* Pulvériser grossièrement une once de castor et le mettre dans un pot de terre vernissé, verser dessus douze onces de vieille huile et deux onces de vin, couvrir le pot et le placer dans le fumier chaud, ou au soleil pendant six jours pour y laisser digérer la matière ; le mettre ensuite au bain-marie bouillir sept ou huit heures , couler l'huile toute chaude , la laisser dépurer par résidence , la verser par inclination pour la séparer de ses féces et la garder dans un vaisseau bien bouché.

Elle est estimée pour les maladies du cerveau qui viennent d'une pituite crasse : on s'en sert dans la paralysie , dans les convulsions , léthargies , dans les frisonnemens ; on en frotte les épaules et l'épine du dos.

Nota. On peut préparer une huile de castor sans feu , en mêlant trois onces de teinture de castor faite dans l'esprit-de-vin avec douze onces d'huile d'olive.

HUILE *de coings.* Râper une livre de poires de coings qui ne soient pas tout à fait mûres , et les mettre tremper dans une livre d'huile d'olive pendant vingt-quatre heures sur les cendres chaudes dans un pot de terre couvert ; faire ensuite bouillir l'infusion à petit feu pendant un quart-d'heure , la couler avec expression ; mettre infuser de rechef dans l'huile coulée une pareille quantité de coings râpés comme auparavant , faire bouillir doucement l'infusion jusqu'à consomption de l'humidité du coing ; couler l'huile , en exprimant fortement le marc.

Elle est fort astringente , elle fortifie l'estomac , elle arrête le vomissement et les sueurs immodérées ; on en frotte l'estomac , la poitrine et l'épine du dos. On peut en mettre dans les lavemens astringens depuis une demi-once jusqu'à deux onces.

On fait encore l'huile de coings avec parties égales du suc de coing et d'huile , qu'on fait bouillir doucement jusqu'à consomption du suc ; mais elle n'est pas si astringente que celle qui est faite avec le coing même.

HUILE *de concombre sauvage.* Couper par petits morceaux une demi-livre de racines de concombres sauvages bien nourries , et récemment cueillies , les bien piler , et les mettre dans une cruche , verser dessus trois livres d'huile d'olive , et une livre et demie de suc de concombres sauvages nouvellement exprimé ; boucher le vaisseau , et l'exposer deux ou trois jours au soleil , ou à un autre lieu chaud ; faire bouillir ensuite l'infusion à petit feu jusqu'à consomption du suc , et la couler.

Elle atténue , elle amollit , elle échauffe et elle résout ; elle dissipe les humeurs froides du cerveau , étant introduite dans le nez avec un petit tampon de linge ; elle résout les humeurs scrophuleuses , étant appliquée dessus.

Nota. Comme le concombre sauvage est visqueux , il faut le laisser macérer quelque temps quand il a été pilé , et le faire un peu chauffer avant de l'exprimer pour en tirer le suc.

Huile *de fleurs de primevère , ou herbe à la paralysie.* Il faut cueillir vers le mois d'avril une quantité de fleurs de primevère qu'on trouve dans les prairies humides , les éplucher , et les mettre dans une bouteille de verre double à goulot large , et l'emplir à deux doigts près , pour y verser dessus de l'huile d'olive aussi à deux doigts près , et la couvrir d'un papier double piqué pour la faire bouillir quarante jours au soleil.

Elle est bonne contre toutes sortes de contusions , plaies , douleurs , ou points qui prennent aux épaules , aux cuisses , ou ailleurs , et en manière de lassitudes ; contre les rhumatismes , la paralysie des membres dans son commencement , aux inflammations et enflures qui viennent aux membres blessés , et où il y a plaies. Il faut frotter de cette huile soir et matin la partie malade long-temps avec la main pour la faire pénétrer et appliquer par-dessus de la vessie de porc , ou au défaut de vessie, du vieux papier frotté entre les mains pour l'amollir , et l'étendre sur la partie.

Huile *de marjolaine simple.* Elle se fait avec la marjolaine infusée dans l'huile de la même manière que l'huile de roses , dont on parlera ci-après.

Elle est résolutive , elle fortifie le cerveau , les nerfs , l'estomac ; elle chasse les vents , elle est bonne pour la sciatique , elle atténue les viscosités , on en frotte la partie malade. On peut mettre huit poignées d'herbe sur deux livres et demie d'huile.

Huile *de millepertuis composée.* Concasser une livre de sommités de millepertuis fleuries , nouvellement cueillies dans leur vigueur , et les mettre dans une cruche ; verser dessus deux livres d'huile d'olive et quatre onces de bon vin rouge , boucher la cruche , et la placer sur les cendres chaudes ou au bain-marie , pour y laisser la matière en digestion pendant vingt-quatre heures ; faire bouillir légèrement l'infusion , la couler avec forte expression , mettre dans l'huile coulée autant de fleurs de millepertuis qu'auparavant , faire les mêmes macérations , coctions et expressions ; réitérer une troisième infusion , procédant de la même manière , excepté qu'on fait bouillir plus long-temps l'infusion , afin d'en dissiper le suc aqueux ; quand l'huile est coulée , la laisser reposer , la verser par inclination pour en séparer les féces , et y faire dissoudre , par une chaleur lente , une livre

de

de térébenthine de Venise , mettre la liqueur encore chaude dans une cruche, au col de laquelle on met cinq scrupules de safran enveloppé au large dans un nouet, et suspendu par un fil, en sorte qu'il trempe dans l'huile , et couvrir la cruche.

Elle atténue, elle digère, elle résout , elle appaise les douleurs causées par une humeur visqueuse ; on s'en sert pour fortifier les nerfs et les jointures , pour la goutte sciatique , seule ou mêlée dans l'esprit-de-vin ; on en met dans les plaies pour les déterger , et pour les guérir : c'est un baume très-efficace.

Nota. On doit choisir pour cette huile les sommités de millepertuis , lorsqu'il y paroît un petit bouton sous la fleur : car c'est une marque qu'il y a de la semence , laquelle est essentielle dans cette préparation , à cause de l'huile qu'elle contient.

HUILE *de millepertuis, simple.* On fait cette huile par les seules infusions de la fleur dans l'huile d'olive , comme on prépare l'huile de rose ; mais elle n'a pas tant de vertu que la précédente.

HUILE *de myrrhe par défaillance.* Couper de long en long des œufs durcis dans de l'eau chaude ; ôter les jaunes, mettre en leur place dans les cavités , de la myrrhe en poudre subtile , rejoindre les moitiés , les lier d'un filet tout autour , suspendre les œufs dans la cave ou autre lieu frais , mettant dessous un vaisseau de verre pour recevoir la liqueur qui en découlera , qui sera une dissolution d'une bonne partie de la myrrhe dans la partie aqueuse des blancs d'œufs ; verser cette liqueur dans une petite cucurbite de verre , et l'ayant placée au bain-marie tiède , en faire évaporer environ un quart , qui n'est qu'une humidité superflue, capable de corrompre la liqueur oléagineuse , et la conserver dans une bouteille de verre.

Elle est estimée contre les vices de la peau , et employée utilement pour effacer les taches et les cicatrices du visage , de même que pour guérir la gale , les dartres et même les ulcères. Son usage n'est que pour l'extérieur. On l'emploie ordinairement seule , mais on peut aussi la mêler dans les pommades , et dans les injections vulnéraires.

HUILE *de nard.* Inciser menu trois onces de spic-nard , les mettre dans une cruche et verser dessus quatre onces de bon vin et dix-huit onces d'huile d'olive ; couvrir la cruche et la placer au soleil , ou dans un autre lieu chaud , pour y laisser la matière en digestion pendant huit jours : faire ensuite bouillir l'infusion doucement, jusqu'à ce que le vin soit consommé, et la couler.

Elle raréfie, elle digère et elle résout les humeurs grossières. On l'emploie dans la paralysie, dans les tremblemens des nerfs ; on en introduit avec un peu de coton dans les oreilles pour les bourdonnemens.

HUILE *de roses*. Piler des roses rouges récemment cueillies, et les mettre dans une cruche, et sur une livre verser deux livres d'huile d'olive ; boucher la cruche, et l'exposer au soleil pendant sept ou huit jours, puis faire bouillir légèrement la matière, et l'exprimer fortement par un linge ; mettre une autre livre de roses rouges dans l'huile coulée ; et l'ayant exposée au soleil comme auparavant, faire bouillir l'infusion, et l'exprimer ; mettre pour la troisième fois de nouvelles roses dans l'huile coulée, et l'ayant exposée au soleil pendant quelques jours, on peut garder l'infusion plusieurs mois sans la couler, jusqu'à ce qu'on en ait besoin ; mais quand on veut l'achever, on la fait bouillir plus long-temps que les deux autres fois, afin de faire consumer le suc des roses qui pourroit la faire gâter ; ou si on ne la fait pas bouillir assez pour que toute l'humidité aqueuse se dissipe, on laisse dépurer l'huile après l'avoir coulée ; le suc se précipite au fond, et il est facile de séparer l'huile du suc, en la versant par inclination.

Elle fortifie et raffermit en adoucissant, elle résout les fluxions, elle tempère la chaleur des reins et de la tête ; on en frotte chaudement les parties malades.

L'huile de roses pâles ramollit et résout plus que l'huile de roses rouges, mais elle ne fortifie pas autant.

Nota. On peut préparer de la même manière les huiles de fleurs d'aneth, de bouillon-blanc, de camomille, de genêt, de guimauve, de lis blanc simple, de keiri ou de giroflier jaune qui croît sur les murailles, de mélilot, de millepertuis simple, de mille-feuille, de narcisse blanc, de nénuphar, de pavot, de romarin, de sauge, de sureau, de tabac, de tamaris, de troêne, de violette de mars, de sommités d'absinthe, d'aurone, de menthe, de mouron, de myrte, de rue, de sabine, de seconde écorce du sureau très-bonne aux brûlures, et autres semblables.

HUILE *de tartre par défaillance*. Prendre le tartre, ou lie sèche qui adhère aux douves du tour des futailles, et non celle des deux fonds qui est trop sale, dans lesquelles il y aura eu de bon vin blanc plutôt que du rouge ; pulvériser ce tartre subtilement, l'enfermer dans un linge, ou dans une vessie de bœuf ou de cochon, qu'on met cuire sous des cendres chaudes jusqu'à ce qu'il blanchisse ; on connoît qu'il est assez brûlé , s'il devient clair, ou s'il pique et brûle la langue ; le pulvériser, et le mettre au fond d'un sac qui se termine en pointe par le bas , comme la chausse à hypocras, qu'on pend en l'air à quelque bâton dans la cave , ou autre lieu froid , pendant huit jours, jusqu'à ce qu'il soit résout en huile ; si elle ne coule pas , serrer et exprimer le sac , ayant dessous un vaisseau de verre pour recevoir la liqueur qui en distillera ; ce n'est pas proprement une huile , mais une eau âcre et roussâtre.

Elle est bonne pour toutes sortes de gratelles , dartres , teignes et autres infections de la peau , pour les plaies , les ulcères , les verrues , les rides du visage qu'elle nettoie ; elle empêche la chute des cheveux , et les fait revenir quand ils sont tombés ; elle blanchit le cuivre et l'argent ; elle ôte les taches du linge , si on l'en frotte étant chaude.

HUILE *de vers de terre.* Laver dans l'eau trois livres de vers de terre des plus gros, et les mettre infuser dans trois livres d'huile , et une pinte et demie de vin blanc pendant vingt-quatre heures ; ensuite faire bouillir l'infusion à petit feu jusqu'à consomption du vin , et couler le tout avec expression.

Elle est bonne pour ramollir et pour fortifier les nerfs , pour les douleurs des jointures, pour résoudre les tumeurs , pour les dislocations , pour les foulures , plaies et ulcères. On en frotte les parties malades , et on applique dessus une compresse imbibée de cette colature.

Nota. Pour avoir des vers de terre, on fiche un gros bâton long d'environ cinq pieds , assez gros, et pointu par un bout , un pied avant dans la terre dans un lieu humide ; le prenant ensuite par le bout d'en haut, on l'ébranle fortement en tournant , comme si on le vouloit arracher ; en continuant un demi quart-d'heure sans discontinuer , ni remuer les pieds du lieu où on les a placés , tous les vers qui seront à une toise autour sortiront sur la terre, s'y trouvant trop pressés par le mouvement qu'on fera ; ou répandre au lieu où on croit qu'il y a des vers une décoction de graine ou de feuilles de chanvre, ou de feuilles de noyer , ou d'écorces vertes de noix , et les vers sortiront de terre.

HUILE *d'iris.* Râper une livre de racines d'iris des plus grosses et des mieux nourries , et les mettre avec une demi-livre de fleurs de la même plante dans une cruche ; verser dessus cinq livres d'huile d'olive, boucher la cruche , et la mettre sous les cendres chaudes ou au bain-marie, pour y laisser la matière en digestion pendant vingt-quatre heures ; faire ensuite bouillir légèrement l'infusion , la couler avec expres-

23..

sion : mettre infuser de nouvelles racines et de nouvelles fleurs d'iris dans l'huile coulée, et faire la coction et l'expression comme auparavant ; réitérer pour la troisième fois, mettre en infusion de nouvelles racines et fleurs dans l'huile coulée, mais laisser bouillir la matière plus long-temps, afin de faire consumer le suc de l'iris, et couler ensuite la liqueur avec expression.

Elle atténue, elle déterge et elle résout puissamment. On s'en sert pour les tumeurs froides, pour les écrouelles, pour avancer la suppuration.

Huiles tirées par expression.

Huile *d'amandes amères.* Prendre des amandes amères récemment séchées, des plus grosses, dépouillées de leurs coquilles, les essuyer fortement dans plusieurs linges un peu rudes pour en ôter la crasse, les piler dans un mortier de marbre, jusqu'à ce qu'elles soient bien en pâte, les faire chauffer sur un petit feu dans une terrine vernissée ; envelopper cette pâte dans un sac, ou dans un morceau de toile forte, la mettre entre deux plaques de bois de noyer à la presse, poser dessous un plat de faïence ou d'étain, et presser doucement la matière au commencement, pour faire couler l'huile peu à peu, sans que la toile se crève ; mais quand il en sera sorti quelque quantité, presser le plus fortement possible, et il en sortira une huile claire, qui ne sera point amère ; car l'amertume des amandes demeure dans la partie grossière : la mettre ensuite dans une bouteille.

Elle détache les pierres et la gravelle des reins, elle excite l'urine, elle dissipe le bourdonnement d'oreilles, on s'en sert pour emporter les taches de la peau. La dose prise intérieurement est depuis une demi-once jusqu'à une once, et en lavement depuis une demi-once jusqu'à deux onces. On en instille quelques gouttes dans les oreilles avec un peu de coton pour le bourdonnement et la surdité ; on la mêle aussi quelquefois en cette occasion avec un peu d'eau-de-vie.

L'huile d'amandes amères ne diffère d'avec l'huile d'amandes douces, qu'en ce qu'elle se garde plus long-temps qu'elle, sans se rancir.

La pâte des amandes amères est un poison pour les poules, elle ne fait aucun mal aux autres animaux ; on s'en sert pour nettoyer les mains.

Nota. On peut tirer les huiles des noyaux des fruits et des semences oléagineuses à la manière de celle d'amandes amères ;

mais quand il s'agit de tirer de l'huile d'une semence peu oléagineuse par expression, comme de l'anis, ou quand l'huile
est naturellement figée, comme dans la muscade, il faut
chauffer la matière bien pilée à la vapeur de l'eau ou du vin,
puis la presser très-fortement.

Huile *d'amandes douces.* On procédera, pour tirer l'huile
d'amandes douces, de la même manière que pour tirer celle
d'amandes amères, excepté qu'on ne fera point chauffer celles-
ci, quand elles seront réduites en pâte.

Elle adoucit les âcretés de la trachée-artère et de la poitrine, elle excite l'urine, elle appaise les douleurs de la colique néphrétique en faisant couler la pierre, le sable, ou les
flegmes des reins et de la vessie ; elle appaise les trauchées
des femmes en couche, et celles des petits enfans. La dose est
depuis deux drachmes jusqu'à une once et demie. On s'en sert
aussi extérieurement pour amollir et pour adoucir.

Il ne faut ni peler ni chauffer les amandes douces avant de
les presser, comme quelques-uns font, parce que, pour les
peler, il les faut mettre dans l'eau chaude dont elles sont
empreintes ; et dans l'expression, l'eau coulant avec l'huile,
la fait rancir par la suite ; en les chauffant, on en tire à la vérité
un peu plus d'huile, mais elle est d'un goût désagréable
et âcre.

Elle est propre en clystère, pour appaiser les coliques et
les tranchées, pour les plaies et pour les ulcères, foulures,
piqûres des nerfs, gale, dartres et tumeurs.

On peut tirer de l'huile de noix sans feu, comme de l'huile
d'amandes douces.

Huile *de baies de laurier.* Mettre dans une grande chau-
dière une grande quantité de baies de laurier mûres et nouvellement cueillies, les bien concasser, verser dessus assez
d'eau pour qu'elle couvre les baies à la hauteur d'un pied,
faire bouillir la matière pendant une heure au moins, puis
couler la liqueur toute bouillante, exprimant le marc à la
presse le plus fortement possible ; laisser refroidir la colature,
et on trouvera une huile verte et figée, nageant sur l'eau.
Battre de rechef le marc pressé, le mettre bouillir dans de
nouvelle eau ou dans la même, l'exprimer comme auparavant ; et après avoir laissé refroidir l'expression, recueillir
l'huile surnageante, qui ne sera pas si belle ni si bonne que
la première ; la garder à part.

L'huile de laurier raréfie, ouvre, amollit et fortifie les
nerfs ; elle chasse les vents ; on s'en sert pour la paralysie et foiblesse des nerfs, pour résoudre les tumeurs, pour les catarres,

pour la goutte sciatique, pour se préserver de la crampe, pour la colique venteuse ; on en frotte chaudement les parties ; on en mêle aussi dans les lavemens depuis une demi-once jusqu'à une once et demie ; on peut même en faire prendre quelques gouttes intérieurement.

Nota. On prépare de la même manière les huiles de baies de lentisques, de lierre, de myrtille, de palme, de genièvre et d'yèble.

Huile *de froment.* Comprimer du froment entre deux lames de fer médiocrement embrâsées ou bien chaudes, ou entre une pierre de marbre et une épaisse platine de fer chaude ; en recevoir l'huile qui en distille, ou bien ôter l'écorce du froment, puis le distiller à la façon de l'huile des philosophes.

Cette huile appliquée chaude nettoie les taches de la peau, guérit les dartres, fistules, et fissures ou fentes de la peau, comme aussi la teigne des enfans.

Nota. On prépare de cette manière les huiles d'orge, de senevé et autres graines oléagineuses.

Huile *d'œufs.* Prendre des œufs de sept ou huit jours, et non pas plus frais, parce qu'étant trop visqueux, l'huile ne s'en séparerait pas bien ; les faire bouillir dans de l'eau jusqu'à ce qu'ils soient durs, en séparer la coquille et le blanc, émier les jaunes dans une terrine qu'on place sur un petit feu, agiter la matière avec une spatule jusqu'à ce qu'elle rougisse un peu, qu'il en sorte comme de la moëlle fondue, et qu'elle commence à se mettre en écume ; la mettre alors promptement dans un sac de forte toile de chanvre, et l'exprimer fortement entre des plaques chaudes ; il en sortira une huile qu'on gardera.

Elle est propre pour adoucir la peau, pour en ôter les cicatrices, pour remplir les cavités de la petite vérole, pour les crevasses des mains, des lèvres et des autres parties, pour la brûlure, pour guérir les dartres, pour faire revenir le poil, pour les ulcères fistuleux et malins dont Hoffman dit avoir vu des guérisons, pour appaiser les douleurs, pour adoucir les âpretés de la peau, pour enlever les cicatrices demeurées aux endroits brûlés, et principalement pour les ulcères des membranes du cerveau.

Nota. Si après que l'huile jaune a été exprimée, on retire le marc des œufs de la presse, qu'on le réduise en poudre, et qu'on le torréfie par un feu un peu plus fort qu'auparavant, le remuant toujours avec une spatule, il se mettra en écume, à cause d'une humidité visqueuse qu'il contient ; il faudra alors le remettre chaudement à la presse, il en sortira une huile brune, qui sentira plus l'empireume que la précédente, et qui sera moindre en vertu, parce qu'elle aura été plus torréfiée.

Huître (*Ostrea*). Poisson de mer à coquille. L'huître excite le sommeil, elle emporte les bubons pestilentiels et attire à soi tout le venin. Si le bubon est sous l'aisselle, il faut lier l'huître à la partie du bras par où passe la veine axillaire; s'il est aux aînes, on la liera sur la ligne de la cuisse qui désigne la veine crurale. Les huîtres, aussi bien que les écrevisses, sont d'une grande utilité aux phthisiques et aux hectiques ; et Lindanus fait mention d'une fièvre hectique ensuite de l'ulcère du poumon parfaitement guérie par un long usage d'huîtres. L'écaille d'huître, calcinée au feu, et pulvérisée, est apéritive, détersive, dessiccative, propre pour nettoyer les dents, pour exciter l'urine, pour appaiser la douleur des hémorroïdes, incorporée avec du beurre frais nouveau battu, non lavé ni salé ; pour les ulcères saupoudrée dessus ; prise au poids d'une drachme avec du vin blanc, ou fricassée avec des œufs et de l'huile d'olive en forme d'omelette, et appliquée sur la plaie, elle empêche les suites fâcheuses des morsures des bêtes enragées, ce qu'on a éprouvé plusieurs fois avec succès. Voyez ci-après au mot *Poudre pour la rage*.

Hydromel. On donne ce nom à une espèce de boisson composée d'eau et de miel qu'on fait bouillir ensemble dans une certaine proportion : on la divise en simple et en composé : le simple est celui dont il vient d'être question : le composé est celui où l'on fait entrer d'autres ingrédiens.

Hydromel *simple*. Faire bouillir deux pintes d'eau et y ajouter une once et demie de miel blanc ; écumer deux fois et passer par un linge. Cet hydromel est très-adoucissant; il convient dans toutes les maladies de la poitrine, sur-tout au commencement, lorsque la toux est très-importune.

Hydromel *pour la gravelle*. Mettre dans un coquemar tenant deux pintes, rempli d'eau de rivière, de fontaine ou de pluie, une poignée de racines de guimauve bien lavées ; les faire bouillir jusqu'à la consomption du tiers en les écumant, puis y ajouter deux bonnes cuillerées de bon miel de Narbonne, ou, à son défaut, du plus beau et du plus dur ; faire bouillir le tout ensemble pendant cinq minutes et l'écumer, parce que le miel laisse un excrément qui s'attache au vaisseau.

Pour l'usage, on en prend les trois ou quatre derniers jours de chaque lune, sans discontinuation, un demi-setier à jeun, et on se promène ensuite doucement trois heures sans rien prendre. On y peut ajouter, si l'on veut, le jus d'un demi-citron, ou deux ou trois doigts de bon vin blanc. Au défaut de racine de guimauve fraîchement tirée de terre, qui est la meilleure, on peut se servir de la séche cueillie en temps convenable.

Hydromel *anti-asthmatique*. Faire bouillir dans trois chopines d'eau, qu'on réduira à une pinte, une demi-once de racines d'aunée, coupées par morceaux ; ajouter sur la fin une pincée de feuilles d'hysope, et autant de celles de lierre terrestre : faire bouillir le tout quelques momens pour écumer le miel et retirer le vaisseau du feu : prescrire cette décoction aux asthmatiques pour boisson.

Hydromel *balsamique contre la phthisie*. Feuilles et sommités récentes de bétoine, de millepertuis, de bouillon blanc, de véronique mâle, de chacune demi-poignée : mettre le tout infuser dans une pinte d'eau chaude, pendant une demi-heure, dans un vaisseau bien fermé : ajouter ensuite une once et demie de miel blanc et ordonner cette boisson aux phthisiques.

Hydromel *vineux*. Mettre dans une bassine de cuivre étamée quatre livres de miel blanc, et dix pintes d'eau de pluie ramassée vers l'équinoxe du printemps ; les faire cuire ensemble par un petit feu, jusqu'à la consomption d'environ le tiers de l'humidité, ou jusqu'à ce qu'un œuf puisse nager dedans ; écumer la liqueur, la verser dans un baril, l'exposer à la chaleur du soleil ou dans une étuve pendant quarante jours, ou jusqu'à ce que la liqueur ne fermente plus, l'agitant de temps en temps ; ensuite le boucher et le garder dans la cave.

Il ne faut emplir que les deux tiers du baril, afin que la fermentation ait de l'espace et qu'il ne se perde rien : ne boucher le baril pendant la fermentation que d'un papier ou d'un linge ; mais quand elle sera achevée, et que le baril sera à la cave, le boucher avec sa bonde ; si on le remplit d'hydromel vineux, il se conserve mieux.

Il fortifie l'estomac, il réjouit le cœur, il est propre pour exciter le mouvement des esprits. La dose est depuis une demi-once jusqu'à deux onces. On ne s'en sert que deux ou trois mois après qu'il est composé ; son goût approche de la malvoisie. On peut s'en servir aux mêmes usages qu'on se sert du vin d'Espagne ; et si l'on en buvoit par excès, il énivreroit de même. Les Hollandois et autres nations des pays froids en boivent au lieu de vin.

Hydromel *ordinaire*. Il se prépare comme l'hydromel vineux, excepté qu'on ne le fait point fermenter.

On fait souvent les hydromels vulnéraires avec des décoctions d'herbes vulnéraires et un peu de miel, pour en faire boire à ceux qui sont malades du poumon.

HYPOCISTE (*Hypocistis*). Rejetton qui sort au printemps de la racine d'une espèce de *cistus*, assez commun dans les pays chauds. On coupe cette petite plante vers le mois de mai, on la pile et on en tire par expression un suc acide, que l'on fait évaporer sur le feu en consistance d'extrait dur et noir, comme le suc de réglisse, et qu'on forme en petits pains. Il doit être choisi d'une bonne consistance, récent, pesant, noir, luisant, sans odeur de brûlé, d'un goût acide. Il est rafraîchissant, dessiccatif et très-astringent. Son principal usage est pour arrêter toutes sortes de flux ; savoir : la diarrhée, la lienterie, la dyssenterie, le flux des hémorroïdes, le crachement de sang par une chute. Il sert à fortifier le foie, l'estomac et les autres viscères trop humides.

Les effets de l'hypociste sont les mêmes que ceux du ladanum : c'est un astringent des plus efficaces, lequel se donne intérieurement pour arrêter toutes sortes d'évacuations excessives, et s'emploie extérieurement dans les épithèmes et emplâtres pour resserrer et fortifier les parties, pour arrêter le vomissement, appliqué sur l'estomac ; pour les hernies, etc. ; il est encore excellent pour arrêter les gonorrhées, après avoir fait précéder les purgations et les autres remèdes nécessaires, lorsqu'il est à propos de les arrêter. L'hypociste entre dans la thériaque, dans le mithridat et dans l'emplâtre du prieur de Cabrières pour les descentes. Comme il est rare, on se sert du suc d'acacia en sa place, il a à peu près les mêmes vertus.

HYPOCRAS *d'eau*. Demi-livre de bon sucre, deux drachmes de canelle concassée, deux pintes d'eau ; mettre le tout ensemble dans un vaisseau au coin de la cheminée toute la nuit ; le lendemain matin, couler et passer le tout par la chausse cinq ou six fois. Autrement, prendre le suc et l'eau qu'on met ensemble dans le vaisseau, où ils resteront toute la nuit ; le lendemain matin les passer deux ou trois fois par la chausse, puis jeter dedans la canelle concassée, et repasser l'eau sucrée par dessus cinq ou six fois. Il est bon pour les bilieux et pour fortifier l'estomac.

HYPOCRAS *de vin*. Une once et demie de canelle concassée, deux scrupules de girofle, quatre scrupules de graine de paradis, trois drachmes de gingembre ; les concasser, et les faire infuser dans quatre pintes de bon vin l'espace de quatre ou cinq heures ; y ajouter dix-huit onces de sucre, et couler deux ou trois fois le tout par la chausse.

Il fortifie très-bien l'estomac, le cœur, et le cerveau travaillé des maladies et intempéries froides et humides ; mais il nuit aux bilieux et à ceux qui sont sujets à la migraine.

HYSOPE (*Hysopus officinarum*, Tourn. *Hysopus officinalis*, Linn. 796). Plante aromatique qu'on cultive dans les jardins. On se sert en médecine de ses feuilles avec les fleurs. Cette herbe est chaude, dessiccative, et douée de parties tenues ; elle découpe, ouvre et déterge ; appliquée extérieurement, elle est vulnéraire et résolutive. Son usage est dans les maladies tartareuses du poumon, dans la toux, l'asthme, et autres maladies de la poitrine ; elle fortifie le cerveau, rend le sang plus fluide, pousse les mois, les urines et emporte les obstructions. On préfère l'hysope à l'absinthe pour conforter l'estomac, en décoction ou en infusion. Son sirop, tant simple que composé, fait puissamment expectorer les mucilages de l'estomac et du poumon après les avoir dissous. La poudre d'hysope donnée dans de l'hydromel est très-bonne pour les pulmoniques. Le sirop d'hysope, pris souvent avec quatre fois autant d'eau de pariétaire, fait vider la gravelle et le calcul des reins. La tisane faite avec hysope, figues, rue, le miel et l'eau, est bonne contre l'asthme et la vieille toux. Une chopine d'infusion d'hysope, tous les matins à jeun, soulage beaucoup les asthmatiques, et dissipe l'étourdissement. Pour les meurtrissures et contusions des yeux, on pile des sommités d'hysope qu'on enferme dans un nouet de linge, pour les faire bouillir dans de l'eau qu'on applique sur les yeux ; ce qui fait dissoudre à vue d'œil le sang grumelé. Contre le tintement d'oreille, on en reçoit dedans la fumée avec un entonnoir. L'herbe pilée avec l'huile, et enduite, fait mourir les poux.

I

IMPÉRATOIRE *ou* AUTRUCHE, *ou* BENJOIN FRANÇAIS (*Imperatoria Ostruthium*, Lin. 571). Plante qui croît dans les jardins et sur les montagnes. On ne se sert que de la racine de cette plante en décoction, à une once en poudre, et en substance à un gros. Celle des montagnes a plus de force que celle des jardins, et lui doit être préférée. On l'apporte séche du Mont-d'Or et de plusieurs autres montagnes. On doit la choisir assez grosse, bien nourrie, difficile à rompre, de couleur brune en dehors, verdâtre en dedans, d'une odeur et d'un goût aromatique et piquant. Elle est d'une saveur âcre, chaude, dessiccative, alexipharmaque, sudo-

rifique , atténuante , apéritive , stomacale , cordiale , céphalique , fébrifuge et diaphorétique ; elle est usitée dans les
maladies par suite de morsures venimeuses ; pour dissoudre
et expectorer le tartre des poumons , et corriger la puanteur
de l'haleine ; dans les maladies flegmatiques de la tête ,
la paralysie, l'apoplexie , les crudités d'estomac , la fièvre
quarte , la colique venteuse pour laquelle elle est excellente.

Chomel a vu de bons effets de sa tisane dans la rétention
d'urine et dans la néphrétique ; on en prend une poignée lorsqu'elle est fraîchement cueillie , on la fait bouillir dans deux
pintes d'eau pendant un demi-quart-d'heure , et on la boit
ensuite par verres. Quelques-uns en font infuser une demi-
once dans une chopine de vin blanc pendant la nuit ; un verre
de cette infusion est sudorifique et quelquefois diurétique.

Une demi-poignée des feuilles de l'impératoire , infusées
dans un vaisseau bien bouché , est un remède utile aux enfans
épileptiques ; il faut leur en donner un petit verre le matin
à jeun. Ce vin est bon pour l'asthme , pour la colique venteuse et pour l'hydropisie ; dans les Alpes , on le donne aux
femmes en travail d'enfant. Avant la découverte du quinquina en France, la racine impératoire passoit pour fébrifuge.
Son usage externe est dans la douleur des dents en forme de
gargarisme ; dans les catarres en forme d'étuves ; dans les
tumeurs et la goutte froide , dans la gale de la tête en forme
de lotion ; dans la gale invétérée en forme de liniment incorporée avec la graisse de porc ; en forme d'emplâtre pour tirer
les balles et les flèches du corps. On distile une eau de l'herbe
quand elle est prête à fleurir. On tire par la chimie une
huile essentielle des racines d'impératoire , qu'on donne jusqu'à six gouttes ; l'extrait s'ordonne jusqu'à deux drachmes ,
et le vinaigre dans lequel on la fait infuser jusqu'à deux onces.
Elle entre, comme l'angélique , dans la plupart des compositions alexitères , dans l'eau anti-scorbutique de Mynsicht ,
dans l'eau de pétasite composée , dans le diascordium de
Sylvius , et dans le baume du chevalier de Sainte-Croix.

INFUSION. (*Infusio*). Préparation d'une liqueur convenable dans laquelle on met tremper un médicament pendant
quelque temps.

Il faut connoître la nature de la matière qu'on veut faire
infuser , afin de lui donner un dissolvant convenable. Toute
liqueur n'est pas propre à dissoudre toutes sortes de mixtes.
La chimie et l'expérience nous apprennent que l'eau suffit
pour extraire les vertus de la rhubarbe , du séné et de plusieurs autres plantes ; mais qu'il faut employer l'eau-de-vie,

ou l'esprit-de-vin (*alcohol*) , pour extraire les principes du jalap , du turbith et d'autres racines , plantes , ou matières résineuses. La qualité vomitive de l'antimoine ne peut s'extraire fortement que par le vin. Il ne faut pas charger une infusion d'une trop grande quantité de matière , parce que la liqueur ne peut s'empreindre de la vertu que par proportion à l'ouverture ou capacité de ses pores.

INFUSION *pour la gravelle et les douleurs néphrétiques.* Faire infuser dans un pot de faïence ou de terre vernissé deux gros de bois néphrétique râpé , pendant cinq ou six heures , ou jusqu'à ce que sur la superficie de la liqueur il paroisse une couleur tirant sur le jaune et le bleu , ou qui soit nuancée à peu près comme l'arc-en-ciel. On ne sauroit trop boire de cette infusion. A mesure qu'on en prend un verre , il faut en ajouter un autre de bonne eau de rivière ou de fontaine , et continuer toujours de même jusqu'à ce qu'on n'aperçoive plus la même couleur à la superficie. Il faut continuer de boire cette infusion pendant plusieurs mois , ou même pendant des années entières.

INFUSION *pour purger la mélancolie.* Mettre dans un pot de faïence , séné mondé , trois drachmes; sel de tartre (*carbonate de potasse non saturé*), un scrupule ; verser dessus six onces d'eau commune chaude , faire infuser ces drogues sur les cendres chaudes pendant une nuit , laisser frémir un peu cette infusion ; ensuite la passer par un linge avec expression , et la faire prendre en une seule fois.

Si on ne veut pas une purgation forte , on diminue la dose du séné à proportion.

Au lieu de sel de tartre , on peut employer le sel polycreste (*sulfate de potasse*) , ou le sel végétal (*tartrite de potasse*) , ou le cristal minéral (*nitrite de potasse mêlé de sulfate de potasse*) , ou enfin quelque autre sel alkali. Ces sortes de sels empêchent les tranchées , en raréfiant et dissolvant la substance visqueuse du séné , laquelle s'attacheroit à la membrane intérieure des intestins , et y causeroit des irritations qui produisent les tranchées.

On peut faire infuser le séné à froid ; mais alors il faut en corriger le mauvais goût , en ajoutant dans l'infusion quelques tranches de citron ou d'orange , avec de la pimprenelle. Pour rendre la purgation plus forte , on peut y joindre l'agaric , ou la rhubarbe , ou d'autres purgatifs propres pour les humeurs qu'on veut évacuer.

INFUSION *propre pour évacuer la pituite et les sérosités qui tombent sur la poitrine , sur l'estomac et sur les dents.*

Prendre quantité suffisante , soit de véronique, soit de petite sauge , soit de thym ou de romarin, y ajouter un peu de millepertuis ou de camomille. Quand l'eau bouillira , les mettre dans la cafetière; la retirer lorsqu'elle aura jeté un bouillon , et laisser infuser jusqu'à ce que les feuilles soient précipitées au fond. Prendre cette infusion avec un peu de sucre , comme le thé.

INFUSION *contre le défaut d'appétit.* Feuilles d'absinthe , deux poignées ; sommités d'hysope et de petite centaurée, de chacune demi-poignée ; baies de genièvre , une demi-once : faire infuser le tout pendant vingt-quatre heures dans deux pintes de vin blanc , et en boire tous les matins un grand verre.

INFUSION *contre la rétention d'urine.* Racines d'arrête-bœuf, de chiendent, de persil , de chacune une once ; de la racine extérieure de chausse-trape , une demi-once ; des baies de genièvre concassées, deux gros ; des fleurs de millepertuis, deux pincées ; faire tremper le tout dans deux pintes de bon vin blanc pendant vingt-quatre heures dans un vase de verre bien bouché , y ajouter quatre onces de sucre et passer le tout par la chausse. La dose est de sept onces matin et soir.

INFUSION *contre l'hydropisie et la fièvre quarte.* Deux gros de racine de cabaret infusés pendant une nuit dans cinq onces de vin blanc : la faire prendre le matin au malade.

INFUSION *contre le vertige.* Feuilles de bétoine et de petite sauge , de chacune une poignée : les faire infuser pendant la nuit dans une pinte de vin.

Autre. Faire infuser de la racine de calamus aromatique dans du vin , qu'on prendra tous les matins.

INFUSION *contre l'hydropisie.* Piler deux poignées de cerfeuil et les faire infuser dans une chopine de vin blanc.

Autre. Faire infuser dans six onces de vin blanc deux gros de racine de brione : pour prendre le matin.

Autre. Ecorces de racines d'hyèble, deux onces ; baies de genièvre, une once ; fleurs de sureau, une pincée : macérer le tout dans une suffisante quantité de vin : en donner l'infusion pour faire évacuer les eaux par les urines et les selles.

INFUSION *contre le flux de ventre.* Faire infuser de la salicaire à fleurs purpurines , en guise de thé , et la prescrire au malade.

INFUSION *contre les hémorroïdes.* Faire infuser de la millefeuille , en guise de thé , et en user pendant long-temps.

INFUSION *contre la rétention d'urine.* Broyer une once de graine d'argentine, et la faire infuser dans une pinte de vin blanc sans faire chauffer ; remuer seulement la bouteille de temps en temps , et en boire un verre tous les matins à jeun.

INFUSION *contre les obstructions des viscères.* Feuilles d'eupatoire , d'aigremoine , de cétérach , de chacune deux poignées ; les faire infuser dans une pinte de vin blanc , dont on prescrira deux verres par jour.

INFUSION *contre le catarre , la paralysie et l'apoplexie.* Feuilles de marjolaine , de thym et de serpolet , de chacune demi-poignée ; fleurs d'origan , une pincée ; les faire infuser dans une pinte de vin : en prescrire la décoction aux malades.

INFUSION *contre la fièvre quarte.* Faire infuser dans deux verres de vin blanc une poignée de feuilles de piloselle : en prescrire la colature.

INFUSION *contre les affections scorbutiques.* Faire infuser dans un vase plein d'eau des bourgeons de sapin , en prendre le matin à jeun, en guise de thé, et en continuer l'usage pendant long-temps.

INFUSION , ou *Thé médicinal contre la phthisie.* Racine de bénoite , deux onces ; racine de réglisse , une once et demie ; feuilles de véronique et de lierre , de chacune une poignée ; fleurs de millepertuis , de petite centaurée , de chacune trois pincées ; semences de fenouil , deux ou trois gros : hacher , broyer , mêler pour l'usage. Faire infuser pour lors une demi-once de ce thé balsamique dans cinq ou six tasses d'eau bouillante ; les laisser dans un vase bien bouché pendant quelques minutes , et en prendre d'heure en heure une tasse , en y faisant dissoudre auparavant une petite cuillerée de miel vierge.

INFUSION , *ou bierre contre le scorbut.* Feuilles fraîches de cochléaria , de roquette, de tortelle , de trèfle d'eau , de chacune une poignée ; semences fraîches broyées de cresson de jardin, et aussi de raifort de jardin, de chacune deux onces ; fleurs de petite centaurée , une once ; racines de raifort, cinq onces : les hacher et les mettre dans un demi-muid de bierre nouvelle et bouillante : en user pour boisson ordinaire.

INFUSION *contre la coqueluche des enfans.* Dans une pinte d'eau bouillante ajouter une once de miel vierge : l'écumer sur la fin une ou deux fois et retirer le vaisseau : y faire infuser une poignée de serpolet ; donner l'infusion pour boisson ordinaire à l'enfant.

INFUSION *contre la cachexie , la jaunisse , l'hydropisie , les embarras des reins et de la vessie.* Feuilles, fleurs et graines de tanaisie , deux poignées : verser dessus trois chopines d'eau bouillante ; laisser refroidir et prescrire l'infusion plusieurs fois à la dose d'un verre.

INFUSION *contre la morsure des bêtes venimeuses et des chiens enragés.* Faire infuser à froid, pendant vingt-quatre heures, dans une chopine de bon vin rouge, une poignée de feuilles de thym : couler ensuite la liqueur dont on prescrira un verre le matin à jeun.

INFUSION *contre le dévoiement provenant du relâchement des intestins.* Racine de tormentille, une demi-once ; argentine, une poignée ; pimprenelle, une demi-poignée. Après avoir haché le tout, le faire infuser pendant une demi-heure dans trois demi-setiers d'eau bouillante. La dose est d'une once, de trois heures en trois heures.

INFUSION *contre le rhume accompagné de toux et de chaleur de poitrine.* Fleurs de pas-d'âne, de mauve, de coquelicot et de pied-de-chat, de chacune une pincée ; verser dessus trois chopines d'eau bouillante, et laisser le tout infuser pendant une demi-heure : ajouter à la décoction du sirop de capillaire ou du sucre, une once et demie pour une infusion pectorale.

INFUSION *contre la fièvre lente.* Infuser sur des cendres chaudes pendant la nuit, dans deux ou trois demi-setiers de bonne eau de fontaine, environ trois poignées de sommités ou feuilles de capillaire vertes et fraîches : faire légèrement bouillir, si on juge à propos. Passer et mettre la liqueur dans une bouteille de verre pour servir de boisson ordinaire, seule, ou avec très-peu de vin, aux enfans desséchés et consumés par une fièvre lente, provenant des obstructions du mésentère.

INFUSION *céphalique contre les étourdissemens ou menaces d'apoplexie.* Remplir jusqu'aux trois quarts d'absinthe jeune et bien mûre, un pot neuf de terre vernissé qui contienne plus de deux pintes ; achever de le remplir de feuilles de petite sauge et de graine de genièvre dans sa maturité ; verser ensuite dessus deux pintes de bonne eau-de-vie, lutter exactement le pot avec de la pâte, et laisser macérer à l'ombre pendant six semaines ou deux mois ; passer la liqueur avec expression et la garder en bouteilles bien bouchées.

On met une cuillerée à café de cette liqueur au fond d'un verre qu'on remplit d'eau commune, en la versant de haut pour en opérer exactement le mélange. Pendant quinze jours, on prend ce remède le matin à jeun, et on déjeune une heure après. On en discontinuera l'usage pendant quelque temps, pour le reprendre de la même manière.

INFUSION *contre la suppression des règles.* Faire infuser

dans une chopine d'eau bouillante une once de racines de dompte-venin : partager le tout en quatre verres à prendre de quatre heures en quatre heures, avec du sirop d'armoise.

Autre contre la suppression des règles et des lochies. Feuilles et sommités de matricaire et de tanaisie, de chacune un scrupule ; infuser pendant la nuit dans six onces de vin blanc ; et prescrire cette colature le matin ; elle est bonne aussi pour tous les vers des intestins.

INFUSION *pour la foiblesse de la vue.* Verser trois demi-setiers d'eau bouillante sur une poignée d'euphraise ; donner un ou deux bouillons : macérer ensuite pendant un quart-d'heure, et prescrire cette liqueur de temps en temps en guise de thé.

INFUSION *contre les écrouelles.* Racines de scrophulaire, de filipendule, de petit houx, de chacune demi-once ; feuilles d'aigremoine, de pimprenelle, de chacune une poignée ; fleurs de romarin, deux pincées : digérer dans un vaisseau fermé, avec une chopine de vin blanc. Passer, et ajouter à la colature du sucre pour l'adoucir, et partager en trois doses.

INFUSION *contre la jaunisse, les maux de tête et l'épilepsie.* Verser deux onces d'eau bouillante sur deux pincées de sommités de pouliot séchées à l'ombre ; laisser infuser pendant un quart-d'heure dans un vaisseau couvert : prendre ensuite cette infusion le matin à jeun, à laquelle ou ajoutera un peu de sucre.

INFUSION *contre la jaunisse.* Prendre feuilles de marrube sèches et pilées autant qu'on en voudra ; verser dessus suffisante quantité de vin blanc, jusqu'à la hauteur de quatre ou cinq travers de doigt. Macérer à froid dans un vaisseau bien bouché, qu'on agitera de temps en temps, jusqu'à ce que la teinture soit tirée. La dose est de quatre onces deux fois le jour.

INFUSION *contre les hémorragies.* Calciner et réduire en poudre fine, de l'éponge d'églantier la quantité qu'on voudra : en faire infuser, pendant la nuit, un gros dans six onces de bon vin blanc : couler le lendemain la liqueur pour une prise, que l'on répétera tous les mois.

INFUSION *contre les pâles couleurs.* Prendre une pincée et demie de cuscute ; feuilles d'absinthe et sommités de petites centaurée, de chacune une demi-poignée : faire infuser le tout à froid dans une pinte de vin, pour en prendre un bon verre matin et soir.

INFUSION *contre les fleurs blanches.* Feuilles d'ortie, de marjolaine, de romarin et de sarriette, de chacune une poignée :

gnée : les faire infuser pendant la nuit sur des cendres chaudes : en prendre un verre tous les matins.

Autre, pour la même maladie et contre les règles immodérées. Faire infuser pendant la nuit , dans un demi-setier d'eau bouillante , une pincée de feuilles de pervenche : couler la liqueur par inclination et y ajouter un peu de sucre.

INFUSION *contre la néphrétique.* Infuser, en guise de thé , des cosses de haricots séchées : c'est un spécifique éprouvé.

INFUSION *contre la manie.* Dans une pinte de bon vin , faire macérer pendant douze à quinze jours quatre onces de racines d'ellébore coupées menues : clarifier l'infusion et la couler par la chausse d'Hypocras : garder cette infusion dans une bouteille bien bouchée pour l'usage. Le malade en prendra tous les matins deux onces.

INFUSION *pour les pertes rouges et blanches et dans les ulcères intérieurs.* Sur deux pincées de feuilles de sanicle séchées à l'ombre, verser une chopine d'eau bouillante : faire infuser ces feuilles pendant une demi-heure dans un vaisseau fermé ; verser par inclination et ajouter une demi-once de sirop rosat.

INFUSION *contre la jaunisse , les embarras des reins et de la vessie.* Faire infuser pendant la nuit sur des cendres chaudes , dans un verre de vin blanc , deux gros de semences de navets concassées : couler le tout le lendemain avec expression , pour une dose à prendre pendant neuf jours le matin à jeun.

INFUSION *de rhubarbe contre la bile.* Prendre deux drachmes de rhubarbe coupée par petits morceaux ; faire bouillir une chopine d'eau , et au premier bouillon la verser sur la rhubarbe mise dans une cruche de grès , et la bien boucher avec du liége et du linge , pour conserver les esprits de la rhubarbe. Cette infusion se doit faire du soir au matin : on en prend un verre à jeun et l'autre verre trois heures après le dîner , et l'on reste deux heures après sans manger. Si le premier verre purge trop , on ne prend le second que le lendemain matin. Le marc de la rhubarbe séché à l'ombre peut servir de machicatoire.

INFUSION *fébrifuge.* Mettre une demi-once de quinquina réduit en poudre dans un pot convenable , avec environ une demi-poignée de sommités de petite centaurée et trois chopines de bon vin rouge ; boucher bien le pot , et le faire infuser sur des cendres chaudes, ou au bain-marie à petit feu , pendant un jour et une nuit; en donner un verre au commencement de l'accès des fièvres intermittentes , ayant purgé le malade auparavant.

I.	24

INFUSION *purgative*. Trois drachmes de bon séné du Levant mondé de ses petits bâtons et des feuilles jaunes et noires, les mettre dans un pot de faïence avec un scrupule de sel de tartre (*carbonate de potasse non saturé*) ; verser dessus six onces d'eau chaude, laquelle vaut mieux qu'une décoction pour être bien purgative ; couvrir le pot, et le placer sur les cendres chaudes, pour l'y laisser pendant la nuit ; le lendemain matin, faire frémir l'infusion sur le feu, la couler par une étamine avec expression, et la boire à jeun ; prendre deux heures après un bouillon aux herbes.

Autre. Mettre dans une écuelle une demi-once de séné mondé, comme dessus, et une drachme de semence de fenouil ou d'anis vert, et verser par-dessus six onces de tisane ordinaire bien chaude ; couvrir l'écuelle, et la mettre au coin du feu ou autre lieu peu chaud, afin de laisser infuser les médicamens pendant la nuit ; le matin faire bouillir le séné sur un réchaud, passer le tout par un linge en le pressant médiocrement ; délayer dans la colature une once et demie de sirop de roses pâles, et boire le tout à jeun un peu froid ; trois heures après prendre un bouillon maigre et garder la chambre ce jour-là.

INJECTION (*Injectio*). Médicament liquide qu'on injecte par le moyen d'une seringue dans la vessie, dans les plaies, ulcères, fistules, et aux endroits semblables. Il est fait d'une liqueur convenable au mal qu'on veut soulager, et l'injection se fait depuis une demi-once jusqu'à deux ; il y en a pour appaiser les douleurs, pour faire sortir la pierre, et d'autres pour les plaies, ulcères et fistules, soit qu'on les veuille déterger, dessécher ou conglutiner.

INJECTION *pour les plaies, la gangrène, etc.* Faire bouillir une once de racine d'aristoloche, râpée ou coupée par petits morceaux, dans trois demi-setiers de vin blanc, jusqu'à la diminution du tiers ; passer l'infusion par un linge avec forte expression, mêler dans la liqueur une demi-once de teinture de myrrhe et autant de celle d'aloës, avec une once et demie de miel rosat.

INJECTION *pour les ulcères fistuleux.* Du suc d'herbe-à-Robert (*bec-de-grue*), une suffisante quantité, ou de celui d'illecébra ; en injecter souvent les parties ulcérées.

Autre. Faire bouillir du lait de tithymale et de l'huile de millepertuis, de chacun parties égales.

INJECTION *dans la fistule lacrymale.* Racines d'aristoloche et de gentiane, de chacune une once ; feuilles de scordium, sommités d'absinthe, de millepertuis et de petite centaurée, de chacune demi-poignée : les faire cuire dans une pinte de vin blanc ; délayer dans la colature deux onces de miel, pour une décoction vulnéraire, dont on fera souvent des injections.

Autre. Feuilles de morelle, de verveine, de chacune une poignée : les faire bouillir dans huit onces d'eau.

INJECTION, *ou huile pour le tintement d'oreilles.* De l'huile tirée par expression des amandes amères et des noyaux d'abricots, de chacune une once, dont on injectera quelques gouttes dans l'oreille ; on la bouchera ensuite avec du coton imbibé de la même liqueur.

Autre. Suc de poireaux, deux onces ; miel rosat et huile d'hypericum, de chacune demi-once. Faire dans l'oreille des injections de cette liqueur tiède.

INJECTION *contre la surdité.* Faire bouillir du bois de frêne, lorsqu'il est encore vert, autant qu'on juge à propos, et amasser l'eau qui en sort, qu'on gardera dans une bouteille : on l'introduit dans l'oreille avec du coton qui en est imbibé.

Autre. Imbiber du coton de quatre gouttes d'huile d'origan, et l'introduire dans l'oreille.

INJECTION *vulnéraire et détersive.* Orge entière, une pincée ; feuilles de piloselle et d'aigremoine, de chacune une demi-poignée ; sommités d'absinthe et de millepertuis, de chacune une poignée : faire bouillir le tout dans une pinte d'eau à la réduction de moitié : couler par un linge et ajouter une once de miel rosat.

INJECTION *vulnéraire.* Couper par petits morceaux une once d'aristoloche, la faire bouillir dans une chopine de vin blanc jusqu'à la diminution du tiers, couler la décoction, exprimant le marc ; mêler dans la colature une once et demie de miel rosat ; une demi-once de teinture d'aloës, et autant de celle de myrte pour faire une injection, qui est propre pour raréfier, déterger, résoudre, et pour résister à la gangrène. On en seringue dans les plaies, on en imbibe des tentes, des plumasseaux, des compresses qu'on applique sur les plaies. On peut, suivant les occasions, substituer le sucre au miel rosat.

On emploie souvent aussi en injection l'eau vulnéraire ou d'arquebusade, l'eau de chaux, et l'eau phagédénique.

Instrumens et vaisseaux nécessaires à un pharmacien.

Un mortier de fer ou de bronze , pesant cinquante ou soixante livres, avec son pilon de même matière ; un petit mortier pesant quatre ou cinq livres , aussi avec son pilon de même matière.

Un moyen mortier de marbre et un de pierre , avec chacun un pilon de bois.

Un gros et un moyen bistortier , ou rouleau de bois, qui sert pour mélanger les médicamens , et pour étendre les tablettes.

Deux grandes spatules de fer , deux moyennes et deux petites , pour monder la casse , et pour autre chose ; deux spatules de bois.

Un carré de bois , ou carrelet avec un clou à chaque coin, pour tenir les étamines ou blanchets que l'on met dessus , pour passer les décoctions, etc.

Un fourneau de fer.

Deux grandes bassines de cuivre rouge ; l'une pour cuire les décoctions, sirops , etc. ; l'autre pour composer les onguens et les emplâtres.

Deux poëlons de cuivre rouge à longue queue.

Une grande râpe de fer-blanc pour râper les coings , les pommes , etc.

Deux cuillers percées, une grande et l'autre petite.

Deux presses ferrées avec leurs plaques et chevilles en fer ; une pour presser les fruits, et l'autre pour presser les onguens et les décoctions.

Un réfrigératoire de cuivre rouge pour distiller les eaux.

Deux ou trois plats de fer-blanc.

Une grande balance avec ses poids de plomb.

Une petite balance avec ses poids de marc.

Trois ou quatre étamines d'un quart ou davantage de larges effofilées.

Une ou deux chausses d'hypocras.

Demi-douzaine de toiles fortes d'une bonne demi-aune et plus de large , ourlées à l'entour, pour passer les sucs , décoctions , etc.

Un tamis de crin couvert et deux autres tamis communs , pour passer les pulpes de casse , tamarins , et pruneaux. Deux autres pour passer les médicamens amers et autres.

Un mortier de plomb avec son pilon de même matière.

Un mortier de verre avec son pilon aussi de même matière.

Des cruches et pots de grès, de faïence et de terre vernissés, pour garder les sirops, les électuaires, les conserves,
les huiles, les onguens, etc.

Deux grandes terrines de terre vernissée, et deux de grès.

Trois coquemars de terre vernissée; savoir, un grand,
un moyen et un petit.

Des vaisseaux d'étain, de terre vernissée, ou de grès pour
faire les infusions.

Un porphyre, ou une écaille de mer avec sa molette.

Une suffisante quantité de boîtes pour mettre les médicamens; on en peut mettre plusieurs dans une.

Un tranchet pour couper les bois et les racines.

Un tailloir de bois, de l'épaisseur d'un pouce, et large
d'un pied en carré.

Quatre vaisseaux de verre pour mettre et serrer les poudres dites *cordiales*.

Une grande cuiller de fer pour préparer le plomb et
autres médicamens.

Quelques entonnoirs de verre ou de grès.

Deux seringues avec leurs canons d'ivoire ou de buis de
diverses grandeurs, et leurs étuis.

Deux ou trois pots d'étain pour mettre les clystères.

Quelques languettes pour filtrer les liqueurs.

IPÉCACUANHA. Petite racine grosse comme le chalumeau
d'une plume médiocre, qui est apportée sèche de plusieurs
endroits de l'Amérique. Il y en a de trois espèces; une brune,
une grise et une blanche. La brune est la plus forte et la plus
estimée; elle est compacte, tortue, ridée par anneaux, cordée dans son milieu, difficile à rompre, d'un goût âcre et
amer; elle naît dans le Brésil sur les mines d'or. On doit
choisir l'ipécacuanha, de l'une et de l'autre espèce, gros et
bien nourri. Il est purgatif et astringent; il purge par haut
et par bas par sa partie la plus dissoluble; mais il resserre
et raffermit les fibres des viscères par sa partie terrestre.
C'est un des meilleurs remèdes et des plus assurés qu'on ait
trouvés jusqu'ici pour la dyssenterie; il arrête aussi les autres
cours de ventre, mais non pas avec autant de sûreté. Le gris
peut être donné en dose plus forte que le brun; pour le
blanc, c'est le plus doux des trois; on le peut donner aux
femmes grosses et aux petits enfans.

On prend l'ipécacuanha, selon Maubec, pour la dyssenterie, par la bouche et en lavement; on le prend en pilule,
en opiat, ou délayé dans quelques liqueurs appropriées. Celles
dont on se sert d'ordinaire pour le délayer, sont le vin et le

bouillon. Le vin convient parfaitement , lorsque le malade
est sans fièvre ; et s'il a la fièvre , le bouillon est à préférer.
Pour la dose du remède , celle qu'il faut à un homme fait est
de dix-huit grains ; on peut l'augmenter selon les indications ; trente-six grains suffisent aux plus robustes , et il ne
faut point aller au-delà. Le malade doit prendre ce remède
le matin à jeun , et un bouillon quatre heures après ; il faut
qu'il s'empêche autant qu'il pourra de vomir. Si la première
prise du remède ne suffit pas , il en faut donner une seconde
le lendemain , et même une troisième et quatrième quelques
autres jours après. Si le malade ne s'en trouve pas soulagé ,
alors on aura recours à d'autres remèdes.

Guillaume Pison et Georges Marcgravius sont les premiers qui aient parlé , en 1648 , des vertus et de l'usage de
la racine de l'ipécacuanha. Pison a décrit l'ipécacuanha brun
et le blanc , et Marcgravius n'a parlé que du brun. Pison dit
que le brun, étant bien séché , conserve sa vertu plusieurs années ; qu'il est plus fort dans ses opérations que le blanc ,
qui , agissant avec moins de violence , est plus propre par
cette raison pour les enfans et pour les femmes grosses. La
dose est jusqu'à une drachme en poudre prise en substance ,
et de deux drachmes, plus ou moins ; on la fait bouillir dans
quatre onces de vin , ou on la fait infuser dans de l'eau , pendant la nuit , selon l'âge et les forces du malade ; laquelle
infusion se peut donner , si on veut, avec une once d'oxymel.
Le lendemain on fait une seconde , et même une troisième
décoction de la même racine , qui ne purgeant pas tant par
haut et par bas que la première fois , fatigue moins le malade
affoibli , mais le resserre davantage. Pison ajoute qu'il ne croît
pas qu'on puisse trouver un remède plus excellent et plus
assuré que cette racine , non seulement contre tous les flux de
ventre accompagnés de sang , ou autres , mais encore contre
plusieurs maladies causées par des obstructions et contre les
venins , qu'elle chasse promptement par le vomissement.

Marcgravius dit qu'il faut faire sécher la racine de l'ipécacuanha à l'ombre , et non au soleil ; que tant fraîche que
sèche, elle est amère , et pique la langue par son acrimonie ;
qu'il la croit chaude et sèche au second degré ; qu'elle est
abstersive , propre à déboucher et à débarrasser le corps des
mauvaises humeurs ; que cette plante se plaît dans les forêts
humides , et ne vient point dans les jardins. Pour s'en servir,
selon lui , on concasse une ou deux drachmes de cette racine
qu'on laisse infuser pendant la nuit dans un verre de vin
mêlé d'eau ; le matin on fait bouillir le tout légèrement ,

et l'ayant passé par un linge , on fait boire la colature au
malade qui en est purgé par haut et par bas ; et non seulement
il assure qu'elle est bonne dans la dyssenterie , mais encore
qu'on la donne avec un merveilleux succès dans les maladies de
l'estomac. Plus la racine est nouvelle , plus elle a de force ,
et elle purge quelques-uns plus par le haut que par le bas.

D'Aliveau, docteur en médecine, assure, suivant les expériences qu'il a faites en Amérique, que non seulement la racine
d'ipécacuanha est utile , mais encore que les feuilles de cette
plante sont un remède merveilleux pour toutes les maladies
de colliquation , les affections de poitrine , les obstructions ,
les maux d'estomac, très - dangereux aux nouveaux venus
dans les Indes occidentales , et pour les règles des femmes.

Le Gras, médecin, passe pour être le premier qui ait apporté
en France la racine d'ipécacuanha. Helvétius l'a mise fort en
vogue pour la dyssenterie , et autres cours de ventre , par les
cures qu'il en a faites.

Il est peu de drogues en médecine qui aient plus de propriétés
que cette racine. En qualité d'émétique , l'ipécacuanha s'emploie dans tous les cas , et avec tous les tempéramens où
il ne seroit pas prudent de donner le tartre stibié (*tartrite de
potasse antimonié*). Chomel en a donné et vu donner aux
meilleurs praticiens dans l'asthme humoral , dans la paralysie invétérée, dans la coqueluche des enfans, dans les dévoiemens opiniâtres , dans l'inappétence , dans les pâles couleurs , en un mot , dans tous les cas où il faut rectifier les
digestions ; dans les glandes engorgées des enfans , dans l'embarras du mésentère. Il peut s'allier avec les yeux d'écrevisses,
le mars , l'opium , avec le diascordium , et toujours à petite
dose. De cette façon l'ipécacuanha est plus efficace ; et l'expérience nous a appris que , lorsqu'il est donné à grande dose ,
en agissant trop promptement, il n'agit pas assez. Il a vu
fondre avec l'ipécacuanha à la même dose, des nodus d'une
goutte qui commençoit aux doigts des mains. Il a vu des
paralysies survenues dans les extrémités inférieures à la suite
de convulsions , guéries par un long usage du vin d'Espagne,
fait avec une demi-once d'ipécacuanha infusé dans une pinte
de vin d'Espagne blanc naturel , et pris à la dose d'une cuillerée tous les matins à jeun.

Il ne faut cependant pas toujours prendre ce remède à jeun:
il convient mieux de le mêler avec les alimens ; il agit plus
efficacement. C'est le meilleur atténuant , le résolutif le plus
sûr , et le fondant le moins dangereux. C'est pour cette raison que l'ipécacuanha est un si bon remède dans la coqueluche

des enfans : outre qu'il fait vomir , il atténue en même temps
la lymphe épaissie. Plusieurs auteurs ont fait des traités
entiers sur une seule drogue, tels que la sauge , le *trifolium albrinum* , la véronique , le gaïac , le quinquina , etc. :
l'ipécacuanha en mériteroit un qui l'emporteroit de beaucoup sur tous ceux dont on vient de parler ; et ce qui paroîtra
singulier , la dyssenterie n'est pas la maladie où il convienne
le mieux. Il y a un grand nombre de dyssenteries différentes ;
il ne convient pas dans toutes , ni dans tous les temps : cette
racine ne guérit jamais plus sûrement que lorsque la dyssenterie est plus invétérée. Ce remède peut aussi se donner en
lavement. On fait une décoction d'ipécacuanha , avec une
tête de pavot pour une chopine , et on en donne un lavement,
qu'il faut que le malade garde le plus long-temps qu'il pourra.
Ce remède est très-utile dans les cas où l'on soupçonne qu'il
y a un ulcère dans les derniers intestins. Pison , dans son
Traité des plantes et des maladies du Brésil , se servoit de
cette racine à la dose d'un gros en décoction , pour une pinte
d'eau prise par verres.

IRIS DE FLORENCE (*Iris Florentina* , Tourn. Linn. 55).
Racine blanche , grosse comme le pouce , oblongue , qu'on
nous apporte séche de Florence. Sa tige est semblable à celle
de notre iris ; mais ses feuilles sont plus étroites , et sa fleur
est blanche. On doit la choisir bien nourrie , pesante , compacte , nette , très-blanche , ayant une odeur de violette douce
et agréable , d'un goût un peu piquant et amer. Elle est
chaude et séche , incisive , atténuante , digestive , abstersive ,
émolliente et béchique. Elle sert intérieurement à purger
le mucilage tartareux des poumons , à la toux , à l'asthme ,
aux tranchées des enfans, à la rétention des mois des femmes
et de l'urine , et extérieurement à effacer les taches et les
lentilles de la peau , étant mêlée avec de l'ellébore et du
miel. Elle remédie à la puanteur de l'haleine , tenue dans
la bouche ; elle entre dans les collyres pour les maladies
des yeux.

Elle entre dans la composition de plusieurs parfums : on
prépare , avec l'iris de Florence , une poudre simple , appelée
pulvis diaireos simplex , qui se fait avec sa racine , la poudre
diatragacant froide , et le sucre candi ; sa dose est d'un demi-
gros : elle est propre à calmer la toux , en adoucissant l'âcreté
de l'humeur qui coule du cerveau sur la gorge ; elle convient
aussi dans les fluxions catarreuses. La poudre d'iris composée , appelée *poudre de Salomon* , est plutôt un électuaire
qu'une poudre.

' Le suc de la racine d'iris de Florence est efficace pour enlever les obstructions des viscères, et pour l'hydropisie. Ray rapporte qu'on a guéri plusieurs hydropiques par le seul usage de ce suc : il en donnoit quatre cuillerées dans six cuillerées de vin blanc, tous les matins à jeun.

La racine d'iris entre dans le sirop d'armoise de Rhazis, dans la thériaque, dans l'emplâtre de mélilot, dans le diabotanum, etc.

Iris, *ou* Flambe de jardin (*Iris nostras vulgaris. Iris germanica, sive sylvestris.* Linn.). Plante dont les feuilles sont larges de deux doigts, roides, cannelées, finissant en pointe comme une épée ; elle croît sur les murailles, et on la cultive dans les jardins. On se sert en médecine de sa racine qui doit se cueillir au printemps avant qu'elle pousse des bourgeons. Elle est chaude et dessiccative, hydragogue et sternutatoire. Son usage interne est de purger les eaux des hydropiques, et l'externe de nettoyer les taches et les démangeaisons de la peau ; elle est contraire à l'estomac et aux autres viscères, on doit la corriger par quelque stomachique.

On tire le suc de la racine de cette plante par expression, et on l'ordonne depuis une once jusqu'à quatre dans l'hydropisie qui commence ; mais il faut continuer ce remède trois ou quatre fois, et même plus, de deux jours l'un. Le meilleur correctif du suc d'iris est la crême de tartre (*tartrite acidule de potasse*), ou le cristal minéral (*nitrite de potasse mêlé de sulfate de potasse*) : on fait fondre une demi-once de l'une ou de l'autre dans six onces d'eau bouillante ; on y ajoute deux onces de suc d'iris, qu'on laisse dépurer : on le fait prendre ensuite au malade.

On prend ce jus mêlé avec du jaune d'œuf frais à demi-cuit, ou avec du miel, ou avec de l'eau sucrée. La décoction de cette racine délivre des opilations causées par l'humeur épaisse, provoque l'urine, fait mourir les vers, et pousse le calcul. Les Italiens confisent cette racine récente avec du sucre et du miel, et en usent pour les effets susdits.

Ivette (*Chamaepitis lutea vulgaris, sive folio trifido,* Tourn. *Teuchrium chamaepitis,* Linn. 787). Il y en a de plusieurs espèces ; celle à fleur jaune est la plus estimée. Elle pousse des tiges ligneuses, velues et rampantes à terre ; elle croît aux lieux incultes, arides et sablonneux. L'herbe entière fortifie les nerfs, échauffe et dessèche, incise et ouvre ; elle pousse les urines et les mois, et guérit les douleurs de la goutte ; on en peut user à la manière du thé. Elle est vulnéraire : on l'ordonne ordinairement avec le *chamaedrys*, ou germandrée. Elle excite si puissamment les règles et la sortie du fœtus mort, qu'on en interdit l'usage aux femmes grosses, de peur qu'elles ne fassent de fausses couches. Cuite dans du vin, elle remédie à la jaunisse ; et dans l'hydromel à la sciatique. Portier dit qu'en boisson elle guérit le pissement de sang. La conserve faite de ses feuilles et de ses fleurs est bonne aux paralytiques.

J

Jacobée, *ou* Herbe de Saint-Jacques (*Jacobaea, seu Flos sancti Jacobi. Jacobaea vulgaris lanciata*, Tourn.). Plante qui croît aux lieux humides dans les champs. Elle est apéritive, vulnéraire, émolliente, détersive, résolutive, Elle guérit merveilleusement les plaies, est bonne aux entrailles ; ce qu'on a éprouvé avec succès. Appliquée sur les fistules, elle les empêche d'augmenter et les guérit. Son suc pris en gargarisme guérit les inflammations et les apostèmes du gosier.

On se sert de l'onguent fait avec le suc de jacobée pour l'érysipèle. Tournefort croit qu'il conviendroit mieux de bassiner les parties affligées avec son infusion tiède. Quelques auteurs la regardent comme une espèce de seneçon, par rapport à sa figure et à ses vertus ; car on pourroit, dans un besoin, la substituer à cette plante pour les décoctions émollientes.

Simon Pauli dit que la tisane ou décoction de cette plante est bonne pour la dyssenterie. L'application de l'herbe chaude sur le ventre calme aussi les tranchées qui accompagnent cette maladie : on peut la donner en lavement.

Jais, *on* Jaïet (*Gagates*). Espèce de bitume fossile, opaque, très-noir, solide, compacte, qui se trouve ordinairement en Cilicie, auprès de la chute du fleuve appelé *Gagatte ;* c'est de là qu'il a pris son nom. Il faut choisir le jaïet net, dur, d'un beau noir luisant ; on en trouve quantité en Flandre et dans le Brabant. Il est émollient, discussif et bon pour guérir la colique venteuse, si on en prend durant sept jours consécutifs une drachme réduite en poudre très-fine. Ætus l'allume, puis il l'éteint dans du vin, pour faire boire dans la passion cardiaque.

Jalap (*Convolvulus americana, Jalappa dicta*). Racine grise, résineuse, qu'on apporte séche coupée par tranches des Indes occidentales. La plante qu'elle porte quand elle est dans la terre, selon Tournefort, est une espèce de belle-de-nuit, ainsi nommée, parce que sa fleur s'épanouit la nuit, et qu'elle se referme au moindre rayon du soleil. Les fleuristes l'appellent encore *merveille du Pérou*. On doit choisir la racine de jalap en rouelles épaisses, compactes, parsemées de veines résineuses, difficiles à rompre avec les mains, mais faciles à casser avec le pilon, de couleur grise, d'un goût un peu âcre. Elle purge très-bien toutes les humeurs. On s'en sert pour la goutte, pour les rhumatismes, pour les obstructions. La dose en substance est de demi-scrupule à un scrupule, et en infusion d'une drachme et demie à deux drachmes. On en donne six grains aux petits enfans, douze aux grands, et un scrupule aux adultes les plus robustes. Lorsque le jalap est frais et récent, il purge vigoureusement, et il ne faut pas en donner plus d'un scrupule ; mais s'il est vieux, la faculté purgative est diminuée, et on en peut donner un peu plus, mais rarement.

L'usage du jalap est très-commun parmi le peuple, qui se purge avec un demi-gros en poudre, ou un gros en infusion dans du vin blanc. Ce remède est aussi commode et aussi utile qu'il est à peu de frais : il évacue à merveille les sérosités, et on l'ordonne principalement dans l'hydropisie, et aux personnes d'un tempéramment pituiteux. Quelques-uns font infuser cette racine réduite en poudre avec pareille quantité d'iris, dans de bonne eau-de-vie pendant trois ou quatre jours et même plus, l'exposant au soleil ou au bain de sable : ils en donnent ensuite une ou deux onces, qui purgent fort bien les eaux et soulagent considérablement les hydropiques. On fait un grand secret de cette composition, qu'on regarde comme un spécifique dans l'enflure.

La résine de jalap doit être employée avec beaucoup de circonspection, ainsi que la résine de scammonée. En général, il vaut mieux les donner étendues dans un dissolvant approprié que de les donner en subtance. Chomel a donné à des personnes fortes et robustes, que les purgatifs ordinaires ne pouvoient purger, une émulsion faite de la manière suivante :

Depuis quatre jusqu'à huit grains et même davantage, suivant le tempérament, de résine de jalap en poudre ; y ajouter douze grains de sel de tartre, un peu de sucre ; broyer le tout exactement, et verser par-dessus peu à peu dix ou douze onces de lait d'amandes douces, un peu tiède. Donner le tout en deux doses égales, chauffé au bain-marie, à une heure de distance l'une de l'autre.

On peut aussi en faire une limonade avec du jus de limon
et du sucre. La scammonée se donne de la même manière.

On tire la résine de jalap avec de l'eau-de-vie ou de l'esprit-
de-vin ; versant la liqueur par inclination , et la faisant évaporer jusqu'à la consistance requise ; la dose est de huit à dix
grains en poudre et en bol. Le jalap entre dans l'électuaire
hydragogue de Sylvius Deleboë, dans l'extrait catholique et
cholagogue de Rolfinsius , dans les pilules arthritiques de
Schœffer, dans les pilules catholiques et dans le sirop hydragogue de Charas.

JOUBARBE GRANDE (*Sedum semper vivum majus et tec-*
torum , Linn. 664). Plante basse , dont les feuilles , disposées
en roses , sont grasses , charnues et pleines de suc ; elle croît
sur les murailles et sur les toits des chaumières. On se sert de
ses feuilles , qui sont rafraîchissantes , astringentes et incrassantes. Leur usage interne est dans les fièvres bilieuses , pour
étancher la soif et éteindre la chaleur. On s'en sert extérieurement dans l'esquinancie. On a coutume d'en exprimer le
suc , et de le faire boire avec du sucre dans les maladies chaudes. La joubarbe est employée extérieurement pour adoucir
les douleurs de la brûlure , de la goutte , des cancers. Pour
rafraîchir dans les maladies aiguës et les fièvres ardentes , on
la pile , et on l'applique en forme de cataplasme sur la tête ,
ou sur le front , ou aux plantes des pieds avec du lait de
femme , ou du suc d'écrevisse tiré par expression, pour remédier à la frénésie , et procurer un sommeil doux. Le suc de
joubarbe mêlé avec le sel ammoniac (*muriate ammoniacal*) ,
puis distillé , donne un gargarisme éprouvé dans l'esquinancie, l'inflammation du larynx , et les autres inflammations du
gosier , ainsi que le suc exprimé de la même plante avec des
écrevisses. Le suc mêlé avec de l'huile de noix et battu est
excellent pour la brûlure et l'érysipèle ; dans les descentes
de matrice et dans les ulcères profonds, ce suc peut être quelquefois employé en injection. Lorsque dans les fièvres ardentes , la langue se dessèche en plusieurs endroits , le suc de
joubarbe , tenu dessus sans l'avaler , humecte sa sécheresse ,
calme la douleur de ses fissures , et les consolide doucement.
Ce suc mêlé avec l'eau distillée , ou le suc de brunelle , est
un remède salutaire dans ce même cas. Les feuilles de joubarbe , dont on a ôté la surpeau qui couvre la partie interne ,
appliquées sur les verrues et sur les cors des pieds soir et
matin , les ramollit , en sorte qu'on les peut arracher à la longue; et si on en applique sur les ganglions et sur les *nodus* des
parties tendineuses et nerveuses , en les renouvelant tous les

soirs et les matins, ces tumeurs se ramolliront et se dissiperont insensiblement.

Jujubes (*Ziziphus*, Tourn. *Rhamus ziziphus*, Linn.).
Fruits gros comme une prune médiocre, rouges en dehors,
jaunâtres en dedans, charnus, tendres, d'un goût doux et
vineux, ayant la peau assez dure, et renfermant un noyau.
Ces fruits naissent à un arbre appelé *jujubier*, qui croît dans
les pays chauds; il est très-commun aux îles d'Yères, près
Toulon, d'où on apporte les jujubes séches. Il faut les choisir récentes. grosses, bien nourries, d'une belle couleur
rouge, d'un goût doux et agréable. Elles sont médiocrement
chaudes et humides; leur principal usage est dans l'âcreté
du poumon, la toux, la pleurésie, l'acrimonie de l'urine,
l'effervescence du sang, l'érosion des reins et de la vessie;
elles entrent dans les décoctions pectorales et nephrétiques.

Julep (*Julapion, sive julepus*). Potion douce et agréable,
composée d'eaux distillées, ou de légères décoctions qu'on
cuit avec une once de sucre, sur sept ou huit onces de liqueur
ou de suc clarifié, qu'on donne aux malades. On en donne
quelquefois pour la boisson ordinaire en certaines maladies.
Il sert à préparer les humeurs peccantes, pour rétablir les
forces du cœur abattues, pour provoquer le sommeil. On ne
doit faire les juleps que dans le temps qu'il les faut prendre,
parce qu'ils ne se gardent pas. Pour les rendre plus agréables au goût des malades, on y peut mêler quelquefois un
peu de jus d'orange, de citron, ou de groseille, ou autres
acides, comme quelque goutte d'esprit acide de soufre, ou
de vitriol (*acide sulfurique étendu d'eau*). Pour faire un
julep, il faut d'abord peser le sirop et les liqueurs, puis mettre le sirop dans une fiole, verser les eaux par-dessus, et
bien agiter la fiole, afin de mêler le tout exactement.

Julep alexitère. Mêler dans une once de sirop de vipère
un demi-gros d'esprit de vipère, deux gros d'eau thériacale,
deux onces d'eau de citron, autant de celle d'œillet. Ce julep
résiste au venin et aux impressions du mauvais air.

Julep anodin. Mêler ensemble quatre onces d'eau de
pourpier et autant d'eau de laitue, deux gros de canelle
orgée, une once de sirop de diacode, avec un demi-gros
d'yeux d'écrevisses, ou de perles préparées, et en faire trois
prises.

Julep anodin *pour procurer le sommeil, et appaiser les
grandes douleurs.* Mêler deux gros de sirop de nénuphar et
autant de sirop de diacode dans trois onces d'eau distillée de
coquelicot.

On ne mêle ordinairement aucun purgatif dans les juleps ; cependant si les malades ne pouvoient pas supporter la méthode ordinaire de la purgation , on pourroit les tromper agréablement et utilement , en leur faisant prendre le *julep purgatif* dont voici la composition : mêler une once de sirop magistral de rhubarbe avec les eaux distillées de plantain , de roses et de centinode , de chacune deux onces.

JULEP *contre les vers.* Une demi-poignée de feuilles d'aurone , un gros de ses semences : les faire infuser , pendant une nuit , dans cinq onces de vin blanc : ajouter à la décoction une once de sirop d'absinthe. Le prendre à jeun.

JULEP *contre l'asthme , la pleurésie et la péripneumonie.* Feuilles de capillaire , de scolopendre , de lierre terrestre , de chacune une demi-poignée ; fleurs de tussilage et de pavot rouge, de chacune une pincée : les faire cuire dans une suffisante quantité d'eau de fontaine jusqu'à la reduction de six onces : ajouter à la décoction une once de sirop de guimauve.

JULEP *contre la soif immodérée.* Eaux distillées des fruits d'épine-vinette et d'oseille , de chacune trois onces ; sirop d'épine-vinette , une once ; sel de prunelle : à prendre en une dose.

JULEP *contre l'effervescence de la bile.* Eaux d'endive et d'oseille , de chacune trois onces ; sirop d'épine-vinette , une once ; sel de prunelle , un demi-gros.

JULEP *somnifère ou propre à exciter le sommeil.* Eau de laitue , quatre onces ; sirop diacode, demi-once ; ou laudanum liquide de Sydenham , douze gouttes : mêler le tout pour un julep à prendre au moment du sommeil.

JULEP *contre l'apoplexie.* Eaux de mélisse simple , de chardon-béni , de chacune deux onces ; eau de fleurs d'oranger , de canelle orgée , de chacune deux gros ; sel ammoniac (*muriate d'ammoniaque*) , demi-gros , ammoniaque, lilium de Paracelse (*alcohol de potasse*) , de chacune douze gouttes ; sirop d'œillet , une once ; mêler pour un julep à donner par cuillerées toutes les demi-heures ; on en donne deux doses de quatre en quatre heures.

JULEP *anodin contre la dyssenterie.* Eau distillée de lis , quatre onces ; laudanum liquide de Sydenham , douze gouttes ; carbonate de chaux , deux scrupules ; sirop de guimauve, une once : mêler le tout pour un julep à prendre à l'heure du sommeil.

JULEP *anti-scorbutique.* Eaux de fumeterre et de grand raifort , de chacune deux onces et demie ; sel de fumeterre , un demi-gros ; sirop d'absinthe , une once : pour une prise à réitérer souvent.

JULEP *rafraîchissant.* Eaux de chicorée et de nénuphar , de chacune trois onces ; suc de bourrache purifié , deux onces ; sirop de nénuphar , une once : à prendre dans la grande effervescence du sang.

Autre. Eaux de lis et de nénuphar , de chacune trois onces ; suc de bourrache purifié , deux onces ; sirop de nénuphar , une once : pour un julep à réitérer souvent.

JULEP *contre l'asthme et la phthisie.* Feuilles de véronique , une pincée ; quinze baies de genièvre concassées : les faire infuser dans quatre onces d'eau de véronique : ajouter à la décoction une once de sirop de capillaire ; pour un julep à réitérer souvent.

JULEP *cordial dans les syncopes.* Eaux distillées de reine-des-prés et de cerises noires , de chacune trois onces ; sirop d'œillet et de limon , de chacun demi-once : mêler le tout.

JULEP *pour prévenir l'avortement.* Eaux de plantain, de roses , de chacune deux onces ; sirop de coing , une once ; sirop diacode , demi-once : mêler pour un julep à prendre en se couchant, ou dans le jour , selon le besoin.

JULEP *pour faire sortir le fœtus mort.* Eaux distillées de chardon-béni , de fleurs d'oranger , de chacune deux onces ; trochisques de myrrhe, un scrupule ; sirop d'armoise, demi-once : mêler le tout pour un julep.

JULEP *hydragogue , ou contre l'hydropisie.* Eau de fleurs de camomille , ou infusion de fleurs de camomille , huit onces ; tartre stibié (*tartrite de potasse antimonié*) deux grains ; sirop de nerprun , une once et demie : mêler le tout pour un julep.

JULEP *pour les fièvres malignes.* Sirop de groseilles rouges , une once ; eaux de mélisse et d'alléluia , de chacune trois onces.

Autre. Sirop de groseilles rouges , deux onces ; eau de laitue ou de chicorée , une livre ; sel de prunelle , demi-gros : mêler et donner le julep pour boisson dans les fièvres.

JULEP *contre la cachexie et les affections scorbutiques.* Suc clarifié d'alléluia , d'oseille ronde , de fumeterre , de beccabunga , de cresson de fontaine , d'herbe aux cuillers , d'absinthe , de trèfle d'eau , une livre ; sirop d'alléluia , une once : mêler le tout , que l'on prendra par cuillerée.

JULEP *contre le crachement de sang et les hémorroïdes.* Sucs clarifiés de laitue , de pourpier et de plantain , de chacun quatre onces ; sirop de consoude et de lierre terrestre, une once.

JULEP *contre l'enrouement et la toux invétérée.* Eaux de pouliot et de pavot rouge, de chacune deux onces ; sirop de raifort sauvage, une demi-once : mêler le tout pour un julep à prendre, pendant quelque temps, le soir en se couchant.

JULEP *contre la colique venteuse et la néphrétique.* Semences d'anis et de fenouil, de chacune un demi-gros ; feuilles de fenouil, une demi-poignée : les faire bouillir dans cinq onces d'eau de fontaine : ajouter à la décoction deux onces d'huile d'amandes douces.

JULEP *contre le flux hépatique.* Eaux de nénuphar, de plantain, de chacune deux onces ; sirop de pavot blanc, une once.

Autre. Prendre le matin à jeun, pendant quelque temps, quinze à vingt gouttes d'eau distillée de chicorée sauvage.

JULEP CÉPHALIQUE *pour les maux de tête opiniâtres.* Eaux distillées de bétoine et de muguet, de chacune trois onces ; y mêler une once de sirop de fleurs d'oranger.

JULEP CORDIAL. Mettre une once de sirop de limon dans une fiole, puis y verser eaux d'*alléluia*, d'*ulmaria* et de buglose, de chaque deux onces ; agiter le tout ensemble. Il fortifie et réjouit le cœur.

Autre. Mêler une once de sirop d'écorce de citron avec les eaux distillées de scorsonère, mélisse, chicorée sauvage et chardon-béni, de chacune une once ; y ajouter deux gros de canelle orgée.

Autre. Prendre de l'eau de mélisse simple, des eaux de bourrache, de buglose et des trois noix, de chacune quatre onces ; sirop d'œillet ou de grenade, deux onces, et demi-once d'eau de canelle orgée ; le tout mêlé ensemble, en faire quatre prises.

Autre. Mêler une once de sirop de limon avec les eaux distillées de buglose, alléluia, et reine des prés, de chacune deux onces pour une seule prise.

On peut substituer à ces eaux une légère décoction des feuilles des plantes susdites.

Ces juleps réjouissent le cœur, et fortifient l'estomac sans l'échauffer.

Autre. Prendre un gros de confection d'hyacinthe, et une once de sirop de limons, les délayer dans les eaux distillées de buglose, alléluia et chardon-béni, de chacune une once et demie. Faire prendre au malade cette composition, ou tout à la fois, ou par cuillerées. Elle est propre à résister aux venins,

venins, fortifier l'estomac, et corriger le levain des humeurs
viciées et malignes.

Julep de craie. Mêler ensemble une once de craie bien
blanche et préparée, six gros de sucre bien raffiné, deux gros
de gomme arabique, et une pinte d'eau pure.

Cette préparation fort simple est très-utile pour absorber
les acides de l'estomac, émousser en général l'âcreté des humeurs, et produire tous les bons effets des poudres absorbantes.

Julep hystérique. Allumer deux gros de camphre, le
plonger ensuite dans de l'eau d'armoise, ou dans une chopine
d'eau commune ; continuer d'allumer et éteindre le camphre
de la même manière, jusqu'à ce qu'il soit entièrement consommé. Ce remède provoque les règles, abat les vapeurs,
et fortifie la matrice et le cerveau. On le donne depuis deux
onces jusqu'à huit, c'est improprement qu'on le nomme *julep*.

Autre. Prendre sirop de chalibé, une once ; y ajouter des
esprits de succin et de castor, de chacun dix gouttes ; eaux
d'armoise et de fleurs d'oranger, de chacune trois onces ; et
un demi-gros d'esprit volatil aromatique.

On peut composer d'autres potions hystériques, en délayant
des drogues et des poudres hystériques dans des eaux appropriées ; il en est de même des autres potions.

Julep pectoral. On met une once de sirop de jujubes
dans une fiole, et on y verse des eaux de scabieuse, de bourrache et de fleurs de coquelicot, de chacune deux onces ; on
brouille le tout pour délayer le sirop, pour une prise. Il humecte la poitrine, et il adoucit les âcretés ou les sérosités salées
qui tombent dessus.

Autre. Mettre huit onces d'eau de lait distillée au bain-
marie dans une once de sirop de jujubes ; agiter la fiole, et bien
mêler les deux liqueurs. Ce julep est excellent dans la toux,
et les maux de poitrine qui proviennent de chaleur.

Julep rafraîchissant. Mêler eaux distillées de buglose,
bourrache et fleurs de nénuphar, de chacune deux onces,
avec une once de sirop, soit violat, soit de pommes de
reinettes.

Autre. Prendre eau de fraises ou de frambroises, et de groseilles, de chacune cinq ou six onces ; deux onces de sirop de
nénuphar, une once de jus de citron ; mêler le tout et le
donner en quatre fois.

Pour le rendre encore plus rafraîchissant, on peut y ajouter
dix ou douze gouttes d'esprit de soufre, ou de celui de vitrio

I.   25

tité de feuilles de jusquiame , de langue de chien et de nicotiane vertes , de chacune une livre ; joindre à ce suc autant
de bonne huile d'olive , faire bouillir le tout sur un feu doux,
jusqu'à ce qu'il soit réduit à la moitié , prenant garde que
la poële où on le fait ne se noircisse au fond et ne brûle
l'huile ; verser ensuite l'huile doucement dans une terrine ,
gratter ce que l'on peut de ce qui sera resté au fond de la
poële , qu'on mêle avec l'huile de la terrine , et la laisser refroidir. Ensuite on verse cette huile doucement et à clair dans
des bouteilles ; et de ce qui est resté au fond de plus épais ,
on fait une espèce d'emplâtre, avec parties égales de cire
jaune qu'on fait fondre sur le feu , en la mêlant exactement
avec le marc de l'huile : on en forme ensuite une masse d'emplâtre qui est très-résolutif.

Cette huile n'est pas seulement résolutive et anodine , elle
est aussi vulnéraire , et très-utile dans les plaies et dans les
ulcères , pour le rhumatisme et les douleurs de la sciatique.
Celle qui est tirée par expression des graines de jusquiame ,
de mandragore , de morelle et de pavot , a les mêmes vertus.

On expose les mains et les pieds affligés des engelures à la
fumée de la jusquiame , après quoi on presse les doigts , et
on en fait sortir la lymphe épaissie : cette plante est anodine
et résolutive. Elle entre dans l'onguent *populeum*.

Ses semences sont employées dans le *requies myrepsi*, dans
le *philonium romanum* de Nicolas d'Alexandrie , dans la *triphera magna* du même , dans les pilules de cynoglosse de
Mésué , et dans les trochisques d'alkékenge.

L

LADANUM , *ou* Labdanum. Matière gommeuse ou résineuse
dont on voit deux espèces, une solide et l'autre liquide ; la
solide est formée en rouleaux gros comme le doigt, et torse
en la manière de pain de bougie , de couleur noirâtre, d'une
odeur assez douce quand on l'approche du feu ; c'est le *ladanum* commun qu'on appelle *ladanum en tortis*. L'autre espèce
est en consistance d'un baume fort épais , noire, odorante ,
enveloppée dans des vessies très-minces ; on l'appelle *ladanum liquide*, ou *baume noir*. Ces deux espèces de *ladanum*
sont apportées de Chypre, de Candie , d'Italie ; ils sortent
des feuilles d'un arbrisseau appelé *cistus ledon* , ou *cistus
ladanifera* , qui croît très-communément dans les pays chauds,
et dont il y a plusieurs espèces.

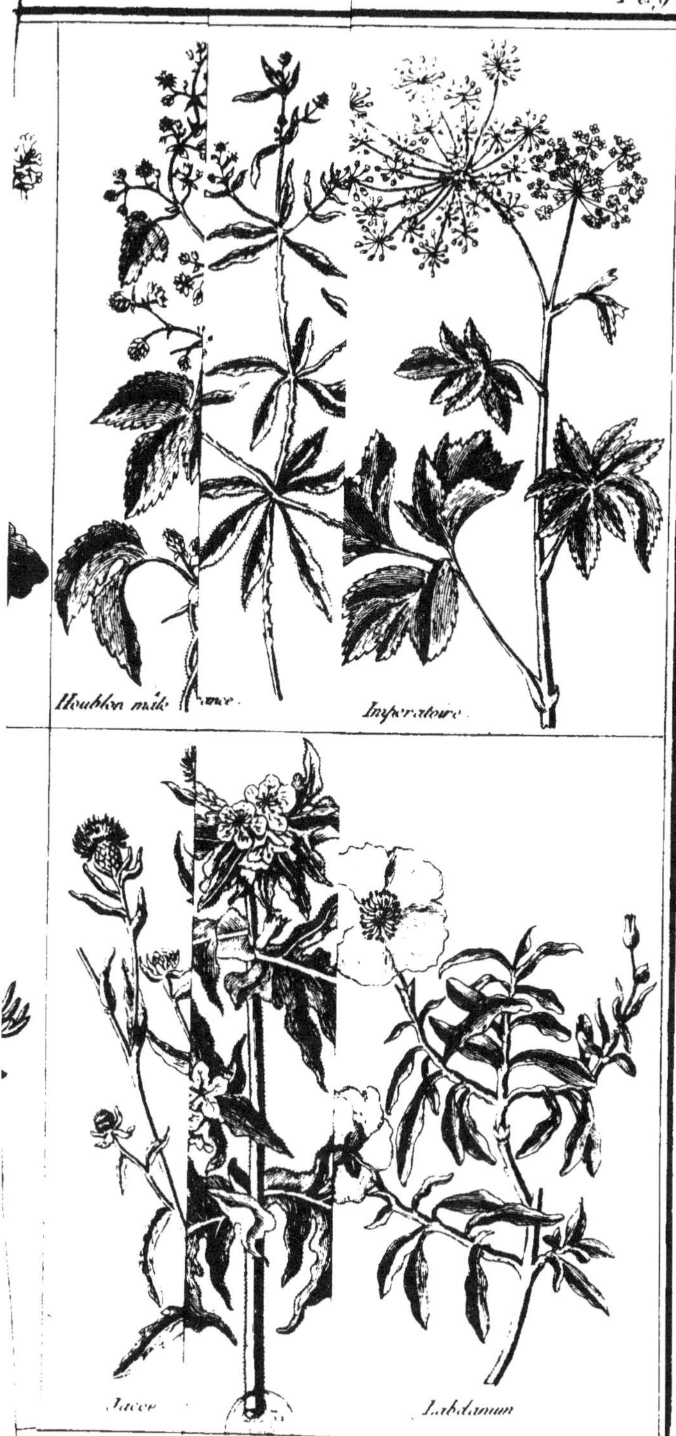
Houblon mâle France.
Imperatoire.
Jacee
Labdanum
G. Benard Dir. sc.

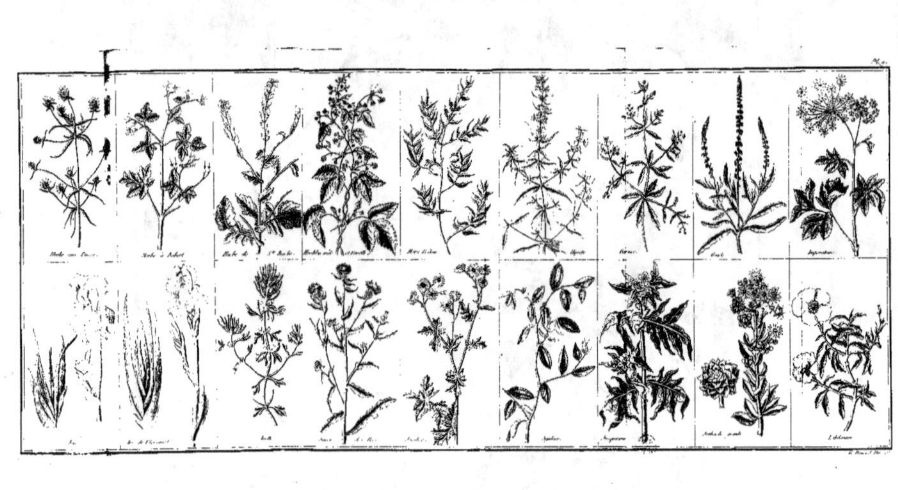

On ramasse le ladanum pendant les chaleurs de l'été avec une espèce de râteau auquel sont attachées plusieurs courroies d'un cuir rude, qu'on passe légèrement sur les cistes, dont on enlève par ce moyen la liqueur onctueuse répandue sur leurs feuilles, qui s'attache à ces lanières; on l'en sépare ensuite avec des couteaux, et on en forme des masses ou pains de différentes figures; c'est ce qu'on appelle *ladanum en tortis*. La partie la plus mollasse, et qui a la consistance d'un baume épais, est gardée dans des feuilles ou des bouteilles, et se nomme *ladanum liquide*; il est moins noirâtre et moins rare que l'autre.

Le ladanum en tortis, pour être bon, doit être noirâtre et résineux, d'une odeur agréable quand on le brûle, facile à s'enflammer, friable, et s'amollissant aisément dans les doigts; celui qui est rempli d'ordures et de poils est beaucoup inférieur. Les auteurs conviennent que les feuilles de la plante qui fournit le ladanum sont astringentes. Cette gomme résineuse est très-utile dans la dyssenterie et dans les cours de ventre, prise en bol avec la gelée de coing et le corail en poudre : la dose est depuis un demi-gros jusqu'à un gros. Le ladanum est un bon résolutif et digestif, appliqué extérieurement; on en fait un emplâtre et des pilules propres à fortifier l'estomac. Il entre dans plusieurs compositions astringentes, vulnéraires et résolutives, entre autres, dans un emplâtre fameux dont voici la composition :

Ladanum, trois drachmes; mastic, demi-once; trois noix de cyprès; térébenthine de Venise et cire neuve, de chacune une once; hypociste et terre sigillée, de chacune une drachme; racine de grande consoude, demi-once; du tout faire un emplâtre selon l'art. On l'applique sur la partie, après la réduction. Il faut que le malade prenne pendant vingt jours de l'esprit de sel bien rectifié à différentes doses, selon l'âge. Pour les enfans depuis six ans jusqu'à dix, on en met quatre scrupules dans une chopine de bon vin; on leur en donne deux onces. Depuis dix ans jusqu'à quatorze, on met deux gros d'esprit de sel (*acide muriatique*) sur la même quantité de vin; depuis quatorze ans jusqu'à vingt, on en met deux gros et demi; et aux personnes plus âgées, on en met jusqu'à cinq gros sur la même dose de bon vin.

Lait virginal. Faire infuser trois onces de litharge d'or en poudre dans six onces de bon vinaigre pendant trois heures dans un vaisseau à part, et mettre en même temps infuser et dissoudre dans un autre vase du sel commun dans de l'eau-rose ou de plantain, ou de morelle, ou à leur défaut dans de l'eau commune ; filtrer chaque liqueur à part , et ensuite les mêler ensemble. Il est propre pour les rougeurs , boutons , dartres et taches du visage.

Autre. Mettre dans une bouteille une dissolution de litharge d'or faite dans du vinaigre distillé , filtré , et dans une autre bouteille pareille quantité de dissolution d'alun de roche faite dans l'eau de nénuphar , ou autre semblable aussi filtrée ; et quand on veut avoir du lait virginal , on mêle de ces deux liqueurs ensemble en parties égales.

Nota. Ceux aussi qui ont de la teinture de storax ou de benjoin préparée avec l'esprit-de-vin (*alcohol*), peuvent avoir en tout temps un lait virginal très-propre pour nettoyer et blanchir les mains et le visage , en mêlant un peu de cette teinture avec sept ou huit fois autant de quelque eau distillée cosmétique ; c'est aussi le lait virginal qu'on emploie le plus aujourd'hui , tant à cause de sa bonne odeur , que pour ses bons effets.

LAITRON , *ou* Laceron (*Sonchus levis, laciniatus , latifolius,* Tourn. *Sonchus oleaceus ,* Linn. 1116). Plante dont il y a deux espèces générales ; une lisse, tendre et molle, appelée *levis* ; l'autre rude et épineuse, appelée *asper*. L'une et l'autre espèce rendent un suc laiteux quand on les écrase ; elles croissent dans les jardins , dans les champs , dans les vignobles. Elles sont humectantes , rafraîchissantes, adoucissantes, apéritives ; on s'en sert pour les inflammations du foie, de l'estomac , de la poitrine , pour purifier le sang et pour augmenter le lait des nourrices , pris en décoction. On mange en Italie leur racine en salade pendant l'hiver. Le suc qui sort de leurs tiges, pris en breuvage , est bon aux asthmatiques ; il appaise les douleurs d'oreilles , en y en distillant quelques gouttes , principalement si on le fait bouillir avec de l'huile dans une écorce de grenade. Il guérit la strangurie et la difficulté d'uriner, si on en boit environ quatre onces. Les feuilles mâchées ôtent la puanteur de la bouche. On appelle encore le laitron *palais de lièvre ,* parce que cet animal l'aime beaucoup. On l'emploie dans le sirop de chicorée.

LAITUE DOMESTIQUE (*Lactuca sativa ,* Linn. 1118). Il y en a de plusieurs espèces. La plus commune , et dont on se sert le plus, est la laitue pommée. On cultive les laitues dans les jardins, en terre grasse. La laitue est rafraîchissante et sèche ; elle procure le sommeil , arrête l'effervescence de la bile , augmente le lait aux nourrices, lâche doucement le ventre, est bonne à l'estomac , nourrit beaucoup, spécialement en salade, adoucit l'âcreté du sang : on la prend en substance

et en décoction. Son usage externe sert à soulager le mal de
tête, contre la brûlure et pour faire dormir ; en forme de
lotion, pour les pieds. La semence est une des quatre petites
semences froides ; elle est bonne contre les gonorrhées, l'acrimonie d'urine et les mêmes maladies que les feuilles. Les
pulmoniques, asthmatiques, ou ceux qui crachent le sang,
ne doivent point manger de laitue.

La laitue s'emploie aussi intérieurement dans les bouillons
et dans les lavemens rafraîchissans, dans les fièvres ardentes
et dans les maladies qui menacent les parties internes d'inflammation.

A l'égard de l'extérieur, on applique la laitue avec succès
sur le front, en bandeau ou seule, ou fricassée avec du vinaigre, le cerfeuil et le pourpier : ce frontal est utile dans la
migraine. Dans ce cas, Simon Pauli estime l'eau de laitue dans
laquelle, sur une livre, on aura fait fondre une once de sel
de prunelle ou de nitre purifié, dont on imbibera un linge
qu'on appliquera sur le front : cet auteur la préfère au suc
de laitue, mêlé avec l'huile rosat. On prétend que l'usage de
cette plante augmente le lait des nourrices. La laitue sauvage
est plus amère que celle qu'on élève dans les potagers ; mais
elle a presque les mêmes vertus.

Toutes les espèces de laitues entrent dans le sirop de chicorée ; la première et la seconde sont employées dans le sirop
de pavot composé de Mésué, dans son sirop de jujubes, dans
le lok de pavot, dans le *requies* de Nicolas d'Alexandrie, et
dans le *populeum* de Nicolas de Salerne.

LAITUE SAUVAGE (*Lactuca sylvestris, costâ spinosâ*, Tourn.
Lactuca virosa, Linn. 1119). Plante qui monte jusqu'à la
hauteur de trois pieds ; ses feuilles sont découpées comme celles
de laitron, dentelées, garnies sur le dos de petites épines le
long de leur côte. Elle croît au bord des chemins, dans les
champs et dans les prés. Elle est froide et sèche ; son jus, pris
en breuvage avec du vinaigre miellé, purge les superfluités
aqueuses par le bas ; il nettoie la sanie de l'œil, et ôte toutes
les fumées, éblouissemens et nuages des yeux. Sa semence,
prise en breuvage, arrête la gonorrhée. Son suc laiteux est
abstersif ; il purge et fait dormir comme le pavot ; il est bon
aux hydropiques. L'eau distillée des feuilles éteint la soif dans
les fièvres ardentes.

LAMPSANE, *ou* Herbe aux mamelles (*Lampsana domestica,
aut communis*, Linn. 1141). Cette plante est très-commune
dans la campagne et dans les jardins ; elle est d'un usage très-
utile pour nettoyer les ulcères et les vieilles plaies, appliquée

en fomentation, ou son suc mêlé dans les onguens. Elle est très-bonne pour les dartres farineuses : il faut laver souvent avec son suc les parties qui en sont affligées. Cette plante, prise intérieurement dans les décoctions et lavemens, est émolliente. Il y a des pays où on l'emploie utilement pour guérir le bout des mamelles, quand il est écorché ou fendu, d'où vient le nom de *papillaris* que quelques auteurs lui ont donné.

LANGUE DE CERF, *ou* Scolopendre vulgaire (*Lingua cervina officinarum*, Tourn. 544. *Asplenium scolopendrium*, Linn. 15 ,). Plante qui pousse de sa racine huit ou dix feuilles longues ordinairement d'un demi-pied, larges d'environ deux doigts, pointues en façon de langue, assez roides, polies, vertes, luisantes, d'une odeur de capillaire qui n'est point désagréable, d'un goût un peu astringent. On l'appelle *scolopendre vulgaire*, pour la distinguer de la vraie scolopendre, qui est le cétérach. Elle croît aux lieux ombragés, pierreux et humides, comme dans les puits, entre les joints de pierres. On se sert en médecine de ses feuilles qui sont rafraîchissantes, dessiccatives, astringentes, atténuantes, spléniques et hépatiques, pectorales, apéritives et vulnéraires. Leur principal usage est en tisane dans l'enflure de la rate, les obstructions du foie et de la rate, les vapeurs hystériques, les mouvemens convulsifs, le flux de ventre, le crachement de sang, contre la gravelle, et pour mondifier extérieurement les plaies et les vieux ulcères des jambes, pilées et appliquées dessus, ainsi qu'on l'a éprouvé plusieurs fois avec succès ; on les applique aussi sur la région de la rate. On peut encore préparer avec ses feuilles séchées et pilées, mêlées de sucre, une conserve propre aux usages indiqués. Les Flamands font bouillir ces feuilles dans de la bierre pour la médicamenter, et la faire boire aux rateleux et hypocondriaques, aux scorbutiques, et à ceux qui ont la fièvre quarte.

LANGUE DE CHIEN. *Voyez* Cynoglosse.

LANGUE DE SERPENT, *ou* petite Serpentaire, *ou* Herbe sans couture, *ou* Ophioglosse (*Ophioglossum vulgatum*, Tourn. Linn. 1518). Petite plante ayant deux feuilles qui partent de la racine, du milieu desquelles s'élève une hampe de trois à quatre pouces ; elle croît dans les prés, dans les marais et autres lieux humides. Elle est vulnéraire, dessiccative, résolutive, consolidante, propre pour arrêter les hémorragies, pour tempérer les inflammations des plaies, pour les hernies des enfans : on s'en sert intérieurement et extérieurement. Ses feuilles pilées et appliquées sur les brûlures, inflammations, hernies, plaies et ulcères malins, y sont très-bonnes. On fait un baume avec les feuilles infusées dans l'huile au soleil, auquel quelques-uns ajoutent de la térébenthine.

L'huile de cette plante, faite par infusion, est utile dans les maux de gorge les plus violens, si l'on en graisse la partie, et si l'on en fait avaler quelques cuillerées au malade.

LARME DE JOB (*Lacryma Jobi*, Tourn. *Coix lacryma Jobi*, Linn. 1378). Plante originaire des Indes, annuelle et vivace, si on la préserve des gelées, elle a les mêmes propriétés que le gremil ou herbe aux perles.

LAVANDE, Spic, Aspic *ou* Nard (*Lavandula angustifolia*, Tourn. *Lavandula spica*, Linn. 800). La lavande mâle a les feuilles plus larges que la femelle; on emploie les feuilles et les fleurs, sur-tout de la dernière espèce, parce qu'elle est la plus commune. On se sert plus ordinairement des épis chargés de fleurs, soit pour les décoctions céphaliques et nervales, soit pour en tirer par la distillation l'huile essentielle qui est fort estimée pour les maladies du cerveau, pour les vapeurs hystériques et pour l'épilepsie. On en fait boire huit ou dix gouttes dans quelque liqueur convenable; on s'en sert pour aromatiser les sels volatils urineux, dont les personnes sujettes aux vapeurs se servent si familièrement. On fait aussi, par infusion dans l'huile d'olive, une huile de lavande appelée *huile de spic* ou *d'aspic*. L'huile de spic que l'on vend, n'est souvent que de l'huile de térébenthine parfumée à Marseille avec l'huile essentielle de lavande. Pour connoître si elle est sophistiquée, il faut en mettre dans une cuiller; une demi-heure après elle est évaporée, il n'y reste que la térébenthine. Quand l'huile de lavande est pure, elle fait mourir les vers, les poux et leurs œufs; on en graisse un papier brouillard, que l'on applique sur la tête des enfans. Quatre ou cinq gouttes d'huile essentielle de lavande dans une cuillerée de vin, prise à jeun, dissipent la migraine et fortifient l'estomac. La même huile, mêlée avec celle de millepertuis et de camomille, fait un excellent liniment pour les rhumatismes, la paralysie et les mouvemens convulsifs.

Les fleurs de lavande, distillées avec du vin ou de l'eau-de-vie, donnent une espèce d'eau de la reine de Hongrie assez agréable. Les sommités de lavande chargées de fleurs et de graine, séchées proprement, sont excellentes, prises en infusion comme le thé, pour le vertige, le tremblemens des mains, les mouvemens convulsifs, les affections soporeuses, la paralysie, le bégaiement et les autres maladies des nerfs. Ce remède convient aussi aux asthmatiques, et à ceux dans lesquels le sang croupit par le défaut de circulation.

Rondelet donne la recette suivante pour les accouchemens laborieux : semence de lavande , demi-gros ; semence de plantain et de chicorée, de chacun deux scrupules ; poivre, un scrupule ; le tout mis en poudre , le délayer dans trois onces d'eau de chicorée et autant de celle de chèvre-feuille. Zacutus estime la conserve des fleurs de lavande pour rétablir les règles , pour les catarres , et pour fortifier l'estomac.

Ses fleurs entrent dans la décoction céphalique , dans le sirop anti-épileptique , dans le sirop de stœchas , dans la poudre céphalique odorante de Charas, et dans la poudre pour embaumer les corps. L'huile essentielle entre dans le baume apoplectique. On frotte aussi les bois de lits avec cette huile , pour chasser les punaises.

Lavement. Remède qu'on donne pour rafraîchir et relâcher le bas-ventre.

Lavement *contre la colique.* Feuilles de mauve, de pariétaire , de branc-ursine et de violette , de chaque une demi-poignée ; fleurs de camomille et de mélilot , de chaque une pincée ; semences d'anis et de fenouil , de chacune un gros : les faire bouillir dans une suffisante quantité d'eau : délayer une chopine de cette décoction avec deux onces d'huile de lis , pour un lavement à prendre contre la colique occasionnée par des excrémens endurcis.

Autre contre la colique et les vapeurs. Feuilles de mauve , de mercuriale , de sureau et de violette , de chaque une poignée ; les faire cuire dans une chopine d'eau de fontaine ; ajouter à cette décoction une demi-once de térébenthine délayée dans un jaune d'œuf ; du sirop de pavot blanc et du miel commun , de chaque une once.

Lavement *contre le flux de sang.* Racine d'aristoloche ronde , deux onces ; feuilles d'aigremoine , de piloselle et de dent-de-lion , de chaque une poignée ; roses rouges et fleurs de millepertuis , de chaque une pincée. Les faire cuire dans de l'eau de fontaine jusqu'à réduction d'une chopine : ajouter à la décoction deux onces de miel rosat et une demi-once de térébenthine délayée dans un jaune d'œuf.

Lavement *purgatif.* Faire cuire dans une suffisante quantité de décoction émolliente une demi-once de gratiole.

Lavement *contre la difficulté d'uriner.* Feuilles de saule , de vigne et de pourpier , de chaque deux poignées ; les faire cuire dans une chopine d'eau de fontaine : dissoudre dans la décoction deux onces de miel de nénuphar.

Lavement *contre la dyssenterie et la néphrétique.* Feuilles de mauve et de violette , de chaque une poignée ; fleurs des deux mêmes plantes , de chaque deux pincées : les faire bouillir dans une chopine d'eau : délayer dans la décoction une demi-once de térébenthine , dissoute comme ci-dessus , avec deux onces d'huile de lin.

LAVEMENT *pour les grandes constipations.* Une livre d'huile d'olives.

LAVEMENT *purgatif commun.* Faire bouillir dans une pinte d'eau qu'on réduira à une chopine , deux gros de séné ; couler la décoction et y dissoudre une once de lénitif.

LAVEMENT *purgatif contre les affections vaporeuses.* Faire bouillir dans une pinte d'eau qu'on réduira à un peu moins de moitié , trois gros de séné ; couler la liqueur , et y ajouter une once d'électuaire diaphenic, et trois onces de vin émétique trouble.

LAVEMENT *fébrifuge.* Faire infuser pendant trois heures dans une pinte d'eau bouillante , six gros , ou une once de bon quinquina pulvérisé, passer ensuite le tout par un linge et en remplir une seringue, laissant assez de place pour y ajouter une demi-once de sirop de diacode.

LAVEMENT *émollient et rafraîchissant.* Feuilles de mauve , de pariétaire et de sureau , de chaque une demi-poignée : les faire bouillir dans une pinte d'eau jusqu'à la réduction de moitié ; passer et ajouter deux ou trois onces de miel de nénuphar.

LAVEMENT *émollient.* Feuilles d'aneth , de mauve , de pariétaire , de mercuriale , de bette, de violettes , d'arroche , de seneçon , de chaque une poignée : les faire bouillir dans une suffisante quantité d'eau ; dans une chopine de cette décoction délayer trois onces de miel de nénuphar.

Autre. Feuilles de bette , d'arroche , de mauve , de guimauve , de chaque une poignée ; graine de lin , une pincée : faire bouillir dans une suffisante quantité d'eau de rivière : délayer dans une chopine de cette décoction trois onces de miel rosat et une once d'huile de lis.

Autre. Décoction de feuilles de bette , de chicorée , de laitue , de pourpier , une chopine : dissoudre un gros de sel de prunelle ; y ajouter deux onces de miel de nénuphar.

Autre. Son lavé , feuilles de mauve , de chaque une poignée ; faire bouillir le tout dans une quantité d'eau qu'on réduira à une chopine : ajouter à la colature deux cuillerées d'huile d'olives , ou deux onces de miel violat.

LAVEMENT *émollient et rafraîchissant.* Prendre une chopine de la décoction ci-dessus , y ajouter un gros de cristal minéral (*nitrate de potasse*).

LAVEMENT *laxatif*. Prendre une chopine de la décoction précédente, y dissoudre une once de lénitif, ou deux onces de miel mercuriel.

LAVEMENT *contre les vers*. Gratiole verte, une pincée ; petite centaurée et absinthe, de chaque une demi-poignée ; graines de santoline et de tanaisie, de chaque une demi-once : faire bouillir dans du petit lait.

LAVEMENT *anodin et calmant*. Sur une poignée de feuilles de bouillon-blanc et deux pincées de graines de lin, verser une pinte d'eau bouillante, et laisser reposer jusqu'à ce que l'infusion soit tiède ; passer ensuite et y ajouter un jaune d'œuf délayé dans un peu d'eau chaude : pour deux lavemens.

Autre. Faire une pinte de bouillon de tripes, à prendre en deux lavemens.

LAVEMENT *carminatif contre la colique venteuse*. Sommités de camomille romaine, de mélilot, de chaque une poignée ; d'anis, une pincée : faire bouillir le tout dans trois chopines de bouillon de tripes, qu'on réduira à deux : couler la liqueur pour deux lavemens.

LAVEMENT *néphrétique*. A une pinte de bouillon de tripes, ajouter une once de térébenthine exactement dissoute dans un jaune d'œuf, et un gros de cristal minéral (*nitrate de potasse*) fondu, pour deux lavemens.

LAVEMENT *contre les coliques opiniâtres et violentes*. Bon vin rouge, huile de noix, de chaque six onces : faire chauffer le vin, et ensuite y ajouter l'huile ; pour un lavement qu'on réitérera au besoin.

LAVEMENT *contre la colique des peintres*. Faire bouillir dans trois chopines d'eau commune une poignée de feuilles de mauve ; deux pincées de graine de lin, deux gros de feuilles de séné, et autant de pulpe de coloquinte : ajouter à la colature six gros d'électuaire diaphénic ; une demi-once de bénédicte laxative ; deux onces de miel mercuriel, pour deux lavemens.

LAVEMENT *pour le tenesme et la dyssenterie*. Feuilles et fleurs de bouillon blanc, une poignée ; son de froment, une demi-poignée ; fénu-grec et lin, de chaque deux gros : faire bouillir dans suffisante quantité d'eau ou de lait.

LAVEMENT *contre les constipations, cachexie ou bouffisure de ventre*. Feuilles de mercuriale et de mauve, de chaque une poignée ; les faire bouillir dans une pinte d'eau jusqu'à la réduction de moitié. Passer la liqueur par un linge et y ajouter une once ou deux de miel mercuriel.

Lavement *contre le flux céliaque.* Racines de grande consoude, de bistorte, de tormentille, de chaque une once ; feuilles de plantain, de pourpier, de centinode et de menthe, de chaque une poignée : semence d'oseille, deux gros ; roses rouges et blanches, de chaque une pincée : faire cuire le tout dans une certaine quantité d'eau : délayer dans une chopine de la décoction deux onces de miel rosat. *Voyez* Clystère.

Lauréole (*Laureola mas*, Tourn. *Daphne mezereum*, Linn. 509). Espèce de *thymélé*, dont il y a deux espèces, une appelée *mâle* qui conserve ses feuilles en tout temps, et l'autre *femelle* dont les feuilles tombent en automne, qu'on appelle *mezereum*, en français *bois gentil.* L'une et l'autre croissent dans les bois montagneux, aux lieux ombragés, rudes et déserts. Leurs feuilles, leurs fruits, leurs écorces purgent violemment la pituite et les sérosités. La dose est d'un gros en substance, et du double en infusion. On s'en sert pour l'hydropisie ; on les fait prendre en poudre ou en infusion, principalement en feuilles. Comme ce purgatif est violent, il faut le corriger avec la crême de tartre (*tartrite acidule de potasse*), ou quelque sel fixe et lixiviel ; on peut le mettre en macération dans du vinaigre, ou dans quelque autre acide, pendant vingt-quatre heures : on l'ordonne dans l'hydropisie, le rhumatisme, les vapeurs hystériques et la fièvre quarte. L'écorce de ces arbrisseaux s'emploie de la même manière.

Laurier (*Laurus vulgaris*, Tourn. *Laurus nobilis*, Linn. 529). Arbre qui croît aux lieux secs et chauds, et qu'on cultive dans les jardins. Ses feuilles et ses baies sont en usage dans la médecine. Le laurier est chaud, dessiccatif, émollient et résolutif ; l'usage principal des baies est dans la suppression des mois et de l'urine, dans les affections des nerfs, la colique et les crudités d'estomac. Le laurier est tout rempli de sel âcre, volatil, huileux et aromatique, sur-tout ses baies, dont on tire une huile excellente pour les maladies des nerfs, la paralysie, les convulsions, la colique et la foiblesse d'estomac. Cette huile se tire par l'expression, par la coction dans l'eau bouillante, ou par la distillation ; et on la donne aussi bien intérieurement à petite dose de dix ou douze gouttes, et l'on s'en sert extérieurement en liniment. On tire aussi par la fermentation de ses fruits un esprit qui a les mêmes vertus.

Les feuilles de laurier se donnent en infusion comme le thé, au nombre de cinq ou six, ou en poudre, à deux gros : extérieurement elles entrent dans les fomentations avec les herbes aromatiques, pour fortifier les parties engourdies, dans les rhumatismes, la paralysie, contre les piqûres de guêpes, pour ramollir les tumeurs, et apaiser le mal de dents, en gargarisme. Les baies ont donné leur nom à l'électuaire de baies de laurier qui est estimé pour les coliques, et les maladies de la matrice. Elles ont aussi donné leur nom à l'emplâtre de *baccis lauri* de Mésué; elle entrent dans l'orviétan, dans l'emplâtre de mélilot, dans l'électuaire de Justin, dans l'*aurea alexandrina*, dans la thériaque *diatesseron* de Mésué, dans la confection anacardine du même. Ses feuilles entrent dans le *martiatum*, et dans l'emplâtre de bétoine; et son huile dans l'onguent de Naples, dans l'emplâtre appelé *manus Dei*, dans celui de Paracelse, dans l'emplâtre de grenouilles et dans l'emplâtre styptique.

LAURIER - ROSE (*Nerion floribus rubescentibus*, Tourn. *Nerion oleander*, Linn. 305). Les feuilles de cet arbuste, séchées et mises en poudre, font un violent sternutatoire : il est long-temps à opérer; mais quand il fait une fois son effet, cela dure long-temps, et avec tant de violence, qu'on éternue jusqu'à saigner par le nez : ceux même qui sont habitués à prendre du tabac, et qui n'éternuent pas aisément, ne sont pas à l'épreuve de cette errhine. Cette plante est un poison également dangereux aux hommes et aux animaux; cependant Camérarius et Césalpin disent qu'elle est très-utile contre le venin des serpens : on en fait infuser les feuilles et les fleurs dans du vin, après y avoir ajouté de la rue; ce correctif adoucit l'âcreté naturelle et la qualité pernicieuse de cet arbrisseau.

LÉNITIF. Décoction de racines de guimauve et de figues grasses, deux livres; sucre blanc, une livre et demie; les faire cuire en consistance de miel, y mêler une demi-livre de pulpe de casse récente, pulpe de pruneaux, et poudre de séné, de chaque un quarteron; semence de violette, deux onces; tartre soluble (*tartrite de potasse*), une once; faire un électuaire du tout selon l'art. Il amollit, et il adoucit en purgeant sans violence. La dose est depuis une demi-once jusqu'à une once et demie.

LÉNITIF FIN *de Meyssonnier*. Dans une décoction de mauve et de chicorée coulée et pressée faire bouillir des pruneaux; lorsqu'ils sont cuits, en tirer la pulpe par le tamis; et à chaque once de pulpe ajouter aussi une once de pulpe de casse fraîchement tirée, deux drachmes de poudre de séné aussi pour chaque once desdites pulpes, de même une drachme de poudre de racine de polypode, demi-drachme de poudre de réglisse; et pesant le tout, y ajouter le double de bonne cassonnade blanche, faire cuire le tout à découvert sur le feu comme une confiture en consistance de miel ferme, ou de bon raisiné, et on aura un lénitif fin aussi utile que le meilleur *catholicum*.

Lentille (*Lens major aut minor*, Tourn. 390. *Ervum lens*, Linn. 1059). Plante qu'on cultive comme les autres légumes. Sa farine peut être employée avec succès dans les cataplasmes résolutifs et émolliens sur-tout dans les tumeurs des mamelles et dans les parotides. La décoction des lentilles lâche un peu le ventre lorsqu'elle est légère ; car une forte décoction, ou l'eau dans laquelle on a écrasé ce légume pour la rendre plus épaisse et en faire une purée, est plus capable de resserrer que de lâcher le ventre ; et on en donne dans les flux lientériques, avec succès. La première eau ou la décoction légère des lentilles est adoucissante ; on l'emploie utilement pour bassiner le visage dans la petite vérole, mais il faut attendre que l'inflammation des pustules commence à cesser, et ne s'en servir que lorsqu'elles approchent de l'exsiccation.

La décoction de lentilles est diaphorétique, et propre dans la rougeole, dans la petite-vérole, les fièvres malignes et le rhumatisme : on la fait prendre en tisane un peu chaude. La même décoction à la dose de quatre onces, avec deux onces de vin blanc, bue aussi chaudement qu'on le peut au commencement de la chaleur qui suit le frisson, guérit en une ou deux fois la fièvre intermittente, en augmentant la sueur.

Les lentilles entrent dans le cérat *de cynoglosso* de Gallien.

Lentille de marais, *ou* Lentille d'eau (*Lenticula palustris*, *vulgaris*). Petite plante aquatique dont les feuilles sont de la figure et de la grandeur des lentilles, lesquelles nagent sur la superficie des étangs, des lacs et des marais. Elle sont propres pour humecter, pour rafraîchir, pour éteindre les ardeurs du sang, prises en décoction. On les applique en dehors dans la goutte chaude, contre la gale maligne, sur le front pour apaiser la douleur de tête provenant de chaleur, et aux plantes des pieds pour éteindre le feu de la fièvre. L'eau distillée de ses feuilles est estimée pour les inflammations de toutes les parties nobles, et pour les fièvres pestilentielles. La même eau, appliquée par dehors sur les yeux, en ôte la rougeur, arrête les inflammations des paupières, des testicules et des mamelles.

Le remède suivant est sûr pour calmer la douleur des hémorroïdes. On saupoudre deux poignées de lentilles de marais avec une demi-once de myrrhe ; on met le tout dans un sac de toile, et on bassine les hémorroïdes avec l'eau qui distille par ce sac. Ray cite comme un secret l'infusion de cette plante dans du vin blanc pour la jaunisse : il faut en donner six onces à jeun pendant neuf jours.

LiÉge (*Quercus-suber*, Linn. 1413). Arbre de moyenne hauteur, portant des chatons et des glands semblables à ceux du chêne vert ; il croît dans les pays chauds , en Espagne , en Italie , vers les Pyrénées , etc. Le gland du liége est astringent et propre pour la colique venteuse ; la dose est depuis un scrupule jusqu'à une drachme. Son écorce doit être choisie en belles tables , unie , la moins noueuse , n'étant point crevassée , d'une épaisseur moyenne , légère , la moins poreuse , et se coupant très-facilement. Elle est détersive et astringente , elle arrête les hémorragies internes et les cours de ventre , prise en poudre ou en décoction. Les cendres du liége qui a servi de bondon aux tonneaux de vin sont recommandées par Borel et par Forestus contre la dyssenterie et le flux immodéré des hémorroïdes. Ses fleurs incorporées avec du beurre frais , ou dans l'huile d'amandes douces , sont propres pour résoudre et pour adoucir la douleur des hémorroïdes enflées.

Lierre (*Hedera arborea*, Tourn. *Hedera helix*, Linn. 292). Arbrisseau très-connu, dont les rameaux sarmenteux s'élèvent et s'étendent beaucoup en rampant , et s'attachent aux arbres voisins et aux murailles. Les feuilles de lierre sont chaudes , dessiccatives et un peu astringentes.

Tout le monde sait qu'on applique sur les cautères une feuille de cette plante , préférablement à celles de plantain , de morelle ou de poirée , dont on se sert en quelques endroits. Il y a même des personnes qui , au lieu de pois , font tourner de petites boules de même grosseur avec le bois de lierre , dont elles se servent pour mettre dans le cautère et entretenir la suppuration. On les met aussi sur les loupes qu'elles font dissiper par la transpiration , si on en continue long-temps l'application , parce qu'elles attirent les sérosités. Ecrasées , on en applique aussi sur les cors des pieds , ou après avoir infusé vingt-quatre heures dans du fort vinaigre ; d'autres y ajoutent du sel. On mêle le suc de lierre avec une huile appropriée comme celle de lis, pour guérir l'ozène ou ulcère puant du fond du nez , et les douleurs des oreilles purulentes. Pour guérir les brûlures , on fait bien cuire des feuilles de lierre dans de l'eau , on applique de ces feuilles sur la brûlure , et on met une compresse épaisse bien trempée dans la décoction tiède , et on continue jusqu'à guérison. Les feuilles de lierre , bouillies dans du vin , s'appliquent avec succès sur les ulcères et sur les plaies pour les nettoyer ;

elles

elles sont propres aussi pour tuer les poux, les lentes, et pour la teigne.

Les baies de lierre sont très-purgatives et même émétiques, mais leur usage intérieur est dangereux. Simon Pauli, Hoffmann et quelques autres auteurs sont de ce sentiment. Les gens de la campagne en prennent cependant un ou deux gros pour les fièvres ; Spigelius l'estime pour la fièvre tierce causée par une pituite trop abondante. Il en fais. il prendre un gros dans trois onces d'eau de chardon-béni, de souci ou d'endive, avec six grains de nitre et trois grains de trochisques de camphre. Quelques auteurs modernes recommandent pour la douleur des dents la décoction de ces mêmes fruits écrasés et bouillis dans du vin ou dans du vinaigre ; il faut la garder dans la bouche quelques momens, et la rejeter ensuite.

La gomme est aussi estimée pour le même mal, et on en met un petit morceau dans le creux de la dent gâtée. Cette gomme, qui coule par incision ou naturellement du tronc des gros lierres dans les pays chauds, est d'un jaune rougeâtre et tanné, d'une odeur forte, et d'une saveur âcre et aromatique ; elle est dure, friable et transparente ; il en vient des Indes par Marseille. Elle est vulnéraire, détersive, propre pour dessécher les ulcères, pour faire tomber le poil, pour faire mourir la vermine et résoudre les tumeurs ; on l'emploie dans quelques onguens, entre autres dans celui d'*althaea*.

Les anciens se servoient de la décoction de feuilles de lierre dans le vin pour déterger les ulcères malins et pour la brûlure. On prépare pour ce dernier cas l'onguent suivant qui est merveilleux, dans lequel ces mêmes feuilles sont employées.

Prendre des feuilles de lierre, des sommités de sauge franche, deux poignées de chacune ; de l'écorce moyenne de sureau, une poignée ; de la fiente de pigeon, demi-poignée ; couper le tout, et le faire frire avec du vieux beurre, le passer ensuite tout chaud, en le pressant fortement ; on applique cet onguent froid sur l'ulcère que la brûlure a causé, et on le couvre avec du papier brouillard ou de papier gris.

LIERRE TERRESTRE, Terrette, Herbe de Jean, Roudotte (*Hedera terrestris vulgaris*, Tourn. *Glecoma hederacea*, Linn. 807). Plante odorante qui pousse de petites tiges basses, rampantes à terre, portant des feuilles rondes, dentelées sur leurs bords ; elle croît aux lieux ombragés et humides contre les murailles, contre les haies. Le lierre terrestre est âcre, amer, chaud, dessiccatif, vulnéraire, apéritif, détersif, très-pectoral, propre à découper et résoudre le tartre du poumon, des reins et des autres parties ; et il remédie

puissamment aux obstructions causées par ce tartre, à la
jaunisse, et aux ulcères des viscères pour les déterger et les
consolider, à la toux, à la phthisie, à l'empyême, aux ulcères internes des reins, de la poitrine et du poumon.

Toute la plante est en usage en décoction ou en infusion,
une petite poignée sur une pinte d'eau. Elle est pectorale et
incisive ; outre cela, elle est fort apéritive, elle est aussi vulnéraire, détersive. On prépare l'extrait, la conserve et le
sirop des fleurs et des feuilles. Son sirop est excellent pour
l'asthme ; la dose de ces préparations est d'une once pour
le sirop et la conserve, et d'une demi-once pour l'extrait.

La poudre de cette plante, avec autant de sucre détrempé
dans son eau distillée, est bonne pour l'asthme, la toux opiniâtre et la phthisie, depuis demi-gros jusqu'à un gros. Le
lierre terrestre, appliqué en cataplasme, apaise les tranchées des femmes en couche. Le suc de lierre, tiré par le
nez, passe pour guérir la migraine la plus violente. Cette
plante est utile dans les ulcères internes, sur-tout ceux de la
poitrine et des reins ; Lobel l'ordonne pour prévenir la goutte
et déboucher les viscères.

Le suc récemment exprimé de cette plante, et cuit avec
la graisse d'une oie qui n'ait pas été rôtie, fait un excellent
onguent pour la brûlure. Ce jus, mêlé avec du vert-de-gris,
est bon contre les ulcères caverneux. Ettmuller recommande
encore le même suc, pris intérieurement, pour les chutes
où l'on soupçonne du sang extravasé ou caillé. Boyle le prescrit aussi dans quelque véhicule approprié, pour l'ardeur
d'urine, et dans les rhumatismes.

Dans la vieille toux et le catarre, le remède suivant est
excellent : lierre terrestre, hysope, une poignée de chaque ;
polypode, deux onces ; fleurs de coquelicot, une pincée ; réglisse, une once ; sassafras, demi-once ; le tout infusé dans
une pinte d'eau chaude, y ajouter une demi-livre de sucre
et en faire prendre matin et soir un petit verre, et même
pendant la nuit.

L'huile d'olive où l'on a fait infuser trente ou quarante jours
le lierre terrestre est très-anodine, elle appaise la colique
venteuse, à la dose de trois ou quatre cuillerées. On pile une
partie de la plante, et on l'enferme dans une bouteille qu'on
expose au soleil ; elle s'y pourrit, et se réduit en huile ou
suc épais qui est excellent pour les piqûres des tendons ;
Maréchal l'a employée avec succès.

LIÈVRE (*lepus*). Animal à quatre pieds, très-commun.
Sa graisse, sur-tout la vieille, appliquée extérieurement,

sert à tirer les flèches , les morceaux de bois , les balles et autres corps étrangers des plaies, et elle rompt les abcès. La fiente est bonne pour les graveleux , prise en forme de cendre ; elle guérit la dyssenterie , et remédie à la brûlure , appliquée dessus. Le poil de lièvre entre dans les linimens pour arrêter le sang ; et le fameux onguent de Gallien, pour arrêter le sang dans l'artériotomie , est composé de parties égales d'aloès, d'encens et de poil de lièvre brûlé. On applique la peau de lièvre sur la partie douloureuse dans la goutte et dans les rhumatismes.

LIMAÇON. Insecte, ou à coquille et qu'on nomme *escargot,* en latin *cochlea ;* ou sans coquille , qui est rouge ou gris, et qui se nomme *limas* ou *limace ,* et en latin *limax.* Les meilleurs escargots sont ceux qui vivent d'herbes odorantes au soleil et dans les vignes , il faut les ramasser avant le lever du soleil. Ceux qui vivent dans les marais et dans les lieux ombragés ont les mêmes vertus, mais en moindre degré. Les escargots sont réfrigératifs, incrassans , glutinatifs , lénitifs, et salutaires aux nerfs et aux poumons. On les estime dans la toux, la phthisie, le crachement de sang , et les autres affections de poitrine, contre la chaleur du foie et la colique. Appliqués seuls , ou avec le fiel de taureau , ils mûrissent et ouvrent les charbons pestilentiels , ils consolident les plaies , spécialement celles des nerfs ; ils guérissent les ulcères , sur-tout des jambes , ils appaisent les inflammations de la goutte , ils abaissent le ventre des hydropiques et les hernies aqueuses , étant pilés avec leurs coquilles et appliqués ; ils arrêtent l'hémorragie du nez , appliqués sur le front ; et l'écume qui en sort, lorsqu'ils cuisent sur la braise , guérit les fistules. Les coquilles pilées et réduites en poudre se donnent contre le calcul , et pour dessécher les crevasses des pieds et des mains. La graisse qui nage au-dessus de la décoction des escargots , quand elle est refroidie et enduite , remédie à la rougeur et à la douleur des yeux , et sert de défensif pour empêcher les fluxions de tomber sur les yeux.

Les escargots en hiver sont renfermés dans leurs coquilles par le moyen d'un couvercle , lequel séparé de la coquille, bien lavé et pulvérisé , se donne avec succès aux graveleux , aux hydropiques et à ceux dont l'urine est supprimée ; on en donne tous les jours soir et matin aux hydropiques , ce qu'on en peut prendre au bout de la pointe d'un couteau , dans un véhicule convenable ; d'autres y mêlent un peu de nitre , ou une partie de poudre de ces couvercles qu'ils donnent pour la gravelle et la suppression d'urine , dans du vin blanc , ou autre véhicule convenable. L'escargot et la limace conviennent en général à l'hectisie et à la phthisie ; on les prépare en manière d'aliment , ou bien on les distille ; ils sont plus efficaces quand on les nourrit de sucre.

Voici la méthode d'un médecin italien : il prenoit des escargots de montagne qu'il nourrissoit de sucre et de farine pendant deux ou trois jours , après quoi il les faisoit cuire légérement dans de l'eau avec un peu de vinaigre , et enfin dans un bon bouillon de volaille ou de mouton. Préparés de cette façon, ils humectent beaucoup, ils engendrent de bon sang, et ne sont point de dure digestion. Rivière rapporte qu'un homme, abandonné des médecins, a été guéri d'une fièvre hectique en buvant pendant quelques jours un bouillon dans lequel il faisoit cuire des limaces rouges prises dans les bois, après les avoir nettoyées, éventrées, et lavées dans de l'eau rose. Mêler des limaces rouges hachées par morceaux avec un poids égal de sel commun, mettre le tout dans une chausse à hypocras, ou dans un sac de toile qu'on pend à un clou dans la cave, au-dessus d'une terrine ou autre vaisseau, pour en recevoir la liqueur qui en distillera, c'est un bon remède pour enduire chaudement les articles dans la goutte, pour la sciatique, catarres et fluxions sur quelques membres, pour dessécher les verrues, pour la paralysie imparfaite, crampe et engourdissement ou stupeur de membre, en oignant de cette liqueur chaude, soir et matin, l'endroit malade, l'épine du dos depuis le cou, jusqu'à l'os voisin du fondement. Cette même liqueur guérit la chute du fondement, et incorporée avec de la racine fraîche de grande consoude sur un mortier de marbre, et appliquée en forme de cataplasme sur l'aîne, elle raffermit et resserre le péritoine et les anneaux dans les descentes.

La poudre des limaces séchées au four , après que le pain en est retiré , sur une tuile ou sur un ais, prise seule dans du vin , dix-huit ou vingt jours de suite à jeun , ou autant de celle de racine de grande consoude séchée dans le four de la même manière , est bonne pour les descentes. Pour les enfans à la mamelle , on en met dans leur bouillie demi-drachme de chacune pendant neuf jours. La poudre des pierres qui se trouvent dans les têtes des limaces grises , bue dans du vin , guérit la strangurie , quand on n'urine que goutte à goutte.

Limons (*Limones , seu limonia mala*). Fruits qui ne diffèrent des citrons qu'en ce qu'ils sont plus ronds, plus gros, et que leur écorce est moins épaisse. Il y en a de doux et d'aigres ; ces derniers sont employés en médecine. Ce fruit naît

sur une espèce de citronnier appelé en latin *limon vulgaris,*
ou (*citrus limon ,* Linn. 1100) , et en français *limonier.* Ses
feuilles et ses fleurs sont semblables à celles du citronnier
ordinaire , de sorte qu'on ne le distingue que par son fruit.
L'écorce du limon est propre pour réjouir le cœur et le cerveau,
pour résister au venin, pour donner bonne bouche , pour
exciter la digestion. Le suc de limon est cordial et plus rafraîchissant que celui de citron ; il résiste au venin , il calme les
ardeurs des fièvres , il précipite la bile. On le mêle avec de l'eau
et du sucre pour faire de la limonade : on en prépare aussi un
sirop fort employé en médecine. Ce suc est spécifique pour
chasser la pierre des reins , et c'étoit le secret de Timœus qui
le donnoit de la manière qui suit : mêler deux onces de suc
de limon récemment exprimé avec six onces de vin d'Espagne
pour une prise. Le même suc est éprouvé contre l'ischurie ou
suppression d'urine. Amatus Lusitanus en a guéri une causée
par l'obstruction des conduits urinaires par des humeurs visqueuses , en faisant boire trois ou quatre onces de ce suc.
Les semences du limon sont un peu amères , propres pour les
vers, pour fortifier et pour préserver du mauvais air. *Voyez*
Citronnier.

Lin (*Linum sativum ,* Tourn. *Linum usitatissimum ,* Linn.
5g7). On cultive cette plante dans les terres grasses et humides ; on n'emploie en médecine que sa semence. On choisit la
plus grosse et la mieux nourrie ; elle est plus chaude que tempérée ; elle est propre pour digérer , pour ramollir, pour
résoudre , pour adoucir ; l'usage interne est dans la toux ,
la pleurésie , la phthisie. On la fait infuser entière et bouillir
dans de l'eau pour les mucilages. On en met aussi infuser dans
un petit nouet dans les tisanes pour la pierre, pour la gravelle ,
pour exciter l'urine , pour la colique néphrétique. Un des
meilleurs remèdes à appliquer sur les hémorroïdes est un
cataplasme fait de farine de seigle , mêlée sur le feu dans de
l'huile de lin, en y ajoutant , quand on l'en retire , un jaune
d'œuf. L'huile que l'on retire de cette semence par expression a les mêmes vertus ; elle est aussi anodine , émolliente
et résolutive. On la distille dans les yeux contre les ongles ,
on en fait avaler avec succès dans la pleurésie et dans la colique, et on en oint les parties malades et la rate endurcie ; la
prise est de deux ou trois onces. Dans la pleurésie on arrête par
son moyen l'inflammation de la plèvre , et on aide l'expectoration et le crachement ; ce qui réussit encore mieux, si dans
quatre onces d'huile de lin on délaye une drachme de poudre
de sanglier préparée et un peu de sucre, qu'on donne au

malade ; ce qui le soulage insensiblement par les selles et par
les crachats.

L'huile de lin, donnée à deux ou trois onces, est très-
propre, selon Boyle, pour rompre les empyêmes qui surviennent aux pleurésies : et le même auteur dit qu'on fait un remède excellent pour la brûlure avec de l'eau de chaux, bien
battue avec de l'huile de lin dans la quantité qu'il en faut pour
faire une espèce d'onguent ou liniment très-blanc. Cette huile,
pour être prise intérieurement, doit être nouvelle ; car alors
elle est d'une saveur assez agréable, au lieu qu'elle fait mal
au cœur quand elle est vieille et rance. Elle est un excellent
remède dans la toux, la péripneumonie, la phthisie et les autres
affections de la poitrine ; elle fait cracher. De plus, elle est
très-salutaire dans les resserremens opiniâtres du ventre, et
dans la passion iliaque ou colique de *miserere*, elle y a produit de très-bons effets. Un clystère de quatre onces d'huile
de lin, avec autant d'huile de navette, étoit le secret du docteur Michaël, et il ne lui a jamais manqué. Ruland a guéri
avec un clystère de cinq onces d'huile de lin, un homme dont
le ventre étoit devenu dur comme une pierre par l'engourdissement des gros excrémens ; cet auteur ajoutoit quelquefois
une demi-drachme de trochisques alhandal aux clystères
d'huile de lin. L'étoupe ou la toile de lin sert pour recevoir les cataplasmes anodins et autres remèdes. La graine de
lin entre dans le sirop *de prassio* de Mésué, dans le lok *sanum
et expertum* du même, dans l'onguent d'althœa de Nicolas
d'Alexandrie, dans le mondificatif de résine de Joubert, dans
l'emplâtre *diachylon magnum*, et dans l'emplâtre de mucilage.

LINAIRE (*Linaria lutea vulgaris*, Tourn. *Antirrhinum
linaria*, Linn. 858). Plante ainsi appelée, parce que ses
feuilles ressemblent à celles du lin. Sa fleur est jaune ; elle
croît aux lieux incultes, proche des haies. Ses feuilles sont
chaudes, dessiccatives, diurétiques et amères ; leur usage
principal est dans la jaunisse, l'obstruction du foie, la difficulté d'uriner, la pierre, l'hydropisie, prises en décoction
avec les fleurs ; elle chasse de plus le venin, dissout le sang
caillé et provoque les mois. On les applique aussi extérieurement, pilées vertes, sur le bas ventre dans la strangurie,
et sur le fondement dans la douleur des hémorroïdes occultes.
Voici un onguent d'Hartman, très-excellent : piler une poignée de linaire avec une suffisante quantité de sain-doux, et
y ayant ajouté un jaune d'œuf, appliquer le tout sur la partie
douloureuse. Si on n'a point de sain-doux, l'herbe seule suffit ;
si elle est verte, on la pile ; et si elle est sèche, on la met dans

un sachet avec de la camomille, et on fait bouillir le tout dans du lait pour appliquer sur le mal ; on y peut ajouter, pour rendre le remède meilleur, de l'huile d'escargots, ou de celle de cloportes.

Césalpin estime cette plante pour le cancer et l'érysipèle ; Tragus pour les fistules, et il ajoute que cette plante est apéritive, propre pour la jaunisse, pour les obstructions du foie et la rétention d'urine : elle est utile aussi dans le flegmon et dans l'érysipèle, parce qu'elle amollit les fibres en même temps qu'elle procure la résolution. Le suc de l'eau distillée de la linaire est propre pour l'inflammation des yeux. Un verre de cette eau, bue avec un gros d'écorce d'hièble en poudre, fait vider les eaux des hydropiques par les urines. Un cataplasme de linaire passée par la poële avec du saindoux, appliqué sur le ventre menacé d'inflammation, soulage le malade ; ce remède est aussi très-utile dans la gravelle et dans la difficulté d'uriner ; de simples fomentations avec sa décoction sont aussi très-propres pour la même maladie.

LINIMENT (*Linimentum*). Remède topique, adoucissant les âpretés de la peau, humectant les parties qu'il faut amollir pour en résoudre les humeurs qui affligent le malade, et en ôter la douleur. On se sert de différens linimens, suivant les diverses occasions. Le liniment est d'une consistance moyenne entre l'huile et l'onguent ; il est composé d'onguens, d'huiles, de cire, etc.

LINIMENT *de Saturne* (*plomb*). On le prépare en agitant ensemble égales parties de la dissolution de chaux de plomb et d'huile rosat, et les réduisant en une espèce d'onguent *nutritum*. Il est très-propre pour la guérison des ulcères malins qui viennent d'une humeur âcre et salée, et pour celle des dartres, gale, feu volage, et même des brûlures.

LINIMENT *pour la sciatique*. Prendre de la graisse de bœuf, demi-setier d'eau-de-vie, et un quarteron de beurre frais ; bien mêler ces trois choses ensemble, les faire chauffer, et les appliquer sur le mal, le plus chaudement que l'on pourra souffrir. Si le mal vient de l'épine du dos, il faut la frotter d'eau-de-vie, et après l'oindre de ce liniment, le plus chaud possible.

LINIMENT *pour les brûlures écorchées*. Incorporer ensemble, en forme de liniment pour en oindre le mal, deux onces de suc d'oignons cuits sous la braise avec une once d'huile de noix.

LINIMENT *pour les hémorroïdes*. Prendre deux onces d'huile de lin, autant de pulpe d'oignons cuits sous les cendres, et une demi-once de cire blanche.

Autre. Faire fondre deux onces du plus vieux lard, ôter les peaux séches, y jeter environ une demi-once de cire blanche coupée en petits morceaux, pour donner du corps au liniment; lorsqu'elle est fondue, retirer le tout du feu, et le remuer jusqu'à ce qu'il soit froid; le conserver pour en oindre le mal avec le bout du doigt.

Autre, contre les hémorroïdes gonflées et douloureuses. Mêler exactement une once de sain-doux et un demi-gros de carbonate de chaux, et en faire le soir, en se couchant, une onction sur les hémorroïdes, ce qu'on répétera pendant quelques jours.

Autre. Remplir à moitié une bouteille avec de l'huile d'olive, et achever de la remplir avec des fleurs de bouillon blanc : exposer la bouteille bien bouchée au soleil, jusqu'à ce que le tout ait acquis une consistance de bouillie pour s'en servir.

LINIMENT *contre les rhumatismes.* Huiles de camomille, de millepertuis, esprit-de-vin (*alcohol*) camphré, de chacun une demi-once : mêler le tout, et en faire une onction sur la partie affectée, qu'on couvre ensuite d'un linge bien chaud plié en quatre.

Autre. Faire chauffer un verre d'urine d'une personne saine et y faire fondre du suif de chandelle pour un liniment clair dont on frottera la partie malade.

LINIMENT *expérimenté contre les rhumatismes.* Huile d'amandes douces, une once et demie; eau des carmes composée, trois gros; laudanum liquide de Sydenham, un demi-gros : mêler le tout pour un liniment. Après avoir agité la bouteille, on en verse deux ou trois gouttes dans le creux de la main, et on en frotte la partie douloureuse, jusqu'à ce que par la friction le liquide soit évaporé; on répète soir et matin, tous les jours, jusqu'à parfait soulagement.

LINIMENT *contre la paralysie.* Mêler deux onces d'huile d'amandes douces avec deux gros d'alkali volatil (*ammoniaque liquide*).

Autre. Mêler une once d'huile de camomille; une demi-once d'huile de térébenthine; une demi-once d'esprit-de-vin (*alcohol*) camphré; un gros d'alkali volatil (*ammoniaque liquide*), dont on frottera la partie affectée.

LINIMENT *pour les ulcères ou brûlures.* Mêler ensemble parties égales d'huile de noix et d'eau de chaux.

LINIMENT *pour toutes les infections de la peau.* Quatre onces de céruse (*oxide de plomb blanc*), et six drachmes de sublimé doux (*muriate de mercure doux*) en poudre ; mêler avec une livre de beurre.

LINIMENT *contre le scorbut.* Sang-dragon , plantain , corail rouge préparé , graine d'écarlate , alun de roche , de chacun deux gros : pulvériser le tout et le mêler avec trois onces de miel rosat clarifié , le faire cuire ensuite jusqu'à consistance d'électuaire liquide ; l'étendre sur de petits morceaux de toile claire et fine, qu'on appliquera sur les gencives , le soir en se couchant , pendant quelque temps.

LINIMENT *contre la gale.* Racines de patience et d'anémone, de chacune deux onces ; les faire cuire jusqu'à consomption ; les ayant broyées et passées par le tamis , ajouter deux onces de beurre frais : on frottera le soir les parties galeuses trois jours de suite. Ce liniment est propre pour exporter les sels grossiers qui s'arrêtent dans les glandes miliaires , les corrodent et font un nouveau filtre, qui sépare du sang une sérosité saline , la véritable matière de la gale.

LINIMENT *hydro-sulfureux contre la gale.* Sulfure de potasse, six onces ; savon blanc, six livres ; huile de pavot, quatre livres ; huile volatile de thym, deux gros.

Piler le sulfure de potasse dans un mortier de fer légèrement chauffé ; le passer ensuite au tamis, et l'enfermer dans un flacon bien sec et bien bouché : *ou bien* faire dissoudre le sulfure de potasse dans le tiers de son poids d'eau, qu'on ajoute deux heures avant de composer le liniment.

Râper le savon et le faire fondre au bain-marie dans une marmite de terre , en l'agitant avec un pilon de bois, y ajouter peu à peu la moitié de l'huile de pavot, en triturant et laissant la marmite dans le bain-marie.

Mettre ensuite dans un mortier de marbre le sulfure de potasse pulvérisé , ou dissous dans le tiers de son poids d'eau : y ajouter peu à peu le mélange d'huile et de savon qui étoit dans la marmite, en commençant par une très-petite portion de ce mélange, avec laquelle on triture fortement le sulfure de potasse : on continue de triturer jusqu'à ce qu'il ne reste plus de grumeaux de savon : on mêle ensuite la dernière moitié de l'huile de pavot et l'huile volatile de thym.

On peut préparer douze livres de ce liniment à la fois et le conserver dans un vaisseau fermé. La couleur en est verdâtre , et blanchit par le contact de l'air. Sa consistance est à peu près la même que celle du cérat : l'odeur de gaz hydrogène sulfuré y est détruite par celle de l'huile volatile qu'on y ajoute pour cela.

Dans cette composition le savon amygdalin et l'huile d'amandes peuvent être substitués au savon de commerce et à l'huile de pavot ; alors on pulpe le mélange. Ce liniment amygdalin hydro-sulfuré est encore plus doux pour la peau que le précédent.

La dose est d'une once environ , qu'on étend légèrement, deux fois le jour, en se levant et en se couchant , sur les différentes parties du corps , et spécialement sur celles où il y a des boutons de gale.

Liniment *balsamique, anodin contre les douleurs des mamelles.* Huile d'amandes douces , infusion de millepertuis , de violettes et de roses, de chaque une demi-once : mêler le tout et le conserver dans une fiole : oindre les mamelles avec une petite quantité de ce remède.

Liniment *contre les tumeurs des mamelles et l'inflammation du prépuce.* Suc de grande joubarbe et de morelle , de chacun une once ; le blanc d'un œuf : agiter le tout ensemble , jusqu'à ce qu'il soit bien mélangé ; faire tiédir ensuite la liqueur et en appliquer plusieurs fois le jour sur les tumeurs des mamelles qui ne sont point accompagnées d'inflammation , et sur le prépuce enflammé à l'occasion de chancres vénériens.

Liniment *contre la pleurésie.* Huile de camomille , deux onces ; onguent d'althæa , une once.

Liniment *contre la teigne.* Feuilles de concombre sauvage et de grande chélidoine , de chacune une poignée ; les faire cuire dans une chopine d'eau.

Liniment *contre les dartres et la teigne.* Beurre lavé dans de l'eau de violettes , une suffisante quantité ; y ajouter assez de suc de plantain pour former un liniment.

Liniment *contre la teigne et la gale.* Feuilles de cresson , deux poignées ; des semences du même , deux onces : piler le tout et le faire frire ensuite avec une suffisante quantité de sain-doux : le couler avec forte expression et s'en servir en liniment , ayant soin de purger le malade plusieurs fois pendant l'usage de ce remède.

Liniment *contre les entorses et les foulures.* Huile de lin , trois onces ; cire jaune , une once ; sang-dragon , un gros et demi ; camphre , alun , de chacun deux gros ; laudanum solide, trente grains : faire fondre la cire dans l'huile de lin sur un petit feu, et faire une poudre du sang-dragon et de l'alun qu'on incorpore dans la cire et l'huile à demi-refroidies , y ajoutant ensuite le laudanum et le camphre dissous auparavant dans un peu d'esprit-de-vin (*alcohol*).

LINIMENT *contre le rachitis.* Moëlle de bœuf, urine d'une personne saine, vin rouge, de chacun deux onces : faire cuire le tout à un feu très-lent jusqu'à l'évaporation de presque toute l'humidité : couler et ajouter à ce mélange chaud : huile essentielle de lavande, de noix muscade, de girofles, de chacune deux gros ; blanc de baleine, deux gros ; camphre dissous dans l'esprit-de-vin (*alcohol*), un gros : mêler le tout ensemble ; on en frottera l'épine du dos dans toute sa longueur.

LINIMENT *contre la gale du nez des enfans.* Faire fondre une once de beurre frais, et après l'avoir écumé, le jeter dans l'eau froide : on en met dans le nez jusqu'à parfaite guérison.

Autre. Dissoudre un gros de blanc de baleine dans un peu d'huile rosat, pour un liniment à employer comme le précédent.

LINIMENT *contre la vermine et les différens insectes qui attaquent le corps humain.* Mêler une once d'huile de lavande avec une demi-once d'huile d'amandes douces, dont on imbibera une feuille de papier brouillard, qu'on appliquera le soir en se couchant sur les endroits attaqués de vermine.

LINIMENT *contre la chute ou le relâchement de la luette.* Noix de galle, alun poivré, de chacun un scrupule : réduire le tout en poudre et le mêler avec un peu de blanc d'œuf, pour en toucher la luette avec le manche d'une cuiller, deux ou trois fois le jour.

LINIMENT *contre le panaris.* Pulvériser la moitié d'un dé à coudre de sel commun (*muriate de soude*), et le faire fondre dans un jaune d'œuf, en agitant ces deux ingrédiens jusqu'à ce qu'ils soient bien mêlés.

LIS (*Lilium album vulgare* , Tourn. *Lilium candidum* , Linn. 433). Plante à fleur, dont il y a plusieurs espèces qu'on cultive dans les jardins ; on ne se sert en médecine que de celle qui porte des fleurs blanches. Ces fleurs sont chaudes et humides, de diverses parties, anodines, digestives et maturatives. La racine ou oignon de lis est détersive, dessiccative, digestive, émolliente et maturative ; elle n'est usitée qu'extérieurement pour mûrir et amollir les tumeurs, en adoucir l'inflammation, guérir les cors des pieds et la brûlure.

Il y a peu de cataplasmes émolliens et résolutifs dans lesquels on n'emploie la racine ou oignon de lis cuit sous la cendre ou dans l'eau, et écrasé avec les autres herbes, pour en former une moëlle ou pulpe. On emploie les fleurs de cette plante aussi bien que la racine ; on prépare avec l'une ou avec l'autre une huile et une eau distillée. L'eau distillée, qui se tire des fleurs, apaise les maux de la gorge, et convient à toutes les inflammations intérieures ; on la donne par verres dans la pleurésie, la néphrétique, et dans l'ardeur d'urine. Camérarius la prétend admirable pour les femmes en travail d'enfant ; Mathiole y ajoute le safran et la casse. L'eau distillée de lis s'ordonne, comme les autres, depuis quatre jusqu'à six onces dans les juleps et potions anodines, pour apaiser les tranchées des accouchées, et de ceux qui ont la colique ou la dyssenterie.

L'eau de lis passe pour un bon détersif et un grand adoucissant pour les élevures de la peau ; on y ajoute quelques gouttes d'huile de tartre, et même un peu de camphre. Pour les tumeurs des testicules, on fait un cataplasme avec les oignons de lis, bouillis avec de la graisse de porc et de l'huile de camomille ; quelques-uns y ajoutent de la mie de pain et du lait, et suppriment l'huile et la graisse.

L'huile de lis est simple ou composée ; la première est plus en usage pour les maladies de la peau, pour les tumeurs, et pour les fluxions de la tête et des oreilles. L'huile qui est composée, de l'invention de Mésué, est remplie d'aromates, elle est beaucoup moins en usage que l'autre, et est moins adoucissante. Un oignon de lis, bien malaxé avec l'huile de noix, après l'avoir fait cuire dans les cendres, est un remède éprouvé pour la brûlure.

Liseron grand, *ou* Campanette, *ou* Liset (*Convolvulus major albus*, Tourn. *Convolvulus sepium*, Linn. 218). Plante qui pousse des tiges très-longues, grosses, sarmenteuses, qui s'élèvent en rampant, embrassant les arbres et les arbrisseaux voisins, ayant des fleurs blanches de la figure d'une cloche. Cette plante résolutive et anodine est en usage contre les maladies chaudes, principalement contre celles de la tête et des yeux. On a éprouvé que pour faire percer un clou en vingt-quatre heures, il n'y a qu'à broyer entre les doigts sept ou huit de ses feuilles, et les appliquer dessus. Le jus de l'herbe, qui est blanc comme du lait, étant enduit, fait tomber le poil et tue les poux.

Liseron petit, *ou* Petit Liset (*Convolvulus arvensis*, Linn. 218). Plante qui pousse plusieurs petites tiges menues, tendres, rampantes à terre, et se liant aux autres plantes voisines. Ses fleurs ont la même figure que celles du grand liseron, mais elles sont plus petites, blanches, ou de couleur de rose, ou quelquefois purpurines. Elle croît dans les blés et aux lieux incultes. Le jus des feuilles du petit liseron, pris en breuvage, lâche le ventre, selon Dioscoride ; Gallien dit qu'il a une vertu digestive et résolutive. Albert-le-Grand dit

qu'il est bon à la poitrine, au poumon et propre pour l'asthme;
que son eau purge la bile aduste, et qu'il a plus de force
quand on ne le fait pas cuire. Tournefort doute que cette
plante soit purgative, comme le disent plusieurs personnes,
mais il assure, par expérience, qu'appliquée extérieurement,
elle est très-vulnéraire ; ce qui est conforme à ce qu'Avicenne
dit du *volubilis*, dont il assure que les feuilles fraîches sont
très-propres aux grandes plaies, et que cuites dans du vin,
elles les consolident. De plus, il dit qu'appliquées sur les
brûlures, elles y sont un remède excellent. On prétend que
sa semence, qui est mûre à la fin de l'été, prise dans du vin,
provoque l'urine. L'eau distillée des fleurs est bonne à toutes
les inflammations intérieures et extérieures, sur-tout aux rougeurs des yeux.

LITHARGE (*Lythargirus, seu lythargirium*). Plomb em-
preint des impuretés du cuivre, et réduit en forme de scorie
ou d'écume métallique, par la calcination. Cette matière se
fait quand on purifie le cuivre au sortir de la mine, en Pologne, en Suède, en Dannemarck. Il y a deux espèces de
litharge, une jaune tirant sur le rouge, approchant la couleur de l'or, appelée *litharge d'or* ; l'autre a une couleur qui
tire sur celle de l'argent, qu'on appelle *litharge d'argent*. Les
couleurs ne procèdent que des différens degrés de calcination,
la litharge d'or ayant été plus long-temps calcinée que la
litharge d'argent ; elles ne contiennent l'une et l'autre guère
autre chose que du plomb. On doit choisir les litharges en
petits morceaux bien calcinés, nets, hauts en couleur, pesans. La litharge qui vient de Dantzick est plus belle que celle
qu'on envoie d'Angleterre. On fait aussi de la litharge en pu-
rifiant l'or et l'argent par la coupelle, mais en petite quantité ; elle est semblable à l'autre. Les litharges sont dessiccatives, détersives et rafraîchissantes ; elles donnent la consistance à plusieurs emplâtres ; car elles se dissolvent par la
coction dans les huiles et dans les graisses ; elles remplissent
les cavités, elles détergent et font venir les chairs.

LIVÊCHE, *ou* Levêche, *ou* Ache de montagnes (*Angelica
montana*, Tourn. 515. *Ligusticum levisticum*, Linn. 559).
Espèce d'ache dont la racine ne meurt point, qui pousse des
tiges très-hautes, et qu'on cultive à l'ombre. On se sert en
médecine de la racine, des feuilles et de la semence. Cette
plante est chaude, dessiccative, incisive, apéritive, alexipharmaque, diurétique et vulnéraire ; elle fortifie l'estomac,
guérit l'asthme, excite les mois aux femmes, si elles en
mâchent quelques feuilles et en avalent le jus et l'herbe ; elle

désopile la rate , remédie particulièrement à la jaunisse. La semence de livêche est très-usitée comme carminative , dans les tranchées des femmes , soit grosses, soit accouchées ; elle rend l'urine noire , ce qu'il est bon de savoir pour n'être pas surpris , car l'urine noire est d'un mauvais augure sans cela. La livêche entre dans les tisanes pectorales et dans les emplâtres vulnéraires.

LOK, ECLIGMA et LINCTUS , trois mots qui signifient une même chose , *lèchement* et *sucement :* le premier est arabe, le second est grec, et le troisième latin. On a donné ces noms à des compositions pectorales qui ont une consistance entre les sirops et les électuaires moux. On les fait sucer aux malades avec un bâton de réglisse concassé par le bout qu'on trempe dedans , ou on les donne à la cuiller , afin qu'étant pris peu à peu , ils demeurent plus de temps au passage , et humectent mieux la poitrine ; on ne les prépare que lorsqu'on en a besoin.

LOK *contre la toux.* Faire cuire dans suffisante quantité d'eau commune , jusqu'à ce qu'elles soient ramollies , deux onces de racines de tussilage ; passer la pulpe par le tamis , et faire dissoudre dans la décoction quatre onces de miel bien dépuré : faire cuire le tout en consistance de lok.

LOK *contre la toux et l'esquinancie.* Sirop de tussilage, suc d'orange , de chaque une once , avec un peu d'eau de lis : faire un bol à prendre à la cuillerée plusieurs fois le jour.

LOK *contre la fluxion de poitrine.* Huile d'amandes douces , deux onces ; sirop de pas-d'âne , de guimauve , de pied-de-chat , de chaque une once : pour un lok à prendre à la cuillerée , dans la fluxion de poitrine , la pleurésie et la toux violente.

LOK *de choux rouge , de Gourdon.* On tire le suc des choux rouges par expression , à la manière ordinaire , puis on le dépure en lui faisant jeter un bouillon , et le passant par un blanchet ; on mêle une livre de ce suc dépuré avec une demi-livre de miel écumé , et autant de sucre blanc ; on fait bouillir doucement le mélange jusqu'à consistance de lok ; puis étant refroidi , on y mêle trois drachmes de safran réduit en poudre très-subtile.

Ce lok est propre pour l'asthme et pour les autres maladies de la poitrine et des poumons. On le prend au bout d'un bâton de réglisse concassé.

LOK *commun.* Sirop de guimauve, huile d'amandes douces, de chaque une once ; blanc de baleine (*adipocire*), un gros ; dissoudre le blanc de baleine dans l'huile , et mêler le tout ensemble pour prendre par cuillerées, dans les accès de toux, en le laissant fondre doucement dans la bouche.

Lok *anti-asthmatique.* Sirop d'érysimum, oxymel scillitique, de chaque une once ; blanc de baleine (*adipocire*), un gros, dissous dans une suffisante quantité d'huile d'amandes douces ; gomme ammoniaque dissoute dans du vin, un gros ; eau d'hysope : mêler le tout et le prendre à la cuiller toutes les demi-heures.

Lok *pour rappeler l'expectoration dans la péripneumonie.* Huile d'amandes douces récente, une once et demie ; sirop violat, miel de Narbonne, de chaque une demi-once ; le jaune d'un œuf frais : mêler le tout, pour prendre par cuillerées jusqu'au retour de l'expectoration.

Lok *contre l'esquinancie.* Feuilles d'aigremoine, deux poignées ; de roses, de plantain, de chaque une poignée ; une grenade ; eau, trois chopines : faire bouillir le tout dans un pot de terre, jusqu'à réduction d'une chopine : passer ensuite la liqueur par un linge, et y ajouter du sucre, pour en faire un sirop plus épais que le sirop ordinaire, dont le malade prendra une cuillerée tous les quarts-d'heure, en le laissant fondre doucement dans sa bouche.

Lok *contre l'hémoptysie, ou crachement de sang.* Dissoudre dans suffisante quantité d'eau de plantain, un gros de gomme arabique, et ajouter six grains de cachou, une once d'huile d'amandes douces récentes, une once de sirop de coings, et autant de sirop de guimauve : mêler le tout pour prendre d'heure en heure à la cuiller.

Lok *de lentilles d'Avicenne.* Faire bouillir légèrement dans de l'eau deux pincées de lentilles rouges. Jeter cette première décoction, et les faire bouillir de rechef dans trois demi-setiers de nouvelle eau de fontaine, jusqu'à la consomption de la quatrième partie ; on y jette alors deux drachmes de semence de pavot blanc, on fait faire à la décoction quelques bouillons ; on y met une pincée de raisins mondés de leurs pepins ; on continue la coction jusqu'à ce qu'il ne reste qu'environ la moitié de la liqueur, enfin on y met deux drachmes de roses rouges, et leur ayant fait jeter un bouillon, on coule la décoction avec forte expression, on la laisse reposer, on la passe par un blanchet, et on la fait cuire avec six onces de sucre candi en consistance de lok.

Il déterge, fortifie, et adoucit les âcretés de la poitrine ; il soulage les maux de gorge, il est bon pour l'enrouement, pour exciter le crachat. On en prend avec le bout d'un bâton de réglisse concassé, ou à la cuiller.

Lok *de tussilage simple*. Couper par morceaux des racines de tussilage, cueillies dans leur vigueur ; en mettre bouillir quatre onces dans ce qu'il faudra d'eau, jusqu'à ce qu'elles soient molles, et qu'il ne reste qu'environ six onces de liqueur ; on coule la décoction, on pile les racines dans un mortier de marbre, on en tire la pulpe au travers d'un tamis, on dissout cette pulpe dans la décoction coulée, et on y mêle huit onces de miel écumé ; on met le mélange sur un petit feu pour lui donner plus de liaison ou de consistance.

Il adoucit l'acrimonie des humeurs qui descendent sur la gorge ; il apaise la toux, il excite le crachat, il humecte la poitrine. On en use avec un bâton de réglisse concassé.

LOTIER ODORANT. *Voyez* Baumier.

LOTION (*Lotio*). Préparation de médicamens, qui se fait en les lavant dans quelque liqueur, soit qu'elle se fasse légère, pour en ôter seulement les ordures, comme les racines nouvellement tirées de terre ; soit qu'elle soit pénétrante, pour en emporter quelque sel ou esprit corrosif, comme la lotion de l'antimoine, des précipités, des magistères, etc., soit pour ôter quelque mauvaise qualité du remède, ou lui en communiquer une bonne. On fait aussi des lotions pour déterger les plaies, pour fortifier quelque membre, amollir quelque tumeur, etc.

LOTION (*Lotio*, *fomentatio*). Remède qui tient le milieu entre la fomentation et le bain. Il y en a de rafraîchissantes, de somnifères pour les fébricitans, faites de feuilles, fleurs et racines de *nymphaea*, de laitue, de pourpier, de mauve, de violier, de saule, de pavot blanc, et de semences froides écrasées, bouillies dans de l'eau, dont on lave les pieds et les mains des malades, les enveloppant dans des linges trempés dans la même décoction, qu'on mouille à mesure qu'ils séchent.

On lave quelquefois la tête avec une lessive claire faite avec les cendres de sarment pour en ôter la crasse, et celle des cheveux. On emploie ausssi plusieurs lotions pour la guérison de la teigne, plus ou moins fortes et pénétrantes, selon que le mal est plus ou moins grand, et entre autres celles qu'on prépare avec la seule décoction de cresson aquatique, faite dans de l'eau ordinaire, et celle qu'on compose avec les racines d'iris, d'*asarum* et d'*enula campana* ; les feuilles de lierre, d'absinthe, de fumeterre, de chélidoine, de scabieuse, de serpolet et de marjolaine ; les baies de laurier et des lupins, bouillies ensemble dans une lessive claire de cendres de bois de genièvre ; continuant de se servir de cette

lotion

lotion pendant plusieurs jours, après qu'on a pratiqué les remèdes généraux internes, et sur-tout les purgatifs et les diaphorétiques. On ajoute aussi quelquefois à ces décoctions des fientes désséchées de pigeon, d'oie et de brebis, les racines de patience et d'ellébore, la coloquinte, l'euphorbe, le vert-de-gris (*oxide de cuivre vert*), et plusieurs autres médicamens pénétrans, lorsque le mal ne cède pas à des remèdes plus doux.

On fait bouillir les capillaires et l'aurone femelle dans de l'eau de rivière, et on en lave la tête et les cheveux, tant pour les empêcher de tomber, que pour les faire croître et les rendre plus beaux.

Pour faire mourir les poux et les autres vermines, on emploie avec un heureux succès une décoction de lupins, de staphisaigre, d'absinthe et de petite centaurée, faite dans de bon vinaigre ou dans l'urine, dont on lave la tête et même tout le corps, s'il en est besoin.

On prépare encore plusieurs lotions pour guérir la gale, les dartres et autres maladies de la peau, y employant les décoctions des racines et des feuilles d'aunée, de *lapathum acutum* dit *oxylapathum*, de scabieuse, de fumeterre, etc., dont voici un exemple : faire bouillir dans deux pintes et demie d'eau jusqu'à la diminution du tiers, des racines d'*oxilapathum* et d'aunée, de chaque quatre onces ; d'ellébore blanc, une once ; feuilles d'absinthe et de cresson de fontaine, de chaque une poignée ; couper par morceaux les racines et les feuilles ; on coule la décoction, et on y dissout six drachmes de sel de tartre (*carbonate de potasse*). Cette liqueur est propre pour dessécher et guérir la gale, la teigne et les autres vices de la peau. On lave chaudement la partie malade.

On lave la tête avec de l'esprit-de-vin (*alcohol*) ou de l'eau de la reine de Hongrie, pour fortifier le cerveau, ou pour en dissiper les humidités superflues, ou pour en guérir les contusions. On en lave aussi les autres parties du corps dans les rhumatismes, et pour apaiser toutes sortes de douleurs. On s'en sert aussi fort utilement contre les brûlures, mais encore plus heureusement, si on y ajoute un peu de vitriol (*sulfate de zinc*), et quelques grains de vert-de-gris (*oxide de cuivre vert*).

On lave aussi les plaies et les ulcères avec les teintures ou décoctions d'aristoloche, de gentiane, de petite centaurée, de millepertuis, de pervenche, d'absinthe, de verge d'or, de pyrole, de bugle, de sanicle, de véronique mâle et femelle, etc., faite dans les sucs de semblables plantes, ou dans du vin blanc, y ajoutant même quelquefois la myrrhe,

I. 27

l'aloës en poudre , dont on fait aussi les injections lorsque les plaies sont profondes.

Lotion *pour procurer le sommeil.* Prendre dix têtes vertes de pavot blanc, des feuilles fraîches de la même plante , de laitue , d'aneth , de pampre de vigne , de chacune une poignée ; faire cuire le tout dans une suffisante quantité d'eau pour une lotion , dont on se lavera les pieds et les mains avant de se coucher.

Loup (*Lupus*). Animal hardi , carnassier , et si semblable au chien , que quelques-uns l'appellent *chien sauvage.* La dent du loup est employée pour aider à faire sortir les premières dents des enfans ; on l'enchâsse dans un hochet d'argent , et on la leur fait mâcher , afin que les gencives s'ouvrant par ce frottement , les dents sortent. Le cœur torréfié et brûlé , pris en poudre , depuis un demi-scrupule jusqu'à deux, est propre pour l'épilepsie. Le foie séché et pulvérisé , donné depuis un scrupule jusqu'à une drachme dans une eau appropriée , est bon aux squirres de la rate , à l'hydropisie , à la phthisie et à la toux. Les intestins et la fiente du loup désséchés , donnés en poudre jusqu'à une drachme , sont recommandés universellement par tous les auteurs pour la colique ; et Panarole assure avoir guéri des coliques désespérées avec de la fiente de loup. Les os qui se trouvent dans la fiente, sans avoir été digérés , sont meilleurs en poudre que la fiente même. On fait aussi des ceintures avec les intestins , ou avec la peau , qu'on applique sur la chair , du côté du poil , avec beaucoup de succès dans la colique. La chair de loup , mangée , est bonne aux épileptiques. La graisse de loup n'est pas moins estimée que celle du chien ; elle est chaude , digestive, nervale, propre aux maladies des articles et à la chassie des yeux , étant enduite. Les os du loup pulvérisés , donnés jusqu'à une drachme , sont propres pour la pleurésie , pour la sciatique, pour les douleurs de côté. L'huile qui se fait par la coction convient à la goutte. Meyssonnier dit avoir vu un homme délivré d'une douleur et foiblesse d'estomac en portant sur le sein une portion de la peau qui couvroit la poitrine d'un petit loup.

Lupin (*Lupinus sativus,* Tourn. Linn.). Plante qu'on cultive dans les champs , qui porte dans ses gousses plates des grains presque ronds , applatis , plus gros que des pois, durs, blancs en dehors , jaunes en dedans, d'un goût amer , dont on se sert en médecine.

La farine des semences de cette plante est la quatrième des farines résolutives, si souvent employées dans les cataplasmes

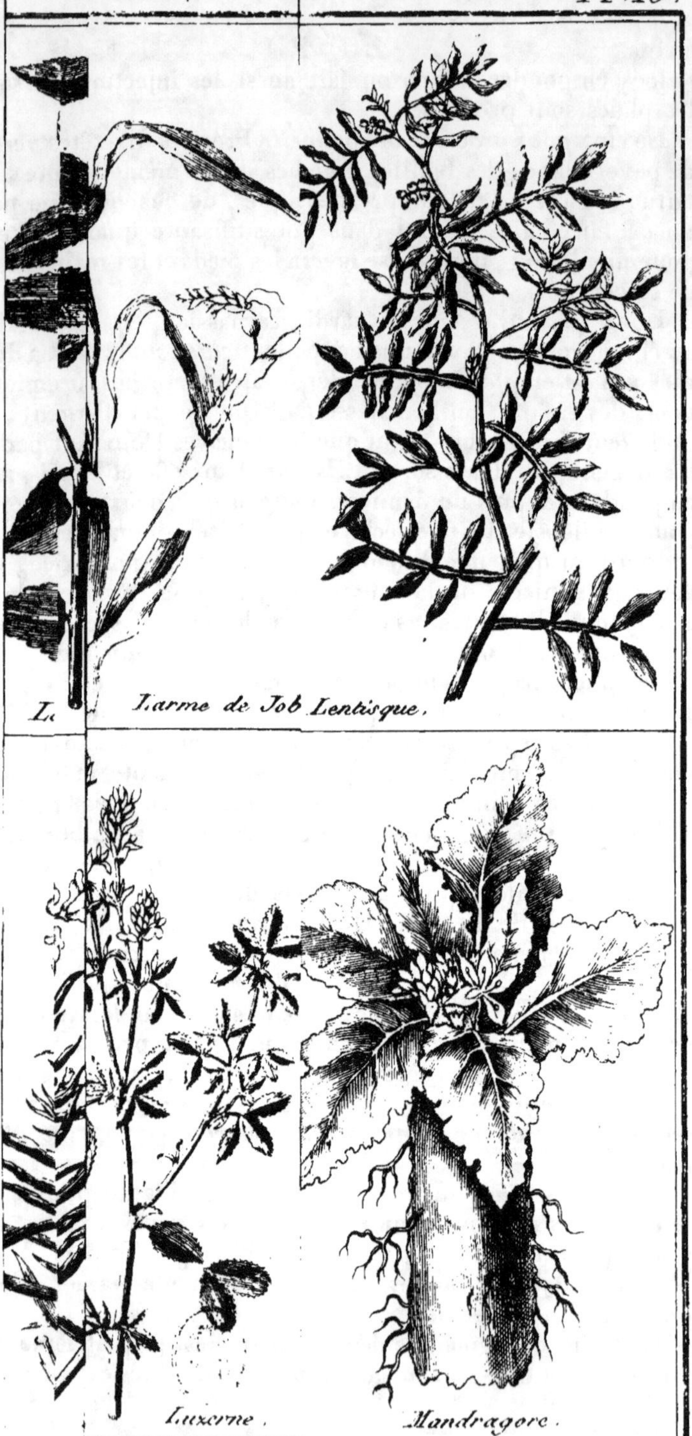

Larme de Job. Lentisque.

Luzerne. Mandragore.

G. Benard Direxit.

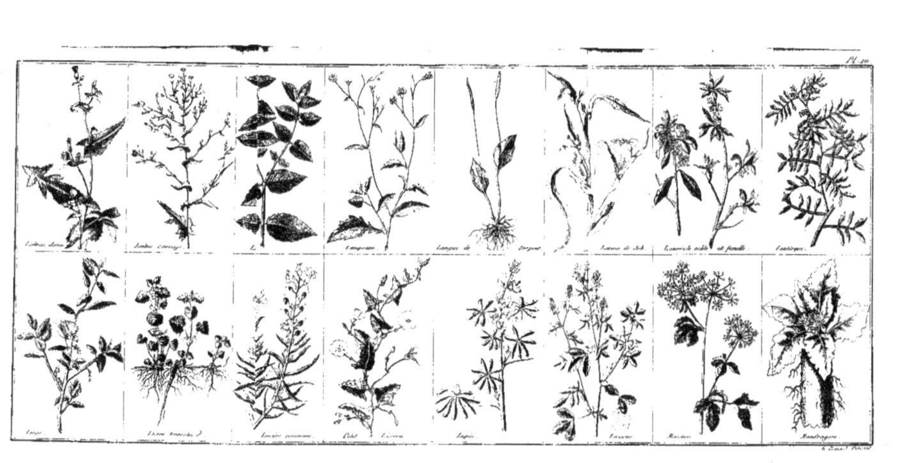

Pl. 10
Mandragore

émolliens. On incorpore ordinairement la farine de lupin avec l'oxymel pour les tumeurs des testicules. La décoction de cette semence est apéritive, propre à déboucher le foie, à chasser les vers du corps, aux pâles couleurs, à lever les obstructions des viscères ; elle pousse les mois comme les urines ; elle est encore bonne contre les vitiligues ou taches blanches, la teigne, les pustules sortant du corps, les dartres, gale, gratelle, démangeaison, gangrène, ulcères malins, si on les en lave souvent.

Les lupins en poudre, mêlés avec le miel et le vinaigre, tuent les vers aussi bien que leur décoction ; Tragus y ajoute les feuilles de rue et le poivre. La farine de lupin, détrempée et cuite avec le vinaigre, appliquée ensuite en cataplasme sur les tumeurs et sur les écrouelles, les dissipe insensiblement, sur-tout dans leur naissance. Les lupins entrent dans les trochisques de myrrhe de Rhasis, et dans l'onguent contre les vers.

Lut (*Lutum*). Pâte, ciment, ou enduit qui sert tant à bâtir les fourneaux qu'à mettre autour des vaisseaux de verre et de terre qui doivent résister au feu violent, à les joindre les uns aux autres, et à réparer les fentes qui y arrivent pendant l'opération, pour les rendre propres à servir presque aussi bien qu'auparavant.

Lut *pour bâtir les fourneaux de brique*. Pour construire un fourneau avec de la brique, à la manière ordinaire, on peut y employer le lut suivant : trois parties de terre grasse dont on se sert pour les fours, une partie de sable de rivière délié, et une partie de fiente de cheval ; bien pétrir le tout ensemble avec de l'eau, et en faire comme un mortier dont on se sert pour la liaison des briques, lorsqu'on veut en bâtir des fourneaux. Ce lut pourroit être renforcé de mâchefer, de verre pilé, même d'eau salée, et de plusieurs autres matières, si on le vouloit rendre plus tenace et plus durable ; mais on peut se passer de ces additions pour une construction ordinaire.

Lut *pour enduire les vaisseaux de verre et de terre*. La violence du feu fait souvent fondre les cornues de verre dans le fourneau de réverbère, c'est pourquoi il est bon de les enduire d'une pâte qui, étant séchée, soit capable de soutenir et de conserver la matière qu'on a mise dedans pour distiller. La suivante peut servir à cet effet. Il faut prendre de bonne terre à potier bien pure et bien pulvérisée, autant de bol, et autant de pots à beurre cassés, subtilement pulvérisés ; les incorporer avec de la chaux vive qui a été nouvellement éteinte avec du petit lait, y ajouter de la liqueur de blancs d'œuf, et de la bourre en charpie autant qu'il en faut pour les bien lier ensemble, et en faire un mastic un peu mou, en sorte qu'on en puisse enduire les cornues par trois ou quatre fois différentes, une couche sur l'autre ; à chaque fois bien sécher le lut avant que d'en réappliquer. Ce lut seroit encore plus ferme, si l'on y mêloit quelque portion de sang de bœuf tout chaud, le malaxant bien avec le reste.

Autre. Il faut prendre deux parties de bonne terre à potier bien séche, deux parties de pots de grès à beurre cassés, le tout en poudre bien subtile, et une partie de sable de rivière délié, pétrir et bien unir le tout ensemble avec de l'eau. Cette pâte peut servir à enduire, à couvrir toutes sortes de vaisseaux, tant de terre que de verre ; elle est capable de contenir elle seule les matières dans un feu bien violent, lorsque le vaisseau qu'elle enferme se fend ou se fond ; elle est de plus très-propre pour construire des fourneaux d'une ou de plusieurs pièces sans pierres ni briques, ou pour faire des vaisseaux propres à résister au feu, comme sont les capsules, les cornues et les aludels, etc.

Autre. Prendre six livres de bonne terre à potier séche, deux livres de la tête morte de l'eau-forte, deux livres de pots de grès à beurre cassés, une livre de mâchefer, une livre de verre et une livre de brique, le tout bien pulvérisé ; deux livres de fiente de cheval séche et brisée, cinq ou six poignées de bourre bien battue et bien en charpie ; bien pétrir le tout ensemble avec de l'eau, et faire une pâte un peu so-lide qui approchera en bonté de la précédente, et qui pourra servir aux mêmes usages.

Autre. On pourroit aussi pour le même dessein prendre deux livres de briques, quatre livres de terre à potier, et une livre de chaux, le tout en poudre subtile, et les pétrir en-semble avec égales parties de sang de bœuf, et de la dissolu-tion de la tête morte de l'eau-forte, et s'en servir de même que dans les deux derniers luts.

L ut *pour joindre les vaisseaux les uns aux autres.* L'ami-don cuit, ou la farine bouillie dans de l'eau, ou même seule-ment délayée à froid sans la faire bouillir, étendue sur du papier gris et appliquée, peut suffire lorsque l'on veut adap-ter et lutter les chapes avec les cucurbites, ou joindre des récipiens aux chapes ou aux cornues, ou luter ensemble des vaisseaux de rencontre, lorsque ces vaisseaux contiennent des matières spiritueuses qui n'ont point de corrosion ; mais si l'on veut les luter plus exactement, on peut avoir recours à la vessie mouillée qui porte avec elle une glu très-facile à s'attacher, ou aux boyaux des animaux fraîchement tirés, ou mouillés s'ils sont secs. On a coutume de s'en servir pour les matières très-spiritueuses et volatiles ; on couvre les jointures des vaisseaux de ces vessies ou boyaux applatis, on les lie bien tout autour avec de la ficelle, et on les laisse bien sécher avant d'allumer le feu sous les vaisseaux. On peut aussi y employer la colle de poisson dissoute dans l'esprit-de-vin (*alcohol*), ou dans du vinaigre, l'étendre sur des bandes de linge, les appliquer et les bien lier sur les jointures.

Lut *pour réparer les fentes des vaisseaux.* Pour réparer les fentes qui arrivent aux vaisseaux de terre ou de verre, et les remettre en état de pouvoir servir presque de même que s'ils n'avoient pas été fendus, il faut avoir des œufs bien frais, en prendre les blancs, les battre dans une terrine avec des vergettes, jusqu'à ce qu'ils soient bien réduits en écume ; laisser reposer cette écume, attendre qu'elle soit convertie en liqueur, y mêler de la chaux vive nouvellement éteinte dans du petit lait, et en faire une pâte molle et bien unie, qu'on étendra sur une petite bande de linge fin qui puisse bien couvrir l'endroit de la fente du vaisseau : on l'appliquera promptement, on saupoudrera légèrement et également le dessus de la bande avec de la chaux vive subtilement pulvérisée, on appliquera en même temps une seconde, puis une troisième bande de pareille grandeur, enduite de la même pâte ; on saupoudrera de poudre de chaux pulvérisée le dessus de cette seconde et troisième bande comme la première et on laissera bien sécher le tout. Ce lut ainsi appliqué tient parfaitement bien, et empêche les fentes des vaisseaux de s'étendre plus loin. Il y en a qui ajoutent à cette pâte du verre subtilement pilé ; d'autres y mêlent de la poudre de brique ou de la terre scellée qui peuvent encore fortifier le lut.

On peut aussi appliquer fort à propos sur les fentes des vaisseaux, de la colle de poisson dissoute dans l'esprit-de-vin (*alcohol*), et étendue sur de petits morceaux de vessie de cochon ou de bœuf, et l'y laisser sécher.

On peut encore faire un lut très ferme et très-constant au feu pour les fentes des vaisseaux, et même pour les enduire et couvrir, avec deux parties de *minium* en poudre subtile, et une partie de ce qu'on appelle *laitance de harengs ;* ces matières doivent être bien incorporées ensemble, et étendues sur de petites bandes de linge fin, pour être appliquées sur les fentes des vaisseaux.

Lut *de sapience.* Composé comme il suit, il peut servir tant pour les jointures des alambics , que pour boucher les félures des vaisseaux de verre ; il en faut appliquer trois couches dessus avec des bandes de papier. De la farine et de la chaux éteinte, de chaque une once ; du bol en poudre, demi-once ; mêler le tout , et en former une pâte liquide avec une suffisante quantité de blancs d'œufs bien battus auparavant avec un peu d'eau.

Lut *propre à boucher les bouteilles*. Pour bien boucher les bouteilles , en sorte qu'il n'en puisse sortir aucune vapeur, il faut dissoudre de la colle de poisson dans de l'esprit-de-vin (*alcohol*), en faire un mucilage , et y incorporer quelque portion de fleur de soufre (*soufre sublimé*) et de mastic subtilement pulvérisés; on peut y ajouter aussi de la chaux éteinte dans du petit lait ; bien mêler le tout, et en enduire exactement le bouchon , et même le dedans du col de la bouteille ; le tout bien sec , rien n'en pourra sortir.

Il y a un lut commun et très-bon, qui est composé d'égales parties de *minium* , de céruse de Venise , de bon bol , et de gomme sandarach , subtilement pulvérisés , incorporés avec l'huile de lin , et réduits en pâte. Son usage est le même que celui des luts précédens.

On peut aussi boucher exactement les bouteilles qui ont le col court , renfoncé et bien fait, si après y avoir enfoncé un petit bouchon de liége bien juste et court , en sorte qu'il y reste au-dessus environ deux lignes de vide au haut du col , on remplit ce vide de soufre fondu , ou de quelqu'un des luts ci-dessus décrits ; on couvre ce lut d'une double vessie de bœuf, mouillée et fortement liée autour du cou de la bouteille.

Le mastic, le bol du Levant, et le borax , subtilement pulvérisés et incorporés avec la liqueur de blanc d'œuf , peuvent faire un lut très-bon.

Lysimachie, *ou* Chasse-bosse , *ou* Perce-bosse , *ou* Cornelie (*Lysimachia vulgaris* , Linn. 210). Plante haute de deux ou trois pieds , ayant les feuilles semblables à celles du saule , et les fleurs jaunes ; elle croît dans les marais , proche des ruisseaux , aux bords des fossés et autres lieux humides. Il y a aussi d'autres espèces de lysimachies qui ont des fleurs rouges. Le suc des feuilles de cette plante , par sa vertu astringente , guérit le crachement de sang et la dyssenterie, clystérisé ou pris en breuvage , soit en poudre , soit en décoction , mise dans le nez , broyée , ou dans les clystères. Elle est vulnéraire , et on s'en sert pour arrêter les hémorragies , nettoyer et consolider les plaies. Sa poudre guérit les écor-

chures , même celles des pieds , faites par des souliers trop
étroits. Quand on la brûle , elle chasse les serpens , et tue les
mouches par son odeur forte et âcre.

Lysimachie rouge, *ou* Salicaire (*Salicaria spicata , purpurea , foliis oblongis ,* Tourn. 255. *Lithrum salicaria ,* Linn.
640). Plante qui porte des fleurs rouges en forme d'un long
épi , et que Tournefort appelle *salicaire* , parce qu'elle naît
ordinairement dans les saussaies , ou plutôt parce que ses
feuilles ressemblent à celles du saule. Elle est détersive , astringente, vulnéraire, rafraîchissante. Ses feuilles et ses fleurs
sont très-efficaces pour les plaies récentes , et pour mondifier
les ulcères caverneux. Son eau distillée est propre pour les
inflammations et pour fortifier les yeux.

FIN DE LA PREMIÈRE PARTIE.

www.ingramcontent.com/pod-product-compliance
Lightning Source LLC
LaVergne TN
LVHW010609180726
843502LV00001B/193